Inhalt

F.-P. Bossert, P. Müller, K. Vogedes (Hrsg.)

Leitfaden Physikalische Therapie

Frank-Peter Bossert, Petra Müller, Klaus Vogedes (Hrsg.)

Leitfaden Physikalische Therapie

1. Auflage

Mit Beiträgen von: Frank-Peter Bossert, Düsseldorf; Gisela Ebelt-Paprotny, Cölbe; Wolfgang Jenrich, Potsdam; Nicole Krug, Tübingen; Ingrid Möhrle, Tübingen; Petra Müller, Tübingen; Sabine Ney, Tübingen; Thomas Peichl, Düsseldorf; Eva-Maria Schmitt, Neuss; Dr. med. Elke Schröder, Düsseldorf; Urs Stolz, Tübingen; Klaus Vogedes, Koblenz; René Weber, Almersbach; Andreas Wittlinger, Walchsee/Österreich; Dieter Wittlinger, Walchsee/Österreich; Hildegard Wittlinger, Walchsee/Österreich

Mit einem Geleitwort von: Prof. Dr. phil. Marion Riese, Mainz

ELSEVIER

Elsevier GmbH, Bernhard-Wicki-Str. 5, 80636 München, Deutschland
Wir freuen uns über Ihr Feedback und Ihre Anregungen an kundendienst@elsevier.com

ISBN 978-3-437-48101-7
eISBN 978-3-437-09970-0

Wichtiger Hinweis für den Benutzer
Die medizinischen Wissenschaften unterliegen einem sehr schnellen Wissenszuwachs. Der stetige Wandel von Methoden, Wirkstoffen und Erkenntnissen ist allen an diesem Werk Beteiligten bewusst. Sowohl der Verlag als auch die Autorinnen und Autoren und alle, die an der Entstehung dieses Werkes beteiligt waren, haben große Sorgfalt darauf verwandt, dass die Angaben zu Methoden, Anweisungen, Produkten, Anwendungen oder Konzepten dem aktuellen Wissensstand zum Zeitpunkt der Fertigstellung des Werkes entsprechen.
Der Verlag kann jedoch keine Gewähr für Angaben zu Dosierung und Applikationsformen übernehmen. Es sollte stets eine unabhängige und sorgfältige Überprüfung von Diagnosen und Arzneimitteldosierungen sowie möglichen Kontraindikationen erfolgen. Jede Dosierung oder Applikation liegt in der Verantwortung der Anwenderin oder des Anwenders. Die Elsevier GmbH, die Autorinnen und Autoren und alle, die an der Entstehung des Werkes mitgewirkt haben, können keinerlei Haftung in Bezug auf jegliche Verletzung und/oder Schäden an Personen oder Eigentum im Rahmen von Produkthaftung, Fahrlässigkeit oder anderweitig übernehmen.

Für die Vollständigkeit und Auswahl der aufgeführten Medikamente übernimmt der Verlag keine Gewähr.
Geschützte Warennamen (Warenzeichen) werden in der Regel besonders kenntlich gemacht (®). Aus dem Fehlen eines solchen Hinweises kann jedoch nicht automatisch geschlossen werden, dass es sich um einen freien Warennamen handelt.

Bibliografische Information der Deutschen Nationalbibliothek
Die Deutsche Nationalbibliothek verzeichnet diese Publikation in der Deutschen Nationalbibliografie; detaillierte bibliografische Daten sind im Internet über https://www.dnb.de abrufbar.

22 23 24 25 26 5 4 3 2 1

In ihren Veröffentlichungen verfolgt die Elsevier GmbH das Ziel, genderneutrale Formulierungen für Personengruppen zu verwenden. Um jedoch den Textfluss nicht zu stören sowie die gestalterische Freiheit nicht einzuschränken, wurden Kompromisse eingegangen. Selbstverständlich sind **immer alle Geschlechter** gemeint.

Planung: Elisa Imbery, München
Projektmanagement: Anke Drescher, München
Redaktion: Lisa Lorz, Garmisch-Partenkirchen
Bildredaktion und Rechteklärung: Raphael Sauer, Passau
Herstellung: Ute Landwehr-Heldt, Bremen
Satz: Thomson Digital, Noida/Indien
Druck und Bindung: Drukarnia Dimograf Sp. z o. o., Bielsko-Biała/Polen
Umschlaggestaltung: SpieszDesign, Neu-Ulm

Aktuelle Informationen finden Sie im Internet unter **www.elsevier.de**

Geleitwort

Physikalische Maßnahmen, wie Massage-, Elektro- oder Hydrotherapie, werden in der Physiotherapie häufig stiefmütterlich behandelt. Der Grund darin liegt, dass Ärzte diese häufig nicht mehr verordnen, in den Kliniken keine neuen Elektrogeräte mehr angeschafft werden und die „alten" Geräte nicht mehr zeitgemäß erscheinen oder die „Bäderabteilungen" abgebaut wurden.
Die Physikalische Therapie unterstützt und beschleunigt jedoch den Behandlungserfolg in der Physiotherapie und gehört daher zum „Handwerkszeug" aller Therapeutinnen und Therapeuten.
In der bewährten Reihe „Leitfaden" ist nun ein Werk entstanden, das diese Methoden für die Therapie wieder aufleben lässt und übersichtlich zusammenfasst. Es dient zum einen als Nachschlagewerk von fundiertem Grundlagenwissen und als Hilfestellung, um diese Maßnahmen adäquat anwenden zu können. Darüber hinaus geht es im zweiten Teil um Tipps und Behandlungsvorschläge zu einzelnen Krankheitsbildern aus den verschiedenen Fachbereichen. Sehr hilfreich sind die aktuellen Hinweise zur weiterführenden Literatur.
Das Herausgeber-Team konnte Autorinnen und Autoren gewinnen, die ihre langjährigen Erfahrungen aus Praxis und Lehre gekonnt weitergeben.
Das Buch ermöglicht eine unkomplizierte Professionalisierung und verdient eine weite Verbreitung in der Physiotherapie.

Mainz, im Sommer 2021

Prof.in Dr. Marion Riese

Professorin für Physiotherapie
Katholische Hochschule Mainz

Vorwort

Erstmalig bietet das vorliegende Werk *Leitfaden Physikalische Therapie* einen Gesamtüberblick über die Möglichkeiten der bewährten physikalischen Techniken und Maßnahmen. Als Leitfaden vermittelt er zu den einzelnen Teilbereichen das Grundlagenwissen. In den klinischen Kapiteln bietet er Therapievorschläge zu einzelnen Krankheitsbildern.
Im Einzelnen sind dies die physikalischen Techniken und Maßnahmen der

- Elektrotherapie,
- Licht- und Strahlentherapie,
- Hydrotherapie,
- Manuellen Lymphdrainage,
- Klassischen Massagetherapie und
- Bindegewebsmassage.

Unter Berücksichtigung von klinischen Studien und Fallberichten wurden sehr viele dieser aufgeführten Techniken und Maßnahmen untermauert. Wenngleich nicht zu allen Techniken und Maßnahmen die Studienlage gleichermaßen umfangreich war, so sprechen doch die über die Jahre hinweg persönlich gemachten Erfahrungen für den Einsatz der Physikalischen Therapie.
Ebenso bestätigt unsere klinische Erfahrung, dass die Physikalische Therapie nicht nur als adjuvante Therapie zur Physiotherapie zu sehen ist, sondern auch oftmals als alleinige Therapie eingesetzt werden kann. Wir möchten die Leserinnen und Leser daher ausdrücklich dazu ermutigen, sich mit den vielfältigen Möglichkeiten der Physikalischen Therapie zu beschäftigen, um diese wieder mehr in den therapeutischen Alltag zu integrieren und ihre Wirksamkeit in der praktischen Arbeit auszunutzen. Gleichzeitig weisen wir darauf hin, dass unsere Handlungsempfehlungen individuell an die Bedürfnisse und Voraussetzungen des jeweiligen Patienten entsprechend dem Clinical Reasoning angepasst werden sollten. Ebenso sollte das eigene Handeln bei der Anwendung der Therapien stets kritisch überprüft werden. Bei diesem umsichtigen Vorgehen werden Sie viele positive Erfahrungen mit den vorgeschlagenen Techniken und Maßnahmen machen.

Tübingen, Düsseldorf, Koblenz, im Mai 2021
Petra Müller B. Sc., Frank-Peter Bossert MAS, Klaus Vogedes

Danksagung

Bei der Erstellung der 1. Auflage des *Leitfadens Physikalische Therapie* danken wir insbesondere unseren Autoren für deren geschätzte und qualifizierte Beiträge.
Darüber hinaus danken wir recht herzlich den Mitarbeiterinnen des Elsevier-Verlags, Frau Anke Drescher und Frau Elisa Imbery, die uns stets mit ihrer großen Erfahrung geduldig zur Seite standen und mit sehr vielen guten Vorschlägen das vorliegende Werk so gestalteten, dass es diesen Charakter bekommen hat. Ebenfalls danken wir der Redakteurin, Frau Lisa Lorz, recht herzlich. Durch ihr akribisches Hinterfragen konnte der Leitfaden wertvoll für den Leser aufbereitet werden.
Wir danken den Probandinnen der Fotos, Frau Jasmine Collier, Frau Andrea Hammer, Frau Verena Kuhbach, Frau Eva-Maria Schmitt, Frau Manuela Schmitz sowie Frau Jenifer Wilbers.
Für die Fotografien danken wir Frau Bernadette Eikemper, Frau Natalie Müller, Frau Kristin Weilepp und Herrn Wolfgang Ziefer. Bei Herrn Helmut Holtermann bedanken wir uns für die hervorragende Gestaltung der Grafiken.
Ein besonderer Dank geht an unsere Familien, die während der Zeit der Entstehung des vorliegenden Werks auf so manche gemeinsame Stunde mit uns verzichteten.

Tübingen, Düsseldorf, Koblenz, im Mai 2021
Petra Müller B. Sc., Frank-Peter Bossert MAS, Klaus Vogedes

Benutzerhinweise

Der *Leitfaden Physikalische Therapie* ist ein Nachschlagewerk und bietet praxisnahe, kompakte Informationen in klar strukturierter Form zu den Anwendungen der Elektrotherapie, Licht- und Strahlentherapie, Hydrotherapie, Manuellen Lymphdrainage, Massagetherapie und Bindegewebsmassage. Der Schwerpunkt liegt auf der Darstellung der für die Therapie relevanten Informationen. Gebräuchliche Abkürzungen werden im Abkürzungsverzeichnis erklärt. Um Wiederholungen zu vermeiden, wurden zahlreiche Querverweise eingefügt, die mit einem Pfeil ▶ gekennzeichnet sind.
Folgende Strukturierungen sollen das Auffinden der Informationen weiter erleichtern: Ein detailliertes Inhaltsverzeichnis findet sich vor jedem Kapitel, eine Kapitelübersicht ist zu Beginn des Buchs abgedruckt; das Stichwortverzeichnis am Buchende ermöglicht ein schnelles und präzises Navigieren.

! Besondere Hinweise zur Therapie

Klinischer Hinweis

Tipps und Fallen

Wichtige Zusatzinformation

Zu Red Flags

Das Flaggensystem dient dazu, Risiko- und Einflussfaktoren zu kategorisieren, indem diese verschiedenfarbigen „Flaggen" (engl. flags) zugeordnet werden. Dabei dienen die Farben Rot und Orange beispielsweise der Kennzeichnung klinischer Risikofaktoren und die Farben Gelb, Blau und Schwarz der Klassifikation psychosozialer Einflussfaktoren.
Auch bei Behandlungen mit Maßnahmen aus dem Bereich der Physikalischen Therapie ist unbedingt v. a. auf Red Flags zu achten. Diese sollten durch eine regelmäßige zielgerichtete Anamnese und Befunderhebung auch während des Therapieprozesses immer wieder neu bewertet werden.

Red Flags (Rote Flaggen)

Red Flags entsprechen laut dieser Einteilung der höchsten Warnstufe. Dabei handelt es sich um körperliche Symptome, die auf eine ernsthafte Pathologie hinweisen können. Üblicherweise erfordern sie eine unmittelbare ärztliche Abklärung vor der Weiterführung der Untersuchung bzw. Behandlung im Rahmen der Physikalischen Therapie. Auf jeden Fall muss beim Vorhandensein einer Red Flag überprüft werden, inwieweit die physikalischen Maßnahmen und Techniken fortgesetzt werden können und wie schnell eine ärztliche Abklärung erforderlich ist. Sollte bei einem

Patienten eine Red Flag entdeckt werden, muss diese in jedem Fall und unabdingbar in der Behandlungsakte dokumentiert und der Patient darüber aufgeklärt werden. Ein Beispiel für eine Red Flag sind Lähmungserscheinungen bei der Miktion beim Cauda-equina-Syndrom.

Orange Flags (Orange Flaggen)

Orange Flags kennzeichnen Symptome, die auf eine psychiatrische Erkrankung hinweisen können (z. B. Depression, Alkohol-/Drogenabusus). Auch hier ist vor Weiterführung der Therapie eine ärztliche Abklärung/Rücksprache notwendig.

Yellow Flags (Gelbe Flaggen)

Yellow Flags spielen eine wichtige Rolle für Art, Auswahl, Umfang und Gestaltung der Therapie. Sie kennzeichnen psychosoziale Faktoren, die zu einer Chronifizierung der Beschwerden führen können. Zu den Yellow Flags zählen z. B. mangelnder Glaube an einen Therapieerfolg, Angstgefühle, Wunsch nach passiven Therapiemaßnahmen, Vermeidung körperlicher Aktivität oder Vermeidungsverhalten. Diese Hinweise können in die Therapiegestaltung einfließen. Verändert sich die festgestellte Yellow Flag im weiteren Therapieverlauf nicht, ist ggf. eine Weiterleitung an den Arzt oder Psychologen notwendig.

Black und Blue Flaggs

Sie werden in der Regel bei der Befunderhebung/Anamnese nach dem ICF-Schema miterhoben und spielen bei der Auswahl der Maßnahmen aus der Physikalischen Therapie keine Rolle:

- Bei **Blue Flags** (Blaue Flaggen) werden die beruflichen Einflüsse und Folgen der Erkrankung mitbetrachtet, z. B. überhöhte Anforderungen, Zeitdruck, geringe Unterstützung durch Kollegen und Vorgesetzte.
- Unter **Black Flags** (Schwarze Flaggen) versteht man die Betrachtung der finanziellen Folgen der Erkrankung, die sich positiv oder auch negativ auf die Behandlung auswirken können, z. B. bei Versicherungsstreitigkeiten im Zusammenhang mit der Kostenübernahme der Therapie oder Wunsch nach Verrentung.

Relevant sind das Flaggensystem bzw. Red Flags für Therapeuten vor allem, wenn Patienten einen Therapeuten ohne Rezept (z. B. via Direktzugang) oder mit einer vom Arzt ausgestellten Blankoverordnung aufsuchen. Aber auch sonst sollten Red Flags als mögliche Warnhinweise auf schwerwiegende Erkrankungen im Hinterkopf behalten werden.

Weiterführende Literatur

Briggs A, Fary R, Slater H et al. Physiotherapy co-management of rheumatoid arthritis: Identification of red flags, significance to clinical practice and management pathways. Manual Therapy, 2013; 18(6): 583–587.

Greenhalgh S, Selfe J. Red Flags bei schweren Wirbelsäulenerkrankungen: Diagnostik und Therapie. 2. A. München: Elsevier/Urban & Fischer, 2021.

Greenhalgh S, Selfe J, Yeowell G. A qualitative study to explore the experiences of first contact physiotherapy practitioners in the NHS and their experiences of their first contact role. Musculoskeletal Science and Practice, 2020; 50: 102267.

Goodman C. Differential Diagnosis for Physical Therapists: Screening for Referral. 6th ed. St. Louis: Elsevier, 2017.

Hoffmann T, Lewis J, Maher C. Shared decision making should be an integral part of physiotherapy practice. Physiotherapy, 2020; 107: 43–49.

Lucas F, Langridge N. Evaluation of treatments and outcomes, red flags and signs and symptoms for cervicogenic headache, in a musculosketletal setting. Physiotherapy, 2019; 105 (Suppl 1): e205–e206.

Lüdtke K. Screening in der Physiotherapie: Das Flaggensystem – Warnsignale erkennen. 2. A. Stuttgart: Thieme, 2020.
Verhagen A. Physiotherapy management of neck pain. Journal of Physiotherapy, 2021; 67(1): 5–11.
Yusuf M, Finucane L, Selfe J. Red flags for the early detection of Spinal Infection in back pain patients? A systematic scoping review. Physiotherapy, 2019; 105 (Suppl 1): e162.

Adressen

Herausgeber

Frank-Peter Bossert, MAS
Evangelisches Krankenhaus Düsseldorf, Institut und Schule für Physiotherapie
Kirchfeldstraße 40
40217 Düsseldorf

Petra Müller, B. Sc.
PT Akademie/Schule für Physiotherapie
BG Unfallklinik Tübingen
Schnarrenbergstraße 95
72076 Tübingen

Klaus Vogedes
Johannes-Junglas-Straße 64
56073 Koblenz

Weitere Autoren

Gisela Ebelt-Paprotny
Herbertsbach 26
35091 Cölbe

Wolfgang Jenrich
Kiefernring 26
14478 Potsdam

Nicole Krug
BSC Physiotherapy
Bursagasse 8
72070 Tübingen

Ingrid Möhrle
Universitätsklinikum Tübingen, Therapiezentrum
Hoppe-Seyler-Str. 3
72076 Tübingen

Sabine Ney
PT Akademie/Schule für Physiotherapie
BG Unfallklinik Tübingen
Schnarrenbergstraße 95
72076 Tübingen

Thomas Peichl
Evangelisches Krankenhaus Düsseldorf
Kirchfeldstraße 40
40217 Düsseldorf

Eva-Maria Schmitt
Evangelisches Krankenhaus Düsseldorf, Institut für Physiotherapie
Kirchfeldstraße 40
40217 Düsseldorf

Dr. med. Elke Schröder
Neuro-Centrum Düsseldorf
Hohenzollernstraße 5
40211 Düsseldorf

Urs Stolz
Weberstraße 1
72070 Tübingen

René Weber
Koblenzer Straße 21
57610 Almersbach

Andreas Wittlinger
Wittlinger Therapiezentrum GmbH
Dr. Vodder Akademie
Alleestraße 30
6344 Walchsee
Österreich

Dieter Wittlinger
Wittlinger Therapiezentrum GmbH
Dr. Vodder Akademie
Alleestraße 30
6344 Walchsee
Österreich

Hildegard Wittlinger
Wittlinger Therapiezentrum GmbH
Dr. Vodder Akademie
Alleestraße 30
6344 Walchsee
Österreich

Abkürzungen

A	Ampere
A.	Arteria(e)
ACG	Akromioklavikulargelenk
AMS	amplitudenmodulierte Ströme
ASTE	Ausgangsstellung
AVK	arterielle Verschlusskrankheit
BG	Berufsgenossenschaft
BGM	Bindegewebsmassage
BgZ	Bindegewebszone
BL	Bauchlage
BWS	Brustwirbelsäule
CE	Communauté Européenne
CF	cystic fibrosis (zystische Fibrose, Mukoviszidose)
cm	Zentimeter
CMD	craniomandibular dysfunction (kraniomandibuläre Dysfunktion)
COPD	chronic obstructive pulmonary disease (chronisch-obstruktive Lungenerkrankung)
CP	(modulé) en courtes périodes
CRPS	complex regional pain syndrome (komplexes regionales Schmerzsyndrom)
CV	Constant Voltage (gleiche Spannung)
CVI	chronisch-venöse Insuffizienz
DF	diphasé fixe
DLPFC	dorsolateraler präfrontaler Kortex
EEG	Elektroenzephalogramm
EHA	Elektroden-Haut-Abstand
EKG	Elektrokardiogramm
EL	Esslöffel
EMG	Elektromyografie
EU	Europäische Union
FBL	funktionelle Bewegungslehre
FES	funktionelle Elektrostimulation
HF	Hochfrequenz
ICF	International Classification of Functioning, Disability and Health
IF	Interferenz
IGeL	individuelle Gesundheitsleistung
IR	Infrarot
I/t-Kurve	Reizzeitintensitätskurve
J	Joule
KENS	Kälte-assistive elektrische Nervenstimulation
kHz	Kilohertz
KPE	kombinierte physikalische Entstauungstherapie
LIB	long impulse bidirectional
Lig.	Ligamentum
LP	(modulé) en longues périodes
LW	Lendenwirbel
LWS	Lendenwirbelsäule
µ	mikro-
µV	Mikrovolt
m	Meter
M.	Musculus
mA	Milliampere
max.	maximal
MF	Mittelfrequenz
MFT	Muskelfunktionstest
MHz	Megahertz
Min.	Minute(n)
mind.	mindestens
ML	Manuelle Lymphdrainage
Mm.	Musculi
Mon.	Monat(e)
MPG	Medizinproduktegesetz
mRNA	messenger ribonuclei acid
ms	Millisekunde
N.	Nervus
NF	Niederfrequenz

nm	Nanometer
Nn.	Nervi
NYHA	New York Heart Association
OP	Operation
pAVK	periphere arterielle Verschlusskrankheit
PNF	propriozeptive neuromuskuläre Fazilitation
RL	Rückenlage
RNA	ribonucleic acid (Ribonukleinsäure)
RSTW	radiale Stoßwellentherapie
Sek.	Sekunde(n)
SL	Seitlage
Std.	Stunde(n)
T	Tesla
tDCS	transcranial direct-current stimulation (transkranielle Gleichstromstimulation)
TENS	transkutane elektrische Nervenstimulation
TEP	Totalendoprothese
tgl.	täglich
TÜV	Technischer Überwachungsverein
UV	Ultraviolett
UWM	Unterwasserdruckstrahlmassage
V	Volt
VDE	Verband der Elektrotechnik, Elektronik und Informationstechnik
VNS	vegetatives Nervensystem
W	Watt
Wdh.	Wiederholung(en)
Wo.	Woche(n)
WS	Wirbelsäule
Z. n.	Zustand nach

Abbildungsnachweis

Der Verweis auf die jeweilige Abbildungsquelle befindet sich bei allen Abbildungen im Werk am Ende des Legendentextes in eckigen Klammern.

A300-106	H. Rintelen, Velbert, in Verbindung mit der Reihe Klinik- und Praxisleitfaden, Elsevier, Urban & Fischer Verlag
J787	Colourbox.com
K334	Wolfgang Ziefer, Düsseldorf
L106	Henriette Rintelen, Velbert
L138	Martha Kosthorst, Borken
L157	Susanne Adler, Lübeck
L190	Gerda Raichle, Ulm
L234	Helmut Holtermann, Dannenberg
M1066	Frank-Peter Bossert, Düsseldorf
O1105	Bernadette Eikemper, Dattenberg
O1106	Kristin Weilepp, Düsseldorf
R435	Bossert F-P, Jenrich, W, Vogedes K. Leitfaden Elektrotherapie. München: Elsevier/Urban & Fischer, 1. Aufl. 2006
V709	Physiomed Elektromedizin AG, Sebastian Gründler, Schnaittach

Fehler gefunden?

An unsere Inhalte haben wir sehr hohe Ansprüche. Trotz aller Sorgfalt kann es jedoch passieren, dass sich ein Fehler einschleicht oder fachlich-inhaltliche Aktualisierungen notwendig geworden sind. Sobald ein relevanter Fehler entdeckt wird, stellen wir eine Korrektur zur Verfügung. Mit diesem QR-Code gelingt der schnelle Zugriff.
Wir sind dankbar für jeden Hinweis, der uns hilft, dieses Werk zu verbessern. Bitte richten Sie Ihre Anregungen, Lob und Kritik an folgende E-Mail-Adresse: kundendienst@elsevier.com

https://else4.de/978-3-437-48101-7

Inhaltsverzeichnis

1 Elektrotherapie

Frank-Peter Bossert, Wolfgang Jenrich, Klaus Vogedes

1

1.1 Grundlagen

Wolfgang Jenrich

In der Elektrotherapie wird elektrischer Strom zu therapeutischen Zwecken, insbesondere zur Reizung (Stimulation) von Nerven und Muskeln, zur Trophikverbesserung von Geweben, zur Gewebserwärmung und zur mechanischen Beeinflussung von Gewebestrukturen eingesetzt.

1.1.1 Geschichte

Scribonius Largus behandelte um 30 bis 54 n. Chr. Schmerzen am Bewegungsapparat mit den natürlichen Spannungen des Zitterrochens von bis zu 1000 Volt. Künstliche Spannungen aus Reibungselektrisiermaschinen benutzte 1741 Christian Gottlieb Kratzenstein zur Therapie. Die Erfindung der Gleichstrombatterie (Volta'sche Säule) durch Alessandro Volta im Jahr 1799 und des Induktionsapparats (mit dem Wagner'schen Hammer zur Stromunterbrechung) durch Michael Faraday 1831 ermöglichte die erstmalige Anwendung galvanischer und faradischer Ströme. Mit dem Einsatz dieser Ströme schuf Guillaume-Benjamin Duchenne 1867 die erste Bewegungsphysiologie. Im Jahr 1886 erschien das erste Handbuch der Elektrotherapie von Wilhelm Erb mit einer exakten Beschreibung der motorischen Reizpunkte. Die ersten Kurse und Vorlesungen zur Elektrotherapie an der Berliner Universität führte Toby Cohn ab 1898 durch.

Jacques-Arsène d'Arsonval führte 1892 hochfrequente, stark gedämpfte (schnell abklingende) Stromimpulse mit langer Pause als Hautreizmittel in die Therapie ein. Mithilfe des von Nikola Tesla 1891 entwickelten Transformators erzeugte Richard von Zeyneck 1894 erstmals Wärmewirkungen, und mit dem 1905 von Valdemar Paulsen entwickelten Funkenstreckensender waren Durchwärmungen möglich. Karl Franz Nagelschmidt nannte 1907 dieses Verfahren (Langwellen-)Diathermie. Nach dem Bau der Elektronenröhre 1927 durch Abraham Esau wurde von Erwin Schliephake 1929 die Kurzwellentherapie mit dem Kondensatorfeld eingeführt. Ab 1934 wandten Joseph Kowarschik in Wien sowie Merriman, Holmquist und Osborne in den USA die Spulenfeldmethode der Kurzwelle therapeutisch an. Mikrowellenbehandlungen erfolgten ab 1946 durch Krusen mit aus der Radartechnik stammenden Magnetronröhrengeräten. Seit 1938 führte Reimar Pohlman in Berlin erste Ultraschallbehandlungen durch.

Nach dem Zweiten Weltkrieg kamen, bedingt durch die technische Entwicklung, präformierte Ströme zum Einsatz. Dazu gehören die diadynamischen Ströme nach Bernard, der Ultrareizstrom nach Träbert oder die Impulsgalvanisation nach Jantsch. Weiterhin wurden der Interferenzstrom nach Nemec und die amplitudenmodulierten Mittelfrequenzströme durch Jasnogorodski in die Therapie eingeführt.

Durch die Entwicklung der modernen Mikroelektronik, begünstigt durch die Gate-Control-Theorie des Schmerzes von Ronald Melzack und Patrick David Wall (1965), entstanden kleine Taschenstimulatoren zur transkutanen elektrischen Nervenstimulation (TENS). Die Computersteuerung der Geräte ermöglichte eine Vielzahl unterschiedlicher Stromformen, z. B. mit extrem kurzen Impulsen mit hohem Spannungsbedarf (Hochvolttherapie). Andererseits wurden Geräte für spezielle Einsatzzwecke wie z. B. Beckenbodenstimulatoren geschaffen oder Verfahren weiterentwickelt wie die Hochtontherapie als Abkömmling der Interferenzstromtherapie.

1.1.2 Physikalische Prinzipien

Zu den physikalischen Prinzipien der Elektrotherapie gehören die unterschiedliche Leitfähigkeit im Körper, die entscheidend die Wirklokalisation beeinflusst, die Einteilung der Stromarten und die physikalischen Grundlagen der Wirkungen.

Einteilung von Körperflüssigkeiten/Gewebe nach Leitfähigkeit
- Gute Leitfähigkeit: Blut, Harn, Muskulatur, parenchymatöse Organe
- Schlechte Leitfähigkeit: Fettgewebe, Sehnen, Knochen, myelinisierte Nerven
- Nichtleiter: Hauthornschicht, Haare

Einteilung nach Stromformen
- Impulsströme, Wechselströme
- Sinusförmige, rechteckige, dreieckige, nadelförmige Impulsformen
- Stromimpulse mit Impulsdauer, Anstiegs- und Abfallzeit, Pausendauer
- Modulationen von Impulsfolgen bezüglich Amplitude, Pulsdauer oder Frequenz

Niederfrequente Ströme
Frequenzbereich: 1–1000 Hz.
Ströme im niederfrequenten Bereich werden in mono- oder biphasisch mit gleichen oder ungleichen positiven und negativen Impulsanteilen eingeteilt.

Mittelfrequente Ströme
Frequenzbereich: 1000–100 000 Hz.
- Modulation im Gerät: amplitudenmoduliert oder durch Kreuzung zweier mittelfrequenter Ströme (Interferenzstrom)
- Größere Tiefenwirkung durch 100-mal geringeren Hautwiderstand

Hochfrequente Ströme (Hochfrequenztherapie)
Frequenzbereich: elektromagnetische Felder der Kurzwelle 27,12 MHz und elektromagnetische Wellen der Mikrowelle 2450 MHz.
Bei der Hochfrequenztherapie wird Gewebe mit Wärme behandelt. Die Wärme kann auf zwei Arten erzeugt werden:
- Durch ein magnetisches Spulenfeld der abgeschirmten Spulenfeld-Kurzwellenelektrode mit Abschirmung des elektrischen, das Fettgewebe erwärmenden Feldanteils
- Durch Absorption der elektromagnetischen Wellen im Strahlenfeld der Mikrowelle

Ultraschalltherapie
Frequenzbereiche: 800–1000 kHz und 3000 kHz.
Die Ultraschallwellen stimulieren den Stoffwechsel und erzeugen Wärme im Gewebe.
- Umwandlung der elektrischen Schwingungen durch den reziproken, piezoelektrischen Effekt in longitudinale Druckschwingungen
- Ausbreitung in einem gerichteten Wellenbündel mit Interferenzen (Verdopplungen und Auslöschungen) und Reflexionen (100 % bei Luft oder weniger an anderen Grenzschichten), daher Maxima und Minima im Wellenbündel

1.1.3 Physiologische Wirkungen

Zu den therapeutischen Effekten der elektrischen Kraft auf Körpergewebe gehören Nervenfaserreizung, Galvanisation, Impulsströme und Erwärmung.

Nervenfaserreizung

Durch die elektrische Reizung eines motorischen Nervs wird durch ein Aktionspotenzial eine Zuckung des zugehörigen Muskels ausgelöst.

- Bedingungen: ausreichende Stromstärke, Stromdichte und Impulsdauer
- Reihenfolge der Aktionen des isolierten Nervs: Kathodenschließungszuckung, Anodenschließungszuckung, Anodenöffnungszuckung, Kathodenöffnungszuckung

Galvanisation

- Physikalischer Vorgang: Polarisation im Gewebe durch Veränderung des Ladungszustands an Zellmembranen
- Wirkung: verstärkte Diffusions- und Osmoseprozesse

Impulsströme (Niederfrequenztherapie)

Niederfrequente Impulsströme mit Frequenzen bis 150 Hz erreichen durch Einwirkung auf die geformten Hautrezeptoren, freien Nervenendigungen, Muskel- und Sehnenspindeln und auf die sensiblen, motorischen und sympathischen Nervenfasern Verbesserungen beim Schmerz, Muskeltonus und bei der Gewebstrophik.

Wirkungen

- Erhöhte Druckschmerzschwellen
- Reduzierte Entzündungs- und Muskelschmerzen
- Beschleunigte Wundheilung
- Verbesserte Muskelaktivität

Mittelfrequenztherapie

- Eine Mittelfrequenztherapie ohne Modulationen führt zur asynchronen Aktivierung der Muskelfasern mit größerer Tiefenwirkung.
- Eine höhere Mittelfrequenz bewirkt eine geringere Kraftwirkung, jedoch eine stärkere apolaritäre Summierung (Gildemeister-Effekt); beide Pole haben die gleiche Wirkung.
- Wirkungen der Modulation: s. o. Niederfrequenztherapie.

Hochfrequenztherapie

- Physiologischer Vorgang: Gewebserwärmung durch abgeschirmte Spulenfeldelektrode. Das Verhältnis Fettgewebe : Muskulatur beträgt 1 : 1,5 (Maximum in der Muskulatur im ersten Zentimeter der Muskelschicht).
- Wirkung (Zeitablauf): zuerst Erwärmung des Blutserums, dann Zunahme der Durchblutung, nach 15 Min. Erwärmung des Muskelgewebes.
- Mikrowelle: an Schichtgrenzen im Fettgewebe und in der Muskulatur Entstehung stehender Wellen und thermischer Maxima.

Ultraschalltherapie

Der biologische Effekt des therapeutischen Ultraschalls ist primär eine Aktivierung des Gewebsstoffwechsels und bei ausreichender Intensität die Bildung von lokaler Wärme im Gewebe. Die therapeutische Erreichbarkeit wird durch die Halbwertstiefen des therapeutischen Ultraschalls bestimmt.

- Halbwertstiefen (1 MHz): Haut 1 cm, Fettgewebe 4–8 cm, Muskelgewebe 1–3 cm, Knorpel 0,6 cm, Sehnen 0,6 cm, Knochen 0,2 cm (Gelenkbinnenstrukturen nicht therapeutisch erreichbar).

- Mögliche Intensitäten: auf der Haut 0,5 Watt/cm², unter der Haut 0,75 Watt/cm², Behandlungen der Muskulatur 1,0 Watt/cm², bei Fettgewebe ab 4 cm Stärke 1,5 Watt/cm².
- Ab 3 cm Tiefe ist infolge von Reflexionen die Intensitätsverteilung beim therapeutischen Ultraschall (im Gegensatz zum diagnostischen Ultraschall mit mathematischen Korrekturen) unsicher.

Wirkungen
- Infolge der Reflexionen der Grenzschichten sind die Hauptwirkungsorte Sehnen, Bänder, Faszien und Periost.
- Gewebsstoffwechselstimulierung.
- Ultraschallfrequenz 3 MHz: oberflächlichere Wirkung.

1.1.4 Technische Voraussetzungen

Elektrotherapiegeräte sind Medizinprodukte. Medizinprodukte sind Produkte mit medizinischer Zweckbestimmung zur Anwendung am Menschen mit Hauptwirkung primär auf physikalischem Weg. Vorgaben für Betreiber und Anwender finden sich im Medizinproduktegesetz (MPG) vom 1.1.1995 und in der Medizinprodukte-Betreiberverordnung (▶ 1.2.6).

Medizinprodukte-Betreiberverordnung (MPBetreibV)

Die MPBetreibV (26.6.1998) regelt das Errichten, Betreiben und Anwenden von Medizinprodukten. Hervorzuheben sind folgende Punkte:
- Medizinprodukte dürfen nur durch unterwiesenes Personal mit Sachkenntnis angewendet werden.
- Vor jeder Anwendung muss die Funktionsfähigkeit geprüft werden.
- Alle zwei Jahre muss eine sicherheitstechnische Kontrolle mit Protokoll durchgeführt werden.

Medizinproduktebuch, Bestandsverzeichnis

Betreiber sind verpflichtet, zu Dokumentationszwecken (elektronisch oder auf Papier) für jedes Elektrotherapiegerät ein Medizinproduktebuch und ein Bestandsverzeichnis zu führen:
- Medizinproduktebuch:
  - Angabe von Typ, Gerätenummer, Funktionsprüfungen, Einweiser, Einzuweisende, sicherheitstechnische Überprüfungen, Funktionsstörungen
  - Gewährleistung der allgemeinen Zugänglichkeit, Aufbewahrung bis fünf Jahre nach Außerbetriebnahme
- Bestandsverzeichnis: Typ, Gerätenummer, Hersteller, CE-Kennzeichnung, Standort, Kontrollfristen, zugängliche Gebrauchsanweisungen

Weiterführende Literatur

Bossert FP, Jenrich W, Vogedes K. Leitfaden Elektrotherapie. München: Elsevier/Urban & Fischer, 2006.

Jenrich W. Elektrotherapeutische Differenzialtherapie. Manuelle Medizin, 2008; 46(5): 316–324.

Robertson V, Ward A, Low J et al. Electrotherapy Explained. Principles and Practice. 4rd ed. Edinburgh: Butterworth Heinemann, 2006.

1.2 Grundlagen der Behandlung

Frank-Peter Bossert, Klaus Vogedes

1.2.1 Befundaufnahme

Vor der Durchführung einer Elektrotherapie und Elektrostimulation ist eine Befundaufnahme erforderlich. Da die Elektrotherapie meist nicht als alleiniges Heilmittel verordnet wird, können viele Angaben aus dem allgemeinen physiotherapeutischen Befund übernommen werden. Schwerpunktmäßig sind für die Elektrotherapie Anamnese und spezielle Testverfahren zu beachten.

Anamnese

Allgemeine Anamnese

- Einstellung des Patienten gegenüber Verfahren der Elektrotherapie?
- Stromempfindlichkeit?
- Welche Stromerfahrungen (positive, negative) hat der Patient bereits gemacht? Negative Stromerlebnisse müssen nicht unbedingt mit der Elektrotherapie zusammenhängen, können aber die Behandlung beeinträchtigen.

! Gezielt nach Kontraindikationen (z. B. Herzschrittmacher bei der Hochfrequenztherapie) fragen.

Spezielle Anamnese

Schmerzen:

- Schmerzursache
- Schmerzausprägung (mithilfe der visuellen Analogskala, VAS)
- Schmerzgebiet

Durchblutungsstörungen:

- Ursache der Durchblutungsstörungen
- Stadium der Durchblutungsstörungen (Ermittlung der Gehstrecke)
- Betroffene Systeme

Störungen der Motorik:

- Ursache der motorischen Störung
- Ausprägung der motorischen Störung (Muskelfunktionstests, MFT)
- Beeinträchtigung der Aktivitäten des täglichen Lebens (ATL)

Inspektion

Haut

Die Haut dient zur direkten bzw. indirekten Übertragung elektrischer Energie und muss deshalb äußerst sorgfältig untersucht werden. Narben oder Hautdefekte im Bereich der zu behandelnden Hautareale geben Hinweise für die Befragung. Das therapeutische Verfahren, Stromform und Elektrodenanlage sind nach den vorliegenden Gegebenheiten zu planen.

Außerdem ist auf Schmerzen, Durchblutungsstörungen und Beeinträchtigungen der Motorik zu achten:

- **Schmerzen** (evtl. Schonhaltung): äußern sich oft in Mimik und Körpersprache.
- **Durchblutungsstörungen:** erkennbar an auffälliger Gefäßzeichnung, Hautfärbung und Hautanhangsgebilden (Behaarung).
- **Motorische Störungen:** funktionelle oder anatomische Fehlstellungen im Haltungsstatus. Inaktivität, gleich welcher Genese, führt zur Veränderung des Muskelreliefs.

Palpation

Bei der Palpation sind folgende Merkmale zu beachten:

- **Schmerzen:** Wesentlich für die Elektrodenanlage bei der Schmerztherapie ist das Auffinden von Schmerzpunkten, Triggerpunkten und den Valleix-Punkten.
  - Valleix-Punkte: oberflächennahe Druckpunkte im Verlauf des N. ischiadicus.
  - Triggerpunkte: Punkte, an denen Schmerzen ausgelöst werden können, aber gleichzeitig eine therapeutische Beeinflussung möglich ist.
- **Durchblutung:** Hauttemperatur, Ödem- und Hämatombildung palpieren; peripheren Puls ertasten.
- **Motorik:** Muskeltonus und Muskelmasse palpieren. Palpatorische Reize geben Aufschluss über die Sensibilität.

Spezielle Testverfahren der Elektrotherapie

Zur Befundaufnahme eignen sich folgende Verfahren:

- Reizstromdiagnostik (▶ 1.3.3), Biofeedback (▶ 1.3.3)
- Galvanopalpation (s. u.)
- Auffinden von Triggerpunkten (s. u.)

Galvanopalpation (Fokaltest)

Benötigt wird ein Gerät mit **CV-Schaltung** sowie als Zubehör eine **Rollen- oder Pinselelektrode,** mit der das betroffene Areal getestet wird. In veränderten Gewebszonen (Einziehungen oder Quellungen) liegt ein veränderter Hautwiderstand vor. Dies zeigt sich durch einen Anstieg der Stromstärke und, damit verbunden, in einer verstärkten sensiblen Belästigung.
In der Regel wird galvanischer Strom eingesetzt. Bei sensiblen Patienten sollte der Test mit der Anode durchgeführt werden. Die Gegenelektrode wird als Plattenelektrode in einem nicht zu untersuchenden Gebiet befestigt.

Auffinden von Triggerpunkten

Mithilfe von Ultraschallwellen können Triggerpunkte herausgefunden werden, da diese auf mechanische Reize gut reagieren. Sie zeigen sich im getesteten Hautgebiet als punktuelle, hypersensible Hautareale.

Festlegung der Therapieziele

Auf Basis der Gesamtheit der physiotherapeutischen und elektrotherapeutischen Befunde müssen abschließend die Therapieziele klar definiert werden, z. B. Schmerzreduktion, Verbesserung der Durchblutung, Ausgleich muskulärer Dysbalancen.

1.2.2 Behandlungsplanung

Elektrotherapiegerät

Bei der Auswahl des richtigen Elektrotherapiegeräts ist darauf zu achten, dass es die Erfordernisse des zu behandelnden Krankheitsbildes erfüllt, d. h. über die erforderlichen Stromformen verfügt. Danach prüft der Behandler die ordnungsgemäße Funktion des Geräts und führt einen ausführlichen Check des Equipments (z. B. Größe der Elektroden, Schwammtaschen, Befestigungs- und Lagerungsmaterial) durch.

Vorbereitung des Patienten

Für eine effektive Behandlung ist eine dem Krankheitsbild angepasste Lagerung des Patienten erforderlich.

Falls der Patient schon einmal eine elektrotherapeutische Behandlung erhalten hat, sollte nach den Ergebnissen und seiner Einstellung zu elektrischem Strom bzw. einer elektrotherapeutischen Behandlung („Negativerlebnisse") gefragt werden. Im Fall von Negativerlebnissen kann der Behandler mit Gesprächsgeschick unter Umständen das Vertrauen des Patienten in elektrotherapeutische Anwendungen zurückgewinnen.

Compliance

Die Compliance des Patienten ist entscheidend für den Behandlungserfolg. Für die richtige Einschätzung der Compliance ist die Berücksichtigung der Befundaufnahme unbedingt erforderlich (▶ 1.2.1). Patienten „spüren" das Know-how des Behandlers bereits bei der Behandlungsplanung. Fehlende Compliance ist eine Herausforderung bei der Behandlungsplanung. Der Fokus liegt deshalb auf der Vermeidung von Gefahren (z. B. individuelles Hinterfragen der ausgewählten Stromform und der Dosierung, ▶ 1.2.5).

! Bei fehlender Compliance sollte eine geringere Dosis anwendet werden.

1.2.3 Dokumentation

Alle in der Befunderhebung (▶ 1.2.1) gewonnenen Daten müssen dokumentiert werden. Auch Veränderungen, die im Verlauf der Therapie auftreten, sind festzuhalten. Dabei sind folgende Informationen von Bedeutung:

- Gewähltes Therapieverfahren (HF, MF, NF)
- Dosis bzw. Stromstärke (Maßeinheiten beachten)
- Dauer der Behandlung, Häufigkeit der Therapiesequenz
- Elektrodenplatzierung (ggf. einzeichnen)
- Wahl der Elektroden bzw. Strahler, Applikatoren
- Besonderheiten und Auffälligkeiten während der Therapie
- Verfahrensspezifische Daten, z. B. Medikament der Iontophorese, Anzahl der Kontraktionen bei Paresen, Wassertemperatur im Stangerbad
- Ergebnisse der Therapie, z. B. schmerzfreie Phasen, einsetzende Motorik, Erweiterung der Gehstrecke, Veränderungen der Haut (z. B. galvanisches Erythem)
- Mitteilung des Therapeuten an den verordnenden Arzt

Neben der klassischen Form der Dokumentation auf Papier (z. B. Karteikarten) oder mittels EDV bieten moderne Elektrotherapiegeräte eine Aufzeichnung sowohl der patientenbezogenen als auch der Messdaten im geräteeigenen Speicher an.

1.2.4 Warnhinweise, Kontraindikationen

Elektrotherapie und Elektrostimulation werden in der Relation zu anderen Interventionen als nebenwirkungsfrei beschrieben. Zu beachten sind einige allgemeine Warnhinweise. Nach der Festlegung von Frequenzbereich und Stromform entsprechend der Indikation müssen analog zum Befund (▶ 1.2.1) die Kriterien der Therapie ausgeschlossen werden, auf die der Patient u. U. nicht adäquat reagieren kann (Elektrotherapie als Medikation).

Bei der Festlegung der Stromform, die für das Krankheitsbild die effektivste Wirkung zeigt, muss immer die Stromtoleranz des Patienten berücksichtig werden. Beispiel: Eine Schmerztherapie mit elektrischen Strömen sollte bei Patienten mit einer geringen Stromtoleranz besser mit mittelfrequenten oder biphasischen Strömen durchgeführt werden, niederfrequente monopolare Ströme sind in diesem Fall nicht die erste Methode der Wahl.

Relative Kontraindikationen für die Elektrotherapie werden in zeitlich und regional begrenzte unterteilt.

Regional begrenzte Kontraindikationen
- Metallimplantate; nach aktuellem Kenntnisstand der physikalischen Medizin sind Patienten mit Metallimplantaten jedoch nicht generell von der Elektrotherapie ausgeschlossen.
- Herzschrittmacher, Hirnstimulator oder andere elektronische Implantate.

Zeitlich begrenzte Kontraindikationen
- Fieberhafte Erkrankungen (solange der Patient Fieber hat).
- Tumorerkrankungen bis zu deren Abklärung.
- Größere Hautdefekte im Behandlungsareal dürfen mit den meisten Strömen nicht elektrotherapeutisch behandelt werden (Ausnahme: z. B. Wundgalvanisation mit galvanischem Gleichstrom [▶ 1.3.1] oder Lichttherapie bei schlecht heilenden Wunden).

Spezifische Kontraindikationen werden weiter unten bei den klinischen Krankheitsbildern bzw. den einzelnen beschriebenen Stromformen (inkl. Licht- und Strahlentherapie) besprochen.

1.2.5 Vermeidung von Gefährdungen

So nutzbringend der elektrische Strom ist, so gefährlich kann er bei unsachgemäßer Handhabung sein. Generell werden drei Gruppen von Unfällen unterschieden:
- Unfälle durch direkten Kontakt mit stromführenden Teilen
- Unfälle durch Lichtbögen-Hochspannung
- Sekundärunfälle

> Der Anwender sollte die Geräte und ihr Gefahrenpotenzial genau kennen. Eine unsachgemäße Anwendung von elektrischem Strom zu Heilzwecken kann erhebliche rechtliche Folgen haben.

Der Behandler sollte sich genau an die Vorgaben des Bedienerhandbuchs des Elektrotherapiegeräts halten. Die Herstellerfirmen von Elektrotherapiegeräten sind dazu verpflichtet, in der Bedienungsanleitung und bei der Geräteeinweisung auf die Gefahren bei unsachgemäßer Anwendung hinzuweisen.

Bevor ein Elektrotherapiegerät am Patienten zum Einsatz kommt, sollte das ausgewählte Elektrotherapieverfahren unbedingt zunächst ohne direkte Anlage am Patienten getestet werden.

Vor jeder Behandlung sind die folgenden Schritte wichtig, um Gefahren zu vermeiden:

! Ausführliche Befunderhebung (▶ 1.2.1).

! Genaue differenzialtherapeutische Überlegungen, um zu prüfen, ob die Wahl des vorgesehenen Stroms dem Krankheitsbild angepasst ist.

Zusätzlich müssen dem Behandler die Gefahren der jeweiligen Stromform und deren Vermeidung bekannt sein:
- Der konstante galvanische Gleichstrom hat eine hohe elektrolytische Wirkung, deshalb darf eine Elektrodenplatte nie ohne ausreichende Unterpolsterung auf dem zu behandelnden Hautareal angebracht werden (gilt für alle monopolaren Ströme mit einer langen Impulsdauer).

- Die Hochfrequenztherapie ist bei sämtlichen Metallimplantaten eine Kontraindikation.

Nach Anlage der Elektroden (Strahler) und Einstellung der Intensität sollte der Behandler keine Handhabungen im Stromkreis (Behandlungsfeld elektromagnetischer Felder) mehr vornehmen.

Maßnahmen zur Vermeidung von Gefahren

- Immer zuerst die Intensität zurückregeln, dann den Patienten aus dem Stromkreis (elektromagnetische Felder) nehmen, z. B. die Elektroden vom Patientenkabel lösen.
- Niemals beschädigtes Zubehör (dazu zählen auch Schwammtaschen zur Unterpolsterung) einsetzen.
- Nur das gerätespezifische Zubehör verwenden, auch wenn eine Kompatibilität zu einem anderen Elektrotherapiegerät eines anderen Herstellers gegeben sein sollte.
- Darauf achten, dass der Patient keine eigenständigen Einstellungen am Gerät vornehmen kann. Zu diesem Zweck das Elektrotherapiegerät so positionieren, dass der Patient es während der Behandlung nicht erreichen kann.

1.2.6 Rechtliche Vorschriften

Medizinproduktegesetz, Medizinprodukte-Betreiberverordnung

Die EU hat für ihre Mitgliedsstaaten Normen erlassen, die für alle Medizinprodukte die grundlegenden Anforderungen festlegen. Die einzelnen Staaten haben die Aufgabe, die europäischen Normen in das nationale Recht einzuarbeiten. Seit dem 1.1.1995 gibt es das Medizinproduktegesetz (MPG) und seit dem 26.6.1998 die Medizinprodukte-Betreiberverordnung (MPBetreibV) für die Bundesrepublik Deutschland. Sie gelten für Medizinprodukte und deren Zubehör. Zubehör wird als eigenständiges Medizinprodukt behandelt.

Gesetze unterliegen einem ständigen Wandel durch Änderungen und Ergänzungen sowie Streichungen. Dem kann ein Fachbuch nur bedingt gerecht werden. Daher ist es erforderlich, sich mit den jeweils geltenden Regelungen vertraut zu machen. Im Internet sind die aktuellen Gesetzestexte unter der Bezeichnung der Gesetze jederzeit abrufbar. Verstöße gegen die Gesetze werden mit hohen Bußgeldern und Freiheitsstrafen geahndet.

Stimmt ein Medizinprodukt mit den Richtlinien der EU überein, erhält es das EU-Konformitätszeichen CE (Communauté Européenne). Freiwillige Prüfungen auf Sicherheit erlauben das Führen des GS-Zeichens, das mit dem Symbol der Prüfstelle kombiniert sein muss (z. B. TÜV, VDE, BG).

Die Medizinprodukte werden je nach Gefährdungspotenzial in vier Klassen (I, IIa, IIb und III) eingeteilt:

- Klasse I: Produkte mit geringem Gefährdungspotenzial (z. B. elektrische Behandlungsliege)
- Klasse II a/b: Produkte mit mittlerem Gefährdungspotenzial (z. B. Muskelstimulationsgeräte)
- Klasse III: Produkte mit hohem Gefährdungspotenzial (z. B. Reizstromgeräte)

Betreiber und Anwender

Für Physiotherapeuten ist die rechtliche Unterscheidung zwischen Betreiber und Anwender eines Elektrotherapiegeräts von besonderer Bedeutung:

- **Betreiber** (Definition seit dem 1.1.2017): natürliche (z. B. Inhaber einer Physiotherapiepraxis) oder juristische (z. B. Krankenhausträger) Person. Der Betreiber hat dafür Sorge zu tragen, dass die Bestimmungen des MPG und der MPBetreibV beachtet werden. Auch Geräte, die geleast oder gemietet sind, gehen in die Verantwortung des Betreibers über. Für Geräte, die im häuslichen Bereich eingesetzt werden, müssen die gesetzlichen oder privaten Krankenkassen die Pflichten eines Betreibers wahrnehmen.
- **Anwender:** Person, die das Gerät nutzt, z. B. der Physiotherapeut oder Masseur und medizinische Bademeister. Der Anwender hat die gesetzlichen Bestimmungen ebenso zu beachten wie der Betreiber (s. o.) und kann bei Verstößen gegen das MPG und die MPBetreibV in Haftung genommen werden.

! Wendet ein Physiotherapeut oder Masseur und medizinscher Bademeister ein Gerät in der eigenen Praxis an, ist er Betreiber und Anwender in einer Person.

1.2.7 Tipps für die Praxis

Allgemeine Hinweise

Die Auswahl der Erkrankungen und Zuordnung der Elektrotherapie richtet sich nach folgenden Kriterien:

- Häufigkeit der Vorkommen
- Erfahrungen der Autoren
- Nennungen im Heilmittelkatalog (HMK) oder in der Literatur

Bei manchen Krankheitsbildern sind noch andere als die in diesem Buch besprochenen Stromformen möglich; alle zu benennen würde den Rahmen eines Leitfadens sprengen.

Material

Die gesetzlichen Anforderungen und Zulassungen des jeweiligen Landes müssen berücksichtigt werden (▶ 1.2.6). Die Geräte sollten folgende Merkmale aufweisen:

- Frei einstellbare Reizparameter
- Große Auswahl an Zubehör
- Bedienerfreundliche Handhabung

Es darf nur Originalzubehör verwendet werden. Neben dem Standardzubehör bieten viele Hersteller Spezialelektroden (Strahler u. s. w.) für spezielle Erkrankungen an.

Risiken und Gefahren

Bei der Hochfrequenztherapie besteht Verbrennungsgefahr, für die Niederfrequenzgleichströme Verätzungsgefahr (▶ Abb. 1.1). Bei beiden Verfahren besteht das Risiko der Berührung von stromführenden Teilen. Die Gefahren entstehen meist durch unsachgemäße Bedienung, z. B.:

- Wahl der falschen Stromform
- Falsche Elektrodenanlage
- Defekte Elektroden oder Schwammtaschen
- Zu lange Behandlungsdauer

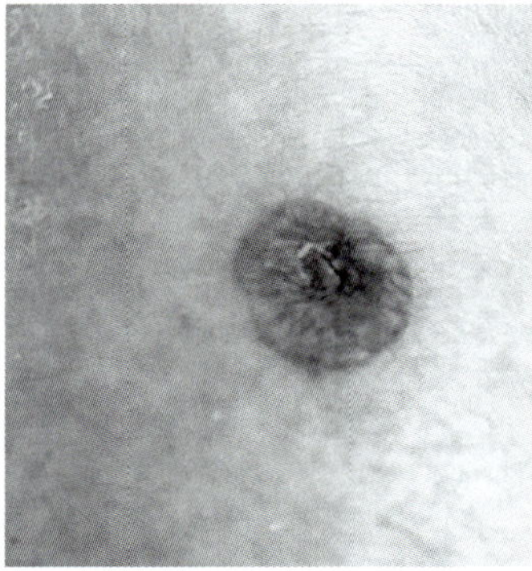

Abb. 1.1 Beispiel einer Verätzung bei einer Iontophorese. Ein häufiger Grund ist eine zu geringe Abpolsterung (Elektrode wird direkt auf der Haut appliziert). [K334]

Dosierung

Entscheidend für die Dosierung sind i. d. R. die Intensität (bei der Hochfrequenztherapie die Leistung) und die Behandlungsdauer. Die Dosis wird nach Reizschwellen gegliedert:

1. Sensible Reizschwelle: Patient nimmt den Strom wahr.
2. Motorische Reizschwelle: erste sichtbare Kontraktion eines Muskels.
3. Toleranzschwelle: Stromstärke, die der Patient gerade noch ertragen kann.

Alle Reize können unterschwellig, schwellig oder überschwellig abgegeben werden. Bei der Dokumentation ist auf die richtige Maßeinheit (Milliampere [mA], Volt [V], Watt [W]) zu achten. Für die Dauer der Anwendung sind bei Gleichströmen 30 Min. als Obergrenze zu sehen.

! Grundsätzlich sollte die Stromstärke 0,1–0,2 mA/cm^2 Elektrodenfläche nicht übersteigen. Bei Wechselströmen sind längere Behandlungszeiten möglich.

Eine Besonderheit stellt das Applikationsschema für den Ultrareizstrom dar:

- Phase 1 (1–2 Min.) – Intensität: gerade noch sensibel überschwellig.
- Phase 2 (7–8 Min.) – Intensität: mehrmals an die Toleranzgrenze heranführen.
- Phase 3 (7–10 Min.) – Intensität: den zuletzt eingestellten Wert einwirken lassen.

Spezielle Dosierungshinweise sind weiter unten bei den klinischen Krankheitsbildern nachzulesen.

Hautwiderstand senken

Häufig ist die sensible Belästigung durch den Stromimpuls unnötig groß, weil der Hautwiderstand des Patienten zu hoch ist. Diesen Widerstand kann man durch folgende Maßnahmen senken:

- Anfeuchten der Schwämme mit physiologischer Kochsalzlösung.
- Vorgeschaltete Galvanisation (▶ 1.3.1).
- Auftragen eines Elektrodengels (wie es zur Ableitung von EMG verwendet wird).
- Durchblutungsfördernde Maßnahmen (z. B. vorgeschaltete Infrarotbehandlung, ▶ 2.1).

- **Einsatz von Kryoelektroden:** Die angefeuchteten Schwammtaschen mit den Elektroden für 10 Min. in das Eisfach eines Kühlschranks legen (Elektrodenschwämme zum Schutz vor Festfrieren auf eine Plastikfolie legen). Nach 10-minütiger Kühlzeit sind die Elektroden noch so flexibel, dass sie anmoduliert werden können. Die Elektroden normal befestigen. Der Patient verträgt dadurch deutlich mehr Strom und profitiert zusätzlich von einer milden Kältetherapie. Tipp: Beim Hersteller nachfragen, ob Elektroden und Schwammtaschen für die Kühlung geeignet sind. Mittlerweile gibt es Geräte (KENS, Kälte-assistive elektrische Nervenstimulation), die beide Verfahren miteinander kombinieren.

Ausgangsstellung

Wichtig für den Erfolg elektrotherapeutischer Maßnahmen ist die Ausgangsstellung. Dabei ist zu beachten:

- Schmerzfreie, bequeme Lagerung.
- Keine Zwangshaltungen.
- Aufrechte Lagerung ist auch in Rückenlage möglich (Brügger-Therapie).
- Ggf. Kombination mit Dehnlagerung oder Schlingentisch.
- Speziell bei der Myostimulation den betroffenen Muskel in Vordehnung bringen, um auch kleinste Reaktionen wahrnehmen zu können.

Kombinationsmöglichkeiten

Häufig werden elektrotherapeutische Verfahren in Kombination mit anderen Maßnahmen der Physikalischen Therapie oder der Physiotherapie ausgeführt. Die Elektrotherapie kann, abhängig vom Krankheitsbild, vor, nach oder während einer anderen Behandlung eingesetzt werden, z. B.:

- Vor einer Physiotherapie: spastiksenkende Maßnahme
- Nach einer Physiotherapie: schmerzlindernde Stromform

Es sind Kombinationsmöglichkeiten mit fast allen Verfahren möglich. Besonders häufig werden folgende Verfahren eingesetzt:

- **Thermotherapeutische Verfahren:**
  - Fango
  - Infrarotstrahler
- **Mechanische Verfahren:**
  - Massagen (auch Manuelle Lymphdrainage)
  - Physiotherapeutische Techniken (z. B. PNF, manuelle Therapie, Brügger-Therapie)

Zusammenarbeit mit Ärzten

- Unabdingbar ist die häufige Korrespondenz und Kommunikation zwischen dem verordnenden Arzt und dem nichtärztlichen Therapiepersonal.
- Auch bei klarer Indikationsstellung durch den Arzt ist die differenzialtherapeutische Befunderhebung vor der Durchführung der Behandlung dringend erforderlich.
- Dem Therapeuten obliegt die Wahl der geeigneten Stromform, um das vom Arzt vorgegebene Therapieziel zu erreichen.
- Bei vom Arzt verordneten Hilfsmitteln (z. B. TENS) sollten die Einführung und Überwachung des Patienten durch den Therapeuten erfolgen. Der Patient sollte mit der Anwendung nicht sich selbst überlassen werden.

1.3 Anwendungen

1.3.1 Galvanisation

Wolfgang Jenrich

Gleichstrom mit Frequenz 0

Elektronen und Ionen bewegen sich durch den galvanischen Strom stets konstant zum Pol entgegengesetzter Ladung.

Kontraindikationen

Galvanisation nicht anwenden bei Patienten mit Infektionskrankheiten, Fieber, Tumoren, Strahlenschäden, Sensibilitätsstörungen.

Wirkungen

Galvanischer Strom hat trophische, vasomotorische, schmerzstillende, erregbarkeitssteigernde und iontophoretische Wirkungen.

Trophische Wirkung

- Erhöhte Eiweißsynthese
- Vermehrte Teilung der Haut- und Bindegewebszellen, dadurch:
  - Schnellere Heilung von Hautwunden, Zerrungen, Prellungen

Vasomotorische Wirkung

- Nach kurzer Verengung Erweiterung der Hautgefäße, in geringerem Maß der Muskulatur und der (bei Einsatz großer Elektroden bis 50 %) Gegenseite
- Hellrote Hyperämie vor allem unter der Kathode für 2 Std., danach:
  - Erhöhte Hyperämiebereitschaft (galvanisches Erythem), dadurch:
    - Resorptionsförderung von Hämatomen
    - Abnahme einer erhöhten Schweißproduktion

Schmerzstillende Wirkung

- Stärker unter der Anode, langsam auftretend mit erheblicher Nachwirkung
- Am Sympathikus mit begleitendem Wärmegefühl
- Indiziert bei Gelenk-, Sehnen-, Muskel-, Nervenschmerzen

Erregbarkeitssteigernde Wirkung

- Steigerung der Erregbarkeit um bis zu 50 %, v. a. unter der Kathode
- Indiziert zur Vorbehandlung schlaffer Lähmungen

Iontophoretische Wirkung

- Beschleunigung des transkutanen Transports ionisierbarer Medikamente zum entgegengesetzt geladenen Pol mit Bildung von Depots in der Hornhaut (bis zu 3 Tage)
- Kapillarer Abtransport des Medikaments
- Tiefenwirkung durch Reizung kutaner Reflexzonen

Durchführung

Wichtige Aspekte bei der Anwendung der Galvanisation:

- Gute Elektrodenunterpolsterung.
- Kein Berühren von metallischen Kabeln und Elektroden durch den Patienten.
- Den Patienten anweisen, dass er das Auftreten unangenehmer Empfindungen sofort melden soll.

Elektrodenpositionen

- Queranlage für Tiefenwirkung (ab 2 cm Tiefe ungenauer Verlauf)
- Längsdurchflutung für oberflächlich gelegene Gefäße, Nerven und Muskeln (4-mal bessere Leitfähigkeit als bei Queranlage)
- Kombinierte Längs- und Queranlage (Anode paravertebral L3–L5, Kathode Oberschenkelvorderseite) zur Beeinflussung des Sympathikus

Elektrodengröße

- Tiefenbehandlung: große Elektroden, z. B. 6 × 9 cm, mit 2–3 cm dicken und 2 cm größeren Elektrodenunterlagen (gegen Verätzungen)
- Iontophorese:
  - Kleine, differente Elektrode zur Behandlung kleiner Substrate und als Wirkelektrode (negative Arzneianionen unter der Kathode, positive Kationen unter der Anode) und größere Gegenelektrode
  - Trennung des Medikaments vom Elektrodenschwamm durch stromdurchlässige Zellophanfolie

Intensität

- Leichtes Kribbeln bei normaler Gefühlswahrnehmung mit leichter Hautrötung
- Max. 0,1 mA/cm^2 Elektrodenfläche (bezogen auf die kleinere Elektrode)

! Brennen darf nicht auftreten.

Behandlungsdauer

- 10–20 Min.
- Stärkere Wirkung durch größere Elektroden
- 12 Behandlungen pro Serie

Medikamentenpolung bei der Iontophorese

Ionisierbare Medikamente werden bei der Iontophorese durch den galvanischen Strom durch die Haut in Richtung des Pols entgegengesetzter Ladung transportiert. Positiv geladene Medikamente befinden sich unter der Anode, negativ geladene unter der Kathode.

- **Positive Polung (unter Anode):** Acetylcholin, Bienengift, Dolo-Arthrosenex® Gel
- **Negative Polung (unter der Kathode):** Voltaren® Emulgel, Exhurid, Mobilat®-Gel, Heparin, Salicylsäure

1.3.2 Hydroelektrische Bäder

Wolfgang Jenrich

Vierzellen- und Stangerbad

Das Stangerbad ist ein Vollbad mit angenehmer Wassertemperatur mit gleichzeitigem Durchfluss eines galvanischen Stroms (in Kleinschutzspannung). Beim Zellenbad befinden sich die Extremitäten in Arm- und/oder Beinwannen (Vier- oder Zweizellenbad).

Bei der Behandlung mit einem hydroelektrischen Bad wird das Badewasser als großflächige, anliegende Kontaktelektrode genutzt, mit Reizung einer Vielzahl freier Nervenendigungen, vor allem in der Lederhaut (bedingt durch Kleinspannung von 25 V).

- Stangerbad (Vollbad): 10–30 % Stromdurchgang, optimale Wirkung bei Kochsalzgehalt von 0,2 %
- Zellenbad (Arm- und Beinwannen): vollständiger Stromdurchgang

Kontraindikationen

Nicht einsetzen bei Patienten mit entzündlichen Hauterkrankungen, Infektionskrankheiten, Tumoren, Strahlenschäden, Thrombosen, Schwangerschaft, Blutungsneigung, Herzinsuffizienz, Sensibilitätsstörungen.

Wirkungen

- Optimale Kombination der Gefäßwirkungen des galvanischen Stroms mit den Gefäßwirkungen des warmen Badewassers
- Dämpfung übermäßiger Schweißproduktion als Leitungswasser-Iontophorese (spezielles Zellenbad)
- Reflektorische Verringerung von Schmerzzuständen des Bewegungsapparats
- Ausgleichende Wirkung auf die vegetative Reaktionslage (nach der Ausgangswertregel von Wilder)
- Herz-Kreislauf-Belastung durch hydrostatischen Druck

Durchführung

> Während der Behandlung darf kein Wasser zu- oder ablaufen; der Patient sollte dabei keine Körperteile aus dem Wasser nehmen; Hautdefekte sind mit einer Fettsalbe abzudecken.

Elektrodenpositionen

- Anode am Kopf, Kathode an den Füßen: dämpfende Wirkung (absteigend)
- Kathode am Kopf, Anode an den Füßen: anregende Wirkung (aufsteigend)
- Wirkelektrode im Stangerbad: Konzentration der Wirkung auf einen schmerzhaften Bereich

Elektrodengröße

Die Größe der Elektroden ist durch den Gerätehersteller vorgegeben.

Intensität

Siehe Galvanisation (▶ 1.3.1).

Behandlungsdauer

Siehe Galvanisation (▶ 1.3.1).

Weiterführende Literatur

Schöps P, Kröling P, El-Tahlaoui E et al. Das galvanische Erythem besitzt eine neurogene Komponente. Phys Rehab Kur Med, 1998; 8(2): 52–53.

1.3.3 Elektrodiagnostik

Wolfgang Jenrich und Frank-Peter Bossert

I/t-Kurve (inkl. Bestimmung von Rheobase, Chronaxie und Akkomodationsquotient)

Wolfgang Jenrich

Die I/t-Kurve dient der Ermittlung des Reizbedarfs eines geschädigten Muskels. Dabei wird die Stromstärke (I) gegen die Reizzeit (t) für eine Minimalzuckung aufgetragen. Die waagerechte Achse des logarithmisch unterteilten Koordinatensystems enthält die Impulsdauer von 0,05 bis 1000 ms, die senkrechte Achse die Stromstärke von 1–80 mA. Der normale Kurvenverlauf entspricht einer Hyperbel, wobei die Kurve mit den Dreieckimpulsen im rechten Anteil wegen der Anpassung an den schrägen Anstieg der Impulse einen höheren Stromstärkebedarf hat. Bei der Rechteckimpulskurve entfällt der rechte Kurvenanstieg.
Die Rheobase steht für die Stromstärke bei einer Impulsdauer von 1000 ms. Unter Chronaxie versteht man die Mindestzeit eines Impulses doppelter Rheobasen-(Mindest-)Stromstärke. Der Akkomodationsquotient gibt das Verhältnis von Dreieckimpulsen zu Rechteckimpulsen bei 1000 ms Dauer an.

Aussagen

Normaler Befund

- Verlauf einer Kurve von Einzelimpulsen, Dauer: 1000–0,05 ms
- Gleichmäßiger Verlauf
- Anstieg im rechten Anteil der Dreieckimpulskurve, jedoch horizontaler Verlauf der Rechteckimpulskurve, Anstieg im linken Anteil
- Chronaxie: kürzer als 1 ms, Akkomodationsquotient: 2 und mehr
- Gesunde Muskeln passen sich einem schräg ansteigenden Impuls an

Entartungsreaktion

- Frühestens nach einigen Wochen nachweisbar
- Ungleichmäßiger Kurvenverlauf (unterschiedliche Erregbarkeit einzelner Fasern)
- Verschiebung der Kurven nach rechts oben
- Dreieckimpulskurve im rechten Anteil horizontal
- Chronaxie: über 1 ms
- Akkomodationsquotient: unter 2

Durchführung

Elektrodenanlage

- **Große Muskeln:** gleich große Elektroden am Ursprung und Ansatz des Muskels
- **Kleine Muskeln und Nerven:** kleine Reizelektrode am Reizpunkt und entfernt befindliche große indifferente Elektrode (die genaue Lokalisation der Reizpunkte erfordert detaillierte anatomische Kenntnisse)

Ablauf

Die Bedienung moderner Geräte geschieht halbautomatisch.
Bewertung einer eben tast- oder sichtbaren Minimalzuckung. (Während der Aufnahme einer I/t-Kurve sollten die Wahrnehmungen der Minimalzuckungen nicht vermischt werden.)

Schnelltests

Schnelltests ermöglichen eine grobe Orientierung über das Vorliegen einer Muskelschädigung.

Galvano-faradischer Test

Galvanischer Reiz (Rechteckimpuls mit mehr als 100 ms Impulsdauer) bewirkt bei indirekter Reizung (am Nervenreizpunkt) und bei direkter Reizung (am Muskelreizpunkt) normalerweise eine blitzartige Einzelzuckung, bei einer Entartungsreaktion während einer direkten Reizung eine träge bis wurmförmige Zuckung.
Faradische Stromreize (Dreieckimpulse von 1 ms Impulsdauer mit einer Frequenz von 50 Hz) bewirken bei indirekter und bei direkter Reizung normalerweise eine Dauerkontraktion, bei Entartung erfolgt keine Kontraktion.

Mittelfrequenztest (bei einigen Geräten voreingestellt)

Keine Reaktion auf eine Mittelfrequenzfolge von 4000 Hz und eine Dauer von 300 ms bei einer Entartung des Muskels (frühestens 2 Wo. nach Schädigung).

Weiterführende Literatur

Bossert FP, Jenrich W, Vogedes K. Beschreibung der Nerven- und Muskelreizpunkte an Armen und Beinen. In: Bossert FP, Jenrich W, Vogedes K (Hrsg.). Leitfaden Elektrotherapie. München: Elsevier/Urban & Fischer, 2006; S. 55–79.

Biofeedback

Frank-Peter Bossert

Unter dem Begriff „Biofeedback" versteht man eine Rückmeldung oder Rückkopplung biologischer Signale. Die biologischen Vorgänge werden mittels Oberflächenelektroden abgeleitet (EMG, EKG, EEG etc.). Mit technischen Hilfsmitteln werden die Veränderungen des Ist-Zustands biologischer Vorgänge, die der bewussten Sinneswahrnehmung nicht zugänglich sind, beobachtbar, d. h. dem Bewusstsein zugänglich gemacht.

Ziele der Biofeedback-Therapie

Durch den oben beschriebenen Regelkreis soll ein vorgegebener biologischer Sollwert aufrechterhalten oder wiederhergestellt werden. Durch Biofeedback-Methoden lassen sich folgende Therapieziele erreichen:

- Entspannung
- Anbahnung von Bewegungen
- Aktivierung
- Kräftigung

Anhand der Messdaten kann darüber hinaus die Effektivität physiotherapeutischer Techniken und Maßnahmen dokumentiert werden. Dadurch lassen sich bei exakter Aufzeichnung leichter Prognosen erstellen bzw. weiter durchzuführende Therapien empfehlen.

Entspannung

Über die von den Sensoren abgeleiteten Hautindikatoren (Temperatur, Feuchtigkeit) kann mit dem Patienten eine allgemeine Entspannung des Gesamtorganismus erarbeitet werden. Durch das Ableiten der elektrischen Potenziale kann außerdem der Muskeltonus ermittelt werden, sodass die Entspannung oder Anspannung dem Patienten bewusst gemacht wird. Auf diese Weise lässt sich die Wirksamkeit von Entspannungstechniken überprüfen.

Klinische Erfahrungen zeigen, dass sich Atem- und Pulsfrequenz nach mehreren Therapiesitzungen auf den entsprechenden Sollwert einstellen.

Anbahnung von Bewegungen

Neben den Hautindikatoren können die willkürlichen motorischen Potenziale, die von den Muskelfasern ausgehen, in Ruhe und nach bzw. bei Aktivierung abgeleitet werden. Hierfür sind spezielle Elektroden erforderlich, wie sie auch bei der Ableitung eines Oberflächen-EMG in der neurologischen Praxis zum Einsatz kommen.

Bestimmung des Tonus der Muskulatur (gemessen in µV): Der Sollwert der Skelettmuskulatur liegt bei 1000 µV. Zeigen sich Abweichungen beim Outcome am Gerät, liegen Spannungsveränderungen der Skelettmuskulatur vor:

- Istwert > 1000 µV (Sollwert): erhöhter Muskeltonus
- Istwert < 1000 µV: hypotone Muskulatur

Durch Biofeedback-Verfahren kann der Patient nach Anleitung durch das nichtärztliche Therapiepersonal eine Bahnungstherapie im Sinne der Intentionsübungen nach Förster durchführen. Durch den gedanklichen Input erhält der Patient eine Rückmeldung, inwieweit die von ihm gewünschte Bewegung als Information am ausführenden Erfolgsorgan (Muskel oder Muskelgruppe) ankommt.

Aktivierung

Ein weiteres Ziel der Biofeedback-Therapie ist eine allgemeine Aktivierung durch entsprechende Anweisungen über das Monitoring für den Gesamtorganismus.

Kräftigung

Verlagert man die mittlere Ausgangsleistung des Normotonus der Skelettmuskulatur von 1000 µV nach oben, wird dem Patienten eine Schwelle vorgegeben, die bei entsprechender Motivation und unter Einhaltung vorgegebener Trainingsparameter zur Kräftigung der Muskulatur führt.

EMG-getriggerte Elektrostimulation

Frank-Peter Bossert

Die EMG-getriggerte Elektrostimulation ist eine neuere Behandlungsmethode der Elektrotherapie. Es handelt sich um eine Kombinationstherapie aus niederfrequenter Muskelstimulation, Biofeedback-Verfahren und Bewegungstherapie. Ziel ist es, durch repetitives Bewegen die verloren gegangene Funktion der Muskulatur wieder zu erlernen. Die Behandlungsmethode kommt v. a. bei der Spastik des hemiplegischen Patienten zum Einsatz. Die Effektivität basiert auf der Plastizität zentralnervöser Strukturen, z. B. bei Läsionen durch einen Hirninfarkt. Diese Form der Myostimulation kann EMG-initiiert, EMG-getriggert oder EMG-abhängig durchgeführt werden.

Wirkungen

Zu den positiven Wirkungen gehören eine Minderung der Spastik sowie eine Zunahme der Willkürmotorik. Daraus resultierend kommt es zu einer Verbesserung der Aktivitäten des täglichen Lebens sowie der Lebensqualität. Die EMG-gesteuerte Elektrostimulation ist einer Monotherapie mit Physiotherapie sowie einer Monotherapie mit Elektrostimulation überlegen. Sie kann bei zentralen Läsionen, unabhängig von der Ätiologie, eingesetzt werden, die meisten Erfahrungen gibt es in der Rehabilitation des Hirninfarkts. Der Therapieerfolg hängt vom Beginn der EMG-gesteuerten Elektrostimulation ab: Je früher der Therapiebeginn innerhalb des ersten Jahres nach der Schädigung, desto eher kann diese graduell abgeschwächt und verlangsamt werden.

Durchführung

Idealerweise an 5 bis 7 Tagen pro Wo., Behandlungsdauer: 1–2 × 30–60 Min. pro Sitzung. Die Therapie sollte nach Beendigung der Akutbehandlung im Rahmen der stationären Frührehabilitation beginnen; danach kann sie im teilstationären oder ambulanten Setting fortgeführt werden. Die Gesamttherapiezeit sollte i. d. R. drei Monate nicht unterschreiten. Im Verlauf eines Behandlungsjahres muss die Wirksamkeit unabdingbar überprüft werden, wobei anfangs alle drei Monate und später alle sechs Monate therapiert werden sollte. Dabei ist eine Überprüfung durch gängige neurologische Assessments wichtig (z. B. Pendeltest oder Befindlichkeitsskala von Zerssen, Bf-SR). Ebenso muss die Professionalität der Therapeuten überprüfbar sein, u. a. durch spezielle Fortbildungen.
Die Methode ist für den Patienten leicht umzusetzen. Mittels Elektroden, die mit einem Biofeedback-Gerät verbunden sind (s. o.), werden dem Patienten Übungsaufträge erteilt. Die Elektroden leiten die geringsten willkürlichen Potenziale ab und geben sie als akustische und/oder optische Signale wieder. Die Einstellung der Ausgangsempfindlichkeit des Geräts wird individuell auf den Patienten abgestimmt. Die erlangten Werte der Potenziale werden vom Gerät registriert. Kann der Patient die Bewegung aktiv nicht vollenden, setzt ein bi- oder monophasischer Rechteckimpuls ein, der die Bewegung vervollständigt.
Die Effektivität der EMG-getriggerten Elektrostimulation wurde in zahlreichen Studien untersucht, weshalb die EMG-getriggerte Elektrostimulation 2015 in die S2e-Leitlinien der Deutschen Gesellschaft für Neurorehabilitation zur Behandlung der Hemiparese der oberen und unteren Extremität aufgenommen wurde.

Weiterführende Literatur

Dohle C, Tholen R, Wittenberg H et al. S2e-Leitlinie Rehabilitation der Mobilität nach Schlaganfall (ReMoS). Neurologie & Rehabilitation, 2015; 7: 442–443. Aus: remos.dgnr.de/src/S2e_Leitlinie_Rehabilitation_der_Mobilitaet_nach_Schlaganfall.pdf (letzter Zugriff: 3.6.2021).

Mokrusch T, Bossert FP, David A et al. Die Wertigkeit der EMG-gesteuerten Elektrostimulation in der Therapie und Rehabilitation zentralnervöser Störungen. Elektrostimulation & Elektrotherapie, 1999; 1(1): 30–35.

Funktionelle Elektrostimulation (Peroneus-Stimulator)

Frank-Peter Bossert

Wirkung

Sowohl bei zentralen als auch bei peripheren Paresen des M. peroneus (Fußheber) ist die funktionelle Elektrostimulation (FES) ein Mittel zum Behinderungsausgleich.

Durchführung

Der externe, akkubetriebene Peroneus-Stimulator wird in einer Manschette platziert, die mit einem Klettverschluss am Unterschenkel befestigt wird. Die Manschette umschließt die Patella und enthält großflächige Baumwollelektroden, die vor dem Einsatz angefeuchtet werden. Die Stimulationsparameter werden vom Therapeuten gewählt, sodass der Patient nur noch die Intensität verändert. Die Grundeinstellung für Stimulationsphase und folgende Pause liegt bei 5 Sek. Die Intensität kann entweder direkt am Stimulator, der an der Manschette sitzt, oder über eine Fernbedienung eingestellt werden. Weiterentwicklungen des Stimulators sehen vor, dass der Patient die Intensität über eine App auf dem Smartphone regulieren kann.

Hebt der Patient den Fuß der betroffenen Seite an, beginnt die Stimulation. Die Übertragung der Stimulationssignale von den Elektroden erfolgt über Bluetooth (keine Kabelverbindung mehr zwischen Klebeelektroden und Stimulator). Im Schuh des Patienten ist ein Fersenschalter platziert. Wird die Ferse wieder aufgesetzt, endet die Stimulation.

1.3.4 Niederfrequenztherapie

Wolfgang Jenrich

Die niederfrequenten Reizströme enthalten eine Vielzahl unterschiedlicher Stromarten im Frequenzbereich von 1–1000 Hz. Sie werden in monophasische und biphasische Reizströme eingeteilt. Die biphasischen kann man nach dem Einsatzzweck bei akuten Schmerzen, bei chronischen Schmerzen, bei schlaffen Lähmungen und bei nicht-denervierter Muskulatur einteilen.

Kontraindikationen

Nicht behandelt werden sollten Patienten mit Fieber, Infektionskrankheiten, Tumoren, Blutungsneigung, oberflächlich liegenden Metallimplantaten sowie Herzschrittmachern bei einem Abstand von weniger als 50 cm.

Monophasische Reizströme

- Diadynamische Ströme: Sinushalbwellen von 50 und 100 Hz, evtl. mit galvanischer Basis (▶ 1.3.1)
- Ultrareizstrom: Rechteckimpulse mit einer Impulsdauer von 2 ms und einer Frequenz von 142,8 Hz
- Impulsgalvanisation: Dreieckimpulse (Impulsdauer 0,3–30 ms) als Einzelimpulse oder Impulspakete, auch als Schüttelfrequenz (5–20 Hz)

Wirkungen

- Galvanischer Wirkungsanteil: 40–70 % der Gesamtwirkung (gegenüber der reinen Galvanisation 50 %)
- Frequenzstimulationen (50, 100, 143 Hz): analgetisch, antientzündlich bei histaminbedingten akuten Entzündungswirkungen (z. B. bei Prellungen, Zerrungen)
- Behandlungen muskulärer Schmerzpunkte durch Kombination der diadynamischen Ströme (ohne galvanische Basis) mit Ultraschall
- Gegenreizwirkung beim Ultrareizstrom, Stimulationen der Haut- und Muskelrezeptoren in höherer Intensität zum Auslösen einer zentralen Schmerzhemmung
- Muskeldetonisierung durch Schüttelfrequenzen

Durchführung

Elektrodenpositionen

- Beiderseits eines Wirkungsorts (z. B. Gelenk), längs der WS
- Kleine Wirkelektrode (Kathode) an einem Reizpunkt, große Gegenelektrode gegenüber, Mindestabstand 3 cm

Elektrodengröße

- Elektrodenunterlagen wie bei Galvanisation (▶ 1.3.1)
- Größe entsprechend dem Lokalbefund (▶ 1.2.1)

Intensität
- Bis zum Eintreten eines Vibrations- bzw. Spannungsgefühls
- ! Keine Dauerkontraktion

Behandlungsdauer
- 10–20 Min.
- 12 Behandlungen pro Serie

Biphasische Reizströme bei akuten Schmerzen
Zu den bei akuten Schmerzen einsetzbaren biphasischen Reizströmen gehören alle Impulsströme mit Impulsen mit einer Breite bis 0,3 ms und einer Frequenz von 50–150 Hz. Dazu zählt auch die High-Frequenz-TENS (80–100 Hz). Wirkungsgleich sind auch die Hochvoltströme in diesem Frequenzbereich mit einer extrem kurzen Impulsbreite, jedoch großer Tiefenwirkung.

Wirkungen
- Anhebung der mechanischen und thermischen Schmerzschwellen und der taktilen Schwelle (z. B. bei Arthrosen, diabetischer Neuropathie)
- Abnahme akuter Schmerzen, geringere Empfindlichkeit von muskulären Schmerzpunkten
- Abschwellend-antientzündliche Wirkung, Abnahme von Juckreiz
- Beschleunigter lymphatischer Abtransport
- Verringerung eines Gewöhnungseffekts durch Frequenzdurchläufe, Zufallsfrequenzen (stochastische Ströme), Gruppen oder Schwellungen

Durchführung
Elektrodenpositionen
- Kleine Elektrode im Schmerzbereich
- Längsdurchflutung für längs verlaufende oberflächliche Strukturen
- Querdurchflutung für größere Tiefenwirkung

Elektrodengröße
Dem Schmerzzustand angepasst.

Intensität
- Sensibel deutlich schwellig
- Motorisch unterschwellig

Behandlungsdauer
- 20–60 Min.
- Lange Serien

Biphasische Reizströme bei chronischen Schmerzen
Zu den bei chronischen Schmerzen einsetzbaren biphasischen Reizströmen gehören alle Impulsströme mit einer Impulsbreite bis 0,3 ms und Frequenzen bis 20 Hz. Ebenso zählen dazu die Low-Frequenz-TENS-Ströme bis 20 Hz. Hochvoltströme bis 20 Hz zeigen die gleichen Wirkungen.

Wirkungen
- Vasoaktiv bei Frequenzen bis 10 Hz mit reflektorischer Zunahme der kutanen und muskulären Durchblutung (um das 2- bis 3-Fache), auch reflektorisch der Mikrozirkulation im Gelenk (M. vastus medialis → Kniegelenk)

- Beschleunigte Wundheilung (bis zu einem Drittel), Verbesserung trophischer Prozesse (z. B. Abheilung von Sehnenrissen)
- Stimulation des Wachstums von Kapillargefäßen, Wiederherstellung der intramuskulären Blutzirkulation bei Muskelverletzungen
- Abnahme von Missempfindungen, verminderter Sensibilität und verringerter Nervenleitgeschwindigkeit bei diabetischer Neuropathie (Anlage entlang des Nervenverlaufs mit Langzeiteffekt)
- Länger dauernde analgetische Wirksamkeit (im Vergleich zu 100 Hz), jedoch nicht bei Entzündungsschmerzen
- Zur Schmerzabnahme auch Kombination mit hohen Frequenzen als „Burst-Strom" (niederfrequente Impulsgruppe mit hoher Trägerfrequenz) oder mit muskulär wirkenden Schwellströmen
- Tonussenkung (Frequenzen um 10 Hz, motorisch unterschwellige Applikation auf spastischen Muskeln) bei Hemiplegien

Durchführung

Elektrodenpositionen
- Kleine Elektroden auf Maximalpunkten
- Querdurchflutung für eine Tiefenwirkung

Elektrodengröße
Dem Krankheitsprozess angepasst.

Intensität
- Sensibel deutlich schwellig
- Motorisch noch unterschwellig
- Burst-Ströme motorisch gerade schwellig

Behandlungsdauer
- 20 bis 40 Min.
- Lange Serien

Reizströme bei schlaffen Lähmungen

Bei schlaffen Lähmungen kommen primär die Exponentialimpulse zur Anwendung. Mit zunehmender Besserung werden die Schwellströme angewandt, bei geringer Ermüdbarkeit auch bidirektionale Impulse.

Wirkungen
- Atrophieverzögerung
- Erhöhung der Muskeldurchblutung (mikrovaskuläre Perfusion)
- Verwendung von Dreieck-(Exponential-)Impulsen für eine selektive Kontraktion der geschädigten Muskulatur

Durchführung

Elektrodenpositionen
- Kleine Muskeln: Punktelektroden
- Große Muskeln: Längsdurchströmung

Elektrodengröße
- Der Muskulatur angepasst
- ! Auf gute Unterpolsterung achten

Impulsdauer

- Entsprechend dem Fußpunkt (Punkt mit dem niedrigsten Stromstärkebedarf) der Dreieckimpuls-I/t-Kurve (▶ 1.3.3)
- Bei einer Impulsdauer < 50 ms ist die Impulsfolge zu schwellen
- Pausendauer 5-mal länger als Impulsdauer

Intensität

Das 2-Fache des Schwellenwerts des Fußpunkts.

Behandlungsdauer

- Im Behandlungsverlauf Steigerung von 5 auf 20 Min.
- Therapie bei Ermüdung beenden

Geschwellte bidirektionale Dreieckimpulsfolge

- Indiziert bei geringer Ermüdbarkeit
- Impulse von 100 ms, Pausendauer 100–20 ms, Frequenz 5–25 Hz, geschwellte Impulsfolge, Schwelldauer 10 Sek., Pausendauer 70 Sek., Behandlungsdauer 5–20 Min.
- Wirkung: deutliche Reduktion von Muskelatrophien
- Behandlung bei nachlassenden Kontraktionen (Ermüdung) beenden

Reizströme für die nicht-denervierte Muskulatur

Bei Muskelatrophien oder zur Atrophievermeidung sind Schwellströme in Form von geschwellten Impulsfolgen einzusetzen.

Wirkungen

- Zur Vermeidung von Dauerkontraktionen (auftretend ab 10 Hz) Anwendung von Schwellstrom
- Intensitäten von 5 % über der motorischen Schwelle: Lösung von Verspannungen, Verbesserung der Dehnfähigkeit, Rückgang statischer Schwellungen, Verminderung von Akrozyanosen
- Intensitäten von 25 % über motorischer Schwelle: bewirken eine Arbeitshyperämie, vermindern das Fortschreiten arthrotischer Gelenkprozesse
- Kraftanstieg bis zum 2,5-Fachen der motorischen Schwelle
- Anstieg der Muskelkraft bis zur Frequenz 30 Hz
- Muskuläre Ermüdung ab einer Frequenz von 50 Hz
- Optimale Frequenz 20–25 Hz (tonische Fasern im vollständigen Tetanus ab 10 Hz mit höherer Arbeitsleistung als die phasischen Fasern im unvollständigen Tetanus bis 30 Hz)
- Schwellstrom mit Frequenz 25 Hz mit Intensität von weniger als 25 % über der motorischen Schwelle (schwacher Bewegungsausschlag) für abgeschwächte Antagonisten ohne gleichzeitige Tonuserhöhung der spastischen Agonisten bei Hemiplegien

Durchführung

Elektrodenpositionen

Längs des Muskelverlaufs.

Elektrodengröße

Der Muskulatur angepasst.

Impulsdauer
- Bis 0,3 ms
- Frequenzen 10–30 Hz
- Schwellungsdauer 5–30 Sek.
- Mit 5-fach längerer Pause (bei zu geringer Pause [gleich lange Pausen- und Schwellzeit] nach 1–1,5 Min. muskuläre Ermüdung)

Intensität
Von 5 über 25 bis 100 % über der motorischen Schwelle.

Behandlungsdauer
- 30 Min.
- Lange Behandlungsserien

1.3.5 Mittelfrequenztherapie

Wolfgang Jenrich und Frank-Peter Bossert

Zu den „klassischen" mittelfrequenten Reizströmen gehören die Interferenzströme mit 4000 Hz (Applikation mit 2 sich kreuzenden Kanälen) und die amplitudenmodulierten Mittelfrequenzströme mit 4000 Hz (auch 2000 Hz als „Russische Stimulation") mit einem Kanal.
Warnhinweise siehe Niederfrequenztherapie ▶ 1.3.4.

Interferenzströme mit zwei Kanälen (4000 Hz), amplitudenmodulierte Mittelfrequenzströme (2000 und 4000 Hz)

Wolfgang Jenrich

Wirkungen
- Durch Summationseffekt der Membrandepolarisation Stimulierung des Zellstoffwechsels (z. B. schnelleres Abheilen von Lokalbefunden bei der Schuppenflechte)
- Tiefenwirkung durch kapazitive Überbrückung der Haut (100-mal geringerer Hautwiderstand)
- Vermeidung eines Gewöhnungseffekts durch Frequenzdurchläufe oder niederfrequente Modulationen
- Analgetische Wirksamkeit entsprechend den niederfrequenten Modulationen (wie bei niederfrequenten Reizströmen, ▶ 1.3.4), jedoch länger vorhaltend
- Erhöhung der muskulären Ausdauer (größer bei 2000 Hz als bei 4000 Hz), langsamere Kontraktionen, asynchrones, nicht blitzartiges Arbeiten der Muskelfasern (ähnlich dem natürlichen Ablauf)

Durchführung

Elektrodenpositionen
Das zu behandelnde Areal ist von den Elektroden (ein oder zwei Stromkreise) einzuschließen.

Elektrodengröße
Dem Krankheitsgebiet angepasst, beide Elektroden sind gleich aktiv.

Frequenzen
Auswahl entsprechend Krankheitsbild und Therapieziel.

Intensität
Bis zu Einzelkontraktionen unter Vermeidung von Dauerkontraktionen.

Behandlungsdauer

- 20–30 Min.
- Lange Serien

Hochtontherapie

Frank-Peter Bossert

Die Hochtontherapie (High Tone Power Therapy, HiToP®) ist eine Weiterentwicklung klassischer elektrotherapeutischer Methoden. Das Verfahren wurde 1988 von dem Neurologen Hans-Ulrich May entwickelt. Eingesetzt werden amplitudenmodulierte Ströme, d. h., die Frequenz ändert sich, die Stromstärke bleibt gleich. In der Regel reichen Modulationsfrequenzen von 0,5–250 Hz, die Trägerfrequenzen liegen zwischen 4000 und 8000 Hz.

Technische Voraussetzungen

Bei der Hochtontherapie werden Frequenz und Stromstärke gleichzeitig (simultan) verändert. Bei ansteigender Frequenz kann auch die Stromstärke gesteigert werden, da bei höheren Frequenzen die sensible Reizschwelle geringer ist. Die simultane Frequenz- und Amplitudenmodulation wird als SimulFAMi® bezeichnet, wobei der letzte Buchstabe „i" für die Erhöhung der Intensität steht.
Das Hochtongerät arbeitet mit einer Frequenz zwischen 4 und 32 kHz. Der Durchlauf der Frequenz erfolgt über drei Oktaven in 72 Vierteltonschritten zu je einer Sekunde. Der aus der Musik bekannte Begriff „Oktave" wird auch in der Hochfrequenztechnik genutzt, als Angabe für einen Frequenzbereich, dessen obere und untere Grenzfrequenz ein Verhältnis von zwei zu eins aufweist. In der Musik ist der Kammerton „a" auf die Frequenz von 440 Hz festgelegt. Das nächsthöhere „a" liegt bei genau 880 Hz (eine Oktave höher).
Die theoretische Grundlage der Hochtontherapie besteht darin, dass durch die verschiedenen Frequenzen im Körper alle geladenen Teile in unterschiedliche Schwingungen versetzt werden, welche dann die verschiedenen Wirkungen auslösen. Während bei der klassischen vertikalen Stimulation meist nur eine Frequenz zur Verfügung steht, kommt es beim SimulFAMi® zu einem Frequenz-Scan.

Durchführung

Der Therapeut beginnt mit der unteren Frequenz (4096 Hz) und regelt dann auf die maximal vom Patienten tolerierte Stromstärke hoch. Danach wird eine mittlere Frequenz von 16 384 Hz und eine erneute Steigerung der Stromstärke angewendet, bis wieder die gleiche sensible Reaktion wie zuvor wahrgenommen wird. Die so ermittelten Intensitätswerte werden vom Gerät registriert. Im Anschluss wird der Bereich von 16 384 bis 32 768 Hz in Vierteltonschritten durchlaufen, gefolgt von einem kontinuierlichen Durchlauf über das gesamte Spektrum von der höchsten bis zur niedrigsten Frequenz in beide Richtungen. Ein Durchlauf dauert 144 Sek.
Die Anwendung der Hochtontherapie ist schmerzfrei, es gibt keine Hinweise auf unerwünschte Nebenwirkungen.
Erklärungsgrundlage für die schmerzreduzierende Wirkung: Durch die schnellen Schwingungen werden die in den Körperflüssigkeiten gelösten Substanzen sowie Schmerz- und Endzündungsmediatoren im Körper verteilt.

Frequenzen und ihre möglichen Wirkungen

- 0,1–1,5 Hz:
  - Langsame Muskelbewegung, Detonisierung und Anregung der Muskelpumpe
  - Aktivierung der Lipolyse
- 10 Hz: Vasokonstriktion, Ödembehandlung
- 20 Hz: Muskelstimulation, Behandlung der diabetischen Polyneuropathie
- 100 Hz: Analgesie

Diabetische Polyneuropathie

Bei Untersuchungen zur Effektivität der Hochtontherapie wurde geprüft, inwieweit sich die Schmerzen von Patienten mit diabetischer Polyneuropathie durch die Therapie positiv beeinflussen lassen (Martin 2006). In einer weiteren Untersuchung wurden 41 Patienten mit Typ-2-Diabetes, stratifiziert nach nicht-schmerzhaften (n = 20) oder schmerzhaften Symptomen (n = 21), per Zufall einer von zwei Gruppen zugeteilt. Eine Gruppe wurde mit TENS, die andere mit Hochtontherapie behandelt (Martin 2006). Die Responder-Rate betrug in der Hochtongruppe 80 %, in der TENS-Gruppe 33 %. Die Subgruppenanalyse zeigte außerdem, dass die Hochtontherapie effektiver Schmerzen und andere Symptome lindert.
Die Hochtontherapie wurde in Österreich bereits im Jahr 2010 in die Empfehlungen zur Schmerztherapie bei der peripheren diabetischen Polyneuropathie aufgenommen (Evidenzgrad IIa).

Weiterführende Literatur

Martin S. Therapiefortschritt bei der Behandlung der diabetischen Polyneuropathie durch externe Muskelstimulation. Elektrostimulation & Elektrotherapie, 2006; 8(1): 10–11.

Reichenstein L, Nickell S, Ziegler D et al. Effective treatment of symptomatic diabetic polyneuropathy by high-frequency external muscle stimulation. Diabetologia, 2005; 48(5): 824–828.

1.3.6 Hochfrequenztherapie

Wolfgang Jenrich

Zur Hochfrequenztherapie gehören die Anwendungen der Kurzwelle im Spulenfeld (27,12 MHz) und der Mikrowelle im Strahlerfeld (2450 MHz).

Kontraindikationen

Nicht behandelt werden Patienten mit Metallteilen im Behandlungsgebiet, mit Herzschrittmacher, Infektionskrankheiten, Tumoren, Sensibilitätsstörungen, Thrombosen, Schwangerschaft (keine Therapie im Bereich des Abdomens).

Kurzwelle (27,12 MHz), Mikrowelle (2450 MHz)

Ein Spulenfeld erzeugt bei geringer Dosis (minimales Wärmegefühl, ca. 12 W mittlere Leistung) in gut vaskularisiertem Gewebe Wärme, die therapeutisch genutzt wird.

Wirkungen

- Durch die direkte, örtlich im gut vaskularisierten Gewebe erzeugte Wärme des abgeschirmten Spulenfeldes und des Strahlerfeldes wird bei geringer Dosis (minimales Wärmegefühl, ca. 12 W mittlere Leistung) die Gewebsregeneration stimuliert, Sehnenverletzungen heilen schneller ab.

- Stärkung der körpereigenen Abwehr (z. B. Phagozytose).
- Lösung von Muskelverspannungen, Verbesserung und Beschleunigung von Muskelkontraktionen, verbesserte Dehnfähigkeit, schnelleres Abheilen von Muskelverletzungen.
- Steigerung der Erregbarkeit geschädigter peripherer Nerven, beschleunigte Regeneration, Zunahme der Nervenleitgeschwindigkeit, Reduktion der Ausbildung von Fibrosen.
- Schmerzrückgang bei Myalgien, Arthrosen und Weichteiltraumen unter niedriger Dosierung.

Durchführung

Elektroden- und Strahlerpositionen

- Spulenfeldelektroden im vorgeschriebenen Abstand über dem Behandlungsgebiet
- Mikrowellenstrahler im vorgeschriebenen Abstand über dem Behandlungsgebiet oder als Kontaktstrahler ohne Abstand (bei Anwendung in Augennähe sollte der Patient wegen Kataraktgefahr eine Mikrowellenschutzbrille tragen)

! Kein Metall und keine Nässe im Behandlungsfeld

Elektroden- und Strahlergröße

- Dem Krankheitsareal angepasst mit abgeschirmten Spulenfeldelektroden der Kurzwelle oder abgeschirmten Mikrowellenstrahlern
- Kondensatorfeldelektroden (Kapselelektroden nach Schliephake oder Weichgummielektroden):
  - Größere Tiefenwirkung bei Elektroden-Haut-Abstand von 4–5 cm, jedoch ungünstige Wärmeverteilung (Fettgewebe/Muskulatur = 10:1)
  - Nur noch seltene Anwendung (Gründe: Störung anderer elektronischer Geräte, z. B. von Herzschrittmachern, kein Hautkontakt mit Elektrodenkabeln)

> Bei der Kurzwelle und der Mikrowelle dürfen sich weder Metallteile noch Feuchtigkeit im Behandlungsfeld befinden.

Intensität

- Beginn mit thermosensibel unterschwelliger Intensität (Dosisstufe I nach Schliephake: unmittelbar unter der Wärmewahrnehmung)
  - Bei Verträglichkeit thermosensibel schwellige Dosierung (Dosisstufe II nach Schliephake: gerade eben wahrnehmbares Wärmegefühl)
  - Evtl. bis zu thermosensibel überschwellig (Dosisstufe III nach Schliephake: angenehme Wärmeempfindung)
- Entscheidend im Impulsbetrieb ist die mittlere Leistung

Behandlungsdauer

- Beginnend mit 5 Min., im Verlauf Steigerung auf 20 Min.
- Länge der Behandlungsserie abhängig vom therapeutischen Erfolg

Sonderformen

Dezimeterwelle (433 MHz)

- Gutes Wärmeverteilungsspektrum.
- Geräte werden nicht mehr produziert, es sind keine Ersatzteile lieferbar.

Langwelle (1 MHz)

- Wärmebildung im Kondensatorfeld, mit direktem Hautkontakt über eine Elektrodencreme.
- Ausführung mit bewegter Behandlungselektrode ähnelt Ultraschalltherapie (▶ 1.3.7).

1.3.7 Ultraschalltherapie

Wolfgang Jenrich

Die Ultraschalltherapie ist die therapeutische Anwendung mechanischer Wellen im Ultraschallbereich (800 oder 1000 und 3000 kHz). Nicht behandelt werden Patienten mit Tumoren, Infektionskrankheiten, Thrombosen, Blutungsneigung, Sensibilitätsstörungen, fortgeschrittenen arteriellen Durchblutungsstörungen, Schwangerschaft (Uterus), Hautentzündungen und Epiphysenzonen bei Kindern.

Ultraschall (800/1000 kHz, 3000 kHz)

Wirkungen

- Mechanische Wirkung: Intensivierung des Gewebsstoffwechsels und Beschleunigung geweblicher Heilungsprozesse in Bändern, Sehnen und Muskulatur, Verbesserung mechanischer Eigenschaften von Sehnen
- Thermische Wirkung an Grenzschichten: gezielte Erwärmung vor dem Knochen befindlicher Strukturen wie Sehnen (schlechterer Wärmeabtransport als in der Muskulatur), Bändern und anderem Bindegewebe sowie des Periosts
- Verbesserte Kraftentwicklung der Muskulatur, z. B. bei Rheumapatienten
- Schnellere Wundheilung oberflächlicher Wunden
- Kombination mit diadynamischem Strom ohne galvanische Basis zur gezielten Behandlung von Myogelosen

Durchführung

- Schallkopfpositionen:
  - Die Anwendung kleiner (1 cm^2) oder großer (4 cm^2) Schallköpfe mittels Kopplungsgel hängt von der Größe des zu behandelnden Areals ab.
  - Subaquale Behandlungen erfolgen mit wasserdichtem Schallkopf mit 1 cm Schallkopf-Haut-Abstand.
- Häufigste Applikation als semistatische Behandlung (Kreisungen in kleinem Areal).
- Standardisierung bezüglich Zeit, Leistung, Fläche (TPS), Voraussetzung ist eine konstante Schallkopfführung.
- Frequenz von 3000 kHz für oberflächliche Behandlungen.
- Verwendung geeigneter Medikamente als Koppelmittel (Phonophorese).

Intensität

- 0,5–1,5 Watt/cm^2, Reduktion beim Hautdurchgang (unverletzte Haut) um 25 %.

! Schmerzhafte Reflexionen (z. B. an Knochenvorsprüngen 70 %; an Fingern und Zehen, an Fingerrückflächen als Grenzschicht zur Luft 100 %) dürfen nicht auftreten.

- Periphere Nerven reagieren empfindlich auf Ultraschall.
- Durch Impulsbetrieb ergeben sich niedrigere mittlere Intensitätswerte.

Behandlungsdauer
- 5–10 Min.
- Serie von 12 Behandlungen

1.3.8 Stoßwellentherapie

Frank-Peter Bossert, Klaus Vogedes

Unter Stoßwellen versteht man akustische Wellen mit einem extrem schnellen Druckanstieg und einer hohen Druckamplitude.
Stoßwellen sind energiereiche mechanische Wellen, die als fokussierte und radiale Stoßwellen eingesetzt werden.
Da die Stoßwellen von außen auf das Gewebe auftreffen, spricht man von der extrakorporalen Stoßwelle.

Wirkungen

Fokussierte Stoßwellen entfalten in der Tiefe der Gewebe ihre maximale Wirkung. Sie müssen punktgenau auf das gewünschte Behandlungsareal gerichtet werden. Radiale Stoßwellen sind ungebündelt und erreichen die Spitzenwerte der Energie an der Oberfläche in der Nähe der Applikatoren. Die Eindringtiefe ist nicht ganz so tief wie bei der fokussierten Stoßwelle, beträgt aber immer noch ca. 3 cm.
- **Mechanische Wirkung:** Zerkleinerung chemischer Substanzen (z. B. bei der Behandlung von Kalkablagerungen).
- **Kavitationswirkung:** Indirekte Wirkung durch Druck- und Zugwirkungen auf Gasbläschen im Gewebe. Durch das Kollabieren der Blasen entstehen Strömungen mit starker Energie und Durchschlagskraft, die verschiedene Gewebe und Zellmembranen durchdringen können.
- **Biologische Wirkung:** Durch das Übertragen mechanischer Reize werden diese in biologische Reize umgewandelt. Dazu zählt die verstärkte Freisetzung von Botenstoffen (z. B. Neurotransmitter Substanz P). Generell kommt es zu einer Verbesserung der Zellpermeabilität und einer Steigerung der Mikrozirkulation. Mehrere Arbeitsgruppen berichten, dass es bei der Stoßwellentherapie zu einer Ausschüttung von Stickoxiden kommt, die eine Verbesserung der Vasodilatation, einen verbesserten Stoffwechsel und eine Verringerung von Entzündungsmediatoren bewirken.

Applikationstechnik

Aufklärung
Den Patienten auf Gefahren, Begleiterscheinungen und Geräuschbelästigung sowie auf die Möglichkeit einer Erstverschlimmerung hinweisen.

Behandlungsdauer
Die Stoßwellentherapie dauert 5 bis 10 Min. Die Folgebehandlungen sollten nach 8 bis 10 Tagen erfolgen. Die Gesamtanzahl der Therapiesitzungen ist vom Krankheitsbild und der Reaktionslage des Patienten abhängig. Beispiele: Sehnenreizungen 3 bis 5 Behandlungen, myofasziale Schmerzen 6 bis 8 Behandlungen.

Dosierung
Einstiegswerte: 8–10 Hz und 2 bar. Bei der ersten Behandlung sollten bei der fokussierten Stoßwelle nicht mehr als 1500–1800 Impulse abgegeben werden, bei der radialen nicht mehr als 3000. Die Steigerung ist von der Reaktion der Patienten abhängig.

Applikatoren
Die Applikatoren unterscheiden sich in Form, Größe und Materialeigenschaften, wodurch unterschiedliche Eindringtiefen erzielt werden.

Ankopplung
Um eine optimale Ankopplung zu erreichen, ist genügend Ankopplungsmittel zu verwenden.

Schmerzpunktbehandlung
Die Behandlung beginnt am maximalen Schmerzpunkt, danach wird das weitere Schmerzgebiet bearbeitet. Verlagert sich danach der Schmerzpunkt, ist dies meist damit zu erklären, dass der primäre Hauptschmerz diesen nunmehr auftretenden sekundären Schmerz überlagert hat.

Indikationen

- Tendinosis calcarea
- Epicondylitis humeri
- Fersensporn
- Achillodynie
- Patellaspitzensyndrom
- Tendopathie
- Muskuläre Verhärtungen

Kontraindikationen

- Blutgerinnungsstörungen
- Ab- und Anrisse von Sehnen
- Risse von Bändern und Muskeln
- Chemotherapie
- Kortisoninjektion (bis 6 Wo. danach)
- Bei Kindern über den Wachstumsfugen
- Im Bereich des Schädels

1.3.9 Tiefenoszillation

Frank-Peter Bossert, Klaus Vogedes

Das technische Prinzip der Tiefenoszillation beruht auf dem in der Physik bekannten und nach ihren Entdeckern benannten Johnsen-Rahbeck-Effekt. Wird eine Halbleiterplatte (z. B. Schieferplatte) zwischen zwei Elektroden angeordnet, entsteht zwischen den Elektroden eine starke magnetische Kraft. Diese Kraft lässt sich mithilfe einer Halbleiterschicht und unter Erzeugung eines minimalen elektrostatischen Feldes zwischen den Elektroden sehr effektiv auf den menschlichen Körper übertragen. Wird das elektrostatische Feld gepulst, kommt es bei Bewegung einer der Elektroden zu einer intensiven Resonanzschwingung des betroffenen Gewebeareals.

Wirkung

Die Wirkungsweise der Therapie mit dem HIVAMAT®-200-System besteht darin, dass gegen den Kompressionsdruck der in Fließrichtung streichenden Hände des Therapeuten oder des zu bewegenden Handapplikators (▶ Abb. 1.2) der Gewebeabschnitt durch die Kraft des elektrostatischen Feldes angezogen und anschließend wieder „fallen gelassen" wird (rhythmische Gewebeverformungen durch schnelle

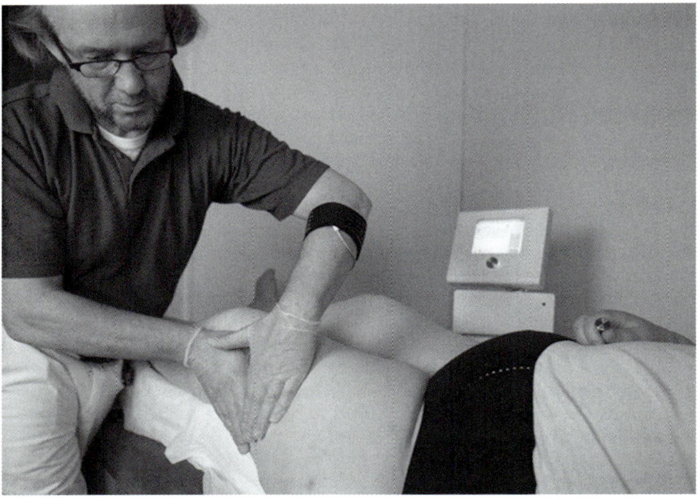

Abb. 1.2 Tiefenoszillation: Gegen den Kompressionsdruck der in Fließrichtung streichenden Hände des Therapeuten wird der behandelte Gewebeabschnitt durch die Kraft des elektrostatischen Feldes angezogen und anschließend wieder „fallen gelassen". [V709]

Wiederholung). Die elektrostatischen Impulse führen zu einer verstärkten Haftreibung, während die Elastizität des Gewebes diesem Mechanismus in der Impulspause entgegenwirkt. Das Gewebe wird in seiner gesamten Tiefe „durchgepumpt". Dieser Effekt führt dazu, dass die einzelnen Fasern und Schichten wieder beweglich und mobilisiert werden und sich die Abfluss- und Versorgungspassagen im Gewebe verbessern. Dabei wird die Bedeutung des Interstitiums (im Gegensatz zu den vordergründigen passiven und aktiven Gewebestrukturen) häufig unterbewertet, obwohl ihm entscheidende Funktionen als Depot, Versorgungs- und Transportstrecke für Nähr- und Schlackenstoffe zukommen.
Reduktion von Schmerzuständen: Das HIVAMAT®-200-System wirkt vor allem auf die Mikrozirkulation im Bereich des interstitiellen Bindegewebes. Nach der Therapie normalisiert sich das Fließgleichgewicht (permanenter Flüssigkeitsstrom zwischen dem die Zellen umgebenden Gewebe und den Lymph-/Blutbahnen).

Die Therapie mit dem HIVAMAT®-200-System ersetzt nicht bestehende Behandlungstechniken.
Obwohl die Therapie gerätegestützt ist, darf das HIVAMAT®-200-System nur von qualifiziertem Therapiepersonal angewendet werden.
Die Grifftechniken der Manuellen Lymphdrainage (▶ 6) können bei der Behandlung mit dem HIVAMAT®-200-System sehr effektiv eingesetzt werden.
Die Behandlung kann mit Spezialhandschuhen oder mit einem Handapplikator durchgeführt werden.

Wahl der Behandlungsparameter

Frequenz

Je nach Wahl der Frequenzbereiche ergeben sich unterschiedliche Effekte und Wirkungsweisen im zu behandelnden Gewebe:

- **Höhere Frequenzbereiche** (ca. 80–200 Hz): schnelle Auflösung von Verhärtungen, Einlagerungen können abfließen. Das Gewebe wird spürbar weicher. Einsatz: v. a. zur Initialbehandlung.
- **Mittlere Frequenzbereiche** (ca. 25–80 Hz): erzeugen Schüttelungen mit stark detonisierender Wirkung. Sie führen zu einer Fließverbesserung im Gewebe und zu einem besseren Faszienleiten. Einsatz: großflächig.
- **Niedrige Frequenzbereiche** (ca. 5–25 Hz): Pumpwirkung, die zu einer Steigerung und Stimulation des Abflusses im Gewebe und Kapillarsystem führt. Einsatz v. a. zum Abschluss einer Behandlung, aber auch in der Pneumologie bei Pleuraerguss.

Behandlungsdauer

In der Regel besteht eine HIVAMAT®200-Behandlungseinheit aus mehreren aufeinanderfolgenden Sequenzen. Die Behandlungszeit hängt vom Zustand des zu behandelnden Gewebes ab.

Behandlungstechnik

Massage in Fließrichtung und mit groß angelegten Bewegungen (▶ Abb. 1.2). Dabei werden Kompression und Geschwindigkeit gleichmäßig an die Dosis und die Frequenz angepasst.

- Niedrige Frequenzen erfordern eine langsamere Therapie.
- Bei höheren Frequenzen kommen sowohl langsame als auch schnelle Therapiegriffe bzw. die Führung des Handapplikators zur Anwendung. Die Behandlung sollte stets dynamisch erfolgen.

> **!** **3-K-Regel**
> - **Kompression:** angepasst an den jeweiligen Gewebs- bzw. Schmerzzustand
> - **Koordination** der Behandlungsrichtung und -geschwindigkeit: abgestimmt auf die vorliegenden anatomischen und physiologischen Verhältnisse und in Abhängigkeit von der gewählten Behandlungsfrequenz
> - **Kontrolle:** durch ununterbrochene taktile Rückmeldungen aus dem Gewebe zur Hand des Therapeuten

Reaktionen

Bei Patienten mit chronischen Beschwerden kann es bei den ersten Therapiesitzungen zu folgenden Reaktionen kommen:

- **Akut auftretendes Schmerzempfinden** im betroffenen Behandlungsgebiet, meist 3–4 Std. nach Beendigung der Therapie. Die Beschwerden halten i. d. R. mehrere Stunden an und verschwinden dann schlagartig, häufig nach Blasenentleerung.
- **Vermehrter Harndrang** (Urin u. U. deutlich in Farbe und Geruch verändert).
- **Erhöhte Sensibilität der Haut** im Behandlungsbereich, die mehrere Tage andauern kann.
- **Leichte Müdigkeit** bis hin zu Erschöpfungszuständen
- **Temperaturanstieg** (lokal, eher selten)
- **Blutdrucksenkung**

Die Tiefenoszillation wurde in die S2k-Leitlinie „Diagnostik und Therapie der Lymphödeme“ aufgenommen.

Indikationen, Kontraindikationen

Indikationen:

- Schmerzreduktion
- Antiphlogistische Wirkung
- Ödemresorption
- Wundheilungsförderung
- Antifibrotische Wirkung
- Verbesserung der Trophik und der Gewebequalität
- Entgiftung durch Anregung des Gewebsflüssigkeitsflusses

Kontraindikationen:

- Akute Entzündungen
- Ansteckende Hauterkrankungen
- Akute Tuberkulose
- Unbehandelte Thrombosen und Gefäßerkrankungen
- Erysipel
- Unbehandelte maligne Erkrankungen
- Unbehandelte und unklare Herzbeschwerden
- Herzschrittmacher und andere elektronische Implantate
- Schwangerschaft
- Sensibilität gegenüber elektrischen Feldern

Weiterführende Literatur

Arbeitsgemeinschaft der Wissenschaftlichen Medizinischen Fachgesellschaften (AWMF). S2k Leitlinie Diagnostik und Therapie der Lymphödeme (Langversion, Mai 2017). Aus: www.awmf.org/uploads/tx_szleitlinien/058-001l_S2k_Diagnostik_und_Therapie_der_Lymphoedeme_2019-07.pdf, S. 48 (letzter Zugriff: 3.6.2021).

1.3.10 Magnetfeldtherapie

Frank-Peter Bossert, Klaus Vogedes

Geschichte

Die heilenden Kräfte von Magnetsteinen sind seit der Antike bekannt. Japanische Wissenschaftler entdeckten, dass Frakturen unter dem Einfluss von Magnetfeldern schneller heilen. Ähnliches beobachteten der Physiker Werner Kraus und der Chirurg Fritz Lechner. Aus diesen Erkenntnissen entwickelten sie ein Magnetfeldtherapiegerät. In einer röhrenförmigen Drahtspule werden pulsierende Magnetfelder durch Elektroden auf die Frakturstelle der Extremität geleitet.

Magnete werden zu vielfältigen Heilzwecken eingesetzt, u. a. zur Energiegewinnung. Dabei sollte jedoch zwischen der wissenschaftlich nachgewiesenen Wirkung der Magnetfeldtherapie und den nicht bestätigten Methoden (Permanent-Magnetarmbänder u. Ä.) unterschieden werden. Diese Magnete unterschreiten teilweise die Stärke des Magnetfelds der Erde.

Zu den neuesten Methoden der Magnetfeldtherapie gehört die transkranielle Magnetstimulation, die entweder als Stimulation mit einzelnen Magnetpulsen oder als repetitive Magnetstimulation (rTMS) angewendet wird.

Wirkung

Von der Vielzahl der Wirkungen der Magnetfeldtherapie sind nur wenige bewiesen. Einigkeit der Experten herrscht darin, dass die Magnetfeldtherapie nebenwirkungsfrei ist. Einige Patienten geben ein „prickelndes" Gefühl im behandelten Körperareal während und/oder kurz nach der Behandlung an, das weder als unangenehm noch als schmerzhaft beschrieben wird.

In Studien wurde eine deutliche Überlegenheit der Magnetfeldtherapie versus Placebobehandlung bei der Heilung von Pseudarthrosen, der verzögerten Frakturheilung und der Lockerung von Endoprothesen nachgewiesen.

Die menschliche Zelle ist durch äußere elektromagnetische Felder polarisierbar. Voraussetzung für die Polarisierung sind allerdings sehr niedrige Frequenzen. Bei zunehmender Schwingungszahl (Frequenz) nimmt die Viskosität des elektrolytischen Plasmas ab. Ebenso verringert sich die Beweglichkeit der Ionen und somit die Ladungstrennung. Frequenzen zwischen 1 und 20 Hz bieten den Zellmembranen des menschlichen Körpers eine außerordentlich hohe Kapazität für elektrische Ladungen, sodass die elektrischen und magnetischen Feldkräfte, die ca. ein Hundertmillionstel vom thermischen Energiegehalt des Gewebes erreichen, ein elektrisches Membranpotenzial aufbauen. Eine zusätzliche elektrische Erscheinung könnte die Energiequelle für die Mineralisation der Bindegewebe-Leibstruktur sein. Der piezoelektrische Effekt transkribiert jede elektrische Formänderung der kollagenen Fasern in ein korrespondierendes elektrisches Potenzialmuster. Mit großer Wahrscheinlichkeit ist die Zelle aufgrund der elektrischen Empfindlichkeit ihrer Membran in der Lage, diese Muster zu rezitieren, d. h., die Informationen über den mechanischen Spannungszustand der Faser zu erkennen, um danach den strukturellen Umbau der Stützstrukturen zu regulieren. Die Trennung von Ionen in der elektrolytischen Lösung und die Polarität des Dielektrikums lassen sich ebenfalls durch die Induktion eines magnetdynamischen Feldes erreichen.

Die magnetischen Felder können im Unterschied zu elektrischen Feldern alle organischen Strukturen durchqueren. Der Wirkmechanismus von innen auf das Knochengewebe beruht unter anderem auf dem piezoelektrischen Effekt (einem Quarzkristall wird mechanische Energie zugeführt; der Quarzkristall wandelt diese mechanische Energie in elektrische Energie um). Die piezoelektrische Eigenschaft des Knochens führt dazu, dass durch eine künstliche elektrodynamische Stimulation elastische Vibrationen induziert werden. Deren Ziel ist die Kräftigung oder der Ersatz natürlicher Funktionen, die beeinträchtigt oder nicht mehr vorhanden sind.

Durch den Einsatz elektromagnetischer Felder kann von außen Einfluss auf die **Proteinbiosynthese** genommen werden, die sich aus zwei Teilprozessen zusammensetzt:

- Transkription: Im Zellkern wird eine Kopie der DNA in Form einer mRNA (messenger ribonucleic acid, auch Boten-RNA genannt, einzelsträngige Ribonukleinsäure, RNA) hergestellt.
- Translation: Die verschiedenen Aminosäuren im Zytoplasma werden entsprechend den Informationen auf der mRNA zu Proteinen zusammengesetzt.

Wird durch die Magnetfeldtherapie die Transkriptionsrate gesteigert, sorgt dies für eine erhöhte Proteinbiosynthese. Zu den wichtigsten Proteinen in Zellen gehören die Enzyme, die für die Funktionsfähigkeit und somit Leistungsfähigkeit der Zelle verantwortlich sind. Sie sind z. B. entscheidend für die Heilung von Knochen.

Durch das Einbringen eines elektromagnetischen Überträgers kann die Wirkung der pulsierenden Magnetfeldtherapie verstärkt werden. Das Prinzip liegt in den gekoppelten Feldern an den induzierten Implantaten (Sekundärelement) und wird bei der **Plattenosteosynthese** genutzt. Die gekoppelten Felder werden durch die externen, pulsierenden Magnetfelder (Primärelement) hervorgerufen. Bei einer

Plattenosteosynthese ist das Sekundärelement mit mindestens zwei gegenüber dem Plattenmetall isolierten Schrauben im Bereich der osteosynthetisch versorgten Pseudarthrose verbunden. Gleichfalls ist das operative Einbringen von Spulen (Sekundärelement) beim Gelenkersatz (z. B. Hüftendoprothese) bekannt.

Kosten, Applikationstechnik und Dosierung

Zu unterscheiden sind Magnetfeldverfahren mit und ohne implantierte Spulen. Die Kosten für die Magnetfeldtherapie mit implantierten Spulen werden von einigen Krankenkassen übernommen.

Die Auswahl an Magnetfeldtherapiegeräten ist groß. Es gibt pulsierende Magnetfelder mit unterschiedlichen Frequenzbereichen und Indikationen. Die Applikatoren werden als Röhren, Spulen, Kissen oder Matten sowie als stabförmige Elektroden angeboten. Günstig sind Geräte mit einer Flussdichte im Bereich von 30–10 000 µT ([T] Tesla = Einheit zur Messung der Kraft eines Magnetfeldes).

Je höher die Stromstärke und die Frequenz, desto größer die Reizwirkung. Beispiel: Bei einem älteren, geschwächten Patienten sollte die Therapie mit einer geringen Dosis begonnen werden. Wichtig ist die individuelle Anpassung nach den Reaktionen auf die ersten Therapien.

Behandlungsdauer (Empfehlung der WHO)

- Ganzkörperbehandlung: max. 60 Min. tgl.
- Lokalbehandlung: bis zu 3 × tgl. (10–24 Min.)

Indikationen

- Förderung der Frakturheilung
- Pseudarthrosen
- Lockerung von Implantaten
- Osteoporose
- Arthrose
- Fibromyalgie
- Depressionen

Kontraindikationen

- Elektrische Implantate (Herzschrittmacher)
- Epilepsie (Magnetfeldtherapie kann einen Anfall auslösen)
- Zustand nach Organimplantation (Immunsuppression, um Abstoßreaktionen zu vermeiden ↔ immunisierende Wirkung des Magnetfelds)
- Markumarisierung
- Schwangerschaft (Einfluss der Magnetfelder auf den Fetus ist noch nicht erforscht)

1.3.11 Transkranielle Gleichstromstimulation

Frank-Peter Bossert, Klaus Vogedes

Im Jahr 1980 wurde die Methode der transkraniellen elektrischen Stimulation erstmals beschrieben. Die transkranielle Gleichstromstimulation (transcranial direct-current stimulation, tDCS) ist eine elektrotherapeutische Methode, mit der man die Erregbarkeit der Hirnrinde über Elektroden an der Kopfhaut erhöhen oder vermindern kann. Dementsprechend variabel ist der Einsatz am Patienten. Die Methode ist einfach und die Therapie leicht durchzuführen, die Reize werden unterschwellig angeboten (1–2 mA).

Wirkung

Anwendungsstudien belegen die Wirksamkeit der Therapie zur Verbesserung der visuomotorischen Koordination sowie des motorischen Lernens. Durch Nutzung der Neuroplastizität (Fähigkeit des Gehirns, sich selbst zu ändern) ist der Einsatz auch bei Patienten mit Schlaganfall sinnvoll (v. a. bei einseitigen Handfunktionsstörungen). Die Stimulation kann direkt an der Kopfhaut erfolgen. Vorteilhaft ist die geringe Intensität, die Methode ist für den Patienten schmerzfrei. Im Gegensatz zur überschwelligen elektrischen Stimulation löst die tDCS keine neuronalen Aktionspotenziale aus, sondern moduliert die Erregbarkeit und Spontanaktivität der Nervenzellen.

Anwendung

- **Evidenzlevel B:** neuropathische Schmerzen der unteren Extremität, Depressionen
- **Evidenzlevel C:** motorische Störungen nach Schlaganfall, Broca-Aphasie

Eine Verbesserung der Konzentrationsfähigkeit wurde in klinischen Erfahrungsberichten beschrieben. Derzeit laufen weitere Studien. Nach Einschätzung von Michael Nitsche, dem Leiter des Forschungsbereichs Psychologie und Neurowissenschaften am Leibnitz-Institut für Arbeitsforschung an der TU Dortmund, darf diese Methode auch von professionell und adäquat eingeführtem nichtärztlichem Therapiepersonal durchgeführt werden. Dies wird in der Zukunft der modernen Elektrostimulation eine Herausforderung darstellen.

Weiterführende Literatur

Antal A, Alekseichuk I, Bikson M et al. Low intensity transcranial electric stimulation: Safety, ethical, legal regulatory and application guidelines. Clinical Neurophysiology, 2017; 128(9): 1774–1809.

Nitsche MA, Cohen LG, Wassermann EM et al. Transcranial direct current stimulation: state of the art. Brain Stimul, 2008; 1(3): 206–23.

Nitsche MA, Paulus W. Transkranielle Gleichstromstimulation. In: Siebner HR, Ziemann U (Hrsg.). Das TMS-Buch. Berlin, Heidelberg: Springer, 2007.

2 Licht- und Strahlentherapie

Frank-Peter Bossert, Klaus Vogedes

2.1 Geschichte

Schon der Dichter Johann Wolfgang von Goethe (1749–1832) beschrieb in seiner Farbenlehre die wohltuende Wirkung von Licht auf Körper und Geist. Das Licht als Heilfaktor fand zuerst in der Sonnenbehandlung seine Anwendung. Die Völker mit hochstehenden Kulturen entwickelten in Gebirgen Sonnenheilstätten. Der Schweizer Naturheilkundler Arnold Rikli (1823–1906) eröffnete 1855 in Slowenien die erste Sonnenheilanstalt. Zu dieser Zeit war es nur der wohlhabenden Bevölkerung möglich, einen der zahlreichen Hochgebirgsorte aufzusuchen. Immer größer wurde der Bedarf nach künstlichen Lichtquellen. Die Entwicklung begann mit einer Kohlebogen-Lichtlampe und geht bis zu den modernen Solarien der Neuzeit.
Seit 1989 wird jährlich der Arnold-Rikli-Preis von der Light Foundation in Atlanta (USA) vergeben. Ausgezeichnet werden Arbeiten, die sich mit der biologischen Wirkung von Licht auf den Menschen beschäftigen.

2.2 Strahlen im Infrarotbereich

Strahlen im Infrarotbereich (IR) sind unterhalb des Sehspektrums und somit unsichtbar. Mit einer Wellenlänge von 1 000 000 nm (= 1 mm) bis zu 780 nm entfalten sie eine thermische Wirkung.
Die Wärmewirkung der Infrarotstrahlen (IR-Strahlen) beruht auf der Absorption der Strahlenenergie des oberflächlichen Gewebes. Die IR-Strahlen werden wie folgt eingeteilt:

- IRA = 780–1500 nm
- IRB = 1500–3000 nm
- IRC = 3000–1 000 000 nm

Grundsätzlich sind IR-Strahlen unsichtbar, jedoch erzeugen IR-Lampen auch einen geringen Anteil sichtbaren Lichts. Es werden IR-Dunkelstrahler (sehr geringe Lichtstrahlung) von IR-Hellstrahlern unterschieden.

IR-Dunkelstrahler
Dunkelstrahler mit langwelligen IRB- und IRC-Strahlen haben eine geringe Eindringtiefe. Die Oberflächentemperatur der Strahler beträgt zwischen 700 und 1000 °C. Zu den Dunkelstrahlern gehören:

- Glühspiralen auf Keramikflächen
- Jeder Heizkörper, elektrische Saunaöfen

IR-Hellstrahler
Hellstrahler mit kurzwelligeren IRA-Strahlen dringen bis zu 0,5 cm tief in die Haut ein. Die Oberflächentemperatur der Strahler beträgt zwischen 2600 und 2700 °C. Hellstrahler haben einen Anteil von ca. 5 % sichtbaren Lichts.
Hellstrahler sind Lampen mit hoher Wattzahl, die weißes Licht abgeben. Durch vorgeschaltete Filter bzw. Rotlichtglühlampen kommen 95 % IRA-Strahlen zur Anwendung. Um einen besseren Wirkungsgrad zu erzielen, werden Halogenlampen eingesetzt. Neben IR-Lampen werden IR-Flächenstrahler und IR-Kabinen angeboten.
Zu den Hellstrahlern gehört auch der IR-Laser.

Wirkung

Infrarotstrahlen haben folgende physiologische Wirkungen:

- Hyperämie
- Analgesie
- Muskelentspannung
- Resorptionsförderung

Behandlungshinweise

- **Dosierung:** Entscheidend sind das subjektive Wärmeempfinden und die Größe der zu bestrahlenden Fläche. Unabdingbar ist die Prüfung der Sensibilität bei der Befunderhebung vor der Therapie (▶ 1.2.1).
- **Abstand:** Der Abstand des Strahlers zur Behandlungsfläche beträgt zwischen 40 und 70 cm, je nach Zielsetzung und Einfallwinkel. Bei der Einstellung des Abstands muss außerdem die Wattzahl des Strahlers beachtet werden.
- Behandlungsdauer: 20–30 Min.

Kontraindikationen

Für die Infrarotbestrahlung gelten als Kontraindikationen alle Krankheitsgeschehen, die sich durch Wärme verschlimmern können, z. B. fieberhafte Erkrankungen, AVK (Stadium III und IV), Thrombosen, Störungen des Wärmeempfindens.

2.3 Blaulichttherapie

Eine spezielle Form der Lichttherapie ist die Blaulichttherapie. Blaulicht entwickelt mit einer Wellenlänge zwischen 420 und 480 nm eine photochemische Wirkung.

Wirkung

Bei der Blaulichttherapie kommt es durch Photooxidation zur Senkung des Bilirubinspiegels. Die Blaulichttherapie wird häufig bei Neugeborenen und Frühgeborenen mit Icterus neonatorum eingesetzt (mehrstündige tgl. Behandlung). Dabei wird das Bilirubin in untoxische und ausscheidungsfähige Substanzen umgewandelt.
Darüber hinaus werden dem Blaulicht folgende Wirkungen zugesprochen:

- Nervale Dämpfung
- Juckreizstillung
- Wundheilungsförderung
- Entzündungshemmung

Beispiele für Indikationen: Trigeminusneuralgie, Ulcus cruris, Neurodermitis, Schuppenflechte, lokale Ekzeme.

Anwendung

Die Blaulichttherapie wird auch Kaltlichttherapie genannt. Der Abstand zur Körperoberfläche beträgt 15–25 cm (abhängig von Zielsetzung und Einfallwinkel).

- Behandlungsdauer: 20–30 Min.
- Blaulichtlampen sind nach dem Medizinproduktegesetz (▶ 1.2.6) als Medizinprodukte zugelassen. Sie werden als Ganzkörperstrahler und lokale Strahler angeboten und sollten möglichst wenig oder keine Anteile an UVC-Strahlung (▶ 2.3) haben.
- Die Blaulichttherapie ist eine IGeL-Leistung.
- Es gibt kleinere Testreihen mit guten Erfolgen.

2.4 Strahlen im ultravioletten Bereich (UV)

Jenseits der Sehschwelle finden sich im Bereich zwischen 380 und 100 nm die kurzwelligen UV-Strahlen. Diese entwickeln eine chemische Wirkung.
Ultraviolette Strahlen werden wie folgt eingeteilt:
- UVA: 380–315 nm
- UVB: 315–280 nm
- UVC: 280–100 nm

Wirkung

Ultraviolette Strahlen entwickeln über photochemische Reaktionen folgende Wirkungen:
- Pigmentierung
- Steigerung der Vitamin-D-Bildung
- Anregung der körpereigenen Enzymbildung
- Beeinflussung des Eiweißstoffwechsels
- Allgemeine Wirkungen auf das zentrale und vegetative Nervensystem
- Erythembildung

Pigmentierung
Die Pigmentierung ist hauttypenabhängig. Je geringer die Pigmentierung (hellhäutige Patienten) ist, umso größer ist die Lichtempfindlichkeit. UVA-Strahlen rufen eine Sofortpigmentierung hervor, d. h., ein vorhandenes helles Pigment dunkelt nach. Neben diesem Primärpigment wird ein Sekundärpigment beobachtet, das mit einer zeitlichen Verzögerung auftritt. Durch eine „Lichtentzündung" kommt es zur Umwandlung von Tyrosin in Melanin, wodurch eine rotbraune Färbung der Haut entsteht. Dieses Pigment ist weniger lang anhaltend.

Steigerung der Vitamin-D-Bildung
Eine der ältesten bekannten Wirkungen der UV-Strahlen ist die Steigerung der Vitamin-D-Bildung. Provitamine des Vitamin D werden unter der Bestrahlung in Vitamin D umgewandelt. Das Maximum dieser Wirkung liegt allerdings im Bereich der aggressiven UVC-Strahlen, die z. B. additiv zur Rachitisbehandlung eingesetzt werden.

Anregung der körpereigenen Enzymbildung
Durch diese Wirkung kommt es zu einer Verbesserung des Immunsystems.

Einfluss auf den Eiweißstoffwechsel
Durch UV-Strahlen werden freie Radikale (aggressive chemische Verbindungen) aktiviert, die Zelleiweiße zerstören können. Einzeller wie z. B. Bakterien werden durch die Strahlung abgetötet. Deshalb werden UV-Strahlen zur Raumdesinfektion eingesetzt.
Hautalterung: Abgebaute Eiweiße werden durch körpereigene Reparationsmechanismen bis zu einem gewissen Grad ersetzt. Bei übermäßiger UV-Bestrahlung können jedoch nicht alle Schäden „repariert" werden (vorzeitige Alterung der Haut).

Allgemeine Wirkungen auf das zentrale und vegetative Nervensystem
Auf das vegetative Nervensystem haben UV-Strahlen eine harmonisierende und normalisierende Wirkung bei Dysbalancen. Zudem zeigt sich eine Leistungssteigerung bei gleichbleibendem Sauerstoffverbrauch (→ Senkung des Blutdrucks und des Blutzuckerspiegels).

Erythembildung

Unter Erythem („Röte“) versteht man die Verfärbung der Haut, z. B. infolge einer Entzündung durch einen Lichtreiz. Die Ausprägung des Erythems ist unterschiedlich und für die Dosierung beim Einsatz von UV-Strahlen wichtig:

- **Suberythem:** keine sichtbare Hautreaktion
- **Erythem I. Grades:** leichte, gerade noch erkennbare Hautrötung, 7–10 Std. anhaltend, keine Schuppenbildung auf der Haut
- **Erythem II. Grades:** deutlich erkennbare Hautrötung, 2–3 Tage anhaltend, leichte Schuppenbildung auf der Haut
- **Erythem III. Grades:** starke Rötung, Haut ist heiß und ödematös, bis zu eine Woche anhaltend, starke Schuppenbildung der Haut (= Verbrennung 1. Grades)
- **Erythem IV. Grades:** sehr starke Rötung, entsteht innerhalb kurzer Zeit (bis 3 Std.), Blasenbildung der Haut (= Verbrennung 2. Grades)

Um das geeignete Erythem zu ermitteln, kann der Therapie ein Erythemtest vorgeschaltet werden. Je nach Hauttyp werden mit unterschiedlichen Zeiten kleine Felder bestrahlt und anschließend abgedeckt. Nach einer gewissen Latenzzeit wird das optimale Erythem ermittelt und mit der daraus ermittelten Zeit die Therapie fortgesetzt.

Geräte zur UV-Bestrahlung

UV-Strahler

Relativ selten werden UV-Strahler („Höhensonnen“) eingesetzt. Wegen der erhöhten Aggressivität der Strahlen ist hier mit besonderer Vorsicht vorzugehen. Neben den UVC-Strahlen enthalten diese Strahler auch UVA- und UVB-Strahlen. Die Behandlungszeiten liegen im Minutenbereich.

Solarium

Die heute eingesetzten, gängigen Solarien lassen nur eine Bestrahlung im UVA- und UVB-Bereich zu. Die aggressiven und krebsfördernden UVC-Strahlen werden herausfiltriert und können die Glasröhre nicht durchdringen.

Die Behandlungsdauer ist abhängig vom Hauttyp und von der Erkrankung, jedoch deutlich länger als mit UVC-Strahlen.

Neben den UV-Strahlen geben Solarien grelles weißes Licht ab. Um Augenschäden zu vermeiden, ist das Tragen einer Schutzbrille Pflicht. Diese sollte das Augenareal ganz umschließen und dunkel eingefärbt sein.

Kontraindikationen

Für die UV-Bestrahlung gelten folgende Kontraindikationen:

- Infektionserkrankungen
- Lichtdermatose
- Lichtsensibilisierung (z. B. durch Medikamente)
- Lungentuberkulose
- Lupus erythematodes
- Rheumatische Erkrankungen (im akuten Schub)
- Schilddrüsenüberfunktion

2.5 Lasertherapie

Laserstrahlen entstehen durch stimulierte Emission. Ein Lichtstrahl wird durch ein Lasermedium verstärkt, z. B. durch ein Gas (Helium, Neon, Argon, Krypton), eine Flüssigkeit oder einen Kristall (z. B. Rubin, Saphir). Das Lasermedium befindet sich in einem Resonator, dem Pumpenergie zugeführt wird, sodass ein energiereicher Lichtstrahl entsteht. Während eine normale Glühlampe weißes Licht abgibt und damit alle Wellenlängen vertreten sind, gibt ein Laser nur eine Wellenlänge ab (also nur eine Farbe je nach Medium = monochromatisch).
Eine weitere Bauart sind die **Diodenlaser.** Darunter versteht man einen aus einer oder mehreren Laserdioden bestehenden, mit elektrischem Strom gepumpten Halbleiterlaser. Diese kommen häufig in der Physikalischen Therapie zur Anwendung (z. B. bei Insertionstendopathien, Tendinosen).
Alle Wellen haben annähernd die gleiche Amplitude, Phasenlage und Frequenz. Das bezeichnet man als kohärent. Laserstrahlen streuen nicht, sodass eine hohe Energiedichte auf eine kleine, punktuelle Fläche kommt.

Gefahren und Schutzbestimmungen

Aufgrund ihrer hohen Energiedichte können Laserstrahlen auch schädliche Wirkungen haben, je nach Strahlungsintensität und der Stelle, wo sie auf den Körper treffen. Deshalb sollte das Warnzeichen vor Laserstrahlung (schwarzer Punkt auf gelbem Grund mit Strahlenkranz in einem schwarzen Dreieck) bekannt sein. Auch relativ harmlose Laser können z. B. an den Augen Schäden verursachen.
Der Anwender eines Lasergeräts muss sowohl auf direkte als auch auf indirekte unbeabsichtigte Reflexion und Streustrahlung achten. Patienten, Therapeut sowie eventuell sich im Raum aufhaltende Assistenz- oder Begleitpersonen müssen eine Schutzbrille tragen.

Bei der Laserapplikation kann es zu verschiedenen Schäden kommen:

- Schon relativ geringe Leistungen von wenigen Milliwatt können Netzhautschäden oder eine partielle Erblindung zur Folge haben.
- Strahlen auf der Haut können schlecht heilende Verbrennungen verursachen.
- UV-Laser können photochemische Veränderungen hervorrufen, vom Sonnenbrand bis zum Hautkrebs, wie sie bei der UV-Bestrahlung beschrieben sind (▶ 2.3).

Einteilung medizinischer Lasergeräte

Es wird zwischen Soft- bzw. Therapielaser und Hardlaser unterschieden:

- **Hardlaser:** Diese Laser sind für invasive Behandlungen geeignet und fallen daher nicht in das Aufgabengebiet des Physiotherapeuten. Einsatz (diagnostisch und therapeutisch): Augenheilkunde, Chirurgie (v. a. Gefäßchirurgie und Phlebologie), Dermatologie, HNO-Heilkunde, Zahnmedizin, Urologie, Krebstherapie.
- **Low-Level-Laser, Therapie- bzw. Softlaser:** Für die Physikalische Therapie von Bedeutung sind der Therapielaser, Softlaser oder die Low-Level-Lasertherapie (LLLT). Es werden auch die Begriffe Kaltlichtlasertherapie oder Laserbiostimulation verwendet. Der Begriff Low-Level-Laser ist nicht präzise, da auch bei dieser Therapieform ggf. mit hoher Leistung gearbeitet wird. Softlaser arbeiten mit einer Wellenlänge von ca. 635 bis 690 nm, in diesem Bereich

ist die größte biologische Wirkung zu erwarten. Die häufigsten Therapielaser sind als Helium-Neon-(Gas-)Laser oder als Diodenlaser erhältlich.

Hardlaser erbringen Leistungen von ca. 1–10 W, in der Chirurgie sogar bis 180 W. Softlaser erzeugen Leistungen zwischen 5–500 mW. Mit dieser Wattzahl sind die Gefahren z. B. einer Verbrennung deutlich geringer (Vorsicht: Die Gefahr für Augenschäden bleibt gleich).

Laserstrahlung wird über Punkt- oder Flächenapplikatoren (Laserdusche) abgegeben.

Einige Autoren nennen zusätzlich zu den Hard- und Softlasern noch die **Midlaser** mit einer Leistung > 10 mW. Sie werden zur Behandlung von Muskel- und Gelenkerkrankungen oder zur Verbesserung der Wundheilung eingesetzt.

Wirkung der Laserstrahlen von Therapie- bzw. Softlasern

Die Beschreibung der Wirkungen der Laserstrahlen beschränkt sich hier auf die Therapie- bzw. Softlaser. Es werden vier Hauptwirkungen für die Lasertherapie angegeben:

- Vermehrte Zellproliferation
- Antiphlogistische Wirkung
- Ödemreduzierende Wirkung
- Analgetische Wirkung

Anwendung

Die Anwendung der Lasertherapie ist relativ einfach. Bei der Applikation ist darauf zu achten, dass der Laser immer senkrecht über dem zu behandelnden Areal steht.

- Die Anweisungen der Gerätehersteller beachten.
- Sicherheitsbestimmungen (Schutzbrille etc.) einhalten.

Laser werden in den verschiedensten Formen eingesetzt, ▶ Abb. 2.1 zeigt einen Laserpen für den mobilen Einsatz.

Dosierung

Für eine effektive Behandlung ist es wichtig, dass die Emissionsleistung ausreicht, um den therapeutischen Prozess in Gang zu bringen. Jeder Laser produziert je nach seiner Emissionsleistung eine gewisse Menge Photonen (Lichtteilchen). Je mehr Photonen abgegeben werden, umso größer ist die Leistung des Lasers.

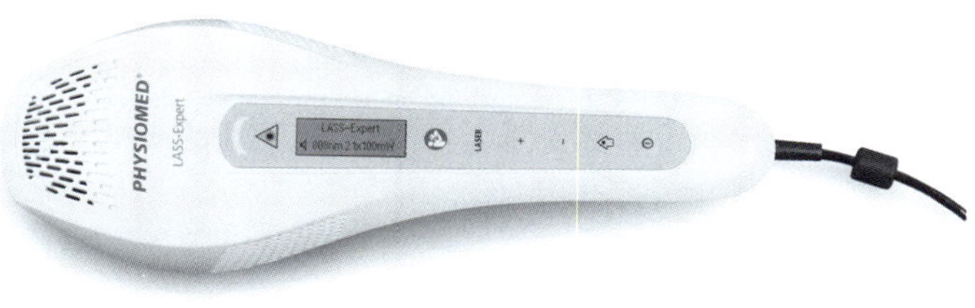

Abb. 2.1 Laserpen für den mobilen Einsatz [V709]

Die Dosierung richtet sich nach der Leistung, der Zeit und nach der Behandlungsfläche. Um analgetische Effekte zu erzielen, werden z. B. 2–8 J/cm² empfohlen, zur Verbesserung der Trophik 3–6 J/cm².
Es gibt eine Vielzahl von Empfehlungen für die Dosierungen je nach Leistung der Geräte. Deshalb sind unbedingt die von den Herstellern vorgegebenen Therapieempfehlungen zu beachten. Weitere Dosierungsempfehlungen gibt es von der World Association of Laser Therapy (WALT, waltza.co.za). In den Empfehlungen der WALT werden Laseranwendungen für verschiedene Erkrankungen mit Angabe von Joule und Zeiten beschrieben.
Es ist zu beachten, dass auch bei der Lasertherapie von vielen Herstellern die Möglichkeit angeboten wird, eine kontinuierliche oder gepulste Emission anzuwenden. Das ist bei der Dosierung zu berücksichtigen.

Kontraindikationen

Absolute Kontraindikationen (Bestrahlung von/bei)
- Augen
- Schilddrüsen
- Endokrine Drüsen
- Hoden
- Epiphysen bei Kindern
- Kopf
- Muttermale, Melanome
- Tumoren
- Epilepsie (auch Neigung zur Epilepsie)
- Patienten mit Herzschrittmacher

Relative Kontraindikationen
- Behandlungen der unteren Rückenpartie und des Bauchs während der Menstruation oder Schwangerschaft
- Schwere Herzerkrankungen, Herzrhythmusstörungen
- Großflächige Entzündungen der Haut
- Großflächige Hämatome

Nebenwirkungen

Patienten müssen im Vorfeld der Therapie über mögliche Nebenwirkungen informiert werden. Häufig klagen sie nach der Lasertherapie über Müdigkeit oder Schläfrigkeit. Den Patienten ist deshalb eine Nachruhe anzuraten und von der Teilnahme am Straßenverkehr oder dem Bedienen von Maschinen abzuraten.

Weiterführende Literatur

Houreld NN. Shedding Light on a New Treatment for Diabetic Wound Healing: A Review on Phototherapy. Scientific World Journal, 2014 Jan 6;2014:398412. DOI:10.1155/2014/398412.

Sampaio SCPO, de Momteiro JSC, Cangussu MCT et al. Effect of laser and LED phototherapies on the healing of cutaneous wound on healthy and iron-deficient Wistar rats and their impact on fibroplastic activity during wound healing. Laser Med Sci, 2013;28: 799–806.

3 Hydrotherapie

Petra Müller

3.1 Grundlagen

Die in diesem Kapitel besprochenen Inhalte und Anwendungsmöglichkeiten der Hydrotherapie und der Kryotherapie erheben keinen Anspruch auf Vollständigkeit, da dieser Leitfaden eine Hilfestellung für die tägliche Nutzung darstellt und somit auf die wichtigsten theoretischen und praktischen Inhalte eingeht. Es werden die im therapeutischen Alltag gebräuchlichsten Anwendungsmöglichkeiten der Hydrotherapie sowie der Kryotherapie besprochen. Die Grundlagen des Temperaturhaushalts und der Reaktionen auf Warm- und Kaltreize (▶ 3.1.4, ▶ 3.1.5) sowie die Grundregeln der Anwendungen (▶ 3.2) beziehen sich auf alle thermischen Maßnahmen. Zur aktuellen Studienlage ▶ 3.2.4.

3.1.1 Geschichte

Die Hydrotherapie ist eines der ältesten Naturheilverfahren der Menschheit. Schon 23 v. Chr. wurde der römische Kaiser Augustus von Antonius Mursa mit kaltem Wasser geheilt. Auch in anderen Kulturen wie beispielsweise bei den Griechen waren Wasserkuren bekannt.
In der neueren Zeit wurde die Hydrotherapie maßgeblich von folgenden Persönlichkeiten entwickelt und beeinflusst:

- **Siegmund Hahn (1664–1742):** praktischer Arzt in Schweidnitz; publizierte 1738 die Schrift *Unterricht von Krafft und Würckung des frischen Wassers in die Leiber der Menschen, besonders der Krancken, bey dessen innerlichen und äußerlichen Gebrauch […]*, erstmals veröffentlicht 1738; gilt zusammen mit seinem Sohn (Johann Siegmund Hahn) als Begründer der Hydrotherapie.
- **Johannes Schroth (1798–1856):** Der Landwirt lehrte, Leiden mit Hunger, Durst und feuchter Wärme zu lindern.
- **Vincenz Prießnitz (1798–1851):** ebenfalls Landwirt; durch die Beobachtung von Tieren inspiriert, die verletzte Glieder im kalten Wasser baden, heilte er einen Rippenbruch mit kalten Umschlägen.
- **Sebastian Kneipp (1821–1897):** Beginnt nach der Lektüre des Wasserbuchs von Johann Siegmund Hahn seine schon lange bestehende Tuberkulose mit kalten Bädern in der Donau zu behandeln, inkl. wärmendem Fußmarsch hin und zurück, und registrierte nach längerer Anwendung dieses Verfahrens eine Besserung.

3.1.2 Grundregeln

Zur Vermeidung von Gefährdungen sind bei *allen* hydro- und kryotherapeutischen Anwendungen bestimmte Grundsätze zu beachten.

! Keine Kaltanwendungen auf kalte Extremitäten oder an frierenden oder fröstelnden Patienten anwenden. Der Körper muss vorgewärmt sein, bzw. der restliche Körper sollte nicht auskühlen. Der nicht zu behandelnde Körperteil kann bekleidet bleiben.

! Achtung bei offenen Wunden, nicht in offenen Wunden arbeiten und keine Nassanwendungen an offenen Wunden durchführen.

- Die Kühlungsdauer richtet sich nach dem Empfinden des Patienten.
- Die Wiedererwärmung (reaktive Hyperämie) muss sichergestellt sein.
- Bei Patienten, die nicht an thermische Anwendungen gewöhnt sind, mit kleinen Reizstufen beginnen.
- Begleiterkrankungen beachten (Haut, Herz-Kreislauf, Blutdruck etc.).
- Medikamenteneinnahme erfragen.

- Körperkerntemperatur im Tagesverlauf beachten (▶ 3.1.4).

! Bei Fehlreaktionen Behandlung abbrechen und Gegenmaßnahmen ergreifen (▶ Tab. 3.3).

- Patienten bei der ersten Anwendung über Wirkung, Dauer und die zu erwartenden Empfindungen aufklären sowie einen Kurzbefund (▶ 3.2.1) durchführen.
- Bei allen folgenden Anwendungen sollte immer abgeklärt werden, wie die letzte Anwendung vertragen wurde, um den Reiz ggf. anzupassen (Kurzbefund).
- Ausreichend lange Reizpausen zwischen den Behandlungen einplanen.
- Die Anwendungen möglichst nicht direkt nach dem Essen durchführen.
- Auf eine ausreichende Nachruhe (ca. 30 Min.) bei großen Anwendungen achten (große Packungen, Wickel, Bäder).
- Das Abtrocknen erleichtert die Wiedererwärmung.

! Aber: Nach Kneipp wird nach Güssen oder Teilbädern nicht abgetrocknet, sondern das Wasser nur abgestreift.

Grundregeln zu Hygienemaßnahmen

- Die Arbeitsmaterialien kontrollieren.
- Darauf achten, dass das Arbeitsmaterial sauber ist und im Anschluss an die Behandlung gereinigt bzw. desinfiziert wird.
- Keine nassen Handtücher und Eiswürfel/-bälle auf Betten oder Bänke legen. Ablagematerial wie Eimer und Schalen bereitstellen.

3.1.3 Rechtliche Vorschriften

Viele Anwendungen der Hydro- und der Kryotherapie fallen sowohl in den Bereich der ärztlichen Verordnungen als auch in den Bereich der Selbstzahler. Der folgende Abschnitt gibt einen Überblick über wichtige rechtliche Vorschriften. Darüber hinaus sollte sich jeder Therapeut selbstständig und ausführlich über seine Rechte, Pflichten und mögliche rechtliche und behandlungstechnische Gefahren für Patient und Therapeut informieren und sorgfältig mit den zur Verfügung stehenden therapeutischen Maßnahmen umgehen.

Grundlage der Behandlung durch den Physiotherapeuten ist eine ordnungsgemäß ausgestellte Verordnung durch den Arzt.

Kassenärztliche Verordnung

Bei einer kassenärztlichen Verordnung werden Regelverordnungen und Verordnungen außerhalb des Regelfalls unterschieden. Verordnungen außerhalb des Regelfalls muss die Krankenkasse vor Beginn der Behandlung genehmigen. Für den Therapeuten besteht jedoch die Prüfpflicht der ärztlichen Verordnung auf deren Richtigkeit.
Jeder gesetzlich Versicherte hat Anspruch auf diese Leistung:

Um eine Krankheit zu erkennen, zu heilen, ihre Verschlimmerung zu verhüten oder Krankheitsbeschwerden zu lindern, werden Leistungen zur Krankenbehandlung entsprechend dem Dritten Kapitel Fünften Abschnitt Ersten Titel des Fünften Buches erbracht.

(SGB 12 § 48)

Die Leistungen müssen ausreichend, zweckmäßig und wirtschaftlich sein; sie dürfen das Maß des Notwendigen nicht überschreiten. Leistungen, die nicht notwendig oder unwirtschaftlich sind, können Versicherte nicht beanspruchen, dürfen die Leistungserbringer nicht bewirken und die Krankenkassen nicht bewilligen.

(SGB 12 § 5)

Bei allen Maßnahmen gilt das Wirtschaftlichkeitsgebot. Grundlage hierfür sind die Heilmittelrichtlinien. Der Heilmittelkatalog ist Bestandteil dieser Richtlinien und beschreibt, welche Heilmittel bei welchen Erkrankungen in welchen Mengen im Regelfall als medizinisch und wirtschaftlich angemessen angesehen werden (www.g-ba.de/informationen/richtlinien).

Verordnung auf Privatrezept

Patienten können sich für die gewünschten und/oder notwendigen IGeL-Leistungen ein Privatrezept ausstellen lassen. In diesem Fall ist ein schriftlicher Behandlungsvertrag zwischen Patient und Praxis sinnvoll, um Streitigkeiten zu vermeiden. Der Physiotherapeut rechnet direkt mit dem Patienten/Kunden ab.

Zusatzleistungen

Zusätzlich besteht die Möglichkeit der krankenkassenunabhängigen Leistungen und Zusatzangebote. Diese möglichen Zusatzangebote sind als nicht verordnungsfähige Heilmittel geregelt. Gründe hierfür sind, dass deren therapeutischer Nutzen nach Maßgabe der Verfahrensordnung nicht nachgewiesen ist, oder Indikationen, bei denen der Einsatz von Maßnahmen, deren therapeutischer Nutzen nachgewiesen ist, nicht anerkannt ist (G-BA [VerfO], www.g-ba.de). Häufige Gründe:

- Die maximale Anzahl der ärztlich verordneten Behandlungen ist überschritten.
- Die Therapieform ist nützlich für den Patienten, aber nicht im Heilmittelkatalog gelistet.

Zusatzleistungen werden direkt mit dem Patienten/Kunden abgerechnet. Ein Rezept wird dafür nicht benötigt. In diesen Bereich gehören u. a. Präventionsmaßnahmen aus dem Bereich der Physikalischen Therapie (z. B. Bäder, Sauna, Güsse, Wickel, Massagen, Fußreflexzonenmassage, Fortbildungsveranstaltungen, Vorträge).

> Bei Zusatzleistungen vor Behandlungsbeginn unbedingt prüfen, ob der Patient erkrankt ist. Erkrankte Patienten dürfen nur mit Rezept behandelt werden. Behandlungen ohne Rezept darf der nichtärztliche Therapeut ausschließlich mit einer Zulassung zum Heilpraktiker oder der sektoralen Zulassung zum „Heilpraktiker Physiotherapie“ durchführen.

3.1.4 Physiologische Grundlagen

In diesem Abschnitt werden die physiologischen Grundlagen als Basis des Handelns physikalischer Therapeuten besprochen. Hierbei wird auf die physiologischen Grundlagen der Hydro- und Kryotherapie eingegangen, insbesondere auf die physiologischen Vorgänge des Temperaturhaushalts des Körpers und die physikalischen Eigenschaften des Wassers.

Definition Thermotherapie
Überbegriff für Wärme- und Kälteanwendungen aller Art, bei denen gezielt dem Körper Wärme entzogen oder zugeführt wird. Das Ziel ist ein positiver Effekt auf die Gesundheit des Patienten.

Körperkern- und Körperschalentemperatur

Körperkern

Die Körperkerntemperatur des Menschen ist gleichbleibend warm (homoiotherm) und liegt relativ konstant bei 37 °C (36,4°–37,4 °C, Sollwert). Abweichungen der Körperkerntemperatur können nur in einem sehr geringen Maß toleriert werden. Dennoch unterliegt die Körperkerntemperatur im Tagesverlauf leichten Schwankungen von etwa 0,5 °C (Minimum morgens gegen 3 Uhr, Maximum gegen 18 Uhr). Frauen weisen zusätzlich kleinere Schwankungen im Monatszyklus auf (0,3–0,5 °C). Zum Körperkern zählen Brust-, Bauchhöhle und Gehirn.

3

Körperschale

Die wechselwarme (poikilotherme) Körperschale (Extremitäten, Haut) umgibt den Körperkern und unterliegt größeren Temperaturschwankungen. An Händen und Füßen können bis zu 28 °C Temperatur herrschen. Die Ausdehnung von Körperkern und Körperschale (▶ Abb. 3.1) ist abhängig von der Außentemperatur und dem Grad der Aktivität durch die dabei geleistete muskuläre Arbeit.

Therapeutische Konsequenzen

Die Wirkung von Kaltreizen ist vormittags stärker als nachmittags und abends. Warmreize wirken dagegen nachmittags stärker als vormittags.

Thermoregulation

Das Steuerzentrum für die Regulation des Temperaturhaushalts liegt im Hypothalamus (▶ Abb. 3.2). Es handelt sich um einen autonomen Regelkreis. Das oberste Ziel ist der Erhalt der Körperkerntemperatur. Bei einem Abfall auf < 35 °C funktionieren viele lebenswichtige Enzymreaktionen nicht mehr richtig. Bei einem Anstieg auf > 41,5 °C werden Enzymproteine zerstört. Der Hypothalamus erhält seine Informationen über die aktuelle Temperatur (Istwert) durch die Thermorezeptoren.

Autonome Temperaturregulation (Verhältnis Istwert zu Sollwert)

- Istwert = Sollwert → keine Anpassung/Maßnahmen notwendig
- Istwert > Sollwert → Wärmeabgabe
- Istwert < Sollwert → Wärmeproduktion

Indifferenztemperatur

Thermische Neutralzone, wenn der Körper weder mit Wärmeproduktion noch mit Wärmeabgabe (ausgeglichene Wärmebilanz) reagieren muss (▶ Abb. 3.2). Die Indifferenztemperatur ist je nach Körperbau und Medium, in dem sich der Körper befindet, Aktivität und Bekleidung unterschiedlich. So hat z. B. zugfreie Luft eine niedrigere Indifferenztemperatur (unbekleidet ca. 27°–31°) als Wasser (ca. 33°–35°) und Moor (ca. 38°).

Thermorezeptoren

Thermorezeptoren (Temperaturfühler) werden in Warm- und Kaltrezeptoren unterteilt (▶ Abb. 3.3). Sie kommen in unterschiedlichen Dichten überall in der Haut, im

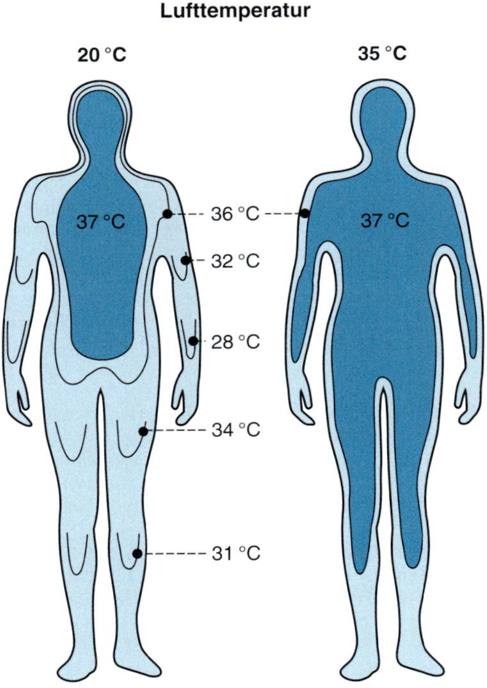

Abb. 3.1 Körperkern- und Körperschalenschema bei äußerem Wärme-/Kälteeinfluss [L106]

Körperinneren und sogar im ZNS vor. Sie erkennen Temperaturen im Bereich von 0° bis ca. 42 °C. Temperaturen > 42 °C werden als heiß bzw. schmerzhaft, Temperaturen < 15 °C als kalt bzw. schädlich wahrgenommen. Die Thermorezeptoren stimulieren bei zu hohen *und* bei zu niedrigen Temperaturen Schmerzrezeptoren. Extreme Kälte- und Wärmereize können deshalb schlecht voneinander unterschieden werden. Bei verstärkter oder verminderter Hautdurchblutung kommt es zu einem veränderten Temperaturempfinden.

! Das Temperaturempfinden ist auch nach Alkoholgenuss und bei bestimmten Erkrankungen (z. B. Raynaud-Syndrom) gestört.

Wärmebildung/-produktion und Wärmeabgabe

Abhängig von der Situation (▶ Abb. 3.4) findet in Ruhe die Hauptwärmebildung zu ca. 80 % in den inneren Organen statt (Körperkern). Bei körperlicher Aktivität übernimmt die Muskulatur bis zu 90 % der Wärmebildung.

Art und Umfang der Wärmeabgabe (▶ Abb. 3.5) sind u. a. abhängig von der Temperaturdifferenz und dem Medium, in dem sich der Körper befindet. Die Arten der Wärmeabgabe werden im folgenden Abschnitt ausführlich behandelt.

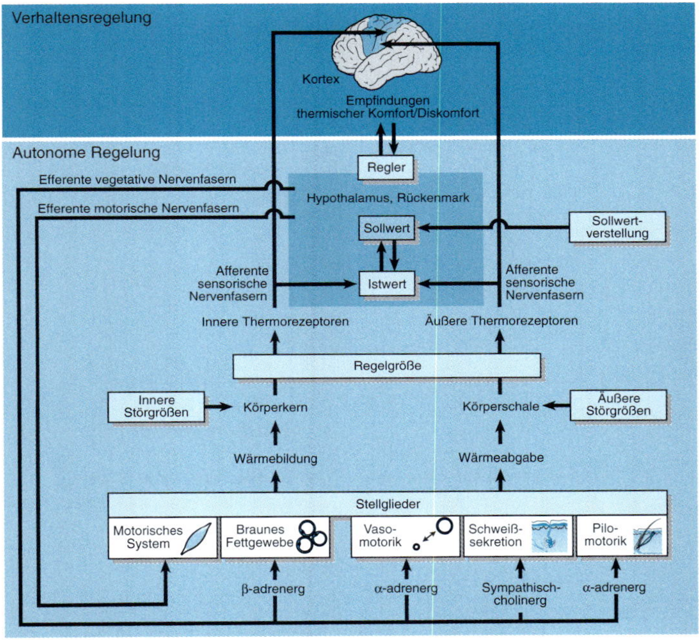

Abb. 3.2 Regelkreis der autonomen Temperaturregulation [L106]

Wärmetransport und Austauschmechanismen

Hydro- und kryotherapeutische Anwendungen wirken über die unterschiedlichen Temperaturtransportwege. Es wird zwischen innerem und äußerem Wärmetransport unterschieden:

- **Innerer Wärmetransport:** Transport vom Körperkern zur Körperschale (überwiegend durch Konvektion)
- **Äußerer Wärmetransport:** Wärmeabgabe durch die Körperoberfläche (Konvektion, Konduktion, Radiation, Evaporation, ▶ Abb. 3.6)

Die Atmung spielt beim Menschen nur eine untergeordnete Rolle beim Wärmetransport, der Anteil hängt von der Hauttemperatur und den physikalischen Eigenschaften der Umgebung ab.

Innerer Wärmetransport

Zum inneren Wärmetransport gehören eine systemische und eine lokale Durchblutungsanpassung. Er wird außerdem durch den Wärmeaustauschmechanismus bzw. Gegenstrommechanismus (durch die dicht beieinander liegenden arteriellen und venösen Gefäße in den Extremitäten) beeinflusst. Bei vergrößerter Körperschale (niedrige Außentemperatur) wird das venöse Blut durch das aus dem Körperkern kommende arterielle Blut zunehmend erwärmt. Dadurch bleibt dem Organismus mehr Wärme erhalten. Das arterielle Blut kühlt auf dem Weg durch die Extremitäten erheblich aus. Es kann in der A. radialis bis zu 8 °C kälter sein als in der A. brachialis. Bei äußerer Wärmebelastung findet dieser Wärmeaustausch nur reduziert statt.

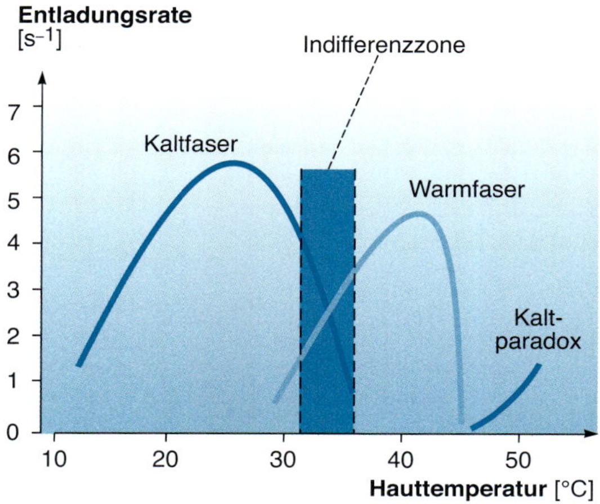

Abb. 3.3 Reaktionsbereiche der Temperatur- und Schmerzrezeptoren [L106]

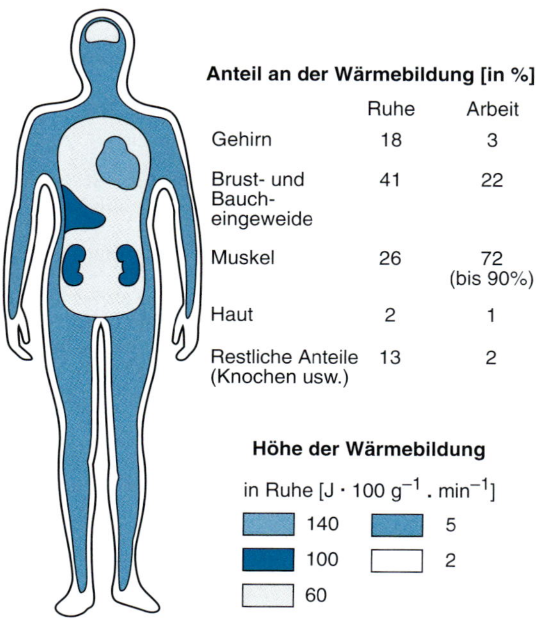

Abb. 3.4 Anteil der Wärmebildung in Ruhe und bei Aktivität [L106]

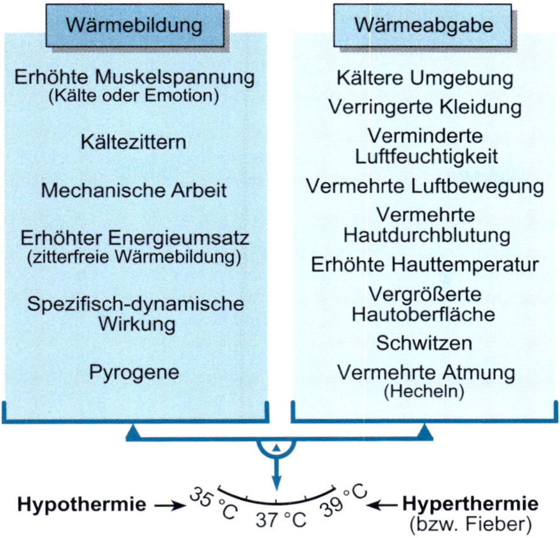

Abb. 3.5 Wärmebildung und Wärmeabgabe [L106]

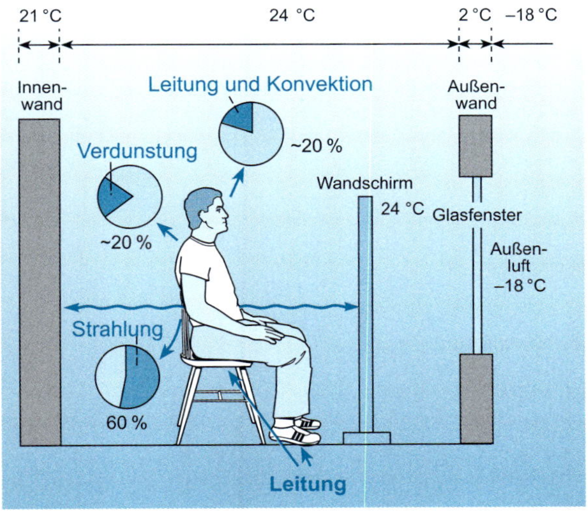

Abb. 3.6 Wärmeabgabe: Konvektion, Konduktion, Radiation (Strahlung) und Evaporation (Schwitzen) [L106]

Der venöse Rückstrom nimmt einen weiteren Weg durch die oberflächlichen Hautvenen zur vermehrten Wärmeabgabe. Ein weiterer Regulationsmechanismus ist die Variabilität der Durchblutung in den unterschiedlichen Körperregionen.

Konvektion

▸ Abb. 3.6

Wärmetransport, Wärmemitführung bzw. Strömungstransport durch ein bewegtes Medium (Flüssigkeiten oder Gase). Unterschieden wird zwischen natürlicher und erzwungener Konvektion:

- Erzwungene Konvektion: Der warme Körper befindet sich in einem kühlenden bewegten Medium (Wasser oder Luft).
- Natürliche Konvektion: Der innere Wärmetransport erfolgt hauptsächlich über den Blutkreislauf. Aufgrund der Wärmeleitfähigkeit der Gewebe läuft ein kleiner Teil des Wärmetransports konduktiv (s. u.) ab.

3

> **!** Praxisbeispiele für konvektive Anwendungen: Kneipp-Güsse, Wassertreten.

Konduktion (Wärmeleitung)

▸ Abb. 3.6

Die Konduktion findet zwischen zwei ruhenden, aneinandergrenzenden Medien (z. B. Haut und Unterlage) statt und ist abhängig von der Wärmeleitfähigkeit der Medien. Die Wärme wird vom Ort der höheren Temperatur zum kälteren Ort geleitet. Bei diesem Vorgang sind Temperaturdifferenz, Größe der Oberfläche und Art des Mediums wichtige Parameter. Wasser leitet Wärme 23-mal besser als Luft. Die Wärmeleitfähigkeit (Watt pro Meter und Kelvin, W/m K) der Haut liegt je nach Gewebszusammensetzung bei 0,2–0,4 W/m K und ist somit geringer als bei Wasser mit einer Temperatur von 20 °C (ca. 0,6 W/m K) und höher als bei Luft. Das bedeutet, dass der Haut mithilfe von Wasser schneller Wärme zugeführt und von ihr abgeleitet wird als mit Luft. Letzteres kann zum Auskühlen des Patienten führen. Umgekehrt kann es mangels Ableitungsmöglichkeit zu einem Wärmestau kommen, da die Haut eine schlechtere Leitfähigkeit als Wasser hat. Auch können Wassertemperaturen > 43/44 °C nicht mehr oder nur sehr schlecht toleriert werden.

> **!** Praxisbeispiele für konduktive Anwendungen: wärmeentziehende Wickel (Wadenwickel bei Fieber), aber auch wärmezuführende Wickel (Moor, Heusack), Fangopackung.

Radiation (Strahlung)

▸ Abb. 3.6

Die Wärme wird durch elektromagnetische Strahlung transportiert. Die Wärme wird abgegeben, ohne dass die Medien im direkten Kontakt miteinander stehen.

> **!** Praxisbeispiele für radiative Anwendungen: Infrarotbestrahlung, Rotlicht (▸ 2.2).

Evaporation (Schwitzen)

▶ Abb. 3.6

Die Schweiß- bzw. Wasserabgabe von der Hautoberfläche (in sehr kleinen Mengen auch über die Atemwege) kann aufgrund der Verdampfungswärme des Wassers sehr groß sein.

> **!** Praxisbeispiele für evaporative Anwendungen: Wasserdämpfe, Inhalationen.

Wärmekapazität

Die spezifische Wärmekapazität (lat. capacitas = Fassungsvermögen) ist eine Materialkonstante (Wärmebindungs-, Wärmehaltungsvermögen) und gibt an, wie viel Wärme (= zu- oder abgeführte Energie) von 1 kg Stoff aufgenommen oder abgegeben wird, wenn sich die Temperatur um 1 Kelvin erhöht. Wasser hat im Vergleich zu Luft eine hohe Wärmekapazität und kann viel Energie speichern. Die Toleranzbereiche der verschiedenen Materialien hängen von den Wärmeübergangsbedingungen ab. Beispiel: 25 °C werden bei Wasser als kalt empfunden und bei Luft als warm.

Toleranz- und Grenzbereiche

- Luft 100 °C und mehr (z. B. Sauna)
- Paraffin 55–60 °C, Peloide 50 °C (▶ 3.3.3)
- Wasser 44 °C
- Sand 52–55 °C

Die Speicher- und die Wärmeübergangsbedingungen sowie die Leitfähigkeit verschiedener Stoffe werden therapeutisch genutzt.

Physikalische Eigenschaften des Wassers

Die im Folgenden beschriebenen physikalischen Eigenschaften des Wassers sind wichtige Einflussfaktoren bei der Anwendung hydrotherapeutischer Maßnahmen. Die thermischen Eigenschaften von Wasser wurden weiter oben im Abschnitt „Wärmetransport und Austauschmechanismen" beschrieben. Die mechanischen und chemischen Faktoren werden weiter unten genannt (s. Kasten „Zusammenfassung").

Hydrostatischer Druck

Der hydrostatische Druck (Schweredruck oder Gravitationsdruck) ist der Druck (p), der in Abhängigkeit von der Dichte des Mediums (Wasser) und der jeweiligen Tiefe auf den Körper einwirkt. Der Druck wirkt von allen Seiten, abhängig von der Tiefe, gleich auf den Körper. Da Wasser eine wesentlich höhere Dichte als Luft hat, ist auch der Druck im Wasser deutlicher zu spüren. Warmes Süßwasser hat wiederum eine geringere Dichte als kaltes Salzwasser.

Die Einatmung wird durch den Druck erschwert, die Ausatmung erleichtert.

Der hydrostatische Druck hat v. a. Einfluss auf die Kapillaren, Venen und Lymphgefäße (Niederdrucksystem des Kreislaufs). Die Volumenverschiebung von 200 bis 400 ml erfolgt zentralwärts in Richtung Thorax. Die Füllung des Herzens wird verstärkt, die Herzleistung gesteigert (Blutdruckamplitude ↑, Schlagvolumen ↑, Frequenz ↓) (▶ Abb. 3.7).

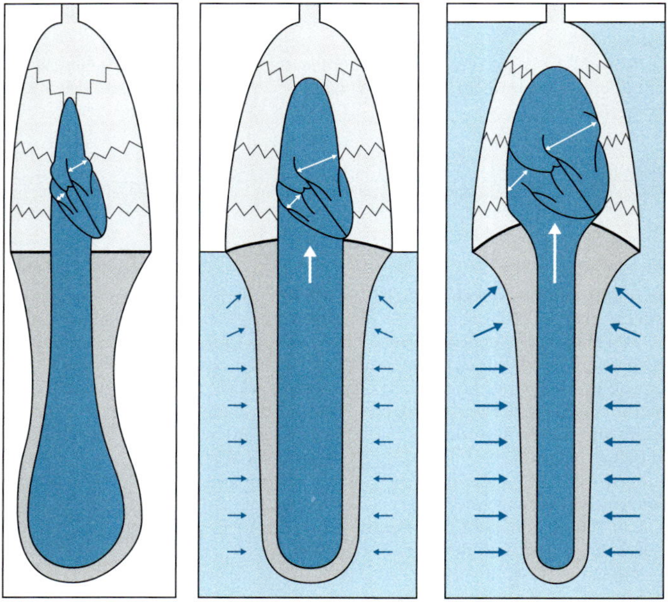

Abb. 3.7 Schematische Darstellung der Blutvolumenverteilung durch den hydrostatischen Druck [L234]

Ein Vollbad bei Patienten mit Herzinsuffizienz NYHA-Grad III (Klassifikation der New York Heart Association) ist kontraindiziert.
Beim Ausstieg aus dem Wasser (Vollbad) lässt der Druck abrupt nach, während sich die Temperatur ungehindert auswirken kann. Die Gefäße bleiben weit gestellt – das Blut versackt in der Peripherie. Wegen der Gefahr eines Kreislaufkollapses sollte besonders bei vasolabilen Patienten Folgendes beachtet werden:

- Vor dem Ausstieg das Wasser ganz oder teilweise ablaufen lassen.
- Das Wasser abkühlen und/oder den Patienten seine Extremitäten kalt abduschen lassen.

Auftrieb

Die auf den Körper wirkende Auftriebskraft ist gleich der Gewichtskraft des von ihm verdrängten Fluids (Flüssigkeit und Gas). (Satz des Archimedes)

Tab. 3.1 Auftriebskraft am Beispiel des Salzgehalts von Blut und verschiedener Meere

Medium	Salzgehalt und Auftriebskraft
Im Blut	0,9 % (geringe Dichte)
In den Ozeanen	3,5 %
Im Mittelmeer	3,8 %
Im Roten Meer	4,2 %
Im Toten Meer	26 % (hohe Dichte)

Man unterscheidet den entgegen der Schwerkraft senkrecht nach oben wirkenden statischen Auftrieb vom rechtwinklig zur Anströmung wirkenden dynamischen Auftrieb. Bei der therapeutisch aktiven Arbeit im Wasser mit Patienten sind beide Arten des Auftriebs von Bedeutung. Bei hydrotherapeutischen Anwendungen ist der statische Auftrieb entscheidend, da er zusätzlich entlastet, entspannt und detonisierend wirkt.

Die Auftriebskraft (▶ Tab. 3.1) ist abhängig von der Dichte des Mediums, der Tiefe des eingetauchten Körpers (hydrostatischer Druck, s. o.) und dem Volumen des Körpers. Die Dichte ist hauptsächlich abhängig von den Substanzen, die im Wasser gelöst sind, und in geringem Maß von der Temperatur.

Der Mensch besteht zum großen Teil aus Wasser, deshalb wiegt sein Körper im Wasser nur noch 10 % seines Körpergewichts. Ein 80 kg schwerer Mensch erfährt durch die Auftriebskraft nur noch ein gefühltes Gewicht von 8 kg. Dies hat bei Bädern einen entspannenden Effekt, von dem v. a. adipöse Patienten und Patienten mit Gelenkbeschwerden profitieren.

Wasserwiderstand

Der Wasserwiderstand ist die Kraft, die entgegen der Strömungsrichtung wirkt und den im Wasser befindlichen Körper in seiner Bewegung abbremst. Sie ist in der aktiven Therapie im Wasser wichtig, spielt jedoch bei den hydrotherapeutischen Anwendungen nur eine untergeordnete Rolle.

Der Wasserwiderstand beruht auf dem Reibungswiderstand (790-mal höher als an Land), dem Druckwiderstand durch den Aufprall des Wassers und dem Wellenwiderstand. Außerdem werden laminare Strömungen und turbulente Strömung unterschieden.

- Je größer und kantiger ein Gegenstand, desto größer der Widerstand.
- Verdoppelte Größe der Angriffsfläche = doppelt so großer Widerstand (lineares Wachstum).
- Je schneller die Bewegung im Wasser, desto größer der Strömungswiderstand (verdoppelte Geschwindigkeit = Erhöhung des Widerstands um das Vierfache [Wachstum des Widerstands im Quadrat]).
- Warmes Wasser: geringere Dichte, geringerer Widerstand.
- Süßwasser: geringere Dichte, geringerer Widerstand.

Elektrische Leitfähigkeit

Die elektrische Leitfähigkeit wird bei den Grundlagen der Elektrotherapie besprochen (▶ 1.1).

Zusammenfassung der Eigenschaften von Wasser
Mechanische (physikalische) Wirkfaktoren:
- Hydrostatischer Druck
- Auftrieb
- Widerstand

Die mechanische Wirkung von Bädern kann man z. B. durch den Einsatz von Bürsten, Waschhandschuhen und Druckstrahlmassage verstärken.
Thermische (physikalische) Wirkfaktoren:
- Wärmekapazität
- Wärmetransportmechanismen (Konduktion, Konvektion)

Elektrische (physikalische) Eigenschaft: elektrische Leitfähigkeit (▶ 1.1.).
Chemische Wirkfaktoren (über das Wasser vermittelt): Wasser als Reizvermittler oder -träger für Zusatzstoffe pflanzlicher Art oder für chemische (künstlich hergestellte) Zusätze (z. B. Kohlensäure-Bäder, ätherische Öle, Senf, Kamille, Baldrian). Die Zusatzstoffe können für Bäder, Wickel, Packungen oder Inhalationen verwendet werden (▶ Tab. 3.6).

Wassertemperatur

- Um 0 °C: Eis
- 15 °C und weniger: sehr kalt
- 16°–18 °C: kalt
- 19°–22 °C: temperiert
- 23°–27 °C: kühl
- 28°–32 °C: lauwarm
- 33°–35 °C: Indifferenzbereich
- 36°–38 °C: warm
- 41 °C: heiß
- 44 °C: sehr heiß

! ab 45/46 °C: Gefahr durch Verbrennungen!

3.1.5 Physiologische Wirkungen thermischer Reize

Reaktionsantworten auf thermische Reize können je nach Reizintensität im ganzen Körper auftreten. Unterschieden werden primär lokale Reizantworten (am Ort der Anwendung) und generalisierte Reizantworten, die auf viele Organsysteme Einfluss nehmen können. Entscheidend für die Reizantwort ist die Reizintensität (▶ 3.1.4). Zusätzlich unterscheidet man zwischen subjektiven (nicht messbaren) Reizantworten und objektiven (messbaren, kontrollierbaren) Reizantworten (Gelenk-, Umfang-, Temperaturmessung, Palpation).

- **Subjektive Reizantworten:**
  - Wärme- oder Kälteempfinden
  - Wohl- oder Unwohlempfinden
  - Beruhigung/Entspannung oder Anspannung
  - Müdigkeit
  - Schmerzlinderung
  - Taubheitsgefühl
- **Objektive Reizantworten:**
  - Hautrötung (durch die gesteigerte Durchblutung)
  - Temperaturveränderung der Haut (messbar mit einem Infrarotthermometer)
  - Tonusregulation der Muskulatur

- Hautturgor
- Oberflächensensibilität
- Umfang der betroffenen Körperregion

Zu den Reaktionen, die durch hydro- und kryotherapeutische Maßnahmen hervorgerufen werden, gehören neben den gewünschten auch die ungewünschten Reaktionen wie die Fehlreaktionen, z. B. Schwindel, Kopfschmerzen, stärkerer Schweißausbruch (▶ Tab. 3.3).

Folgende Faktoren sind an den thermischen Ausgleichsreaktionen (Reaktionen auf thermische Einflüsse/Maßnahmen, da der Körper immer bestrebt ist, seine Körperkerntemperatur konstant zu halten) beteiligt:

- Reaktion der Gefäße durch die direkte Temperatureinwirkung (s. u.)
- Einfluss auf den Hypothalamus als Regulationszentrum
- Lokale, spinale, zentrale Reflexe über die Haut
- Bildung von Gewebshormonen als humorale Antwort auf die Gefäßreaktionen

Gefäßreaktionen

Zu den gewünschten Gefäßreaktionen auf hydro- und kryotherapeutische Anwendungen gehören:

- Vasokonstriktion
- Vasodilatation
- Reaktive Hyperämie

Lokale Vasokonstriktion Engstellen der Gefäße als direkte Reaktion auf einen Kältereiz oder auf einen starken Hitzereiz. Es kommt zu einer lokalen Minderdurchblutung und einer Weißfärbung der Haut.

Lokale Vasodilatation Weitstellen der Gefäße mit Abnahme des Gefäßwiderstands und vermehrter Durchblutungssituation mit einer intensiven Rotfärbung der Haut (v. a. nach längeren Warmanwendungen). Auf temperaturansteigende Bäder reagieren die Gefäße von Beginn an mit Vasodilatation.

Reaktive Hyperämie Nach einer verminderten Durchblutungssituation und darauffolgender Vasodilatation steigt der Blutstrom vorübergehend über das normale Maß stark an. Es kommt zu einer Rotfärbung der Haut mit einem subjektiven Wärmegefühl. Die reaktive Hyperämie ist ein wichtiges Ziel der Hydrotherapie. Beispiele: Kneipp-Güsse, kurze Kaltanwendungen (kalte Teilbäder der Beine oder Arme, Wechselteilbäder). Dies gilt es auch bei Anwendungen der Kryotherapie zu beachten.

Wirkung auf den Kreislauf

Der Einfluss thermischer Reize auf das Gefäßsystem beeinflusst automatisch auch das Herz-Kreislauf-System (Warnhinweise zum heißen Vollbad beachten, ▶ 3.1.4). Thermische Anwendungen (▶ 3.3) beeinflussen den peripheren Gefäßwiderstand und dadurch die Durchblutung der Haut sowie die Regulation des Kreislaufs und somit auch den Blutdruck und die Herzleistung. Zusätzlich wirken auf das Herz-Kreislauf-System orthostatische Einflüsse wie Liegen oder Stehen.

Kaltreize

Kaltreize führen primär als erste Reaktion zu einer Vasokonstriktion und damit zu einer Abnahme der Durchblutung, mit einem Anstieg des peripheren Gefäßwiderstands. Der Blutdruck steigt, die Herzfrequenz sinkt (Kältebradykardie), es wird somit weniger Blut ausgeworfen, bis eine reaktive Hyperämie (s. o.) einsetzt.

Als thermische Ausgleichsreaktion wird die zusätzliche Wärmeproduktion in Gang gesetzt. Die Gefäße werden wieder weit gestellt, die Durchblutung steigt, was sich positiv auf Tonus und Schmerzempfinden der Muskulatur auswirkt. Durch die vermehrte Stoffwechselaktivität werden außerdem vermehrt Stoffwechselendprodukte abtransportiert. Der Blutdruck reguliert sich wieder.

Warmreize

Warmreize (z. B. Vollbad) bewirken eine Vasodilatation und eine allgemeine Durchblutungssteigerung, insbesondere jedoch der Haut. Die Herz-Kreislauf-Leistung steigt an, wobei die Belastung des Herz-Kreislauf-Systems bei kleinflächigen Anwendungen gering ist und mit Größe und Intensität der Anwendung ansteigt. Es ist darauf zu achten, dass durch die Vasodilatation der Blutrückstrom zum Herz verlangsamt wird (Warnhinweise zum heißen Vollbad beachten, ▶ 3.1.4).

3

Wirkungen thermischer Reize im Überblick

- **Kaltreiz:**
  - Vasokonstriktion mit Blässe der Haut, evtl. Gänsehaut, Kältegefühl bis hin zum Kälteschmerz
  - Reaktive Hyperämie mit Rötung, Wärmegefühl, Wohlgefühl
- **Heißreiz:**
  - Vasokonstriktion mit möglicher Blässe der Haut, evtl. Gänsehaut, Kältegefühl bis hin zum Kälteschmerz möglich
  - Reaktive Hyperämie mit Rötung, Wärmegefühl, Wohlgefühl
- **Warmreiz (z. B. temperaturansteigende Bäder):** Vasodilatation mit Wärme, Rötung, Wohlgefühl

Reaktionsebenen und -bereiche

Reaktionen auf hydrotherapeutische Anwendungen finden als allgemeine Reizantwort lokal und in vielen weiteren Körperbereichen statt (▶ Tab. 3.2).
Die entspannende oder anregende Wirkung hydrotherapeutischer Anwendungen kann durch mechanische Reize (z. B. Bürstenmassagen) oder mit Zusätzen gesteigert werden.

Tab. 3.2 Reaktionsebenen (Reaktionsbereiche) bei hydrotherapeutischen Anwendungen

Bereich der Reizantwort	Erklärung
Lokale Reizantwort	Anwendungs- und Wirkort stimmen überein (Temperaturfeld), meist bei kleinflächigen Anwendungen.
Allgemeine Reizantwort	Bei großflächigen Anwendungen (Sauna, Vollbad, Dampfbad) wird die gesamte Wärmeregulation mit einbezogen.
Konsensuelle Reizantwort	Gleichsinniges Mitreagieren eines nicht direkt behandelten Körperteils. Diese Reizantwort kann bewusst eingesetzt werden, um z. B. die Dosierung gering zu halten.
Segmentale Reizantwort (segmentale Gliederung des Körpers entsprechend den Innervationsgebieten)	Jedes Dermatom oder Myotom wird von einem Spinalnerv sensibel innerviert (mit Überschneidungen); dem Spinalnerv sind auch Organsysteme zugeordnet; über Verbindungen des zugehörigen Rückenmarkssegments zwischen dem somatischen und vegetativen Nervensystem geschieht die segmentale Weiterleitung.

Tab. 3.2 Reaktionsebenen (Reaktionsbereiche) bei hydrotherapeutischen Anwendungen *(Forts.)*	
Bereich der Reizantwort	**Erklärung**
Vegetative Reizantwort	Reaktion und Regulation des Vegetativums durch wechselwarme, warme oder kalte mittelgroße und große Anwendungen (häufig seriell).
Immunologische Reizantwort	Reduzierung der Infektanfälligkeit durch zunächst kleinflächige oder wechselwarme Anwendungen; bei beginnenden Erkältungen temperaturansteigende Fußbäder oder Senfbäder.
Innersekretorische (endokrine) Reizantwort	In Hypothalamus und Hypophyse (Steuerzentrum der endokrinen hormonellen Drüsen) werden Hormone gebildet, die u. a. an der Temperaturregulation und an der Energiebereitstellung für die Muskulatur beteiligt sind.
Psychische Reizantwort	Jede (hydro- oder kryotherapeutische) Anwendung ist auch eine Zuwendung.

Fehlreaktionen

Fehlreaktionen sind unerwünschte Reaktionen auf Maßnahmen der Hydro- bzw. Kryotherapie. Sie können das Allgemeinempfinden betreffen oder die Gefäßreaktionen (▶ Tab. 3.3). In der Regel werden Fehlreaktionen durch eine falsch gewählte Anwendung und zu hohe Dosierungen verursacht.

Für alle Fehlreaktionen gilt:
- Anwendung abbrechen.
- Geeignete Gegenmaßnahmen einleiten (▶ Tab. 3.3).
- ! Den Vorfall in der Abteilung, auf Station, dem Praxisinhaber oder dem behandelnden Haus- oder Facharzt melden und dokumentieren.
- Ggf. Arzt rufen.

Tab. 3.3 Fehlreaktionen auf hydrotherapeutische Maßnahmen	
Fehlreaktion	**Merkmale und mögliche Gegenmaßnahmen**
Allgemeine Fehlreaktion	• Kopfschmerz, Übelkeit, Schwindel, anhaltendes Kältegefühl bei zu starker Dosierung • Mögliche Gegenmaßnahmen: Je nach Reaktion kühlen, Beine hochlegen, zudecken, etwas zu trinken (warm oder kalt) geben, BGM-Ausgleichstriche anwenden (▶ 5.3)
Arterielle Fehlreaktionen	• Rot-weiß gefleckte Haut bei zu langer Kälteanwendung • Mögliche Gegenmaßnamen: wieder erwärmen (Decke, Fußbad, Strümpfe)
Venöse Fehlreaktion	• Blaue, livide gefärbte Haut (meist an der unteren Extremität bei langem Stehen und Warmanwendungen) • Mögliche Gegenmaßnamen: hochlagern, Muskelpumpe betätigen
Gemischte arteriell-venöse Fehlreaktion	• Blaurot marmorierte Haut • Mögliche Gegenmaßnahmen: hochlagern, Muskelpumpe betätigen
Paradoxe Reaktion	• Es tritt genau die gegensinnige Reaktion ein (eher selten) • Therapeutische Maßnahme grundsätzlich überdenken

3.2 Grundlegendes für die Behandlung

Aufgrund betriebswirtschaftlicher Überlegungen haben viele Krankenhäuser und Rehabilitationskliniken in den vergangenen Jahren ihre physikalischen Abteilungen mit extra Bade-, Nass- oder Gussraum stark reduziert.
Für etliche hydrotherapeutische Anwendungen wie Waschungen oder Güsse benötigt man jedoch nicht viele Hilfsmittel, sondern lediglich etwas Improvisation. Güsse kann man mit einem Schlauch ohne Brausekopf oder mit dem Gießaufsatz für einen gewöhnlichen Duschschlauch oder sogar mit einer Gießkanne durchführen. Wassertreten können Patienten in einer Wanne oder auf dem feuchten Gras (Tautreten im Sommer, im Winter Schneetreten).

3.2.1 Befundaufnahme

Bevor die für den Patienten geeignete physikalische, hydro- oder kryotherapeutische Maßnahme gewählt wird, führt der Behandler eine generelle Befundaufnahme durch, die bei jeder Behandlung erneut kurz (Kurzbefund) abgeklärt wird. Dieser klinische Entscheidungs- und Überprüfungsprozess (Clinical Reasoning) setzt voraus, dass die Situation des Patienten (bio-psycho-soziale Einflussfaktoren) in einer zielorientierten Anamnese erfragt wird. Dazu gehören auch frühere Erfahrungen mit hydro- oder kryotherapeutischen Maßnahmen sowie im Behandlungsverlauf die Überprüfung der Wirkungen der letzten Anwendung.

3.2.2 Behandlungsplanung und Dokumentation

Mit dem „Gesetz zur Verbesserung der Rechte von Patienten" vom 26.3.2013 wurden die Pflichten des Behandelnden wie Aufklärungspflicht und die Regelung zur Dokumentation und des Einsichtsrechts in die Patientenakte der Patienten geregelt. Der Therapeut ist zur schriftlichen Dokumentation verpflichtet, detaillierte rechtliche Vorgaben, wie die Dokumentation auszusehen hat, gibt es jedoch nicht. Die Dokumentation dient zum einen als Nachweis der erbrachten Leistung, zum anderen schützt sie den Therapeuten bei eventuellen rechtlichen Auseinandersetzungen. Die im Folgenden genannten Schriftstücke sind zu erstellen.

- **Befunderhebung:**
  - Ausführliche Anamnese (auch Begleiterkrankungen, Allergien)
  - Funktionelle und strukturelle Untersuchung (z. B. Hauttemperatur, Gelenk- und Umfangmaße, Sensibilitätstests, Tonus, Turgor)
  - Zielsetzung und Behandlungsplanung in Absprache mit dem Patienten
- **Behandlungsplanung** auf Grundlage der ärztlichen Verordnung: Diagnose, Leitsymptome, therapeutische Funktionsanalyse und Befunderhebung
- **Verlaufsdokumentation:** jede Behandlungseinheit mit erbrachter Leistung, Reaktion des Patienten und ggf. Besonderheiten
- **Therapiebericht an den Arzt** (sofern vom Arzt nach Abschluss der Therapie gewünscht)

3.2.3 Vermeidung von Gefährdungen

Im Maße liegt die Ordnung. Jedes Zuviel und Zuwenig setzt anstelle von Gesundheit die Krankheit.

(Sebastian Kneipp)

Der Patient muss im Vorfeld der Behandlung über die physiologischen, thermischen und physikalischen Zusammenhänge der Hydro- und Kryotherapie aufgeklärt werden. Um Gefährdungen zu vermeiden, ist außerdem der sorgfältige Umgang mit den Zusatzstoffen (▶ Tab. 3.6) unumgänglich (zu Beginn eher etwas niedriger dosieren).

3.2.4 Reiz, Reaktion, Regulation

Definitionen

- **Reiz, Stimulus, Stressor (physiologisch):** Veränderung der inneren oder äußeren Umgebung, die der Organismus wahrnimmt und darauf mit einer Aktivierung oder Hemmung reagiert. Voraussetzung der Reizwahrnehmung sind geeignete Messfühler. Die Veränderungen müssen den Schwellenwert des Rezeptors überschreiten.
- **Adäquater Reiz:** Art (warm, kalt, mechanisch, chemisch, nass, trocken), Zeit und Stärke des Reizes sind exakt auf den Empfänger abgestimmt.
- **Reaktion:** direkte Antwort des Organismus auf einen Reiz (physiologischer Schutz- oder Abwehrmechanismus). Die Reaktionsdauer ist abhängig von der Intensität des Reizes (bei hydrotherapeutischen Anwendungen u. U. mehrere Std.).
- **Regulation:** langfristige Anpassung, Harmonisierung, Aufrechterhaltung bzw. Wiederherstellung der Organsysteme im Wechselspiel ihrer aufeinander abgestimmten Funktionen.

! Die Regulation der Organsysteme ist das eigentliche, langfristige Ziel hydrotherapeutischer Anwendungen.

Reaktionslage, Reizstärke, Reizantwort

Wie bei allen Therapieformen gibt es auch bei hydro- und kryotherapeutischen Anwendungen verschiedene Einflussfaktoren, die die Therapie und deren Wirkung in alle Richtungen lenken können.

Reaktionslage + Reizstärke/Reizdosis oder Reizparameter → Reizantwort.

Hinter dieser vereinfachten „Rechnung" stehen einzelne Einflussfaktoren. Einige sind variabel (veränderbar), wie z. B. die Tagesverfassung, der Trainingszustand oder die Uhrzeit, andere sind gegeben (z. B. Geschlecht, Alter). Das individuelle Antwortverhalten des Patienten hängt nicht nur vom Reiz selbst ab, sondern auch von seiner Reaktionslage und seinem Reaktionsverhalten. Generell ist die vegetative Ausgangslage des Patienten entscheidend für die Reaktion.
Die **Arndt-Schulz-Regel** besagt: Schwache Reize fachen die Lebensenergie/-tätigkeit an, mittelstarke Reize fördern sie, starke hemmen sie, stärkste heben sie auf.

Einflussfaktoren für die Reaktionslage

- Alter
- Geschlecht
- Konstitution
- Tageszeit, Jahreszeit, Klimazone, Herkunft

- Allgemeinzustand, Tagesverfassung (abhängig von Gesundheit/Krankheit, müde, angestrengt, abgespannt/ausgeruht, ausgeschlafen, erholt), vegetative Ausgangslage
- Trainingszustand: allgemein und aus hydrotherapeutischer Sicht (Adaptation an die Reize)
- Psychische Faktoren
- Aktualität der Verletzung, Grad der Schädigung

Alter

Mit zunehmendem Alter nimmt die Gefäßelastizität ab. Bei älteren Menschen sind die Regulationsmechanismen des Körpers auf starke hydrotherapeutische Reize schwächer ausgeprägt. Deshalb muss die Dosierung angepasst oder auf sehr starke Kaltreize ganz verzichtet werden.
Kleine Kinder reagieren ebenfalls empfindlicher auf hydrotherapeutische Reize als Erwachsene, da bei ihnen das Verhältnis Körperkern zu Körperschale zum Körperkern hin verschoben ist (▶ 3.1.4).

Geschlecht

Der weibliche Körper unterliegt im Verlauf des Menstruationszyklus Temperaturschwankungen (▶ 3.1.4) (Temperaturanstieg in der Zeit des Eisprungs). Diese Schwankungen wirken sich auch auf die Temperaturempfindlichkeit und die Reaktion auf thermische Reize aus. Diese Unterschiede verschwinden nach dem Klimakterium.
Muskulatur, Fett und Haut: Männer besitzen anteilig ca. 40 % Muskeln und 10 % Fett, Frauen ca. 25 % Muskeln und 25 % Fett. Auch die Hautschicht ist bei Männern dicker als bei Frauen. Fettschichtdicke, Haut und Muskulatur beeinflussen Reaktions- und Regulationsvorgänge in der Hydro- und der Kryotherapie. Bei großer Fettschichtdicke nimmt die Reaktionsfähigkeit auf thermische Reize (z. B. Kaltanwendungen) ab, weil die Körperschale besser isoliert und der Wärmeverlust geringer ist.

Konstitution

Es werden verschiedene Konstitutionstypen beschrieben: Pykniker, Athletiker, Astheniker/Leptosome und Dysplastiker. Es ist jedoch nicht nachgewiesen, dass der Konstitutionstyp allein einen Einfluss auf die Reaktions- und Regulationsvorgänge in der Hydro-/Kryotherapie hat. Kleine, kräftigere Menschen (Pykniker) haben ein günstiges Verhältnis von Körperkern zu Körperschale und vertragen Kaltreize besser als Warmreize. Sehr schlanke oder magere Menschen reagieren auf thermische Reize schneller und vertragen Kaltreize schlechter als Warmreize.

Tageszeit, Jahreszeit, Klimazone

Der Tagesrhythmus wird in eine „Aufheizphase" (ca. 3 bis 15 Uhr) und eine „Entwärmungsphase" (Abkühlungsphase von ca. 15 Uhr bis morgens um 3 Uhr mit der niedrigsten Körperkerntemperatur) unterschieden (▶ 3.1.4).
Jahreszeitliche Schwankungen oder Anpassungen an verschiedene Klimazonen sind langfristige Einflussfaktoren und beeinflussen hydrotherapeutische Anwendungen nicht unmittelbar.

Allgemeinzustand, Tagesverfassung, vegetative Ausgangslage

Je nach Allgemeinzustand und Tagesverfassung werden hydrotherapeutische Anwendungen unterschiedlich vertragen. Bei der Behandlungsplanung sollte z. B. darauf geachtet werden, ob der Patient ausgeschlafen ist, beruflich oder privat Ärger hatte oder wie er sich ernährt.

Es sollte außerdem überprüft werden, ob die vegetative Ausgangslage des Patienten generell parasympathisch/vagoton ist, also ob er generell eher einen niedrigen Blutdruck hat und bradykard (verlangsamter Herzschlag) ist. In diesem Fall fühlt er sich eher schlapp und neigt zu kalten Füßen oder Händen und hat manchmal Schwindelanfälle. Oder der Patient ist eher sympathisch/ergotrop, hat also einen erhöhten Puls und Blutdruck und neigt eher zum Schwitzen.
Diese Informationen erhält der Therapeut durch ein Anamnesegespräch mit gezielten Fragen zum allgemeinen Befinden und zu den persönlichen Erfahrungen und Vorlieben bei hydro-/kryotherapeutischen Anwendungen oder privaten Saunabesuchen und Ähnlichem.
Die Anpassung bzw. Regulation des vegetativen Nervensystems kann ein Ziel der hydrotherapeutischen Behandlung sein.

Trainingszustand
Den Patienten beispielsweise fragen, ob er regelmäßig Sport treibt und an die frische Luft geht oder ob er den ganzen Tag drinnen verbringt und überwiegend sitzt. Ist ihm eher warm oder kalt? Duscht er immer lange heiß oder duscht er sich nach dem Bad oder der Dusche kurz kalt ab? Geht er in die Sauna? Welche Erfahrungen hat er mit hydrotherapeutischen Anwendungen gemacht?
Aus solchen Überlegungen kann der Therapeut Rückschlüsse auf die passende hydro-/kryotherapeutische Anwendung ziehen.

Psychische Faktoren
Beispielhafte Überlegungen und Fragen: Hat der Patient beruflich oder privat Ärger? Ist er einsam? Geht es ihm gut? Fühlt er sich wohl? Hatte er gerade ein schönes Erlebnis? Ist er sozial eingebunden?
Auch diese Faktoren haben Einfluss auf die Auswahl der Anwendungen.

Aktualität und Grad der Verletzung
Akute Verletzungen und Entzündungen reagieren besser auf Kälte und eher schlechter auf Wärme. Bei länger anhaltenden oder chronischen Verletzungen des Bewegungssystems sind Wärmeanwendungen häufig günstiger. Dies muss immer im Einzelfall abgeklärt werden.

!

- Stärkere gegenläufige Reize: vormittags Kaltreize, nachmittags Warmreize.
- Geringere, zum Tagesrhythmus gleichsinnige Reize (z. B. bei thermisch untrainierten Personen): vormittags eher Warmreize, nachmittags eher Kaltreize.
- Akute Verletzungen oder Entzündungen reagieren besser auf Kälteanwendungen.
- Kneipp hat Waschungen und Wickel am frühen Morgen therapeutisch genutzt, um einen starken Trainingsreiz für die Wiedererwärmung zu setzen.

Reizstärke, Reizintensität
Die Reizstärke ist durch verschiedene Faktoren beeinflussbar:
- Dauer der Anwendung
- Häufigkeit der Wiederholungen:
  - Anzahl der Wdh. während einer Behandlung bei wechselwarmen, -kalten Anwendungen

   - Anzahl der Anwendungen innerhalb einer Behandlungsserie (Gewöhnung)
- Lage/Ort der Anwendung
- Flächengröße
- Zusätzliche mechanische Reize
- Temperaturdifferenz zur Hauttemperatur
- Bei wechselwarmen/-kalten Anwendungen: Temperaturdifferenz und Geschwindigkeit zwischen den Wechseln
- Art der Anwendung, des Mediums
   - Trocken, nass
   - Ohne Zusätze
   - Mit Zusätzen: milde Zusätze (z. B. Kamille, Arnika), starke aggressive Zusätze (z. B. Senf)

Studienlage und Artikel zur Hydro- und Kryotherapie

Obwohl sich die Studienlage zu den Anwendungen der Hydrotherapie in den vergangenen Jahren verbessert hat, sind weitere Untersuchungen erforderlich, um die positiven Wirkungen der Hydrotherapie zu belegen.
Eine Pilotstudie von Schencking, Wilm und Redaelli (2013) verglich die Hydrotherapie nach Kneipp mit konventioneller Physiotherapie bei Arthrose, dabei ergab sich eine vorteilhafte Wirkung der Hydrotherapie.
Eine weitere Studie zur Wirksamkeit der Balneologie bei chronischen Rückenschmerzen von Takinacı und Mitarbeitern (2019) belegt, dass Balneotherapie einen positiven Effekt bei Schmerzen hat. Ebenfalls positive Studienergebnisse bei der Schmerztherapie liegen für die Fibromyalgie (Avila et al. 2017) und die Rheumatologie (Forestier, Forestier und Francon 2016) vor.
Jacob und Vogeler (2009) führten eine randomisierte, kontrollierte Studie zur Blutdrucksenkung bei leichter bis mittelschwerer Hypertonie durch.
Ein Artikel von Glasgow (2013) analysiert die Effekte der Eistherapien.

Weiterführende Literatur

Avila M A, Camargo P R, Ribeiro I L et al. Effects of a 16-week hydrotherapy program on three-dimensional scapular motion and pain of women with fibromyalgia: A single-arm study. Clin Biomechanics, 2017; 49(1): 145–154. DOI:10.1016/j.clinbiomech.2017.09.012.

Forestier R, Forestier F, Francon A. Current role for spa therapy in rheumatology. Joint Bone Spine, 2017; 84(1): 9–13. DOI:10.1016/j.jbspin.2016.05.003.

Glasgow P. Eisanwendungen in der Sportphysiotherapie. Effekte der Kryotherapie. Sportphysio, 2013; 1: 37–44.

Jacob EM, Vogler E. Blutdrucksenkung durch Hydrotherapie: Eine randomisierte, kontrollierte Studie bei leichter bis mittelschwerer Hypertonie. Phys Med Rehab Kuror, 2009;19: 162–168.

Ortiz R, Stange G, Kundt M et al. Kneipp hydrotherapy for menopausal symptoms – Results of a pilot study. Eur J Int Med, 2008; 1(1): 39. DOI:10.1016/j.eujim.2008.08.075.

Schencking M, Wilm S, Redaelli M. A comparison of Kneipp hydrotherapy with conventional physiotherapy in the treatment of osteoarthritis: a pilot trial. J Int Med, 2013; 11(1): 17–25. DOI:10.3736/jintegrmed2013004.

Takinacı ZD, Karagülle M, İşsever H et al. Clinical efficacy of spa therapy (balneotherapy) for chronic low back pain: A randomized single-blind trial. Eur J Int Med, 2019; 29: 100928. DOI:10.1016/j.eujim.2019.100928.

3.3 Anwendungen der Hydrotherapie

Definition Hydrotherapie
Der Wortbestandteil „Hydro“ kommt aus dem Griechischen und bedeutet Wasser. Hydrotherapie ist die gezielte Behandlung mit Wasser in seinen Aggregatzuständen zum Zweck der Prävention, allgemeinen Umstellung, Behandlung und Rehabilitation.

3.3.1 Wickel, Packungen, Kompressen

Ein Wickel ist ein feuchtes Tuch, mit dem Teile des Körpers umhüllt werden. Eine Packung ist ein Wickel, der zwei Drittel oder mehr der Körperoberfläche bedeckt. Bei der Anwendung einer Kompresse wird ein Tuch mehrfach gefaltet und abgedichtet auf die betroffene Körperpartie aufgelegt.
Wickel sind einfach und vielfältig einsetzbar und können von Patienten nach Einweisung auch zu Hause durchgeführt werden. Im Folgenden werden Grundsätze der Anwendungen der Wickel nach Kneipp beschrieben.

! Wickel können mit und ohne Zusätze angewendet werden.

Material, Wickeltücher

- Innentuch: Leinen (immer das kleinste Tuch)
- Zwischentuch: Baumwolle (bedeckt Innen- und Außentuch)
- Außentuch: Wolle, Vlies

Anlage, Wickeltechnik

Bei der Anlage der Wickel mit Zug und Gegenzug arbeiten, der Wickel muss faltenfrei und fest anliegen, darf aber nicht beengen. Zügig ein- und auspacken. Nach dem Auspacken ggf. eine Reinigungswaschung mit Wasser durchführen (Wasser mit indifferenter Temperatur, ▶ 3.1.4).
Das innere therapeutische Tuch mit Wasser und ggf. Heilmitteln wird stark ausgewrungen und fest um die zu behandelnde Körperstelle gewickelt. Je feuchter und lockerer das Tuch um den Körper gewickelt wird, desto länger dauert die Wiedererwärmung, deshalb bei wärmeentziehenden Wickeln etwas lockerer wickeln. Das Zwischentuch ist ein Hygienetuch und bedeckt Innen- und Außentuch. Das Außentuch schützt vor Auskühlung.

! Bei der Anwendung von Fangopackungen und Heusäcken kann auf das Innentuch verzichtet werden.

Wirkung

Wickel werden nach ihren Wirkarten unterschieden:

- Wärmeentziehend
- Wärmeproduzierend (kalt angelegt)
- Wärmestauend (heiß/warm angelegt)
- Schweißtreibend (kalt angelegt)

! **Wirkungsweisen kalt angelegter Wickel**

- Der Körper gibt Wärme an das feuchtkalte Tuch ab → Wärmeausgleich zwischen Tuch und Haut → Feuchtigkeit des Tuchs verdunstet → vermehrte Hautdurchblutung → Wärmeabgabe ist beendet.
- Wickel bleibt liegen: vermehrte Durchblutung und Wärmebildung → Bildung einer feuchtwarmen Schicht um den Körper → Feuchtigkeit im Tuch verdunstet weiter → Tuch nimmt keine Wärme mehr auf.
- Wickel bleibt weiter liegen: weiter erhöhte Stoffwechselprozesse → Wärmestau und Schweißbildung.

Wirkungsweisen warm angelegter Wickel
Durch die Wärmezufuhr kommt es zu einer sofortigen Erweiterung der Hautgefäße → passiv herbeigeführte Erweiterung der Gefäße (im Gegensatz zum kalten Wickel) → vermehrte Durchblutung der tieferen Schichten und Organsysteme → Entspannung, Entkrampfung, Detonisierung.

Wärmeentziehende Wickel

Siehe auch ▶ 3.4.1 (wärmeentziehende, kalt angelegte Wickel in der Kryotherapie). Das Leinentuch wird in ca. 18 °C kaltes (ggf. kälter, sofern für den Patienten tolerierbar, Vorsicht bei Kindern und älteren Menschen) Wasser getaucht und ausgewrungen. Nach dem Wärmeausgleich zwischen Tuch und Haut wird der Wickel entfernt. Eine Wickelserie besteht aus 5 bis 7 Wickeln, je nach Wärmeausgleich und Temperatur des zu behandelnden Areals oder der gemessenen Temperatur (bei Fieber).

! Nicht bei kalten Extremitäten oder Schüttelfrost anwenden.

Liegedauer Der Wickel liegt so lange, bis der Wärmeausgleich zwischen Tuch und Körper stattgefunden hat.

Indikationen Akute lokale Entzündungen oder Verletzungen, Fieber.
An bestimmten Körperregionen (z. B. Brust) kann alternativ zum Wickel eine Kompresse und ein zusätzliches Übertuch angelegt werden.

Wärmeproduzierende (kalt angelegte) Wickel

Das kalt angelegte Wickeltuch stellt ein Temperaturgefälle her, auf das der Körper mit vermehrter Wärmeproduktion reagiert. Die Wärme kann durch den Wickel nicht entweichen und staut sich im Bereich des angelegten Wickels. Bei ausbleibender Wärmeproduktion (Kontrolle nach ca. 10 Min.) Wärme zuführen (Tee, Wärmflasche, Decke), bei einsetzender Wärmebildung Anwendung fortführen, sonst Behandlung abbrechen.

Liegedauer 45–90 Min.

Indikationen Hypertonie, vegetative Umstimmung, metabolisches Syndrom, Steigerung des Stoffwechsels.

Wärmestauende (heiß/warm angelegte) Wickel

Der Patient wird mit feuchtheißen Tüchern eingewickelt. Dadurch entsteht ein Wärmestau.

Zusätze Z. B. Moor, Senf, ätherische Öle (v. a. bei Dampfkompressen), Ackerschachtelhalm (Blase, Niere), Kartoffel (Vorsicht, sehr heiß), Zwiebel.

Liegedauer 30 (45)–90 Min., bei Zusätzen wie z. B. Senf deutlich kürzer, so lange, wie der Patient den Zusatz verträgt (s. u. Senfwickel). Im Raum bleiben und regelmäßig nachfragen und die Anlage/Haut kontrollieren.

Indikationen Chronischer Gelenkrheumatismus, kolikartige Zustände des Darms, der Leber/Galle, der Niere und Harnwege und der Unterleibsorgane, Erkältungen, Husten und Bronchitis.

Schweißtreibende, kalt angelegte Wickel

Eine schweißtreibende Wirkung ist nur mit großen Wickeln (Ganzkörperwickel, Dreiviertelwickel) möglich. Ziel ist eine milde Überwärmung des Körpers mit einem moderaten Anstieg der Körperkerntemperatur und Schwitzen.

Liegedauer Bis zum Schweißausbruch, dann weitere 30 Min. (Gesamtliegedauer bis zu 90 Min. oder länger).

Indikationen Adipositas, Stoffwechselstörungen, chronisch-entzündliche Erkrankungen der WS und der großen Gelenke, Weichteilrheumatismus, M. Bechterew.

▶ Tab. 3.4 gibt einen Überblick über die am häufigsten angewendeten Wickel nach Kneipp.

Tab. 3.4 Die häufigsten Wickel nach Kneipp

Ort der Anlage/ Größe der Tücher*	Wirkungsart/Wirkprinzip	Indikationen	Mögliche Zusätze
Halswickel 10 × 60 cm	Wärmeentzug, wärmeproduzierend	Angina tonsillaris, akute Entzündungen, Lymphknotenschwellungen Hyperthyreose, chron. Entzündungen	Quark, Retterspitz, Lehm, Essig, Kamille, Thymian
Schal (Nacken–Oberkörper, Unterarm/ Hand) 80 × 190/210 cm	Wärmeproduzierend, wärmestauend	Interkostalneuralgie, Pneumonie, Pleuritis, Bronchitis, Erkältung, Muskelverspannungen	Heusack, Moor
Brustwickel (Achselhöhle–Rippenbögen) 50 × 150/190 cm	Wärmeproduzierend, wärmestauend, wärmezuführend, wärmeentziehend	Interkostalneuralgie, Pneumonie, Pleuritis, Bronchitis, Erkältung, Fieber	Thymian, Senf, ätherische Öle, Kartoffel, Dampfkompresse mit Wasserdampf, Retterspitz
Lendenwickel (Rippenbogen [Sternumspitze]–Oberschenkel) 50 × 150/190 cm	Wärmeproduzierend, wärmestauend	Muskelverspannungen und -verkrampfungen, Obstipation, Stress, Entspannung	Heusack, Moor, Fango, Essig, Salz, Retterspitz

Tab. 3.4 Die häufigsten Wickel nach Kneipp *(Forts.)*

Ort der Anlage/ Größe der Tücher*	Wirkungsart/Wirkprinzip	Indikationen	Mögliche Zusätze
Kurzwickel (Achselhöhle–Oberschenkel) 80 × 190/210 cm	Wärmeproduzierend, wärmestauend, schweißtreibend	S. o. Lendenwickel, Adipositas	Salz, Essig
Dreiviertelpackung (Achselhöhle–Zehen) 180 × 180/200 cm	Schweißtreibend	S. o. Lendenwickel, Adipositas	Salz, Essig
Ganzpackung (Hals–Zehen) 190 × 230 cm	Schweißtreibend	S. o. Lendenwickel, Adipositas	Salz, Essig
Beinwickel (Oberschenkel/Leistenbeuge–Zehen) 80 × 100/130 cm	Wärmeentzug, wärmeproduzierend	Varikosis, Phlebitis, Verbesserung der Trophik, ödematöse Schwellungen, akute Verletzungen	Quark, Retterspitz, Lehm, Ackerschachtelhalm
Wadenwickel 40 × 80 cm	Wärmeentzug, Serienwickel	Fieber, Phlebitis, Varikosis, akute Verletzungen	–
Fußwickel (Zehen–Unterschenkel) 80 × 80 cm	Wärmeentzug, Serienwickel	Akute lokale Traumen, chron. Beschwerden	Quark, Retterspitz, Lehm, Arnika
Gelenkwickel	Wärmeentzug, Serienwickel, wärmeproduzierend, wärmestauend	Akute lokale Traumen, chron. Beschwerden	Quark, Retterspitz, Lehm, Arnika
Handwickel (Finger–Unterarm) 60 × 60 cm	Wärmeentzug, Serienwickel	Akute lokale Traumen, chron. Beschwerden	Quark, Retterspitz, Lehm, Arnika
Armwickel (Finger–Achsel/Oberarm) 60 × 90 cm	Wärmeentzug, Serienwickel, wärmeproduzierend	Akute Traumen, chron. Beschwerden	Quark, Retterspitz, Lehm, Arnika

*Die Größenangaben der Wickeltücher richten sich nach den Angaben von Kneipp. Dabei ist jedoch zu beachten, dass die Menschen heutzutage durchschnittlich etwas größer sind, deshalb empfiehlt es sich, größere Wickeltücher vorrätig zu haben.

Spezielle Wickel

Dampfkompresse Ein Leinentuch so falten, dass die zu behandelnde Körperfläche bedeckt werden kann, das Tuch mithilfe eines Holzlöffels, einer Grill- oder Holzzange in kochendes Wasser tauchen, die Kompresse aus dem Wasser nehmen, sehr gut auswringen, etwas ausdampfen lassen und in ein weiteres Tuch einschlagen. Ggf. während der Anlage einige Tropfen ätherisches Öl auf die Kompresse träufeln. Die Wärme wird länger gehalten, wenn man auf das Zwischentuch ein Gummi legt. Eine abgewandelte Form diese Anwendung sind heiße Tücher.

! Dem Patienten mit der heißen Kompresse keine Verbrennungen zufügen.

Senfwickel (v. a. Brustwickel oder Fußbad) 125 g oder 2–4 EL schwarzes Senfmehl in ½ l kaltem Wasser 10–15 Min. quellen lassen, Behälter mit einem Handtuch abdecken. In der Zwischenzeit den Brustwickel vorbereiten und dem Patienten einen mit Creme versehenen Wattebausch auf die Brustwarzen legen. Waschlappen mit Reinigungswasser vorbereiten. Einen weiteren ½ l Wasser zum Kochen bringen, kurz abkühlen lassen und in die Senfmasse gießen (Vorsicht: nicht die Dämpfe einatmen). Das Leinentuch vollständig in die Senfmasse tauchen. Das Tuch herausholen, gut auswringen und auf das Zwischentuch legen. Der Patient legt sich auf das Tuch. Darauf achten, dass das Tuch so weit abkühlt, dass sich der Patient darauflegen kann. Ggf. ein kleines Tuch in den Ausschnitt legen, um den Patienten vor den intensiven Senfdämpfen zu schützen. Den Patienten über die zu erwartende Wirkung aufklären (zuerst entsteht ein Brennen, das in ein Wärmegefühl übergeht und mit einem heftigen Brennen endet). Wickel abnehmen. Die Anlagezeit richtet sich nach dem Empfinden des Patienten (5–20 Min.). Das Senfmehl wirkt sehr stark auf die Haut (Reizung und Rötung), deshalb die Haut während der Anlage kontrollieren. Anschließend Senf von der Haut waschen, den Patienten mind. 30 Min. nachruhen lassen und die Haut mit einer Creme pflegen. Senfmehl kann auch für ein Fußbad verwendet werden (Wasser 35°–38 °C, Anwendungszeit 10–15 Min., anschließend die Füße abwaschen und warme Socken anziehen).

Heusack (Fertigprodukt) Den Heusack in einem Topf über Wasserdampf ca. 20 Min. erhitzen, dadurch erhält er eine feuchte, sehr intensive Wärme. Alternativ Heusack im Backofen erhitzen (zusätzlich eine Schale Wasser in den Backofen stellen, damit er nicht zu trocken wird). Heusack mit einem Wickel (s. o.) anlegen. Anwendung als Bauchauflage oder Lendenauflage. Liegezeit: mind. 20–30 Min., solange es für den Patienten warm und angenehm ist. Nachruhen nicht vergessen. Wirkung: spasmuslösend, schmerzreduzierend, durchblutungsfördernd, tonussenkend, entspannend.

Quarkwickel Quark fingerdick auf das Innentuch des Wickels streichen und den betroffenen Körperteil damit einschlagen. Alternativ den Quark direkt auf die Haut streichen und Körperteil fest in ein Tuch schlagen. Quark entfernen, sobald er eingetrocknet ist, und durch eine neue Lage ersetzen. Wirkung: Quark eignet sich sehr gut zum Entzug von Wärme (▶ 3.4.1).

Wickel mit Salz- und Essigwasser Das innere Therapietuch wird mit den Zusätzen getränkt. Salz und Essig wirken reizverstärkend und werden bei wärmeproduzierenden und schweißtreibenden Wickeln verwendet. Sie wirken außerdem reinigend und entzündungshemmend.

Kartoffelkompresse 500 g Kartoffeln abkochen, zusammendrücken und in ein Baumwoll- oder Leinentuch einschlagen. Nach sorgfältiger Temperaturprüfung das eingeschlagene Kartoffelpäckchen auf die zu behandelnde Körperregion auflegen und mit dem Zwischentuch und dem Wolltuch fixieren. Nach der Anwendung kann die Haut zur Pflege z. B. mit Olivenöl eingerieben werden. Wirkung: Aufgrund der hohen Wärmespeicherkapazität der Kartoffeln kommt es zu einer lokalen, intensiven, tiefen Durchwärmung und Entspannung des behandelten Bereichs. Liegezeit: 30 Min., max. 90 Min. (solange es als warm empfunden wird). Indikationen: Atemwegserkrankungen (als Brustwickel), Blasen- und Nierenerkrankungen (als Bauchauflage).

! Die Kartoffelkompresse darf erst aufgelegt werden, wenn sie so weit abgekühlt ist, dass es zu keiner Verbrennung kommt.

3.3.2 Heiße Rolle

Die Heiße Rolle ist eine örtlich begrenzte **Hitze**anwendung.

Wirkung

Es kommt wie bei der Anwendung mit Kälte zuerst zu einer Vasokonstriktion, dann zu einer Vasodilatation und reaktiv zu einer Hyperämie. Die Heiße Rolle kann als Segmenttherapie eingesetzt werden (ähnlich wie die Bindegewebsmassage, ▶ 5).

- Anregung des Stoffwechsels, Mehrdurchblutung, Verbesserung der Trophik
- Entspannung der Muskulatur
- Bronchodilatatorisch, sekretolytisch
- Schmerzreduzierend, entkrampfend
- Tiefenerwärmung der behandelten Region
- Vegetativ entspannend
- Förderung des Lymphabflusses

Material

- 3 bis 4 Baumwollhandtücher (möglichst gleiche Größe, nicht zu dick/flauschig, kein synthetisches Material)
- ¾–1 l Wasser zum Kochen bringen, kurz abkühlen lassen
- Behälter zur Ablage der nassen Handtücher
- Decke
- Lagerungsmaterial

Herstellung

- 2 bis 3 Handtücher längs falten.
- Die ersten beiden Handtücher zu einer trichterförmigen, festen Rolle aufwickeln. Das dritte Tuch normal weiterwickeln.
- Das heiße Wasser in den Trichter füllen (2–3 cm oberhalb der Trichterspitze sollten trocken bleiben).
- Das 4. Handtuch als Hülle (Bonbon) um die Rolle legen.

! Die Handtücher müssen sehr fest gewickelt werden, damit die Rolle beim Befüllen nicht zu weich (schlecht abrollbar) wird.

Techniken

- Tupfen (am oberflächlichsten)
- Rollen oder walken (▶ Abb. 3.8)
- Verschieben der verschiedenen Schichten (am intensivsten)

Durchführung

- Zeit für die Ausführung: ca. 15–30 Min. je nach Anzahl der Handtücher.
- Immer zuerst tupfen, erst dann rollen und verschieben.
- Eine saubere Gegenrolle bilden.
- Während der Anwendung den Patienten immer wieder nach der empfundenen Temperatur fragen.
- Zwei Drittel des letzten Handtuchs auf den behandelten Körperabschnitt legen und mit sanftem flächigem Druck der Hände nacharbeiten. Wird das Handtuch als kühl oder kalt empfunden, entfernen und durch ein trockenes ersetzen.
- Empfindliche Haut evtl. vorher eincremen.
- Zugedeckt 15–30 Min. nachruhen lassen.

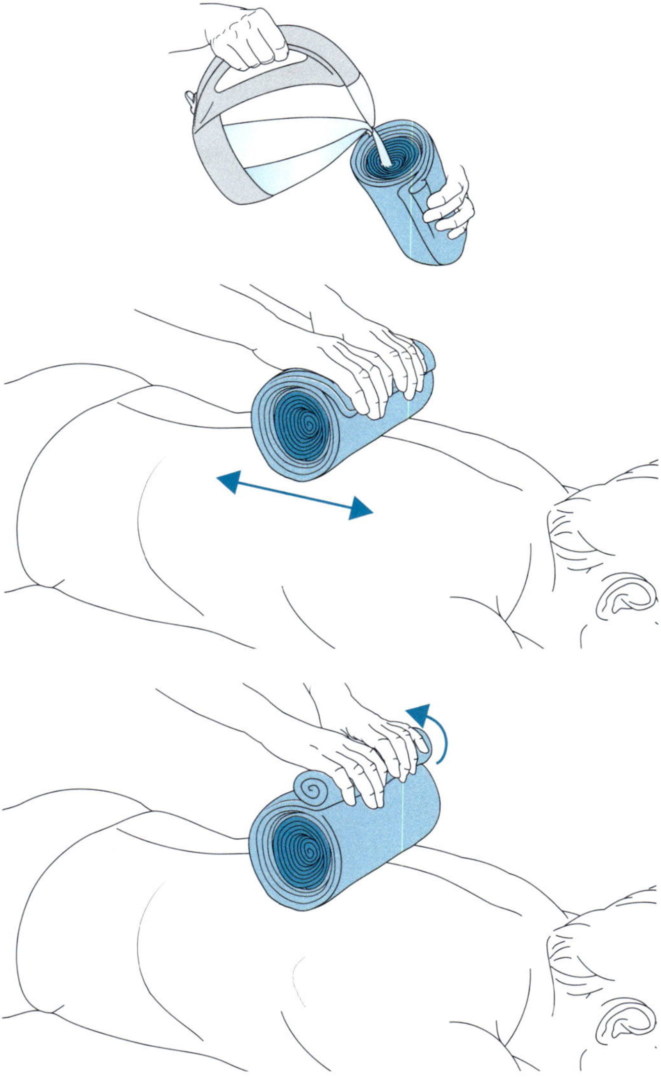

Abb. 3.8 Gerollte Heiße Rolle mit Trichter. An der Seite mit der Kleinfingerseite und oben mit der Daumenseite greifen, sodass man gleichzeitig die erkalteten Anteile abwickeln kann (Gegenrolle). [L234]

! Das Handtuch darf bei der Durchführung wegen Verbrennungsgefahr nicht zu lange auf einer Stelle der Haut bleiben.

Die Heiße Rolle an der Seite mit der Kleinfingerseite und oben mit der Daumenseite greifen, sodass man gleichzeitig die erkalteten Anteile abwickeln kann, um die Gegenrolle zu bilden, ohne dabei die Rolle auf dem Patienten oder der Liege ablegen zu müssen. Dieser Griff hilft auch während der Anwendung, die Rolle jederzeit von der Haut zu entfernen, sollte es für den Patienten zu heiß werden (▶ Abb. 3.8).

Vorteile der Heißen Rolle

- Gute Dosierbarkeit
- Individuelle Anwendung
- Gute Verträglichkeit (besonders geeignet, wenn großflächige Wärmepackungen das Herz-Kreislauf-Systems überlasten)
- Feuchte Hitze, die durch die Kombination mit der hohen Temperatur und der Feuchtigkeit intensiv in der Wirkung ist
- Intensive örtliche Hitzezufuhr
- Erhalt des Hauttonus (durch Verdunstungskälte)

Kontraindikationen

- Fiebrige Erkrankungen
- Akute Entzündungen, entzündliche Schubphasen
- Krampfadern
- Starker Bluthochdruck
- Hauterkrankungen im Behandlungsareal
- Schwere periphere arterielle Durchblutungsstörungen (pAVK)
- Akute Verletzungen
- Dekompensierte Herzinsuffizienz

3.3.3 Bäder

Definition Balneotherapie

„Balaneion" ist das griechische Wort für „Bad" oder „Badeanstalt". Die Balneotherapie ist die Anwendung von natürlichen ortsgebunden Heilquellen, Heilgasen, Heilschlämmen in Form von Bädern, Inhalationen und Trinkkuren.

Heute besteht auch die Möglichkeit, einige der natürlich vorkommenden Heilmittel herzustellen und durch künstliche Zusätze zu ersetzen.

In der Balneotherapie werden Vollbäder und Teilbäder (mit unterschiedlichen Anwendungsarten) unterschieden.

Zusätzlich werden die Bäder unterteilt in:

- Bäder mit überwiegend thermischer Wirkung
- Bäder mit Zusätzen
- Bäder mit zusätzlich mechanischer Wirkung
- Elektrotherapeutische Bäder

Im Folgenden werden Bäder mit überwiegend thermischer Wirkung besprochen:

- Wechselteilbäder
- Kalte Tauchbäder
- Temperaturansteigende Teilbäder
- Warme Bäder

Warnhinweise, Kontraindikationen

Warnhinweise

- Auf die allgemeine Verfassung des Patienten achten (insbes. bei Vollbädern)
- Evtl. Rücksprache mit dem Arzt (medizinische Einschätzung z. B. bei Patienten mit Herzinsuffizienz oder Bluthochdruck, nach einem Herzinfarkt oder einer Thrombose)

Kontraindikationen

- Fieberhafte und infektiöse Erkrankungen
- Frischer Herzinfarkt, Herzinsuffizienzen ab Stadium III (NYHA), hochgradige Koronarinsuffizienz, instabile Angina pectoris
- Mittelschwere bis schwere Hypertonie:
  - Mittelschwere Hypertonie (160/179 mmHg systolisch bis 100/109 mmHg)
  - Schwere Hypertonie (≥ 180/110 mmHg)
- Krampfleiden
- Thrombose
- Phlebitis
- Respiratorische Insuffizienz
- Periphere arterielle Verschlusskrankheit (pAVK III/IV)
- Aneurysma
- Abklären: Varizen (je nach Art des Bades), Polyneuropathie, offene Wunden

3

Wechselteilbäder

Anwendung als Fuß-, Unterschenkel- oder Armbad, ggf. auch als Sitzbad. Die Reizwirkung ist deutlich und kräftig.

Wirkung

- Anregung des Stoffwechsels, Abtransport von Stoffwechselendprodukten
- Zirkulationstraining für das Herz-Kreislauf-System
- Blutdruck und Vegetativum regulierend
- Linderung funktioneller Darmbeschwerden

Durchführung

- In der Regel 2 bis 3 Wdh., nach Eingewöhnung zur Steigerung der Wirkung sind auch mehr Wechsel (4–5) möglich.
- Mit warmem Wasser (ca. 36–38 °C) beginnen, mit kaltem Wasser (ca. 16–18 °C) aufhören.
- Gesamtbadedauer: 10–15 Min. und 20–25 Min.
  - Badedauer im warmen Wasser: zwischen 3–6–10 Min wählen, je nach Intensität oder Zeit, die zur Verfügung steht. Wichtig ist, dass der Warmreiz etwa 10-mal länger sein soll als der Kaltreiz.
  - Im kalten Wasser: 10–30 Sek. oder bis der Kälteschmerz einsetzt.
- Temperaturdifferenz zwischen warmem und kaltem Wasser: zwischen 12 und 20 °C.

! Dosierung (Temperaturdifferenz) und Anwendungszeit richten sich ausschließlich nach den Möglichkeiten des Patienten. Auch hier sind Varianten nach oben und unten möglich.

- Im Anschluss den behandelten Körperteil abtrocknen. Der Patient sollte entweder nachruhen oder sich aktiv bewegen.
- Zusätze für das warme Wasser: Fichtennadel, Kamille, Heublumen, Zinnkraut, Salze, Senfmehl, Arnika.

Kalte Bäder

Kalte Bäder werden i. d. R. als Teilbäder angewendet, können aber auch als Vollbad genutzt werden.

- Wassertemperatur: bis zu 18 °C (je nach Empfinden des Patienten), ggf. anfangs höhere Temperatur wählen und bei den nächsten Anwendungen reduzieren.

! Die Grundregeln für die Kaltanwendungen müssen unbedingt beachtet werden (▶ 3.1.2).

! Patient und Raum müssen warm sein.

! Die Anwendungszeit liegt im Sekundenbereich. Nach der Anwendung ist auf eine rasche Wiedererwärmung des Patienten zu achten.

Wirkung

- Steigerung des Blutdrucks und der Arbeit des Herzens (Vasokonstriktion → Vasodilatation)
- Steigerung der Durchblutung und des Stoffwechsels (Abtransport von Stoffwechselendprodukten)
- Anregend und ableitend
- Schmerzlindernd (Kopfschmerzen, Migräne)
- Reizmildernd bei Allergien (z. B. Augenbad bei Heuschnupfen)
- Immunstimulierend bei regelmäßiger Anwendung

Anwendungsformen

Kaltes Fußbad Wasser wird bis zur Höhe der Wade in die Wanne gefüllt (gute Alternative: Wassertreten, ▶ 3.3.6). Wirkungen: lokal auffrischend bei müden und geschwollenen Beinen (v. a. im Sommer), anregend auf die Zirkulation der Becken- und anderen Organsysteme (Gefäßsystem, Herz-Kreislauf-System oder bei regelmäßiger Anwendung auf das vegetative Nervensystem), entspannend vor dem Schlafengehen (nach dem Fußbad Wasser nur abstreifen und mit den noch feuchten Beinen ins Bett legen).

Kaltes Armbad Im Sitzen und im Stehen durchführbar (auf eine funktionelle und bequeme Höhe achten). Wanne mit kaltem Wasser füllen, beide Arme bis über den Ellenbogen einführen, ggf. das Wasser mit den Händen am Oberarm hochstreichen (Anstieg der Pulsfrequenz). Wirkungen: durchblutungsfördernd (Arme, Herz, Lunge), erfrischend bei Abgeschlagenheit.

Kaltes Sitzbad 30–40 cm Wasser in eine Wanne (evtl. Sitzbadewanne) füllen. Anwendungszeit im Sekundenbereich (anfangs 6 Sek., Steigerung auf 20 Sek.), max. 2 bis 3 Anwendungen pro Woche, da der Reiz sehr intensiv ist. Der Körper sollte bei der Anwendung warm bleiben. Anschließend den Patienten unbedingt nachruhen lassen. Wirkungen: bei Verdauungsbeschwerden, Aktivierung der Unterleibsorgane, Linderung von Wechseljahresbeschwerden, bei Schlafstörungen (nach Kneipp).

! Kontraindikationen: akute Blasen- und Nierenentzündung, extrem kalte Füße, Neigung zu Gefäßspasmen der unteren Extremität, Diarrhö, Entzündungen und Blutungen in Darm und Unterleib

Kaltes Halbbad Wasser bis zur Höhe des Unterleibs (max. bis zum Magen oder Bauchnabel) in eine Badewanne oder ein geeignetes Gefäß füllen. Die Anwendungszeit ist sehr kurz, da der Reiz sehr intensiv ist. Auf die anschließende Wiedererwärmung achten. Wirkungen: Abhärtung und Stärkung des Immunsystems, Aktivierung bei Erschöpfung, Aktivierung der Unterleibsorgane.

! Kontraindikationen: akute Blasen- und Nierenentzündung, extrem kalte Füße, Neigung zu Gefäßspasmen der unteren Extremität, Diarrhö, Entzündungen und Blutungen in Darm und Unterleib

Kaltes Vollbad Aufgrund der Großflächigkeit ist das kalte Vollbad die intensivste Anwendung (selten) der Balneotherapie und darf nur nach vorheriger vollständiger Erwärmung durchgeführt werden. Wirkung: vergleichbar mit dem kalten Tauchbad nach einem Saunabesuch.

Kaltes Augenbad Das Gesicht in kaltes Wasser tauchen, dabei mehrmals die Augen öffnen und bewegen. Gesicht aus dem Wasser nehmen, Wasser abstreichen, ca. 1 Min. warten, Vorgang wiederholen (3–5-mal). Wirkungen: lindernd bei Juckreiz (bei juckenden und geschwollenen Augen, z. B. bei Allergien, Vorgang bis zum Abklingen des Juckreizes wiederholen), bei angestrengten, müden oder sehr trockenen Augen.

Kaltes Gesichtsbad Durchführung wie Augenbad (s. o.), jedoch die Augen geschlossen halten. Wirkungen: Förderung der Hautdurchblutung, bei Kopfschmerzen (Wirkung wie Gesichtsguss, ▶ 3.3.4), erfrischend, belebend.

Temperaturansteigende Bäder

Die Wassertemperatur steigt während der Anwendung langsam und möglichst gleichmäßig an. Temperaturansteigende Bäder werden als Armbad, Fuß- oder Unterschenkelbad oder als knöchelhohes Fußbad durchgeführt.

Wirkung

- Mehrdurchblutung (lokal und systemisch)
- Segmentale Wirkung auf andere Organsysteme (nur bei längerer Anwendungszeit von 20–25 Min.)

Durchführung

- Beginn im indifferenten Temperaturbereich (in Anlehnung an die Hauttemperatur von ca. 33° bis 35 °C), graduelle Steigerung bis auf etwa 42–43 °C, bei moderater Anwendung (z. B. bei Vorerkrankungen, die keine höheren Temperaturen zulassen) nur bis ca. 39 °C.
- Anstiegszeit: ca. 20–25 Min., die Endtemperatur ca. 5 Minuten belassen. Bei kürzerer Anwendungszeit den Temperaturanstieg anpassen.

Indikationen

- Erkältungskrankheiten im Anfangsstadium
- Nasennebenhöhlen- und Stirnhöhlenentzündungen
- Menstruationsbeschwerden
- Harnwegsinfektionen
- Chronisch kalte Füße
- Rheumatische Erkrankungen (nicht akut-entzündlich)
- Leichte bis mittelgradige Durchblutungsstörungen
- Gefäßbedingte Kopfschmerzen
- Regulation des Blutdrucks

Unerwünschte Reaktionen

Kreislaufbelastung, Beklemmungsgefühle, Hyperventilation, orthostatische Dysregulation nicht nur beim Aufstehen, Unwohlsein, Schwäche.

Warme Bäder

Warme Bäder mit einer Temperatur zwischen 32 und 37 °C können für alle Körperregionen, aber auch als Vollbad durchgeführt werden. Als Zusätze kommen ortsgebundene Heilmittel (Balneotherapie) oder andere Badezusätze infrage.

Wirkung

Das warme Bad führt zu einer Mehrdurchblutung und Entspannung. Die Wirkung kann durch die Auswahl der Badezusätze wie Kohlensäure, Moor, Salz oder Schwefel modifiziert werden.

Kohlensäure-(CO_2-)Bad Erweitert die Blutgefäße, fördert die arterielle Durchblutung und Mikrozirkulation, senkt den Blutdruck. Kohlenstoffdioxid (CO_2) dringt leicht in die Haut ein und bewirkt eine Öffnung der Kapillaren. Wassertemperatur nur 32°–35 °C, da sich die Temperatur im CO_2-Bad wärmer anfühlt. CO_2 ist schwerer als Luft und bleibt beim Entweichen in der Wanne, deshalb beim Vollbad den Kopf deutlich über dem Wannenrand halten. Während des Bades möglichst wenig bewegen, damit das CO_2 nicht entweicht.

3

Moorbad S. u. Peloide, Fango (▶ 3.3.6).

Solebad (Salzbad) Präparate, Inhaltstoffe und Wirkungsweisen ▶ Tab. 3.6. Nach dem Bad sollte der Patient das Salz nicht gleich abduschen; nachruhen.

Schwefelbäder Präparate, Inhaltstoffe und Wirkungsweisen ▶ Tab. 3.6.

! Schwefelbäder sind sehr aggressiv, deshalb unbedingt die Dosierungsempfehlungen der Präparate beachten. Badezeit nicht länger als 10–20 Min.

Weitere Zusätze für Bäder ▶ Tab. 3.6.

Unterwasserdruckstrahlmassage (UWM)

Die UWM ist eine großflächige Behandlung des Körpers und der Muskulatur in einer speziellen Wanne mithilfe eines regulierbaren Düsenstrahls unter gleichzeitiger Ausnutzung der physikalischen Eigenschaften des Wassers (Temperatur, Auftrieb, hydrostatischer Druck, ▶ 3.1.4).

Material

- Spezialwanne (Fassungsvermögen mind. 600 l), Druck- und Temperaturmessanlage
- Düsenarten: mit runden Öffnungen (Durchmesser 4–12 mm), siebförmige Düsen bzw. Weichstrahldüsen, Rotations- bzw. Wirbeldüsen

Durchführung

- Druck: 0,5–2,5 bar.

! Ventral (ca. 0,5–1 bar) wird weniger Druck vertragen als dorsal (ca. 1,5–2,5 bar).

- Der Druck, der auf den Körper trifft, entspricht nicht dem gemessenen Druck (Wasser bremst).
- Abstand der Düse zum Körper: ca. 10–15 cm.
- Winkel, in dem der Wasserdruckstrahl auf den Körper trifft: 45° und 90° bei ständig kreisenden Bewegungen.

! Die Düse nicht direkt auf Austrittstellen der Nerven an der WS halten.

Wirkung
- Detonisierend
- Entspannend
- Schmerzlindernd
- Anregung des Gewebsstoffwechsels
- Verklebungen lösend
- Segmentale Beeinflussung (bei segmentbezogener Anwendung)

Indikationen
- Erkrankungen des Bewegungsapparats
- Verspannungen und daraus resultierende Beschwerden
- Rheumatische Beschwerden

Kontraindikationen
- Varizen
- Blutungsneigung
- Bösartige Tumorerkrankungen
- Sensible Haut (v. a. bei älteren Patienten)

Siehe auch Kontraindikationen beim Vollbad (▶ 3.1.4).

> Die UWM ist eine sehr wirksame, aber auch eine den Körper sehr belastende Anwendung, deshalb ist darauf zu achten, dass der Patient nach der Behandlung ruht. Bei älteren Patienten ist generell mit dem Arzt abzuklären, ob die UWM durchgeführt werden darf, da es eine sehr belastende Anwendung für den Organismus ist (Herz-Kreislauf, Blutdruck).

3.3.4 Kneipp-Güsse

Unter einem Kneipp-Guss wird ein gebundener, druckloser Wasserstrahl verstanden, der sich beim Auftreffen auf den Körper wie ein Wassermantel um die begossene Extremität herumlegt. Kneipp-Güsse beruhen auf dem Prinzip des Einschleichens, bei gleichbleibender Wassertemperatur wird nach und nach eine größere Hautfläche begossen.
In der Regel werden die einfach anzuwendenden, fast drucklosen Flachgüsse angewendet.

Flachgüsse

Einteilung
- **Einfacher Guss:** Die Temperatur ändert sich während des Gusses nicht. Er wird vorwiegend kalt, temperiert oder selten warm angewendet.
- **Wechselguss:** Der Temperaturverlauf ist warm–kalt, warm–kalt. Beim Warmanteil wird deutlich länger (3–4-mal länger als der Kaltanteil) verweilt.
- **Überwärmungsguss:** Die Temperatur steigt im Verlauf einiger Minuten von indifferent zu sehr heiß an.
- **Abguss nach einem Bad:** Der durch das vorangegangene Bad erwärmte Körperteil wird indifferent begossen.

Durchführung
- Schlauch senkrecht nach oben halten, das Wasser soll etwa handbreit daraus hervorsprudeln (zur Erkennung, ob der Wasserdruck stimmt).

- Schlauch zwischen Daumen, Zeige- und Mittelfinger wie einen Stift halten (Federhalterstellung) und nah an den Körper heranführen (Abstand ca. 5–10 cm).
- Guss an der rechten Körperperipherie beginnen und langsam zentralwärts ansteigen lassen.
- Aufsteigen des Wasserstrahls langsam, Absteigen etwas schneller.
- Wassertemperatur: bei sehr kälteempfindlichen Personen mit leicht temperiertem Wasser (19–22 °C) beginnen, nach Eingewöhnung zu kalten Güssen übergehen. Bei weniger empfindlichen oder trainierten Personen kann man mit kaltem Wasser (16–18 °C) arbeiten.
- **Verstärkung des Gusses** ist möglich durch einen Wechsel von der linken zur rechten Seite und zurück und direkt abwärts.

! Verfärbt sich die Haut livide, Guss abbrechen.

- Günstigste Zeit für Güsse: morgens zwischen 7 und 9 Uhr, nachmittags zwischen 15 und 16 Uhr.

Wechselguss: erst warm, dann kalt gießen (Warmanteil langsamer/länger), 2 × wechseln, immer kalt aufhören.

Wirkung

- Mehrdurchblutung der Körperdecke, dadurch Anregung des Gesamtkreislaufs
- Blutdruck und Herztätigkeit regulierend
- Umstimmende Wirkung auf das Nervensystem
- Reflektorische Einflussnahme auf die inneren Organe
- Abhärtend, immunstärkend

Kontraindikationen

Untere Extremität

- Kältegefühl, kalte Füße (vorher anwärmen)
- Schlechter Allgemeinzustand
- Erkältung, Fieber
- Blasen- und Nierenerkrankungen und -entzündungen
- Durchblutungsstörungen (pAVK Grad III/IV)
- Angiospastische Durchblutungsstörungen (M. Raynaud bei Rücken-/Vollguss)
- Angina pectoris, Koronarsklerose (Bei größeren Güssen wie Rücken- oder Vollguss, evtl. auch Unterguss: Gefahr, dass die Gefäße nicht mehr anpassungsfähig und elastisch genug sind, um bei großen Güssen und damit auch großen Reizen adäquat reagieren zu können.)

Obere Extremität und Gesicht

- Kältegefühl, kalte Füße (vorher anwärmen)
- Schlechter Allgemeinzustand
- Erkältung, Fieber
- Akute Stirnhöhlen- und Nebenhöhlenerkrankungen (kein Gesichtsguss!)
- Durchblutungsstörungen (pAVK Grad III/IV)
- Angiospastische Durchblutungsstörungen (M. Raynaud)
- Angina pectoris
- Koronarsklerose

Knieguss

▶ Abb. 3.9

Der Patient entblößt nur Knie und Unterschenkel. Kalte Füße vorwärmen.

- **Rückseite rechtes Bein (Kleinzehenseite):** vom lateralen Unterschenkel bis kurz über die Kniekehle → 5 Sek. mit leichten Bewegungen verweilen → am medialen Unterschenkel abwärts bis zur Ferse.
- **Linkes Bein:** wie rechtes Bein, dann von der linken Kniekehle zur rechten wechseln → kurz verweilen und zurück → wieder abwärts bis zur Ferse.
- **Vorderseite rechtes Bein (Kleinzehenseite):** lateraler Unterschenkel bis oberhalb der Patella → verweilen → am medialen Unterschenkel abwärts zur Ferse.
- **Linkes Bein:** wie rechtes Bein → am Knie wieder zur rechten Seite wechseln → abwärts zur Ferse.
- Zum Abschluss beide Fußsohlen begießen.

Der Guss dauert ca. 40 Sek. Danach sollte es zu einer gleichmäßigen Hautrötung und Wiedererwärmung kommen. Das Wasser wird nach Kneipp abgestreift und nicht abgetrocknet.

Wechselknieguss Ausführung wie Knieguss, jedoch kein Überwechseln. Die Fußsohlen werden erst beim letzten Durchgang begossen.

Wirkungsweise, Indikationen Durchblutungsanregung (sekundäre Wirkung auf Becken- und Bauchorgane), chronisch kalte Füße, Stauungszustände, geschwollene Beine, Störungen des Lymphabflusses, Venenschwäche, gefäßbedingte Kopfschmerzen.

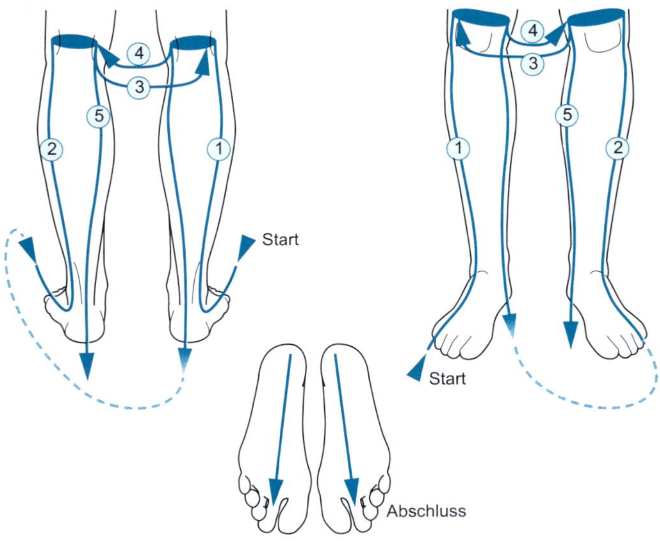

Abb. 3.9 Strichführung Knieguss [L234]

Warnhinweise, Kontraindikationen S. o. Flachgüsse (untere Extremität).

Schenkelguss

▶ Abb. 3.10

Der Oberkörper bleibt bekleidet. Kalte Füße vorwärmen.

- **Rückseite rechtes Bein:** vom lateralen Fußrand bis zum Gesäß/unterhalb Beckenkamm → 5 Sek. verweilen → an der medialen Seite des Beins abwärts zur Ferse.
- **Linkes Bein:** wie rechts nach oben bis zum Gesäßmuskel/unterhalb Beckenkamm → 5 Sek. verweilen → in leichtem Abwärtsbogen zur rechten Seite überwechseln → wieder nach links wechseln → medial absteigen bis zur Ferse.
- **Vorderseite rechtes Bein:** vom lateralen Fußrand nach oben bis zur Leistenbeuge → kurz verweilen → medial bis zur Ferse absteigen.

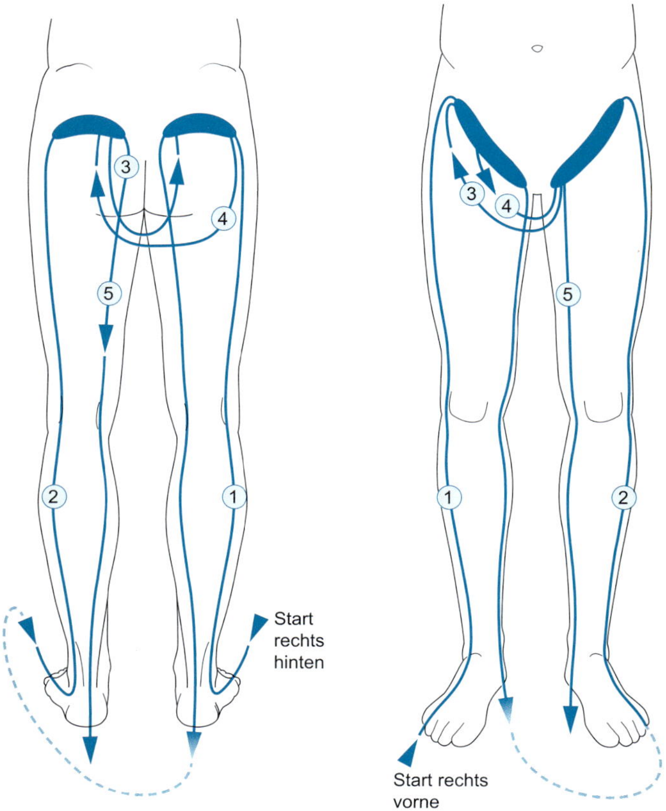

Abb. 3.10 Strichführung Schenkelguss [L234]

- **Linkes Bein:** wie rechts nach oben bis zur Leistenbeuge → im Abwärtsbogen zur rechten Seite wechseln → kurz verweilen → wieder zurück → in den Leistenbeugen kurz verweilen → auf der Innenseite absteigen.
- Zum Abschluss beide Fußsohlen begießen.

Wechselschenkelguss Ausführung wie Schenkelguss, jedoch kein Überwechseln, Warmanteil deutlich länger als Kaltanteil. Die Füße werden nur beim letzten Durchgang begossen.

Wirkungsweisen, Indikationen Zirkulationsanregung im ganzen Bein mit Einfluss auf die Beckenorgane, Krampfadern, niedriger Blutdruck, Stauungszustände, rheumatische Beschwerden, Parästhesien, Durchblutungsstörungen, schlaffe Lähmungen.

Warnhinweise, Kontraindikationen S. o. Flachgüsse (untere Extremität).

Unterguss

▶ Abb. 3.11

Der Oberkörper muss entkleidet werden, da der Guss hinten bis zum Schulterblatt und vorne bis zu den Rippenbögen geht. Der Unterguss ist eine Erweiterung des Schenkelgusses (s. o.).

- **Rückseite rechtes Bein:** wie beim Schenkelguss bis zum Beckenkamm gießen → Strahl weiter nach oben führen bis unter das rechte Schulterblatt → verweilen → rechts neben der WS gerade absteigen bis zur Ferse.
- **Rückseite linkes Bein:** wie rechts vom lateralen Fußrand über den Beckenkamm bis zum unteren Schulterblattwinkel aufsteigen → verweilen → nach rechts überwechseln → kurz verweilen → nach links zurück → kurz verweilen → seitlich der WS abwärts zur Ferse.
- **Vorderseite rechtes Bein:** vom lateralen Fußrand bis zum unteren Rippenbogen → kurz verweilen → über die Mitte absteigen bis zur Ferse.
- **Vorderseite linkes Bein:** wie rechts nach oben bis zum Rippenbogen → kurz verweilen → zum rechten Rippenbogen überwechseln → verweilen → zurück zum linken Rippenbogen → verweilen → im Uhrzeigersinn (Dickdarmverlauf) Leibspirale ausführen (rechter Bauch nach kranial/oben arbeiten, Pars ascendens; links nach kaudal/unten gießen, Pars descendens) → über die linke Beininnenseite absteigen bis zur Ferse.
- Zum Abschluss beide Fußsohlen begießen.

Wechselunterguss Ausführung wie Unterguss, jedoch kein Überwechseln. Warmanteil deutlich länger als Kaltanteil. Leibspirale und Begießen der Füße nur beim letzten Durchgang.

Wirkungsweisen, Indikationen S. o. Knie- und Schenkelguss.

Warnhinweise, Kontraindikationen S. o. Flachgüsse (untere Extremität).

Rückenguss

▶ Abb. 3.12

Zur Vorbereitung sollten andere kleinere Güsse (Knieguss, Schenkelguss, Unterguss, Armguss) durchgeführt werden. Dies dient der Gewöhnung und Anpassung der Organ- und Gefäßsysteme.

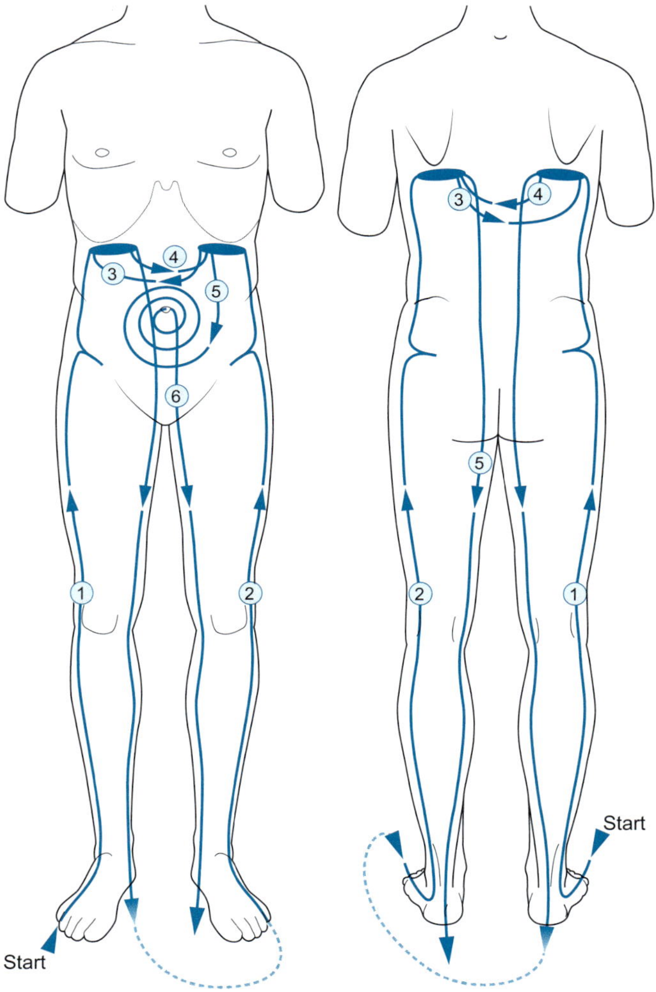

Abb. 3.11 Strichführung Unterguss [L234]

- **Vorgießen der Beine:** vom lateralen Fußrand bis zur Hüfte aufsteigen und wieder absteigen → links ebenfalls nach oben bis zum Gesäß und zum rechten Arm (oder hinunter und am rechten Arm neu ansetzen). Dem Patienten vor dem Guss Wasser zur Vorkühlung von Herzgegend und Stirn in die Hand geben. Zur Gewöhnung kurz den Rücken abwaschen.

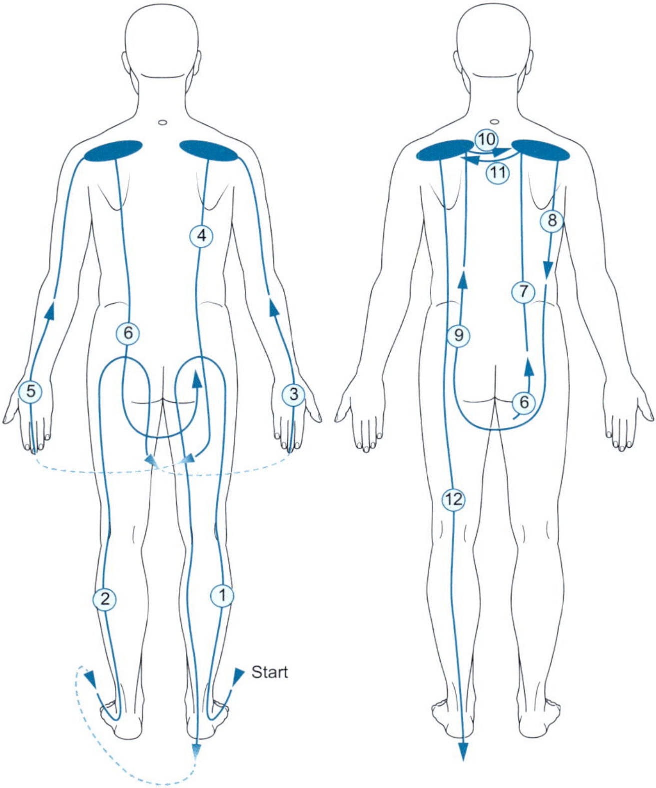

Abb. 3.12 Strichführung Rückenguss [L234]

- **Rückseite rechter Arm:** über die Schulter zum rechten Schulterblatt (Schlauch in Kletterhaltung) → auf dem Schulterblatt verweilen (Wasser darf nicht nach vorne fließen) → über die rechte Rückenmitte abwärts bis unter das Gesäß → überwechseln zum linken Arm.
- **Rückseite linker Arm:** über die Schulter bis zum linken Schulterblatt → verweilen → über die linke Rückenmitte abwärts bis zum Gesäß → Wechsel nach rechts → paravertebral aufsteigen bis zum Schulterblatt → verweilen → wieder absteigen bis zum Gesäß → erneuter Wechsel nach links → paravertebral aufsteigen zur linken Schulter → Wechsel zur rechten Schulter und zurück → absteigen über den Rücken, die Innenseite des linken Beins bis zur Ferse.
- Zum Abschluss beide Fußsohlen begießen.

! Der Rückenguss kann ggf. auch im Sitzen durchgeführt werden, wenn Patienten nicht sicher oder länger stehen können.

Wirkungsweisen, Indikationen Anregung und Training von Atmungsfunktion und Kreislauf, allgemeine Durchblutungsförderung, Tonisierung der Rückenmuskeln, Auswurfförderung bei Asthmatikern im anfallsfreien Intervall.

Wechselrückenguss Ausführung wie Rückenguss, jedoch kein Überwechseln. Warmanteil deutlich länger als Kaltanteil. Füße werden nur beim letzten Durchgang begossen.

Warnhinweise, Kontraindikationen S. o. Flachgüsse.

Armguss

▶ Abb. 3.13

- **Ausgangsstellung (ASTE):** Stand vornübergebeugt. Sofern vorhanden, Gießbock verwenden, alternativ stützt sich der Patient mit der nicht-gegossenen Hand am Oberschenkel ab und lässt die begossene Seite (Arm) senkrecht herunterhängen. Wird die Skapula mitgegossen, diese etwas absenken, dabei den Schlauch beim Guss so drehen, dass das Wasser nicht den Rücken herunterläuft.
- **Rechter Arm:** an der Außenseite (Kleinfingerseite) nach oben bis zur Schulter (bzw. bis zur Skapula) → 5 Sek. verweilen → an der Innenseite des Arms wieder absteigen.
- **Linker Arm:** wie rechter Arm.
- Den Patienten ggf. dazu auffordern, den Arm mitzudrehen.

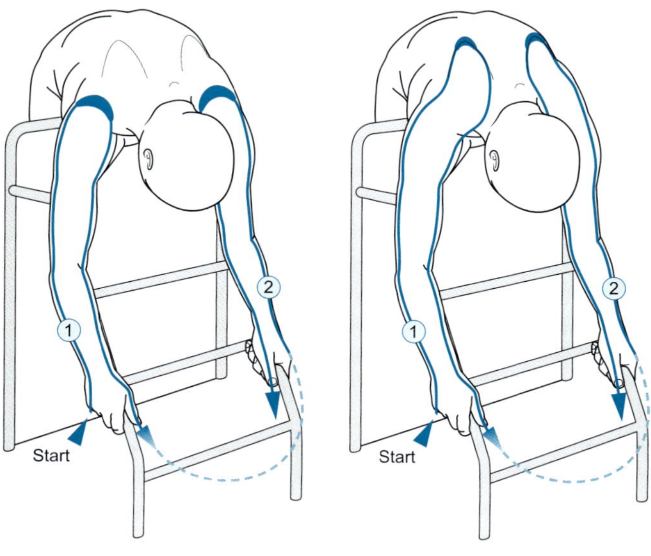

Abb. 3.13 Armguss unter Verwendung eines Gießbocks; im rechten Bild wird die Skapula mitgegossen. [L234]

Wechselarmguss Ausführung wie Armguss mit deutlich längerem Warmanteil.

Wirkungsweisen, Indikationen Regulationsstörungen der Handdurchblutung, Hypotonie, Kopfschmerzen, rheumatische Beschwerden, Angina pectoris ([lau-] warmes Wasser verwenden).

Warnhinweise, Kontraindikationen S. o. Flachgüsse (obere Extremität).

Oberguss

▶ Abb. 3.14

- **ASTE:** Patient beugt sich über den Gießbock und greift mit den Händen im unteren Bereich des Gießbocks an den dafür vorgesehenen Haltebereich des Rahmens. Beine, Becken und unterer Rücken (LWS) stehen hinter dem Gießbock. Kopf, Arme und Oberkörper befinden sich nach vorne gebeugt auf der Vorderseite des Gießbocks. Die HWS ist leicht überstreckt, Blickrichtung schräg nach vorne unten. Der Therapeut steht seitlich vor dem Patienten.
- **Alternative ASTE** (ohne Gießbock): Patient stützt die Hände auf die Oberschenkel. Beim Begießen des rechten Arms lässt er diesen seitlich herunterhängen (umgekehrt mit dem linken Arm). Oberkörper wird vorgeneigt, Rücken bleibt gerade. Zuerst werden die Arme, dann die Brust von vorne unten (Schlauch in Kletterhaltung) und zum Schluss der obere Rücken begossen. Evtl. ein Handtuch vorne in den Hosenbund stecken.
- **Rechter Arm:** von der rechten Handaußenseite (Kleinfingerseite) aufsteigen bis zur Schulter → an der Innenseite zurück bis zur Hand.
- **Linker Arm:** wie rechts.
- **Am linken Arm innen bis zur Brust** (Schlauch fast senkrecht in Kletterhaltung) → Strahl 3 × in Form einer liegenden Acht um die Brüste → auf Höhe der Klavikula 3 × hin und her wechseln → über den rechten Arm zurück.
- **Durch die rechte Achselhöhle zum rechten Rücken.** Schlauch wechselt in die linke Hand, die rechte Hand schützt den Nacken des Patienten. Das Wasser fließt Richtung HWS. Vom rechten seitlichen Thorax bis zum Rippenbogen → verweilen → zurück bis HWK 7. Links wie rechts. Zur Verstärkung die Wasserplatte über den Rücken fließen lassen.
- Der Strahl wird über die rechte Schulter, die Innenseite (Radialseite) des rechten Arms zur Hand geführt.

Wechseloberguss Ausführung wie Oberguss mit deutlich längerem Warmanteil.

Wirkungsweisen, Indikationen Abhärtung bei Erkältungsneigung, Abhärtung bei Bronchialasthma (Wassertemperatur am Anfang nicht zu kalt; kein Guss während oder direkt nach einem Anfall), Anregung von Atmung und Kreislauf, allgemeine Entmüdung, Tonisierung der Rückenmuskulatur.

Warnhinweise, Kontraindikationen S. o. Flachgüsse (obere Extremität). Bei der Durchführung am Rücken die Handkante der freien Hand in den Nacken des Patienten stellen, damit das Wasser seitlich am Kopf vorbeifließen kann.

Brustguss

Wie Oberguss, jedoch ohne Begießung des Rückens. Kombination von Arm- und Brustguss ▶ Abb. 3.15.

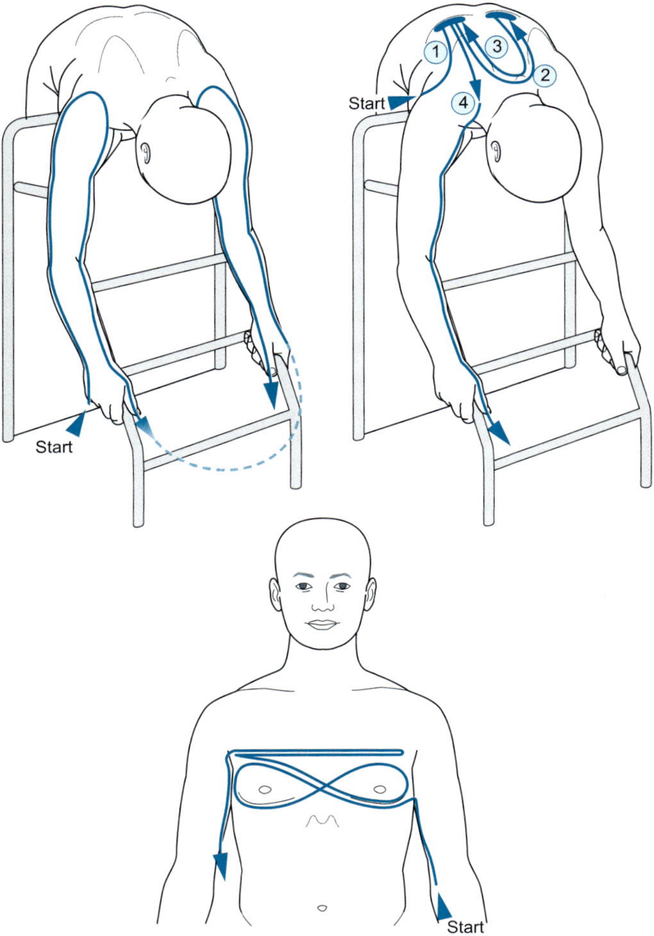

Abb. 3.14 Strichführung Oberguss: von der rechten Handaußenseite bis zur Schulter, an der Innenseite zurück bis zur Hand; linker Arm wie rechter Arm (Bild links oben); am linken Arm innen bis zur Brust Strahl 3-mal in Form einer liegenden Acht um die Brüste, über den rechten Arm zurück (Bild unten); durch die rechte Achselhöhle zum rechten Rücken, vom rechten seitlichen Thorax bis zum Rippenbogen, zurück bis HWK 7, links wie rechts (Bild rechts oben). [L234]

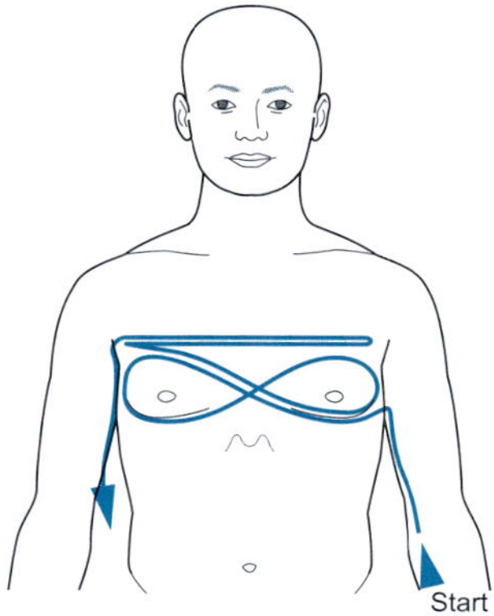

Abb. 3.15 Strichführung Brustguss [L234]

Vollguss

▶ Abb. 3.16

Beim Vollguss wird der ganze Körper mit Ausnahme des Kopfes begossen. Er sollte wegen der hohen Intensität nur nach guter Vorbereitung und Gewöhnung des Patienten durch kleinere Güsse (z. B. Knieguss, Schenkelguss, Armguss) angewendet werden.

- Rückseite: rechter Fuß bis zum Gesäß und zurück. Linker Fuß wie rechts. Rechte Hand bis zur Schulter → verweilen, dabei Wasser nach vorne und hinten fließen lassen.
- Links wie rechts. Am Nacken kurz überwechseln und wieder abwärts.
- Vorderseite: rechter Fußrücken bis zur Leiste → innen wieder absteigen.
- Linkes Bein wie rechts.
- Beim Abstieg auf Höhe des Oberschenkels zur rechten Hand wechseln → bis zur Schulter aufsteigen → an der Schulter verweilen. Das Wasser vorne und hinten überfließen lassen.
- Über den Brustkorb zur linken Hand wechseln → aufsteigen zur linken Schulter → verweilen → Seite wechseln. Eine Leibspirale am Bauch ziehen und über die Innenseite des linken Beins absteigen.
- Zum Abschluss beide Fußsohlen begießen.

Wechselvollguss Ausführung wie Vollguss, jedoch kein Überwechseln und deutlich längerer Warmanteil. Leibspirale und Begießen der Füße werden nur beim letzten Durchgang ausgeführt.

Wirkungsweisen, Indikationen Abhärtung, Anregung des Stoffwechsels, allgemeine Entmüdung, Tonisierung der Rumpfmuskulatur.

Warnhinweise, Kontraindikationen S. o. Flachgüsse (obere Extremität).

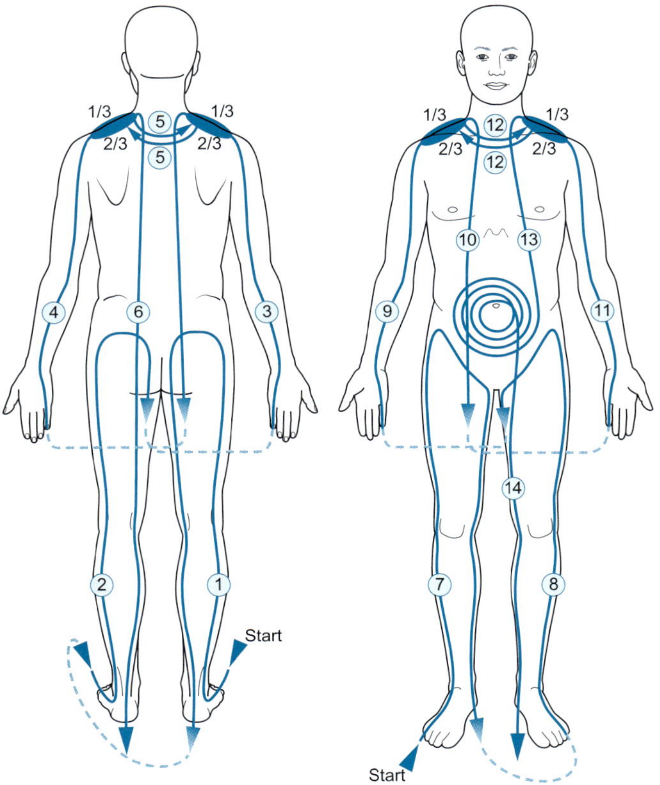

Abb. 3.16 Strichführung Vollguss [L234]

Gesichtsguss

▶ Abb. 3.17

Von der rechten Schläfe über die Stirn und zurück → drei Längsstriche über die rechte Gesichtshälfte → über die Stirn nach links, ebenfalls drei Längsstriche. Das Gesicht 3 × umrunden. Bei der Durchführung sollte der Patient die Augen möglichst geschlossen halten.

! Die Atmung darf bei der Anwendung nicht behindert werden.

Wirkungsweisen, Indikationen Migräne, Gesichtsneuralgien, Durchblutungsanregung der Gesichtshaut, fördert ein frisches Aussehen, zur Entmüdung, bei müden und angestrengten Augen.

Warnhinweise, Kontraindikationen S. o. Flachgüsse (obere Extremität).

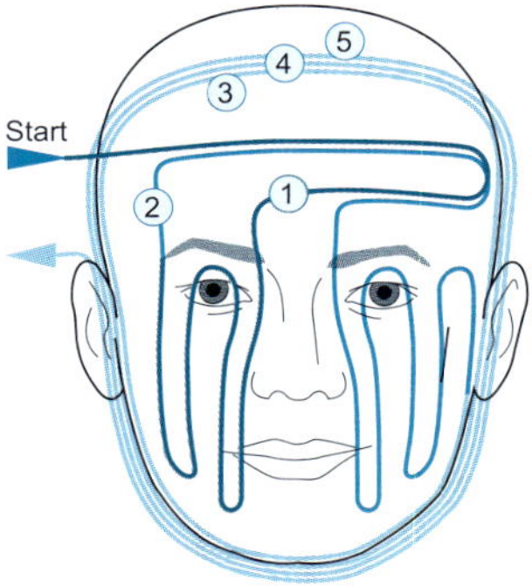

Abb. 3.17 Strichführung Gesichtsguss [L234]

Überwärmungsguss

Der Überwärmungsguss bewirkt eine intensive Hautrötung und Überwärmung des behandelten Bereichs und führt dadurch zu Muskelentspannung, Durchblutungssteigerung und Gefäßentkrampfung. Die gängigen Anwendungen beim Überwärmungsguss sind der heiße Lumbalguss und der heiße Nackenguss.

Durchführung Mit indifferenter Wassertemperatur (32–35 °C) beginnen, Temperatur langsam und gleichmäßig bis auf 42 oder 43 °C bis zur Erträglichkeitsgrenze hochregeln. Die Anwendungsdauer richtet sich nach der Temperaturanpassung (am Anfang etwas schneller mit kleinen Pausen hochregeln). Nach Erreichen der endgültigen Temperatur ca. 4 Min. verweilen.

! Der Patient bestimmt die Temperaturveränderungen und sagt ggf. „Stopp!".

Heißer Lumbalguss

▶ Abb. 3.18

Der Patient sitzt ruhig auf einem Hocker, das Wasser muss gut ablaufen können. Den Wasserstrahl so ansetzen (ca. ab BWK 12), dass eine Wasserplatte flächig über die gesamte LWS und den Beckenbereich abfließt (Wasser sollte nicht nach vorne fließen). Ist die max. mögliche Temperatur erreicht, das Wasser noch einige Minuten fließen lassen. Anschließend gut abtrocknen, evtl. die Haut einreiben, warmhalten. Den Patienten entspannen und nachruhen lassen.

Wirkungsweisen, Indikationen Verspannungen, Hexenschuss (sofern der Patient ruhig sitzen kann), Rheuma, Schmerzen im Lumbalbereich.

Warnhinweise, Kontraindikationen Nicht bei akuten Entzündungen, Sensibilitätsstörungen, frischen Narben und Fäden, Dekubitus.

Heißer Nackenguss

▶ Abb. 3.19

ASTE: Der Patient beugt den Oberkörper über den Spritzschutz der Gussvorrichtung (alternativ Badewanne) und stützt sich mit den Händen ab, in der BWS

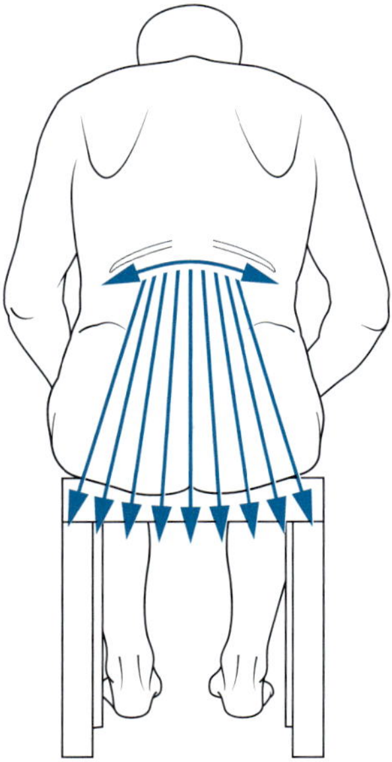

Abb. 3.18 Heißer Lumbalguss [L234]

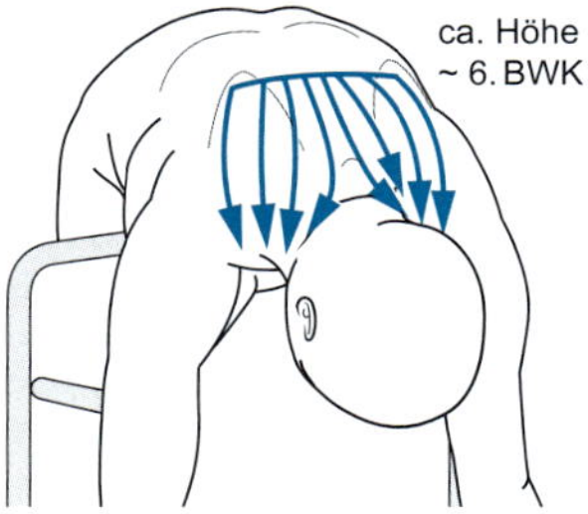

Abb. 3.19 Heißer Nackenguss [L234]

leichte Flexion, in der HWS leichte Extension (Kopf leicht gestreckt und evtl. hin und her bewegen).

Durchführung Über den Trapezius mit dem Wasserstrahl nach oben auf Höhe des BWK 6, hier verweilen und weiterarbeiten, die Wasserplatte soll den Nackenbereich gleichmäßig bedecken und läuft nach vorne ab, das Gesicht bleibt frei.

Wirkungsweisen, Indikationen Muskuläre Verspannung der Nackenmuskulatur.

Warnhinweise, Kontraindikationen Nicht bei akuten Entzündungen, Sensibilitätsstörungen, frischen Narben und Fäden, bei Hyperthyreose.

3.3.5 Waschungen

Waschungen sind die mildeste Form der Hydrotherapie. Unter einer Waschung versteht man das Auftragen eines dünnen Wasserfilms mittels Waschhandschuh oder Waschungstuch. Die Wassertemperatur ist different zur Hauttemperatur (i. d. R. 10–12 °C geringer) oder auch wechselwarm, warm oder heiß. Waschungen können bei Erkrankungen sehr früh, aber auch sehr lange angewendet werden. Die Anwendung ist in jedem Alter gut durchführbar. Die Ausführung ist einfach und kann nach Einweisung vom Patienten selbstständig vorgenommen werden.

Waschungen sind auch in Kombination mit anderen pflegerischen Maßnahmen eine schnelle und wirkungsvolle Anwendung. Waschungen sind als milde Anwendung bei gesunden und kranken Personen möglich.

! Auch bei Waschungen gilt: Der zu waschende Körper bzw. Körperteil darf nicht kalt sein, der Patient darf nicht frieren.

Anwendungsformen

- Serienwaschung
- Einzelwaschung
- Wechselwaschung:
  - Teilwaschungen (Oberkörperwaschung, Unterkörperwaschung, Waschung einzelner Körperteile)
  - Ganzwaschungen
- Reinigungswaschung mit indifferenter Wassertemperatur: ohne thermischen Reiz zum Abschluss einer Anwendung

Durchführung

- Der zu waschende Körperteil soll gleichmäßig nass werden, die Anwendung erfolgt schnell, jedoch nicht hektisch.
- Im Anschluss deckt sich der Patient zu und ruht nach oder er zieht sich an und bewegt sich. Die Wiedererwärmung muss sichergestellt sein.
- Material: Waschlappen/-handschuh oder Waschtuch, kaltes Wasser. Die Seiten des Waschtuchs wenden und immer wieder ins kalte Wasser tauchen. Das Tuch darf nur so nass sein, dass das Wasser nicht aus dem Waschtuch über die Haut fließt.
- Zusätze: Essig, Salz, Retterspitz, Arnika (▶ Tab. 3.5).

Tab. 3.5 Wasserzusätze bei Waschungen

Zusatz	Menge	Wassermenge
Essig	¼ l	1 l
Salz	1–2 EL	1 l
Retterspitz	1(–2) EL	1 l
Arnika	1 EL	1 l

Wirkung

- Steigerung der Hautdurchblutung und damit verbesserte allgemeine Durchblutung und im behandelten Bereich
- Verbesserung der Immunabwehr, des Blutdrucks, der Atmung, des Wohlbefindens
- Entspannung, Detonisierung

Wirkungsweise, Indikationen

Fieber, Gelenkrheumatismus, Arthrose, Stoffwechselstörungen, Dekubitus(-Prävention), Abhärtung, Kreislaufregulation, bei Erkältungsneigung, Verdauungsstörungen, Einschlafhilfe.

Oberkörperwaschung

Die Oberkörperwaschung wirkt überwiegend auf die Durchblutungsverhältnisse der Organe im Thorax-Rumpf-Bereich. Sie wird bei leichten Erkältungen, Heuschnupfen, vegetativer Dystonie, zur Herzentlastung, zur Abhärtung und allgemeinen Hautpflege eingesetzt.

Durchführung Rechter Handrücken/Arm bis zur Schulter → über die Innenseite zurück → wieder nach oben bis in die Achselhöhle. Über die Vorderseite des Brustkorbs in großen Wellen (W-Form) bis zur linken Seite. Von der linken zur rechten Schulter → zurück zur linken Schulter und aufhören. Dann den linken Arm wie rechts abwaschen. Anschließend Leibspirale im Verlauf des Darms durchführen, rechts unten beginnen und im Uhrzeigersinn arbeiten. Anschließend auf der Rückseite von der rechten Schulter gerade zur linken Schulter und zurück nach rechts → in großen Wellen über den ganzen Rücken von rechts nach links. Über die linke Schulter die Waschung beenden.

Unterkörperwaschung

Die Unterkörperwaschung hat eine positive Wirkung auf das Immunsystem, die Durchblutung der Beine und der Bauchorgane. Sie wird zur Ableitung bzw. Entstauung und Entlastung eingesetzt, z. B. bei Krampfadern, Blasenstörungen, zur Hautpflege, Dekubitusprophylaxe (auch bei Schwerkranken); Arthritis, als Einschlafhilfe.

Durchführung Vom rechten Fuß vorne außenseitig nach oben bis zum Becken → an der Innenseite wieder abwärts bis zum Fuß. Rückseite wie vorne. Zum Abschluss die Fußsohlen waschen. Anschließend den Bauch im Uhrzeigersinn mit großen Kreisen wie bei der Oberkörperwaschung (beginnend rechts unten) waschen und die beiden Gesäßhälften in großen Kreistouren bearbeiten.

Teilwaschungen

Teilwaschungen sind an jedem Körperteil, in jedem Teilbereich, an jeder Extremität möglich.
Waschungen der Unterarme oder Unterschenkel werden oft als Serienwaschung zur Fiebersenkung verwendet.

Ganzkörperwaschung

Die Ganzkörperwaschung ist eine Kombination aus der Oberkörper- und Unterkörperwaschung. Bei gesunden Menschen führt man die Ganzkörperwaschung zügig im Stehen durch. Anschließend nachruhen und wiedererwärmen (vgl. morgendliche Waschung bei Kneippkur, nach der sich der Patient bis zum eigentlichen

Aufstehen wieder ins Bett legt). Bei Kranken kann die Waschung im Sitzen (sofern möglich), aber auch im Liegen durchgeführt werden.

3.3.6 Weitere Maßnahmen zur Abhärtung und Behandlung

Wassertreten

Das Wassertreten ist die bekannteste Maßnahme der Hydrotherapie zum Zweck der Abhärtung (zur Stärkung des Immunsystems). Zum Wassertreten gehören Maßnahmen wie das Gehen durch kaltes tauüberzogenes oder nasses Gras, durch Schnee, über Steine oder Sand. Wassertreten lässt sich aber auch einfach mit einem Eimer umsetzen, der kniehoch mit kaltem Wasser gefüllt ist.

Durchführung Der Patient geht im Storchenschritt, sodass die Beine bei jedem Schritt erneut ins Wasser eintauchen müssen und die Muskelpumpe kräftig aktiviert wird. Besonders gut ist dies auch mit Kindern durchzuführen. Anschließend möglichst ohne Abtrocknen Socken anziehen und für Wiedererwärmung sorgen.

Wirkungen Anregung von Kreislauf, Durchblutung und Stoffwechsel, bei Venenproblemen, bei regelmäßiger Anwendung Abhärtung und Senkung der Infektanfälligkeit, Förderung der vegetativen Umstimmung.

Warnhinweise, Kontraindikationen Nicht bei akuten Infektionen von Nieren, Blase und Unterleib. Die Füße müssen vor der Anwendung warm sein. Im Anschluss an den kalten Reiz folgt die Wiedererwärmung.

Dämpfe, Inhalationen, Nasenspülung

Dämpfe, Inhalationen

Dämpfe Anwendungen mit Wasserdämpfen (Zusätze ▶ Tab. 3.6), die an allen Körperregionen angewendet werden können. Am häufigsten werden sie jedoch bei Erkältungskrankheiten sowie Entzündungen der Nasenneben- und Stirnhöhlen eingesetzt. Die Wirkung der Dämpfe beruht auf der Gefäßerweiterung, der dadurch entstehenden Mehrdurchblutung und dem Anfeuchten der Schleimhäute. Die Wirkung ist sekretlösend und reinigend. Anwendungsdauer: 10–20 Min.

Inhalationskuren Nutzen das bewusste Einatmen von Luft zu Heilzwecken. Die Luft ist meistens mit bestimmten Substanzen angereichert (z. B. bei Aufenthalt in einer Solegrotte), mit abschwellender, sekretlösender und reinigender Wirkung auf die Schleimhäute der Atemwege.
Dämpfe und Inhalationen sind effektive und bewährte Therapieformen bei Atemwegserkrankungen. Eine Übersicht über Inhalationsgeräte und Anleitungen zur Anwendung hat die Deutsche Atemwegsliga zusammengestellt (www.atemwegsliga.de).

Durchführung Als Material benötigt man ein Gefäß (Topf) und ein Handtuch zum Abdecken des Kopfes, damit die aufsteigenden Dämpfe eingeatmet werden können (alternativ Inhalator aus Plastik). Darauf achten, dass das Wasser während der Anwendung ausreichend warm bleibt, ggf. nach 5 bis 7 Min. heißes Wasser nachgießen. Anwendungsdauer: 10–20 Min.

Nasenspülung

Für die Wiederherstellung der Drainage (Abfluss der Sekrete) und der Belüftung der Nasennebenhöhlen ist die Nasenspülung eine zusätzliche Möglichkeit der Therapie bei Erkältungen und Sinusitiden. Hierbei wird mit lauwarmem Salzwasser gearbeitet. Die Salzlösung sollte nicht zu hoch oder zu niedrig dosiert sein. Dies ist für die Befeuchtung der Schleimhäute wichtig. Sie richtet sich nach der Salzkonzentration im Körper. 0,9 g auf 100 ml (9 g : 1 l) Wasser entsprechen in etwa dem Verhältnis. Nasendusche oder Nasenkännchen haben ein Füllvolumen von ca. 250 ml. Entsprechend dem genannten Verhältnis (ca. 2,3–2,5 g) und nach dem Empfinden des Patienten wird Salz hinzugefügt und sollte sich komplett auflösen. Es gibt das Salz aber auch gereinigt und abgewogen in Drogerien und Apotheken.

Durchführung

Sollte die Nase verstopft sein, kann man vor der Anwendung (ca. 10 Min.) mit Nasenspray für das Abschwellen sorgen. Damit erhöht sich die Strömungsgeschwindigkeit des Durchflusses, was wiederum den Reinigungseffekt erhöht. Durch den entstehenden Unterdruck wird außerdem Schleim aus den Nasennebenhöhlen abgesaugt. Bei der Durchführung wird der Kopf ca. 45° zur Seite geneigt. Die richtige Kopfhaltung sollte ausprobiert werden. Der Mund bleibt für die Atmung leicht geöffnet. Bei geschlossenem Mund läuft das Salzwasser in den Rachen. Das Nasenkännchen wird am Nasenflügel angesetzt. Das Salzwasser strömt durch den oberen Nasenflügel ein und durch den unteren wieder aus. Der Patient steht über dem Waschbecken, der Dusche oder Badewanne oder hat in der anderen Hand einen Behälter, in den das Salzwasser fließen kann. Ist die Salzlösung zur Hälfte durchgelaufen, wird die Seite gewechselt. Ist die Nase verstopft und das Wasser fließt nicht, kann auch mit der besseren Seite begonnen werden. Im akuten Fall kann die Nasenspülung mehrmals tgl. wiederholt werden.

> **!** Bei den meisten Nasenduschen kann Druck im Gefäß aufgebaut werden. Nicht mit zu viel Druck arbeiten! Besser das Wasser einfach fließen lassen.
> Die Spüllösung sollte nicht über die Ohrtrompete ins Mittelohr gelangen. Hierdurch können Ohrenschmerzen ausgelöst werden. Besonders bei Entzündungen der Nase und der Nasennebenhöhlen kann es zur Keimverschleppung ins Mittelohr kommen.

Bei blutender Nase und stark vereiterten Nasennebenhöhlen vorher Rücksprache mit dem Arzt halten. Bei immer wiederkehrenden Sinusitiden sollte der Patient den Facharzt aufsuchen.
Die Nasendusche ist keine Dauertherapie, da die Schleimhäute der Nase wichtige Immunzellen enthalten, die nicht fortlaufend ausgespült werden sollten.

Pflege und Umgang mit der Nasendusche

Nach jeder Benutzung sollte die Nasendusche mit heißem Wasser gut ausgespült und in größeren Abständen ausgekocht werden. Es empfiehlt sich, dass jedes Familienmitglied eine eigene Nasendusche benutzt, um einer Keimverschleppung vorzubeugen.

Zusätze für Inhalationen und andere hydrotherapeutische Anwendungen

▶ Tab. 3.6 gibt einen Überblick über häufige Fertigpräparate und Einzelstoffe für Inhalationen, aber auch als Zusatz für andere hydrotherapeutische Anwendungen.

Tab. 3.6 Fertigpräparate und Einzelstoffe für hydrotherapeutische Anwendungen

Präparat, Inhaltstoff*	Wirkung
Kamillenblüten oder -öle	Antiphlogistisch, mild, keine Reizwirkung auf die Schleimhäute; Kombination mit Thymiankraut oder -öl u. a. möglich
Thymianöl oder -kraut	Sekretolytisch, entzündungshemmend, krampflösend
Eukalyptusöl	Sekretolytisch, unterstützt den Auswurf
Fenchelöl	Sekretolytisch, unterstützt den Auswurf
Weißtanne	Sekretolytisch, Auswurf unterstützend und schwach antiseptisch
Anisöl	Sekretolytisch, sekretomotorisch, spasmolytisch
Pfefferminzöl	Antimikrobiell, antimykotisch, kühlend, lokalanästhesierend (auch hartnäckige Hustenzustände)
Japanisches Minzöl	Bronchospasmolytisch, antiphlogistisch, antimikrobiell, antitussiv
Sole, Salz	Abschwellend, sekretolytisch, reinigend, antibakteriell, desensibilisierend, allgemein vegetativ regulierend, durchblutungsanregend, befeuchtend Indikationen: akute/chronische Atemwegserkrankungen, Hauterkrankungen (Psoriasis, Akne, Neurodermitis), Stärkung des Immunsystems, rheumatische Gelenkschmerzen, gynäkologische Beschwerden, Antriebssteigerung, entlastend
Moor	S. u. Peloide, Fango, Moor
Schwefel	Entzündungshemmend, schmerzlindernd, durchblutungsfördernd, Anregung des Stoffwechsels, antibakteriell (Psoriasis, Neurodermitis, Ekzeme), bei rheumatischen Erkrankungen ! Schwefelbäder sind sehr aggressiv; unbedingt die Dosierungsempfehlungen beachten, Anwendung nicht länger als 10–20 Min.
Teebaumöl, Kiefernnadelöl, Zitrusöl, Thymian, Oregano, Ackerschachtelhalm, Heublumen	

*Unbedingt die Dosierungsanleitungen der Hersteller beachten!

Warnhinweise für die Anwendung ätherischer Öle

- Besondere Vorsicht bei Säuglingen und Kleinkindern mit ätherischen Ölen wie Menthol, Eukalyptus, Cineol oder Campher.
- Nicht im Gesichtsbereich anwenden. Es kann ein Glottiskrampf (Kratschmer-Holmgren-Reflex) ausgelöst werden mit Atemdepression und Erstickungsgefahr.
- **Kontraindikation bei Kindern:** Keuchhusten und Asthma bronchiale.

Peloide, Fango, Moor

Peloide sind feinkörnige Gesteinsgemische natürlichen anorganischen oder organischen Ursprungs, die durch geologische oder biologische Vorgänge entstanden sind. Sie werden als Schlamm oder Brei für Packungen und Bäder verwendet. Diese Anwendungsformen gehören zur Balneotherapie.

Die gängigsten Peloide sind (Paraffin-)Fango, Torf (Moor), Schlamm, Schlick, Lehm, Heilerde und Sand. Sie werden i. d. R. für Wärmeanwendungen, Packungen, Wickel oder Bäder verwendet (kalte Packungen ▶ 3.3.1). Lehm oder Heilerde kann auch für wärmeentziehende Wickel verwendet werden. Wärmespeicherfähigkeit und Wärmeleitfähigkeit der Peloide hängen vom Wassergehalt ab. Die Wärmespeicherfähigkeit ist jedoch höher als bei Wasser, weshalb mit höheren Temperaturen gearbeitet werden kann als bei Wasser. Packungen (ca. 50 °C) enthalten weniger Wasser und können somit deutlich wärmer angelegt werden als das Moorbad (bis ca. 40°–42 °C). Peloide können als Bäder oder Packungen, aber auch zum aktiven Kneten und Fußtreten in breiiger Masse angewendet werden. Nach der Anwendung sollte der Patient nachruhen. Moor enthält Wirkstoffe wie Magnesium, Kalzium, Eisen, Kieselsäure und Huminsäure.

Wirkungsweisen Steigert die Durchblutung, erhöht die Körpertemperatur, löst Verspannungen, regt das Immunsystem an, entschlackt und aktiviert den Stoffwechsel, entgiftet, beruhigt, verändert den Hormonspiegel.

Warnhinweise, Kontraindikationen: S. o. Bäder (▶ 3.3.3).

Sauna, Dampfbad

Sauna und Dampfbäder sind hydrotherapeutische Maßnahmen. Sie werden zunehmend im Freizeit- und Wellnessbereich angewendet. Der Begriff „Sauna" kommt aus dem Finnischen und bedeutet „Schwitzstube" (finnisches Bad). Eingesetzt werden unterschiedliche Temperaturbereiche: hohe Temperaturen (85°–100 °C, sehr trockene Luft), aber auch deutlich niedrigere Temperaturbereiche, z. B. in der Biosauna bzw. im Biodampfbad mit leicht erhöhter Temperatur (40–45 °C) und hoher Luftfeuchtigkeit. Weitere bekannte Arten sind z. B. das russisch-römische Bad oder das türkische Bad.

Wirkungen Während des Saunagangs steigt die Körperkerntemperatur leicht an, die Hauttemperatur deutlich mehr (künstliches Fieber). Krankheitserreger werden zerstört, die Blutgefäße werden weit gestellt, die Immunabwehr wird trainiert, Kreislauf und Atmungsorgane werden aktiviert und trainiert, Haut und Körper werden gereinigt. Kurzfristig steigt der Blutdruck, bei regelmäßiger Anwendung kommt es jedoch zu einer Blutdrucksenkung. Beschwerden des Bewegungsapparats werden gelindert, Geist und Körper erholen sich, das Wohlbefinden wird gesteigert.

Durchführung Vorher duschen und wieder vollständig abtrocknen. Nicht durchgefroren oder mit kalten Füßen in die Sauna oder das Dampfbad gehen. Immer ein Handtuch unterlegen. Je höher die Stufe, auf der man sich in der Sauna aufhält, desto höher die Temperatur. Ein Saunabesuch ist kein Wettbewerb, wer am meisten aushält. Der Saunabesuch lebt vom Wechsel zwischen warm und kalt. Es sollten max. 3 Saunagänge (8–15 Min.) mit ausreichenden Pausen dazwischen durchgeführt werden. Der erste Durchgang ist kürzer, dann langsam steigern. Ca. 15 Min. abkühlen (an der frischen Luft, kalt abduschen, kaltes Tauchbecken) und anschließend ca. 30 Min. ruhen. Zum Abschluss abduschen, aber nicht einseifen.

Warnhinweise, Kontraindikationen Nicht bei akuten Entzündungen und Infekten jeder Art, schweren Venenleiden und Krampfadern, akuten Nierenerkrankungen (bei chronischen Nierenerkrankungen vorher den Arzt konsultieren), Tumorerkrankungen, Epilepsie, Herzinsuffizienz.

3.4 Anwendungen der Kryotherapie

Der Begriff „Kryotherapie" enthält das griechische Wort „kryo" (kalt). Kryotherapie setzt gezielt Kälte mit dem Ziel des Wärmeentzugs ein. Sie ist ein Teilbereich der Thermotherapie und umfasst verschiedene Behandlungsverfahren wie Eisanwendungen, kalte Güsse, Bäder und Auflagen. Da die Grundlagen des Temperaturhaushalts (▶ 3.1.4) und die Reaktionen auf thermische Reize (▶ 3.2.4) die Basis des therapeutischen Arbeitens mit Wärme- und Kältereizen sind, wird die Kryotherapie im Rahmen der Hydrotherapie besprochen.
Zu den physiologischen und therapeutischen Grundlagen thermischer Reize ▶ 3.1 und ▶ 3.2.

Warnhinweis für Eisanwendungen

- Eisanwendungen nicht auf offenen Wunden oder auf Gewebe, das vermindert ist.
- Bei Langzeiteisanwendungen oder bei sehr kalten Eispackungen unbedingt ein dünnes Tuch oder ein Papier von der Küchenrolle zwischen Medium und Haut legen.
- Den Patienten bei der Anwendung immer (soweit möglich) aktiv mitarbeiten lassen.

! Gefahr von übermäßigen ischämischen Reaktionen durch Gefäßkontraktionen bei Gefäßspasmen beachten.

! Entsteht bei der Eisanwendung ein „zweiter", stark stechender Kälteschmerz, muss die Behandlung abgebrochen werden.

3.4.1 Anwendungsformen

Bei der Kryotherapie werden nasse und trockene sowie Langzeit- und Kurzzeit-Eisanwendungen unterschieden.
Die verschiedenen Medien, die als Überträger für Kälteanwendungen zur Verfügung stehen, unterscheiden sich in ihren Temperaturübertragungseigenschaften (Kälteübertragung) erheblich. Zu den Wärmeaustauschmechanismen und zur Wärmekapazität des Organismus ▶ 3.1.4.
Die Art der Anwendung richtet sich nach der gewünschten Wirkung und den Bedürfnissen des Patienten (z. B. Art und Größe der Verletzung, akute Verletzung oder chronischer Zustand/Erkrankung). Generell sollte die Kryotherapie in Kombination mit einer physiotherapeutischen Behandlung angewendet werden, da das übergeordnete Ziel eine Verbesserung der Funktion darstellt.

Eisball, Eislolly

- **Eisball:** Mit Brucheis einen Eisball formen (Handtuch zum Schutz der eigenen Hände).
- **Eislolly:** Einen Plastikbecher mit Wasser füllen, Holzspatel als Griff hineinstellen und in den Gefrierschrank stellen. Falls kein Holzspatel verfügbar ist, kann der gefrorene „Eisbecher" („Eislolly") auch mit einem Handtuch gehalten werden. Das bei der Anwendung entstandene Schmelzwasser muss mit einem Handtuch regelmäßig abgetrocknet werden.

Anwendung

- **Aktivierung der Muskulatur:** Zügig mit dosiertem, aber deutlichem Druck im Verlauf des Muskels von distal nach proximal streichen, um die konzentrische Anspannung zu unterstützen (3–5 Wdh.). Dann aktive physiotherapeutische Aktivierung. Ermüdet die Muskulatur, erfolgt die erneute Aktivierung mit Eis mit anschließender Aktivität. Dieser Wechsel kann während der gesamten Therapieeinheit erfolgen.
- **Schmerzlinderung:** In ruhigen, gleichmäßigen, großflächigen Bewegungen über das Gelenk oder die betroffene Körperregion arbeiten. Vorteil: gute Dosierbarkeit durch individuelle Pausen, unterschiedliche Einsatzmöglichkeiten (großflächig/kleinflächig). Auch bei Beschwerden von Sehnen und Sehnenansätzen (z. B. Reizung der langen Bizepssehne) kann diese lokale Art der Eisabreibung sehr wirkungsvoll mit einer physiotherapeutischen Behandlung kombiniert werden.

Eistauchbad (Eisteilbad)

Das Eistauchbad ist eine sehr intensive Anwendungsform und gehört zu den nassen Kurzzeiteisanwendungen. Es wird bei Hand-, Arm- oder Fußverletzungen eingesetzt. Die Intensität der Anwendung führt zu einer starken Herabsetzung der Hauttemperatur im behandelten Gebiet.

Durchführung

- Mischungsverhältnis Eis zu Wasser: 1 : 3 (bei Bedarf immer anpassen).
- Verweildauer: ca. 10–30 Sek., dabei bewegt der Patient seine Extremitäten. Zur Kontrolle immer beide Extremitäten in das Eisbad tauchen, da die betroffene Seite häufig ein anderes Temperaturempfinden hat.
- Der Therapeut geht mit den Händen ebenfalls in das Eistauchbad und streicht das Eis-Wasser-Gemisch zusätzlich an den Extremitäten nach proximal.
- Extremitäten abtrocknen, damit sie sich schneller erwärmen.
- Bis zu 3 Wdh. sind möglich.

> Wichtig ist die unbedingte Wiedererwärmung der Extremitäten vor dem nächsten geplanten Durchgang. Außerdem ist darauf zu achten, dass nicht der ganze Patient auskühlt.

> ! Die Therapieform des Eistauchbads wird in die physiotherapeutische Behandlung integriert.

Eishandtuch

Das Eishandtuch gehört zu den nassen Langzeiteisanwendungen, kann aber auch kurzzeitig eingesetzt werden. Die Anwendung dauert je nach Art der Vorbereitung und Empfinden des Patienten von 1 Min. bis zu 15 (20) Min.

! Wegen der evtl. langen Anlagezeit ist die regelmäßige Kontrolle der Haut wichtig.

Durchführung

- Ein feuchtes Handtuch so in einer Eismaschine platzieren, dass nur eine Seite mit Eis in Berührung kommt (hygienische Alternative: mit Eis gefüllte Wanne). Nach 30–45 Min. das Handtuch aus dem Eis nehmen, loses Eis abschütteln und die eisfreie Seite auf die betroffene Körperregion legen.

- Alternativ Handtuch in Eiswasser tauchen, gut auswringen und auf die betroffene Region legen. Das Eishandtuch bei Bedarf wechseln.
- Alternativ Handtuch in Kochsalzlösung tauchen und in den Gefrierschrank legen. Durch die Kochsalzlösung wird der Gefrierpunkt herabgesetzt und die Kältebindung verbessert. Sollte das Handtuch beim Herausnehmen aus dem Gefrierschrank steif sein, kurz Wasser darüber laufen lassen.

- Die Arbeit mit dem Eishandtuch ist sehr wirkungsvoll, aber auch sehr nass. Deshalb auf eine geeignete Unterlage achten und zusätzliche Handtücher bereithalten.
- Das Eishandtuch ggf. mit einem größeren Handtuch oder elastischen Bändern (z. B. zur Befestigung von Elektroden) befestigen, damit es während der Therapie nicht verrutscht.

Zu dieser Anwendung gehört unbedingt eine aktive physiotherapeutische Behandlung, die auch konsensuell über eine andere Extremität erfolgen kann. Dies bedeutet, dass man mit dem gezielten Einsatz der Technik PNF von jeder Extremität eine therapeutische Wirkung auf eine andere Extremität ausüben kann.

Eisbeutel mit Brucheis

Brucheis im Eisbeutel ist eine trockene Eisanwendung und kann als Kurz- und Langzeiteisanwendung genutzt werden. Diese Anwendungsform wird häufig bei frischen Wunden nach Operationen angewendet und kann nach Anleitung vom Patienten eigenständig durchgeführt werden.

! Frisches Narbengewebe bzw. offene Wundgebiete aussparen.
! Auf hervorstehende Knochenvorsprünge achten (Vorsicht, Erfrierungen).

Durchführung

- Brucheis in einen auf links gedrehten Plastikbeutel füllen, sodass die störende Schweißnaht nach innen zeigt. Luft so weit wie möglich aus dem Beutel drücken und den Beutel mit einem Knoten verschließen.
- Man beginnt proximal der betroffenen Körperstelle, dem Gelenk oder der Wunde, mit kurzem Tupfen (Vorbereitung und Aktivierung der Gefäße, verbesserter Abtransport). Dann mit dem Eisbeutel das betroffene Gelenk tupfen, bis eine Kühlung entsteht. Ggf. unterstützt der Patient die Anwendung z. B. mit Fußtretübungen, um die Muskelpumpe aktiv einzusetzen. Dadurch wird der Abtransport gefördert. Zur Abmilderung des Kältereizes kann ein dünnes Tuch dazugenommen werden.
- Ein dünnes Leinen- oder Baumwolltuch zwischen Eisbeutel und Haut legen (alternativ Eisbeutel in ein kleines Kopfkissen legen). Mit diesem Schutz und unter ständiger Kontrolle kann der Eisbeutel längere Zeit (wenige Min. bis 15 Min.) auf das betroffene Gelenk bzw. die betroffene Körperregion gelegt werden.

Kryopack, Kühlkompresse

Kryopacks oder -kompressen sind in vielen Größen und mit unterschiedlichen Inhalten im Handel erhältlich. Die Inhalte sind im Vergleich zu Wasser i. d. R. weniger wärmeleitfähig, was entscheidend für den zu erwartenden Wärmeentzug ist.

Zum Schutz der Haut wird ein Medium (Tuch) zwischen Haut und Kryopack/Kompresse gelegt. Die Kompresse bzw. das Kryopack muss flächig (nicht punktuell) aufliegen.

Kältespray

Kältespray ist in vielen Größen im Handel erhältlich und wird meist bei akuten Verletzungen (z. B. Sportverletzungen) angewendet.
Bei der Anwendung auf ausreichend Abstand (15–20 cm) zum behandelten Areal achten. Nicht zu lange sprühen, damit keine Kälteschäden entstehen. Sobald ein Kältefilm zu sehen ist, nicht mehr weitersprühen. Sprayvorgang ggf. 2–3 × wiederholen.

! Kältespray niemals bei offenen Wunden anwenden.

Kältekammer

Die Kältekammer ist eine Form der Ganzkörpertherapie, die i. d. R. gut verträglich ist. Da jedoch der ganze Körper betroffen ist, muss vor der Behandlung ein Arzt konsultiert werden.
Das übergeordnete Ziel bei dieser Art der Kältebehandlung ist die Schmerzlinderung sowie bei rheumatischen Erkrankungen die Verkürzung der akuten Schübe. Die Kältekammer wirkt nicht nur lokal über die Senkung der Temperatur, sondern primär nervös-reflektorisch. Die starke Reizung der Temperaturrezeptoren wirkt zentral und hemmt die Nozizeptoren. Auch ein immunologischer Effekt wird vermutet, ist aber nicht erwiesen.
Das Temperaturspektrum reicht von -60 °C im Vorraum bis -160 °C in der Kammer. Der Patient betritt die Kammer mit Badekleidung, Schuhen, dicken Socken, Handschuhen sowie Mund-, Ohren- und Nasenschutz, bleibt wenige Sekunden bis max. 3 Min. in der Kammer und ist währenddessen in Bewegung.

Behandlungsintervalle

- Starke Schmerzen, akutes Stadium: 2–3 × tgl.
- Chronische Beschwerden: 1 × tgl. über mehrere Wo.

Wärmeentziehende (kalt angelegte) Wickel oder Umschläge

Siehe auch ▶ 3.3.1 (wärmeentziehende Wickel).
Bei diesen Anwendungsformen wird nicht mit Eis gearbeitet (geringere Temperaturdifferenz zur Haut- bzw. Körpertemperatur als bei Eisanwendungen). Kalt angelegte Wickel und Umschläge sind milder und für den Patienten besser zu tolerieren, jedoch ebenfalls sehr effektiv. Sie können, je nach Therapieziel, mit und ohne zusätzliche Inhaltstoffe angewendet werden.

Durchführung

- Mit Wasser
- Mit Zusätzen im Wasser (z. B. Essig, Arnika, Retterspitz)
- Mit Quark
- Mit Lehm oder Heilerde
- Mit Moor

Für die Wickel/Umschläge benötigt man nach Kneipp drei Tücher: ein grobes Leinentuch, mit dem gearbeitet wird, ein Baumwolltuch und ein dickeres Vlies- oder Wolltuch als Außenhaut (sofern vorhanden, ggf. kann man sich mit anderen Tüchern behelfen). Anlage und Anwendungsmöglichkeiten von Wickeln und Packungen ▶ 3.3.1.

Wasser mit und ohne Zusätze Das innere Leinentuch (Therapietuch) wird in kaltem Wasser getränkt und ausgewrungen, sodass es noch feucht ist. Die beiden äußeren

Tücher werden vorbereitet und schon an die betroffene Stelle gelegt. Anschließend wir das Therapietuch angelegt. Die beiden äußeren Lagen werden dicht darum geschlagen. Sobald sich das Wasser erwärmt hat, wird der Vorgang wiederholt, bis die Temperatur oder Schwellung zurückgegangen ist (Serienwickel).

Quark Das innere Tuch mit Quark in Kühlschranktemperatur etwa fingerdick bestreichen und anschließend um das betroffene Gelenk/Körperteil wickeln. Durch den feuchten Quark kühlt die Auflage länger. Quarkwickel werden einzeln oder in Serie angewendet. Sie entziehen Wärme, trocknen dann aus und werden bröselig.

Lehm, Heilerde Mit Wasser anrühren (auf das angegebene Mischungsverhältnis achten). Weiteres Vorgehen wie beim Quarkwickel (s. o.). Erde ist nicht so feucht wie Quark und trocknet die Haut schneller aus.

Moor (als Fertigpackung) Kann als warme und als kalte Packung verarbeitet werden. In manchen Kurorten steht es ortsgebunden zur Verfügung. Moor ist ein schlechter Wärmeleiter, deshalb dauert es lange (ca. 2 Std. in den Kühlschrank legen), bis es auf 3°/5° bis 8°/10 °C abgekühlt ist und bis es sich bei der Anwendung wieder erwärmt. Der Wärmeentzug ist für den Patienten entsprechend schonend und über einen längeren Zeitraum (1 Std. und länger) möglich.

Kalte Tauchbäder

Bäder ▶ 3.3.3.

Kalte Tauchbäder können für unterschiedliche Körperregionen durchgeführt werden. Die Wassertemperatur sollte ca. 15–18 °C betragen. Sie können nach Einweisung vom Patienten auch eigenständig durchgeführt werden. Sie eignen sich als alternative Maßnahme für Patienten, die das Eistauchbad (s. o.) nicht vertragen.

3.4.2 Wirkungen der Kryotherapie

- Schmerzlindernd (analgetisch)
- Senkung des Muskeltonus (direkt oder indirekt detonisierend)
- Senkung der Spastik
- Steigerung des Muskeltonus (tonisierend)
- Abschwellend
- Entzündungshemmend (antiphlogistisch)
- Verminderung der Stoffwechselaktivität
- Herabsetzung der Nervenleitgeschwindigkeit
- Beeinflussung des Herz-Kreislauf-Systems
- Regulation der Pulsfrequenz

Gefäßsystem Die Wirkung der Kryotherapie beruht darauf, dass die Gefäße lokal oder im ganzen Körper primär mit einer Vasokonstriktion und sekundär mit einer Vasodilatation reagieren. Details zur Gefäßreaktion und zur reaktiven Hyperämie ▶ 3.1.5.

Muskulatur Je nach Art der Anwendung wirken kryotherapeutische Anwendungen tonisierend oder detonisierend. Bei längeren Eisanwendungen geht der Kühlungseffekt auch in die „Tiefe" der Muskulatur (Reduzierung der Spindelaktivität über Hemmung der Gamma-Motoneurone und damit Senkung des Tonus oder der Spastik). Bei kurzen Eisabreibungen kommt es zu einer Reizung der Hautrezeptoren (Reizung der Alpha-Motoneurone und damit Tonuserhöhung der Muskulatur).

Periphere Nerven Durch die Kälteanwendung wird die Nervenleitgeschwindigkeit gesenkt (Schmerzreduktion und Senkung des Muskeltonus).

Schmerzrezeptoren (Nozizeptoren) Nozizeptoren werden durch mechanische oder Entzündungsmediatoren (Histamin, Serotonin, Prostaglandine, Acetylcholin) aktiviert. Durch die Kälteanwendung wird die Schmerzschwelle angehoben (durch die Herabsetzung der Nozizeptorenreaktion oder des Gewebsstoffwechsels [metabolische Aktivität ↓]).

Antiphlogistische Wirkung Durch die Kälteanwendung sinkt die Gewebstemperatur, was eine Senkung des Gewebsstoffwechsels in diesem Bereich zur Folge hat. Dadurch wird vermutlich die Aktivität der Entzündungsmediatoren gehemmt, Entzündungszeichen und gewebszerstörende Prozesse werden reduziert. Da nach der Kälteanwendung eine reaktive Hyperämie und eine verstärkte Stoffwechselaktivität eintreten (▶ 3.1.5), sollte die Kälteanwendung dosiert stattfinden.

3

3.4.3 Indikationen für eine Kryotherapie

- Frische Sportverletzungen
- Nach Operationen
- Zentrale und periphere neurologische Erkrankungen
- Gelenkentzündungen aus dem rheumatologischen Formenkreis
- Aktivierte Arthrose
- Gichtanfälle
- Osteoarthritis
- Kontrakturen
- Komplexes regionales Schmerzsyndrom (CRPS)
- Akute Schmerzzustände, Reizungen, Entzündungen des Bewegungsapparats
- Unterstützend bei der Atemtherapie

3.4.4 Warnhinweise, Kontraindikationen

- Kälteallergien, Kälteunverträglichkeiten jeder Art
- Durchblutungsstörungen
  - Periphere arterielle Verschlusskrankheit (pAVK)
  - Raynaud-Syndrom (ab Stadium 2)
  - Trophische Störungen der Haut
- Sensibilitätsstörungen
  - Im zu behandelnden Gebiet
  - Bei Störungen bzw. Schädigungen der Thermorezeptoren (Diabetes mellitus)
- Akute Zystitis (Blasenentzündung)
- Akute Pyelonephritis (Nierenbeckenentzündung)
- Schädigungen des Lymphsystems (z. B. nach Bestrahlungen)
- Offene Hautverletzungen, offene Wunden
- Erfrierungen
- Herzerkrankungen (je nach Schwere der Erkrankung Intensität und Ort der Anwendung vorher abklären!)

4

Massagetherapie

René Weber

4.1 Geschichte

Massage als Einreibungen wurde schon früh zu rituellen und heilenden Zwecken angewandt. Das Heilmittel „Einreibung“ war immer schon ein probates Mittel in der Türkei und in Ägypten. Auch in der indischen und chinesischen Kultur wurde die Massage weitergegeben und angewandt.
Im antiken Griechenland wurden eigene Handgriffe zu verschiedenen Einsatzmöglichkeiten entwickelt, zum Beispiel für die Sportmassage.
Die heutige Massageform ist Pehr Henrik Ling, einem schwedischen Heilgymnasten (1776–1839), zu verdanken, weshalb sie auch „schwedische Massage“ heißt.
Der niederländische Arzt und Heilgymnast Johan G. Mezger (1838–1909) beschrieb die vier Massagehandgriffe Effleurage, Friktion, Petrissage und Tapotement.
Mitte und Ende des 19. Jahrhunderts wurden wissenschaftliche Arbeiten zur Massagetherapie veröffentlicht. Im Dezember 1900 wurde in der Berliner Charité die erste staatliche Massageanstalt eröffnet.

4.2 Grundlagen

Das Wort „Massage“ leitet sich aus dem griechischen Wort „massein“ (kneten) ab. Massage ist eine lokale Einwirkung auf Haut, Unterhaut, Muskulatur, Bindegewebe, Fasziengewebe, Gefäße und Nervensystem. Sie erzielt gleichzeitig eine Rückwirkung auf fast alle Organe und Organsysteme. Darüber hinaus wirkt sie auf das seelische Wohlbefinden.

Untersuchung und Befund

- Hautverschieblichkeitstests
- Hauttemperatur als Differenzialdiagnostik zum Ausschluss entzündlicher Prozesse
- Narben mit Einfluss auf die Gelenkfunktion: Prüfung des Bewegungsausmaßes

Dosierung

Ausschlaggebend für die Intensität der angewandten Handgriffe ist die Empfindungsschwelle des Patienten, dabei sind insbesondere operierte oder länger fixierte Körperabschnitte zu berücksichtigen. Anfangs nicht mit zu starken Reizen (Druck) arbeiten, im weiteren Verlauf der Behandlungsserie werden i. d. R. kräftigere Massagen vertragen.

Voraussetzungen

- Genaue Kenntnisse der Anatomie
- Genaue Kenntnisse der Muskulatur
- Genaue Kenntnisse der Funktionsweise der Muskulatur
- Genaue Kenntnisse der Mechanik der Gelenke
- Genaue Kenntnisse der Biomechanik

! Die Hände des Behandlers müssen stets gereinigt, die Fingernägel fingerkuppenkurz und Schmuck muss abgelegt sein.

Unterteilung der klassischen Massagehandgriffe

- Effleurage (Streichungen)
- Petrissage (Kneten, Walken)
- Friktion (Reiben)
- Tapotement (Hacken, Klatschen, Klopfen)

- Vibration (Erschüttern)
- Unterhautfaszienstrich

4.3 Handgriffe der klassischen Massage

4.3.1 Grundlegendes

Es empfiehlt sich, zum Erlernen der Bewegungsabläufe mit beiden Händen alle Massagehandgriffe zu beüben, um einen gleichmäßigen Bewegungsfluss zu erreichen.
Die Kraft, die bei der Massagetherapie aufgebracht wird, richtet sich nach der Gewebsbeschaffenheit und der Empfindlichkeit der zu behandelnden Region.

4.3.2 Effleurage (Streichungen)

Die Massagebehandlung beginnt und endet mit der Effleurage. Während der Ausführung der verschiedenen Massagetechniken können beliebig Zwischenstreichungen eingesetzt werden.
Die Effleurage wird mit streichenden Bewegungen stets von peripher nach zentral ausgeführt. Die Streichrichtung auf der Haut richtet sich nach dem Faserverlauf der Muskulatur. Mit der massierenden Hand werden mit zarten, ruhigen, rhythmischen und gleitenden Bewegungen die Streichungen durchgeführt. Die behandelnde Hand darf nicht auf dem betreffenden Körperareal „kleben".
Die Streichung startet auf dem gesunden Areal in der Peripherie und arbeitet sich von dort durch das betroffene Areal und endet proximal auf dem gesunden Areal.

Wirkungen

- Entleerungsförderung der Lymph- und Kapillargefäße
- Leicht hyperämisierend

Handgriffe

Bei großen und breiten Körperarealen mit der ganzen Hand oder mit beiden Händen arbeiten, um die größtmögliche Auflagefläche zu erreichen. Bei kleinen und schmalen Körperarealen mit den Fingerspitzen arbeiten.
Folgende Streichungen werden unterschieden:

- Einleitende Streichung
- Beruhigende Streichung
- Entstauende Streichung
- Dehnende Streichung
- Einhandstreichung
- Zweihandstreichung
- Wechselhandstreichung
- Hand-über-Hand Streichung
- Fingerknöchelstreichung (Kammgriff)
- Fingerstreichung

Einleitende Streichung
Diese Streichung wird als erste Maßnahme zum Erstkontakt zwischen Behandler und Patient angewandt (Einleitung der Massagetherapie).

Beruhigende Streichung

Alle Streichungen wirken beruhigend auf die Strukturen, wenn sie mit geringem Druck und Tempo ausgeführt werden. Sie werden nach reizenden Griffen und zur Beendigung der Massage angewandt.

Entstauende Streichung

Anwendung an den Extremitäten, um die Entleerung oberflächlicher Venen und Lymphgefäße zu fördern.

- Leichte Hochlagerung der Extremität
- Starker Druck aufs Gewebe
- Langsames Tempo der Streichung
- Zentripetale Ausrichtungsführung (abschnittsweise von proximal nach distal)

Am Körperstamm richten sich die Streichungen nach der Verlaufsrichtung von Venen und Lymphgefäßen.

Dehnende Streichungen

Einleitung für intensive Massagehandgriffe. Die zweiten bis vierten Finger üben einen Dehnreiz auf Haut und Unterhautbindegewebe aus. Durch den Stellungswinkel der Finger (flach oder steil) können die Druckintensität und die Tiefe der Gewebsschichten variiert werden.

! Es darf kein Schneidegefühl auftreten.

Die nicht arbeitende Hand wirkt als Widerlagerung auf das Gewebe (hält das Gewebe auf Zug).

Einhandstreichung

Durchführung v. a. an den Extremitäten. Die vier Finger und der Daumen stehen sich „C-förmig“ gegenüber (Lumbrikalgriff). Finger und Daumen üben gleichmäßig Druck auf die Extremität aus. Der Druck verstärkt sich bei der Vorwärtsbewegung und vermindert sich am Ende der Streichphase.

Zweihandstreichung

Die Streichung gleicht der Einhandstreichung (s. o.), wird aber mit beiden Händen durchgeführt. Anwendung bei großen Muskelgruppen.

Hand-über-Hand-Streichung

▶ Abb. 4.1

Eine flüssige Bewegung, bei der immer eine Hand die Streichung ausübt.

Fingerknöchelstreichung (Kammgriff)

Der Kammgriff wird mit der Handrückenseite ausgeführt. Im Muskelfaserverlauf streicht man die Fingerrückenfläche über das Behandlungsgebiet. Diese Knöchelefﬂeurage wird mit Ein- oder Zweihandtechnik (s. o.) appliziert.

Fingerstreichung

An kleineren Körperarealen wird die Fingerstreichung angewandt (z. B. an Kopf, Fuß, Hand).

4.3.3 Petrissage (Knetung)

Die Petrissage hat ihren Hauptwirkort in der Muskulatur, insbes. in den kontraktilen Einheiten. Durchführung mit intensiven Massagegriffen stets schräg, quer zum Muskelfaserverlauf.

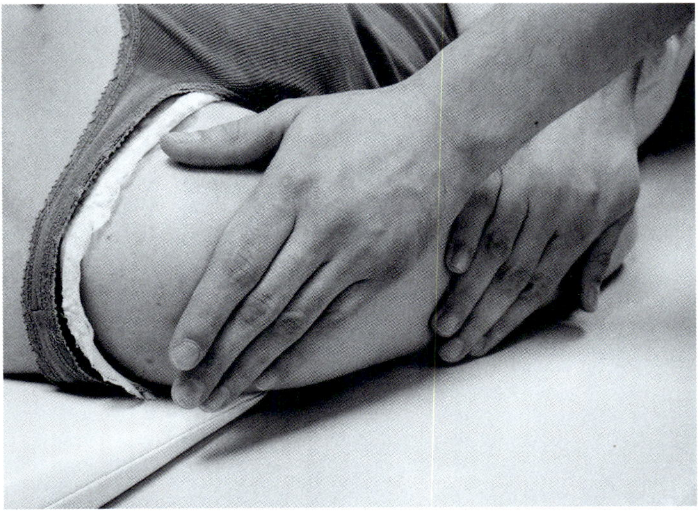

Abb. 4.1 Hand-über-Hand-Streichung am M. biceps brachii [O1105]

Wirkungen

- Verbesserung der Resorptionsfähigkeit
- Lösen von Verklebungen
- Detonisierend/tonisierend
- Atrophieprophylaxe
- Stoffwechselanregend

Handgriffe

- Einhandknetung
- Zweihandknetung
- Flächige Knetung
- Fingerspitzenknetung

Einhandknetung
Anwendung an kleinen bauchigen Muskeln. Die vier Finger und der Daumen stehen sich „C-förmig" gegenüber (Lumbrikalgriff). Durch Schließen des Lumbrikalgriffs wird die Muskelgruppe komprimiert (Knetung). Durch rhythmisches Abwechseln des Drucks zwischen Daumenballen und Kleinfingerballen kommt es zu einer Dehnung der Muskelfasern (Muskelfaserverwringung). Die Funktionsrichtung ist von proximal nach distal.

Zweihandknetung
▶ Abb. 4.2
An großen bauchigen Muskeln werden die Hände nebeneinander auf die Muskulatur aufgelegt, die Finger liegen quer zum Faserverlauf der Muskelgruppe. Es kommt zu einer sinusförmigen Knetung, dabei dienen sich die Hände gegenseitig als Widerlager.

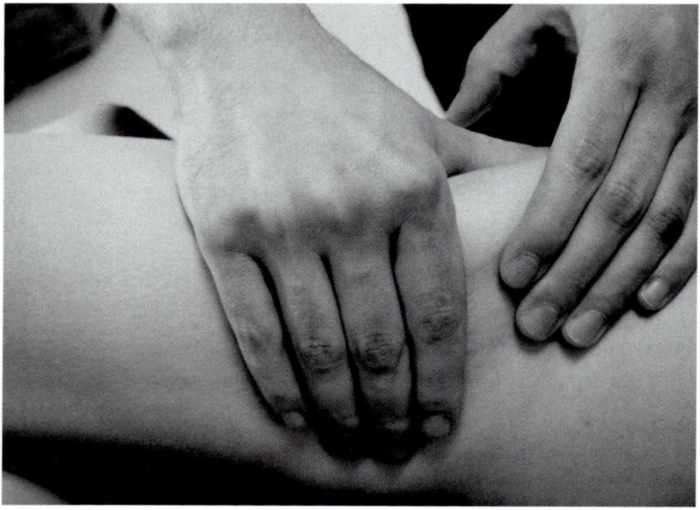

Abb. 4.2 Sinusförmige Zweihandknetung am Oberschenkel [O1105]

Flächige Knetung

Anwendung im gesamten Körpergebiet. Flächige Knetungen dienen dazu, Hautgewebsschichten und Muskelfaserschichten zu verschieben. Die Fingergrundgelenke führen mit geringer Beugung und oberem flächigem Druck die Knetungen durch.

Fingerspitzenknetung

Tief liegende und flächige Muskeln sind am besten mit der Fingerspitzenknetung erreichbar. Die Finger werden fest aneinandergelegt und in allen Gelenken leicht gebeugt, die Finger vier und fünf werden so weit flektiert, dass die Fingerkuppen die Handinnenflächen berühren. Die Finger zwei und drei bilden mit den in Opposition stehenden Daumen eine Zange. Der Mittelfinger wird weiter gebeugt, damit die Fingerkuppen dieselbe Höhe haben. Die S-förmige Knetung erfolgt zwischen den Fingerkuppen.

! In der Druckphase der Fingerspitzenknetung stets senkrecht zur Muskelfaserrichtung kneten.

4.3.4 Friktion (Reibung)

Friktionen sind intensive, kleinflächig geortete Bewegungen, die bei Myogelosen und bei Hartspann eingesetzt werden.

Techniken

- Oberflächliche Friktionen
- Tiefe Friktionen
- Hand-über-Hand-Friktionen

Oberflächliche Friktionen
Nach dem Aufsuchen von Verhärtungen wird eine leichte Zirkelung mit den seitlich aufgestellten Fingerbeeren ausgeführt.

! Keine Friktionen mit den Fingerknöcheln oder dem Ellenbogen ausüben.

Tiefe Friktionen
Nach dem Aufsuchen von knotenförmigen Verhärtungen im Muskelgewebe (Myogelosen) werden die Finger über dem Gewebe aufgesetzt und mit kreisenden Bewegungen die Myogelosen unter der Haut zerrieben.

Hand-über-Hand-Friktion
Um die tiefen Friktionen (s. o.) zu verstärken, die Hände übereinanderlegen und kreisende Bewegungen ausüben. Den friktionierenden Part übernimmt die unten liegende Hand, die oben liegende Hand übt den Druck aus.

! Vorsicht: mögliche Gewebsblutungen durch Zerreißungen von Kapillaren im Gelosengebiet.

4.3.5 Unterhautfaszienstrich

Zusätzliche Unterstützung zur Petrissage (▶ 4.2.3). Der Mittelfinger wird etwa in 60° Flexion in kranialer Richtung geschoben. Der vierte Finger stützt den Mittelfinger zur Unterstützung des Schubs. Der Unterhautfaszienstrich eignet sich zum Auffinden von Muskelrändern.

! Diese Methode eignet sich nicht für Bindegewebszonen erster und zweiter Ordnung (▶ 5.1.3).

4

4.3.6 Tapotement (Hacken, Klatschen, Klopfen)

In den oberflächlichen und in den tiefer gelegenen Gewebsschichten führen diese Massagehandgriffe zu einer Hyperämie und Tonussteigerung. Sie werden bei hypertonen Muskelgruppen angewandt. Alle Techniken werden aus dem lockeren Handgelenk ausgeführt.

Hackungen

- Finger sind gespreizt und gestreckt.
- Mit lockeren Handgelenken die Fingerkanten auf das Gewebe schlagen.
- Die Dosierung wird durch den Spannungsgrad der Hand beeinflusst.

Klatschungen

- Handgelenke leicht dorsal flektieren.
- Hohle Hände bilden (leicht flektierte Finger in den Grundgelenken, loses Anlegen der Daumen). Durch das Luftpolster der hohlen Hand wird der Schlag abgemildert.
- Die Hände fallen in schnellem Wechsel von Dorsalextension und Palmarflexion in den Handgelenken auf das Gewebe.

Klatschungen auf dem Thorax

- Eine Hand über das Gewebe ziehen.
- Die Finger bleiben im ständigen Gewebskontakt.
- Die Rückhand wird in schnellem Rhythmus angehoben und locker fallen gelassen.

Klopfungen

- Unterarme zwischen Pronation und Supination stellen.
- Handgelenke dorsal extendieren.
- Finger zu einer lockeren Faust schließen.
- Schnelles Wechseln zwischen radialer und ulnarer Abduktion in den Handgelenken.
- Die Klopfungen werden im gesamten Muskelverlauf durchgeführt.

4.3.7 Muskelschüttelungen

Muskelschüttelungen werden zur Lockerung eingesetzt.

Techniken

- Manuelle Schüttelung
- Schwingende Schüttelung
- Ziehende Schüttelung

Manuelle Schüttelung

Lokale Anwendung (z. B. M. gastrocnemius, M. quadriceps femoris, Oberschenkeladduktoren, M. triceps brachii, Bauchmuskulatur). Die Extremität wird mit einer kleinen Abduktions-/Adduktionsbewegung der Muskeln in Schwingung gesetzt. Das Handgelenk ist leicht gebeugt, die medial liegende Hand liegt in einem Gabelgriff um den Muskel, die andere Hand fixiert die Extremität.

Schwingende Schüttelung

Kleine Lenkbewegungen steuern die Schüttelintensität in die gesamte Extremität.

Ziehende Schüttelung

Mit dem Flechtgriff (Daumen liegen ventral parallel auf dem Hand- oder Fußrücken, Handinnenflächen und Finger umgreifen flächig das Gelenk) distal die Extremität umgreifen und die Schüttelung rhythmisch und unter dosierter Traktion ausführen.

4.3.8 Vibrationen

Ausführung in wechselseitiger Anspannung der Agonisten und Antagonisten mit flächig aufgelegten Händen.
Es ist darauf zu achten, dass die Vibrationen in die Tiefe gerichtet sind und nicht zu einer seitlichen Verschiebung des Gewebes führen.
Beim Behandler sollte bei der Ausführung nicht die gesamte Oberarm- und Schultergürtelmuskulatur angespannt und verkrampft sein.
Die Vibrationen sind in unterschiedlichen Frequenzen ausführbar.

4.3.9 Kolonmassage

Bauchdeckenvorbehandlung: Effleurage (einleitende Streichungen, Zweihandstreichung, Hand-über-Hand-Streichung) entlang des Kolonverlaufs (im Uhrzeigersinn).
Kolonbehandlung nach Vogler (▶ Abb. 4.3): manuelle, analwärts gerichtete Druck- und Gleitbewegung auf dem Kolon zur Tonus- und Turgorveränderung und Beeinflussung des Lymph- und vegetativen Nervensystems. Behandelt werden fünf Kolonpunkte:

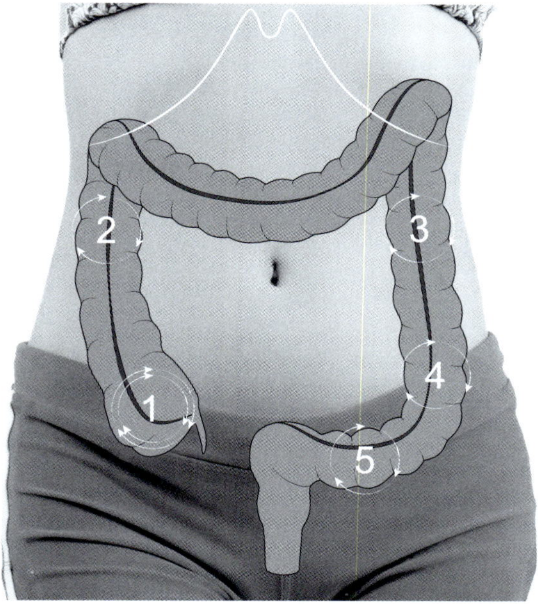

Abb. 4.3 Kolonmassage nach Vogler mit den fünf Kolonpunkten: Zäkalpunkt (1), Aszendenspunkt (2), linearer Punkt (3), Deszendenspunkt (4), Sigmapunkt (5) [J787]

1. Zäkalpunkt (unmittelbar aboral der Zäkalklappe am Kolon)
2. Aszendenspunkt (zwischen vorderer Spina und rechtem Rippenbogen außerhalb der Medioklavikularlinie)
3. Linearer Punkt (wie Aszendenspunkt [2], jedoch auf der linken Körperseite)
4. Deszendenspunkt (die Hand palpiert am linken vorderen Darmbeinstachel medial in Richtung Nabel, leicht aufzufindender Kolonabschnitt)
5. Sigmapunkt (kaudal von Punkt 4)

Weiterführende Literatur

Stork U, Hoffa A, Gocht H et al. Kolonbehandlung nach Vogler. In: Technik der Massage. 19. A. Stuttgart: Thieme, 2004; S. 157.

4.3.10 Packegriffe

Packegriffe werden mittels Weichteiltechniken am Thorax angewandt.
Die Haut des Patienten wird im Thoraxbereich gemäß ihrer Elastizität vom Körper angehoben, mit dem Ziel der Lösung von Unterhautverklebungen.

Techniken der Packegriffe

- Gehaltene Hautfalte
- Intermittierendes Abheben der Hautfalte
- Wandernde Hautfaltentechnik (rollende Hautverschiebung)

4

4.4 Wirkungen der Massagetherapie

Es werden folgende Wirkungen unterschieden:
- Fernwirkung
- Örtliche Wirkung

4.4.1 Fernwirkung

Die Fernwirkung der Massagetherapie wird folgendermaßen eingeteilt:
- Allgemeinwirkung
- Segmentale Wirkung
- Fremdreflex

Allgemeinwirkung
Die Allgemeinwirkung entfaltet sich unabhängig vom Ort der Behandlung. Beispiele: Patient schläft während der Behandlung ein, vertiefte Atmung, Besserung der Beschwerden nach Erschöpfungsangaben.

Segmentale Wirkung
Diese Massagewirkung entsteht über das bearbeitete Haut- und Muskelgebiet am segmental zugeordneten inneren Organ.

Fremdreflex
Darunter ist die Verminderung des Muskeltonus durch Streichmassagetechniken (▶ 4.2.2) zu verstehen.

4.4.2 Örtliche Wirkung

Die Lokalwirkung der Massagetherapie wird wie folgt eingeteilt:
- Wirkung auf Blut- und Lymphgefäße
- Wirkung auf die Muskulatur

Wirkung auf Blut- und Lymphgefäße
Am Ort der Massage kommt es zu einer hyperämisierenden (z. B. bei intensiven Reibungen und Streichungen) und entstauungsfördernden (z. B. bei Streichungen) Sofortwirkung.

Wirkung auf die Muskulatur
Eine örtliche Wirkung besteht, wenn ein verspannter Muskel eine Muskellockerung und ein erschlaffter Muskel eine Tonussteigerung erfährt.

4.4.3 Wirkwege der Massage

Die Allgemeinwirkung kommt z. B. über Streichungen zustande, indem sie sensible Nervenfasern reizt. Während des Hautkontakts kommt es über die Mechanorezeptoren zu einer Berührungsempfindung und über diese mechanische Reizung der Nervenfasern zu einer reflektorischen Schmerzhemmung im Behandlungsgebiet.
Der taktile Reiz wird durch die peripheren sensiblen Nervenbahnen (die Zellen liegen im Spinalganglion) über die hinteren Wurzeln des Rückenmarks in den Hinterstrang zur Körpergefühlsphäre im Gehirn geleitet.

Wirkungen der Effleurage

- Entspannung
- Schmerzlinderung
- Beheben von Unruhzuständen bei Kindern

Alle herzwärts gerichteten Handgriffe wirken bei ausreichendem Andruck anregend auf die Venen und Lymphgefäße.

Wirkungen der Petrissage

- Örtlich
- Vasal (gefäßwirksam)
- Depletorisch (entleerend, reinigend)

Intensive Friktionen können zu Zellzerquetschungen führen, wenn sie sich in einem krankhaften Quellzustand befinden (Gelosen). Dadurch werden Gewebshormone freigesetzt, die an den Gewebswandrezeptoren (Alpha-Rezeptoren) vasodilatatorisch auf Arteriolen und ruhende Kapillaren wirken.

Wirkungen der Friktionen

- Histaminfreisetzung
- Örtlich
- Allgemeine Wirkung

Bei allen Handgriffen entsteht eine örtliche Hautrötung. Die Färbung der Haut ist abhängig von der Durchblutung. Die Gewebshormone werden durch die Kapillarwirkung freigesetzt.
Alle Handgriffe sind gefäßwirksam. Im massierten Gebiet entstehen eine örtlich-humorale und eine reflektorisch-nervale Wirkung.

Wirkung auf den Kreislauf

Die Massagetherapie beeinflusst und fördert das Kreislaufsystem:

- Austausch von Sauerstoff und Nährstoffen
- Resorption von Ödemen
- Abtransport von Eiweißkörpern und Stoffwechselprodukten
- Vergrößerung der Austauschfläche zwischen Gewebe und Blutgefäßen

Vermeidung von Gefährdungen

- Massagetherapie nicht unmittelbar vor Mahlzeiten applizieren.
- Massage nicht ohne Pause an größere thermische Maßnahmen (▶ 3.3) anschließen.

! Alkoholgenuss des Patienten unmittelbar vor der Massage kann zu Lähmungen der Angiomotorik in den peripheren Gefäßen führen. Dadurch werden die Gefäße dilatiert (weit gestellt), und der Blutdruck nimmt ab.

! Zusätzlich verstärkt die Massage den Effekt der dilatierten (weit gestellten) Gefäße, und der Blutdruck nimmt weiter ab.

Optimaler Reiz

Die optimale Erregungsübertragung von Muskel zu Muskel erfolgt über eine Dehnung (Knetung, ▶ 4.2.3).

- **Hypotoner Muskel:** Über den direkten Einfluss über die Muskelspindel ist keine Normalisierung erreichbar. Daher ist die Effleurage (▶ 4.2.2) unabdingbar, um eine Abwehrspannung der Muskulatur bei zu früh einsetzender Dehnung zu vermeiden und eine Konsistenzänderung des Hartspanns zu erzielen.
- **Hypertoner Muskel:** Die Beeinflussung hypertoner Muskeln beruht auf dem Wechsel zwischen Hautfremdreflex und Dehnungseigenreflex am Anfang der Behandlung.

4.5 Indikationen

Die Indikationen der Massagetherapie sind weisungsgebunden und müssen vom Arzt verordnet werden.
Zu den Indikationen zählen alle krankhaften Veränderungen der Muskulatur.

Veränderungen der Muskelspannung

- Atonie (Tonusverlust)
- Hypotonus (Tonusminderung)
- Hypertonus (Hartspann, Tonussteigerung)
- Rigidität

Veränderungen der Muskelzellen

Myogelosen (kolloidale Veränderungen).

Veränderungen der Muskelmasse

Atrophie (mangelnde Innervation, Muskelabbau).

4.6 Kontraindikationen

Absolute Kontraindikationen

- Fieberhafte Infekte
- Thrombophlebitis
- Arterielle Embolie
- Neurologische Ausfallerscheinungen (z. B. auftretende Lähmungen, Sensibilitätsstörungen)
- Schlagartiges Aufhören eines Nervenkompressionsschmerzes
- Plötzliche Verschlechterungen des Allgemeinzustands (Notruf!)
- Schlecht heilende Wunden und Verletzungen
- Entzündungen der Haut und des Muskels (auch bei Systemerkrankungen)
- Nach Laminektomie
- Erkrankungen der Pyramidenbahn und des Kleinhirns (z. B. seitendifferenter oder nicht erschöpfbarer Fußklonus)
- Nach Harrington- und anderen Wirbelsäulenoperationen
- Bindegewebig ersetzte Muskeln
- Ungeklärte Tumoren und Infektionskrankheiten

Relative Kontraindikationen

- Unmittelbar nach Gelenkoperationen
- Nach Frakturen im Bereich der Extremitäten
- Nach Frakturen im Bereich der WS
- Lumbale Bandscheibenoperation (Hemi-, Teilhemilaminektomie, Flavektomie)
- Zervikale Bandscheibenoperation (Cloward-Operation)
- Nach Metallplatten- oder Schraubenversorgung von Frakturen

5 Bindegewebsmassage

Klaus Vogedes

5.1 Grundlagen

Die Bindegewebsmassage (BGM) ist eine Behandlungstechnik, die zur Gruppe der Reflexzonenmassagen gehört. Durch einen für diese Therapieform charakteristischen Zugreiz werden in den verschiedenen Geweben des Körpers unterschiedliche Reaktionen ausgelöst.
Es gibt zwei verschiedene Techniken, die nach ihren Begründerinnen Elisabeth Dicke und Hede Teirich-Leube benannt wurden. Daneben gibt es Mischformen der beiden Techniken. Einzelne Elemente der BGM sind in andere Behandlungsformen aufgenommen worden oder neue Formen entstanden wie z. B. die Faszien-Technik (▶ 5.3).
In einem Leitfaden können nicht alle Techniken abgehandelt werden. Deshalb wird im Folgenden weitestgehend von der Ursprungsmethode nach Dicke ausgegangen. Manche Therapeuten halten das Festhalten an dem starren Konzept mit den einzelnen Aufbaufolgen für überholt, dennoch gibt es einige Gründe, die dafür sprechen. Besonders Einsteiger oder Wiedereinsteiger in die BGM finden hier eine Leitlinie, an der sie sich entlangarbeiten können. Zudem können, wenn man z. B. mit dem Grundaufbau beginnt, die Reaktionen beobachtet werden, um darauf aufbauend die weitere Vorgehensweise zu entwickeln.

5.1.1 Geschichte

Die BGM wurde von Elisabeth Dicke 1929 durch Eigenbehandlung entwickelt. Sie litt an so schweren Durchblutungsstörungen des rechten Beins, dass eine Amputation drohte. Dabei ertastete sie ein verdichtetes, infiltriertes Gewebe über dem Kreuzbein und eine erhöhte Spannung der Haut und Unterhaut. Diese Bereiche waren zudem sehr schmerzhaft. Dicke versuchte durch ziehende Striche die Spannung zu verteilen. Dies gelang sehr langsam, die Schmerzen wurden weniger, und während der Durchführung der Behandlungsstriche setzte ein angenehmes Wärmegefühl ein. Im Laufe eines Vierteljahres gingen die Beschwerden so weit zurück, dass sie ihre Arbeit als Krankengymnastin wieder aufnehmen konnte. Aufgrund dieser Erfahrungen entwickelte sie allmählich eine systematisch aufgebaute Behandlungsmethode.
Dicke erkannte, dass die einzelnen Organe eine Verbindung zu bestimmten Hautarealen besitzen, dies wurde auch von dem englischen Arzt Henry Head beschrieben. Um das Verfahren weiterzuentwickeln, demonstrierte Dicke ihre Methode 1938 an der Krankengymnastikschule in Freiburg Hede Teirich-Leube. Von dieser und Professor Wolfgang Kohlrausch wurde die Methode klinisch überprüft. Teirich-Leube fand die Methode so gut, dass sie diese übernahm und durch Überarbeitung der BGM eine eigene Richtung entwickelte. So existieren heute zwei große Richtungen in der Bindegewebsmassage: einmal nach Dicke, zum anderen nach Teirich-Leube. Bei der ärztlichen Verordnung „BGM" muss auf die Unterscheidung der beiden Verfahren keine Rücksicht genommen werden, es genügt die Verordnung „Bindegewebsmassage". Die großen Unterschiede liegen nicht in der Wirkung der Massage, sondern in der technischen Durchführung der Griffe.
Im Jahr 1953 erschien die erste Auflage des Buchs „Meine Bindegewebsmassage" von Elisabeth Dicke, das in zahlreichen Neuauflagen stets weiterentwickelt wurde. Elisabeth Dicke starb am 11. August 1952 in Überlingen am Bodensee.

5.1.2 Wirkung

Die Wirkungen der BGM werden generell in lokale, lokalreflektorische und allgemeine unterteilt. Des Weiteren wird von positiven und negativen sowie von Fehlreaktionen gesprochen.

- **Lokale Wirkung:** Wird direkt vor Ort durch den Reiz ausgelöst. Dazu zählen subjektives Schneidegefühl, örtlich begrenzte Hyperämie, Quaddelbildung, Schmerzlinderung und Faszien-Beeinflussung, z. B. bei der Narbenbehandlung.
- **Lokalreflektorische Wirkung:** Reizort und Wirkort müssen nicht identisch sein (kutiviszeraler Reflex = Hauteingeweide-Reflex). Reize auf der Haut können die im gleichen Segment versorgten Organe beeinflussen. Davon leiten sich viele Indikationen bei funktionellen Organerkrankungen ab. Auch die **konsensuelle Reaktion** ist zu beobachten: Während der BGM-Behandlung an einer Extremität zeigt sich nicht nur an der behandelten Extremität eine Wirkung, sondern auch an der gegenüberliegenden Extremität (z. B. Verbesserung der Durchblutung).
- **Allgemeinwirkungen:** Wirkungen auf das vegetative System (z. B. Harmonisierung des Vegetativums), kreislaufdynamische Allgemeinreaktion (z. B. lang anhaltende Hyperämie, wohliges Wärmeempfinden). Es kann auch Müdigkeit auftreten bis hin zu tiefem Schlaf. Ebenso werden chemische Reaktionen beschrieben (z. B. Freisetzen von Gewebsreizstoffen, Veränderungen des Säuregehalts im Gewebe oder der Wasserbindungsbereitschaft).

Zeitliches Auftreten der Wirkungen

Die **Spontanwirkungen** der BGM (z. B. Hyperämie, Schweißbildung) treten während der Behandlung auf. Eine Schweißbildung kann für die Durchführung der BGM störend sein.
Kurzzeitwirkungen treten 20 Min. bis 2 Std. nach der Behandlung auf, daher ist auf die entsprechende Nachruhe zu achten. Bei gewissen Indikationen wie z. B. Kreislauferkrankungen ist der Patient auf Gefahren, z. B. beim Autofahren, hinzuweisen.
Langzeitwirkungen treten in der Regel innerhalb von 24 Std. auf, sind aber auch schon später beobachtet worden.

5

Reaktionen

- **Dermographia rubra:** Eine Rotfärbung der gezogenen Strichführungen ist die häufigste Reaktion, die schon bei der ersten Strichführung oder erst nach mehrmaliger Wiederholung auftreten kann. Sie ist ein erster Hinweis auf die Reaktionslage des Patienten.
- **Dermographia alba:** Relativ selten zeigt sich, dass durch Gefäßverengungen/Spasmen ein weißer Strich entsteht oder ein roter Strich von einem weißen umrahmt wird. Meist wird bei der Folgebehandlung diese Reaktion nicht mehr beobachtet.
- **Dermographia elevata:** Bildung kleiner Quaddeln im Verlauf der Strichführungen. Ursache ist eine vermehrte Histaminausschüttung, die auch der Grund für einen Juckreiz nach der Massage ist. Sollte dies störend sein, ist die Strichführung etwas abzuschwächen.
- **Petechien, Hämatome:** Empfindliche Patienten können nach der BGM bis zu 24 Std. kleine Hämatome oder Petechien (mehrere kleine, stecknadelkopfgroße Blutungen) bekommen, die harmlos sind und nach drei bis vier Behandlungen nicht mehr auftreten.
- **Sympathische Frühreaktionen:** Am häufigsten tritt (u. U. schon bei den ersten Strichführungen) eine starke **Schweißbildung** auf. Der Schweiß ist klar, dünnflüssig und geruchlos. Des Weiteren wird eine **Piloarrektion** (Gänsehaut) in einem segmentalen Areal beobachtet, ohne dass der Patient dabei ein Kälteempfinden äußert. **Reaktionen an Organen und Gefäßen** sind ebenfalls zu beobachten: angenehme Wärme an Händen und Füßen, der Patient fühlt sich wacher, Druckgefühle an Organen lassen nach.

- **Parasympathische Spätreaktionen:** Kurz nach der Behandlung, bis zu 1 bis 2 Std. danach kann es zu leichter Müdigkeit (bis hin zu festem Schlaf) und zu einer Anregung der Blasen- und Darmtätigkeit kommen.

Unerwünschte Reaktionen

- **Paradoxe Reaktionen:** Die vegetativen Reaktionen fallen gegensätzlich aus (z. B. statt warmer Füße werden kalte Füße gemeldet; das Druckgefühl im Magen nimmt zu statt ab). In diesen Fällen die Behandlung mit einigen ableitenden Strichen beenden und Nachruhe anraten. Meist verschwinden dann die Symptome. Bei der nächsten Behandlung etwas abgeschwächt arbeiten: flächige Techniken, viele Ausgleichstriche und nicht zu forsches Vorgehen in den Aufbaufolgen.
- **Fehlreaktionen:** kalter, zäher, übel riechender Schweiß, Herzrhythmusstörungen, Kurzatmigkeit bis hin zu Atemnot, Übelkeit und Erbrechen, Schwindel, Organkrämpfe, selten kann es zur Bewusstlosigkeit kommen. Vorgehen wie bei den paradoxen Reaktionen (s. o.). Einige Strichführungen können leichte Fehlreaktionen kompensieren (▸ 5.3).

! Sollten alle Maßnahmen erfolglos bleiben, ist ggf. ein Arzt zu verständigen.

5.1.3 Die Zonen und ihre Bedeutung

Zonen sind umschriebene Gewebegebiete mit reflektorischen Verbindungen zu anderen Organen und Geweben.

- **Hautzonen (Head-Zonen):** überempfindliche Hautareale in den Segmenten gestörter Organe.
- **Bindegewebszonen (BgZ):** zeigen sich als Einziehungen oder Quellungen im Gewebe als Folge der Veränderungen im Gewebe. Bei **Einziehungen** liegt eine veränderte Gewebsspannung meist mit einer rauen Epidermisschicht vor. Es treten auch Haftungen mit den darunterliegenden Gewebsschichten auf. Der pH-Wert der Haut verändert sich verstärkt in den sauren Bereich. **Quellungen** entstehen durch Flüssigkeitsansammlungen im Bindegewebe. Durch Verklebungen der Subkutis z. B. mit einer Muskelfaszie kommt es zu einer Verkleinerung der Interzellularräume, sodass die Flüssigkeit in die Randgebiete der Zonen gedrückt wird, mit Minderdurchblutung und Stoffwechselstörung. Meist entstehen Quellungen und Einziehungen gleichzeitig, sie gelten in der Therapie zunächst als Tabuzonen.
- **Zonen in der Muskulatur (Mackenzie-Zonen):** Ein Hypertonus der segmentzugehörigen Muskulatur weist auf Störungen der jeweiligen Organe hin. Differenzialdiagnostisch sind diese Verspannungen zu unterscheiden von den statischen Muskelverspannungen, wie sie z. B. durch eine Fehlhaltung entstehen. Bei der Mackenzie-Zone liegt die Verspannung im Segment, während statische Verspannungen im Verlauf einer kinetischen Kette zu finden sind.

Zonen können schon vor der eigentlichen Erkrankung entstehen, d. h., das betroffene Organ ist bereits geschädigt, der Patient zeigt aber noch keine Krankheitszeichen. Auch nach einer Erkrankung können Zonen weiterbestehen, obwohl die Beschwerden abgeklungen sind. Es gibt Zonen, die ein Mensch sein Leben lang beibehält (stumme Zonen). Sie sind ein Hinweis auf Schwachstellen des Körpers. Beispiel: Ein Patient, der äußert, dass ihm alles auf den Magen schlägt, wird mit großer Wahrscheinlichkeit entsprechende Magenzonen aufweisen. Bei paarig angelegten Organen werden die reflektorischen Krankheitszeichen auf die betroffene Körperseite projiziert.

Die Tatsache, dass Zonen vorhanden sind, sagt aus, dass eine Störung des Organs vorliegt, über Art und Ausmaß geben sie keinen Aufschluss.

5.2 Befundaufnahme

5.2.1 Anamnese

Da viele Erkrankungen, die für die BGM eine Indikation darstellen, ohne auffällige äußere Zeichen verlaufen, sind die Angaben aus der Anamnese eine erste Leitlinie für die Befundaufnahme. Durchgemachte Erkrankungen können Zonen hinterlassen haben, die nicht mit den aktuellen Zonen zu verwechseln sind. Aus dem gleichen Grund ist das Erfragen von Neben- oder Begleiterkrankungen von Bedeutung. Auch die Frage, ob der Patient bereits Erfahrung mit BGM hat und welche Reaktionen aufgetreten sind, ist von Bedeutung.

5.2.2 Inspektion

Die Inspektion erfolgt im aufrechten Sitz oder im Stand ohne übertriebene Streckung der WS. Da manche Zonen nicht stark ausgeprägt sind, ist eine gleichmäßige, schattenfreie Beleuchtung wichtig. Die Beobachtung der Zonen (▶ 5.1.2) bedarf der Erfahrung und Übung. Neben auffälligen Quellungen und Einziehungen zeigen sich manche Zonen nur durch eine leichte Erhebung oder Hautfärbung. Im Zweifelsfall besteht die Möglichkeit, nach der ärztlichen Diagnose die Stellen anzusehen, in denen Zonen zu erwarten sind, oder einen erfahrenen Kollegen zu befragen (auch der erfahrenste Therapeut war einmal ein Anfänger!).
Für die Zuordnung und Bedeutung der Zonen ist das Gewebsvolumen ein entscheidendes Kriterium. Bei entsprechend ausgebildetem Gewebsvolumen sind Zonen leicht zu erkennen (z. B. Kreuzbein, Gesäß, Hüften, unterer Rippenbogen, Schultergürtel). Schwieriger ist die Zuordnung neben der WS oder am ventralen Thorax.
Ein wichtiges Kriterium ist der Seitenvergleich. Dabei ist folgendermaßen zu differenzieren: Veränderungen, die durch unsymmetrisches Wachstum, durch Rechts-links-Händigkeit, gewohnheitsmäßige, berufsbedingte Haltungen oder pathologische Veränderungen (z. B. Skoliose) entstehen.

5.2.3 Palpation

Der wesentliche Teil der Befunderhebung ist die Palpation. Sie ergänzt und bestätigt die Inspektion. Neben allgemeinen Tests wie Bestimmung der Hautbeschaffenheit, Turgor und Temperatur gibt es spezielle Verfahren: Paravertebralstrich (diagnostischer Strich), flächige Verschiebetechnik und Abheben der Gewebefalte.

Paravertebralstrich (diagnostischer Strich)

Als erste Kontaktaufnahme begann früher jede BGM mit dem diagnostischen Strich. Dieser beginnt am 5. Lendenwirbel und verläuft neben der WS bis zum 7. Halswirbel. Dabei gibt die „Bugwelle" der Gewebe bereits Aufschlüsse über die Gewebebeschaffenheit. Da bei der Durchführung des Strichs eventuell vorliegende Zonen erreicht und ggf. unerwünschte Reaktionen (▶ 5.1.1) ausgelöst werden können, muss die Strichführung vorsichtig ausgeführt werden, z. B. den Strich nur in Abschnitten einsetzen.

Flächige Verschiebetechnik

Mit den Fingerkuppen wird die Hautverschieblichkeit systematisch auf dem gesamten Gesäß- und Rückenareal getestet (▶ Abb. 5.1).

Abheben von Gewebsschichten/Hautfalte

Die Haut wird zwischen Daumen und Zeigefinger bzw. zwischen Zeige- und Mittelfinger abgehoben (▶ Abb. 5.2). Wichtig ist auch hier der Seitenvergleich.

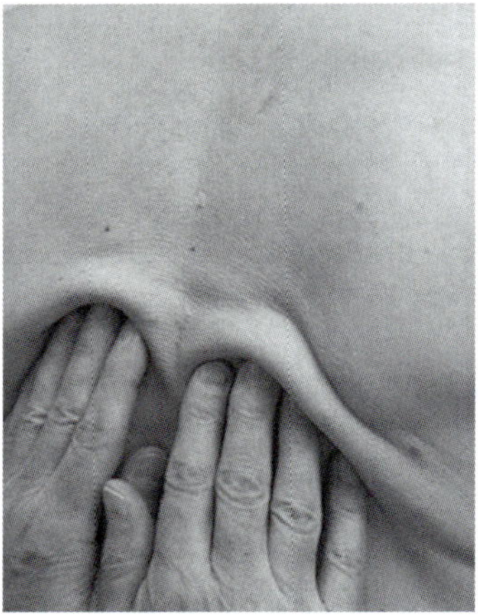

Abb. 5.1 Verschieben der Gewebsschichten [O1106]

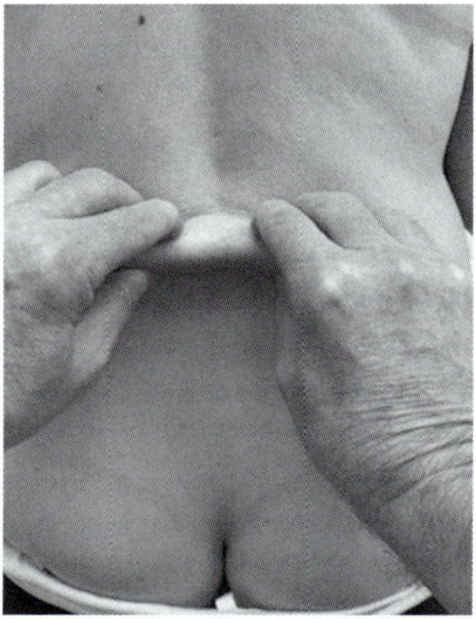

Abb. 5.2 Abheben der Gewebsschichten [O1106]

Tab. 5.1 Dokumentation der Gewebsspannung	
Gesteigerte Gewebsspannung	
+	Eben noch erkennbare Zone
++	Gut erkennbare Zone
+++	Sehr deutliche Zone
Verminderte Gewebsspannung	
-	Gerade noch erkennbare Spannungssenkung
--	Deutliche Spannungssenkung
---	Sehr starke Spannungssenkung

5.2.4 Dokumentation des Befunds

Der Befund wird in ein Formblatt eingezeichnet. Der Spannungszustand des Gewebes wird durch Plus- oder Minuszeichen dargestellt (▶ Tab. 5.1).
Nicht bestätigte Zonen sollten zunächst in Klammern gesetzt werden.
Sofern der Patient sein Einverständnis erklärt, können Zonen auch auf Fotos festgehalten werden.

5.3 Behandlungsgrundsätze

Für die Anwendung der BGM muss der Patient die zur Behandlung vorgesehenen Körperteile entkleiden, Schmuck und einengende Kleidungsstücke ablegen oder öffnen. Der Patient wird dann mit einem Laken oder Frotteetuch abgedeckt, nur das zu behandelnde Areal bleibt frei. Die Raumtemperatur ist mit 22 bis 24 °C optimal.

- **ASTE:** Die Behandlung ist am günstigsten im Sitzen durchzuführen. Nur wenn das nicht möglich ist, sind auch andere Ausgangsstellungen möglich. Günstig ist der Sitz auf einer höhenverstellbaren Massagebank oder einem Hocker. Die Beine sollten auf einem weiteren Hocker oder Schemel aufgestellt werden.
- Für die **Haltung des Therapeuten** ist die Lagerung, besonders die Höhe des Patienten von Bedeutung. BGM ist auch für den Therapeuten anstrengend, deshalb sollte auf eine bequeme, aktive Haltung geachtet werden. Fehlhaltungen (Hohlkreuz, hochgezogene Schultern) sollten vermieden werden. Beim Grundaufbau kann sich der Therapeut auch setzen. Generell soll fließend und gleichmäßig gearbeitet werden.
- Der **Behandlungsaufbau** beginnt immer mit dem Grundaufbau, der während einer Sitzung mehrmals wiederholt werden kann.
- Die **Behandlungsdauer** liegt zwischen 20 und 30 Min. Für die ersten Behandlungen sind wegen Eingewöhnung und Befunderhebung 30 Min. einzuplanen. Einige Krankheitsbilder erfordern, gerade zu Beginn, eine tgl. Behandlung, ansonsten sind 1 bis 2 Behandlungen pro Wo. ausreichend. Für die Langzeittherapie gilt: Lassen die Reaktionen nach, ist eine Therapiepause zu empfehlen.
- Die **Nachruhe** ist bei vielen Physikalischen Therapien in den Hintergrund getreten. Bei der BGM sollte der Therapeut dem Patienten immer die Möglichkeit der Nachruhe anbieten, da es nach der Behandlung zu Reaktionen kommen kann (z. B. Absacken des Kreislaufs, starke Müdigkeit).
- **Zusatzmaßnahmen** wie Elektrotherapie (▶ 1), Wärme- oder Kältetherapie (▶ 3) können die Wirkungen der BGM verstärken. Sie sollten aber *nach* der

BGM durchgeführt werden, da sie den Befund verfälschen können und die Durchführung der BGM erschweren, wenn der Patient nachschwitzt.

Technik der BGM

! Die BGM wird stets *ohne* Massagegleitmittel durchgeführt, da sonst kein Zugreiz im Gewebe entsteht.

Längs und quer verlaufende Strichführungen

Längs und quer verlaufende lange Strichführungen an Muskel, Sehnen oder Faszien werden mit der dritten und vierten Fingerkuppe durchgeführt, und zwar so, dass ein möglichst gleichmäßiger Zugreiz im Gewebe entsteht. **Kurze Anhakstriche** werden in gleicher Art ausgeführt, nur enden sie anhakend an knöchernen Strukturen, z. B. am Beckenkamm oder an den Wirbelkörpern. Wird eine lange Strichführung vom Patienten nicht vertragen (Schmerzen, Kitzelgefühl), kann das Gewebe mit Anhakstrichen vorbereitet werden. Bei beiden Strichführungen wird zwischen einer flächigen und einer steilen Ausführung unterschieden. Zu Beginn besser flächig arbeiten, um den Patienten und die Gewebe an die Reize zu gewöhnen (▶ Abb. 5.3).

Dehngriffe

Dehngriffe werden z. B. am M. trapezius, in der Achselhöhle oder Kniekehle eingesetzt. Sie sind eine Form der Unterhauttechnik, die meist bimanuell durchgeführt wird. Bei Dehnungen entsteht oft eine hohe sensible Belästigung, sie sind aber sehr wirksam.

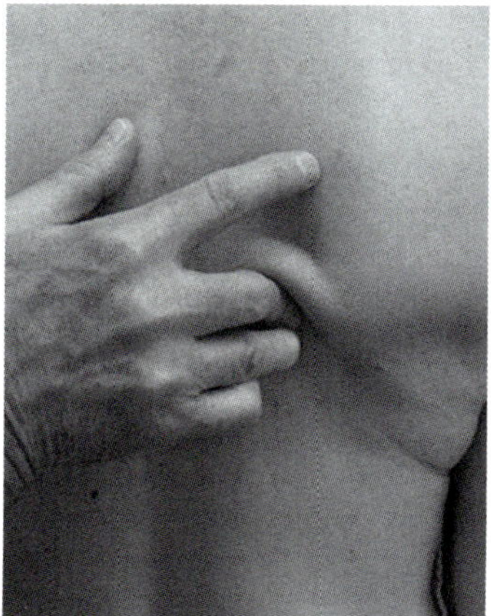

Abb. 5.3 Grundhandhaltung: Fast durchgehend geht der „Handteller" voran. Der Zugreiz wird mit dem gebeugten Mittelfinger und nachfolgend dem vierten Finger ausgeübt. [O1106]

Ausgleichstriche und Ableitungen

- **Ausgleichstriche** schwächen die Reizsetzung ab, wenn die Reaktionen zu stark sind. Sie können jederzeit und mehrmals in die Behandlung eingeflochten werden und sie auch abschließen. Sie werden mit den flachen Händen durchgeführt. Der große Ausgleichstrich beginnt an der hinteren Axillarlinie in Höhe von Th 7 und verläuft im Interkostalraum zum Schulterblattwinkel, von dort flächig bis zum 7. Halswirbel. Neben seiner ausgleichenden Wirkung bei langsamer Ausführung hat er bei schneller Ausführung eine anregende Wirkung auf die Laktation und wird daher auch als „Milchstrich" bezeichnet.
- Bei den Ableitungen wird zwischen großer und kleiner Ableitung unterschieden. Die **kleine Ableitung** sind die beiden unteren Strichführungen des Rhombus/Kreuzbein aus dem Grundaufbau (s. u.). Sie werden bimanuell ausgeführt und beenden den Grundaufbau. Die **große Ableitung** beginnt am 7. Halswirbel und endet auf dem Rhombus. Eine weitere Form beginnt am lateralen Winkel der Schulterblätter und wird flächig zur oberen Spitze des Rhombus/Kreuzbein gezogen. Auch hier ist eine bimanuelle Ausführung angebracht.

Außer diesem Grundrepertoire gibt es eine große Anzahl spezieller Strichführungen, die den Rahmen des Leitfadens sprengen würden.

Aufbaufolgen

Es werden folgende Aufbaufolgen unterschieden: Grundaufbau und 1. bis 4. Aufbaufolge.

Grundaufbau: ist sowohl im Sitzen (▶ Abb. 5.4) als auch in BL oder SL möglich. Die **1. bis 3. Aufbaufolge** ist in ▶ Abb. 5.5, ▶ Abb. 5.6 und ▶ Abb. 5.7 dargestellt.

Weitere Aufbaufolgen:

- Gesichts- und Kopfbehandlung
- Arm- und Handbehandlung
- Bein- und Fußbehandlung

In den klinischen Kapiteln (▶ 7 bis ▶ 17) werden die einzelnen Krankheitsbilder vorgestellt, die für die Maßnahmen der Physikalischen Therapie geeignet sind. Bei einigen steht bei der BGM keine Indikation. Das sind nicht immer Kontraindikationen. Bei manchen Krankheitsbildern sind BGM-Behandlungen unüblich, weil Ergebnis und Aufwand in keinem guten Verhältnis stehen. Beispiel: Bei jeder Fraktur (▶ 7.6) wäre eigentlich eine BGM angezeigt, wenn es Probleme mit der Narbe gibt, die Narbenbehandlung wird jedoch in einem eigenen Abschnitt (▶ 7.1) beschrieben. BGM sollte immer dort eingesetzt werden, wo sie ihre Stärken voll entfalten kann.

Faszien-Therapie

In den vergangenen Jahren sind die Faszien immer mehr in den Fokus wissenschaftlicher Beobachtungen gerückt. Während man die Faszien lange Zeit nur als Hüllorgan der Muskeln betrachtete, liegen mittlerweile Erkenntnisse über das Zusammenspiel zwischen Faszien und dem Vegetativum vor. Außerdem wurde die Wichtigkeit der Faszien als Kommunikationsorgan und für die Bewegung erkannt. Veränderungen der Faszien können die Ursache für Schmerzen sein. Vieles, was nun wissenschaftlich untersucht und bewiesen ist, war dem aufmerksamen BGM-Therapeuten bereits empirisch bekannt.

Aus diesen Erkenntnissen entstand als neue Therapieform die Faszien-Therapie. Hierbei werden zunächst durch Funktionstests die myofaszialen Ketten überprüft, die dann durch bestimmte Grifftechniken bearbeitet werden. Dabei werden auch Geräte wie die Faszienrolle eingesetzt, die der Patient selbstständig auch zu Hause anwenden und damit die Therapie unterstützen kann. Abgerundet wird die Therapie durch ein faszienorientiertes Trainingsprogramm.

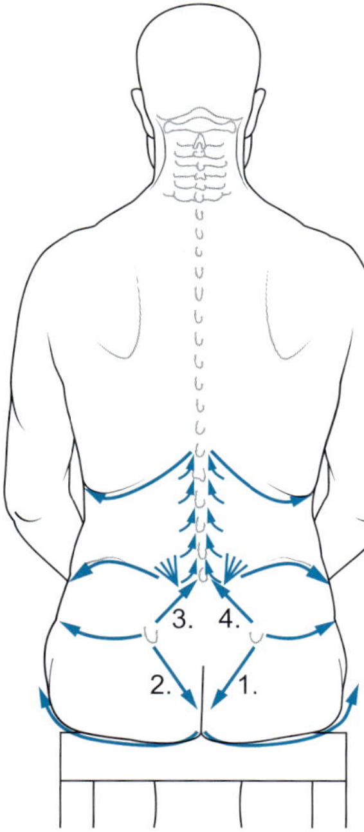

Abb. 5.4 Grundaufbau im Sitzen [L234]

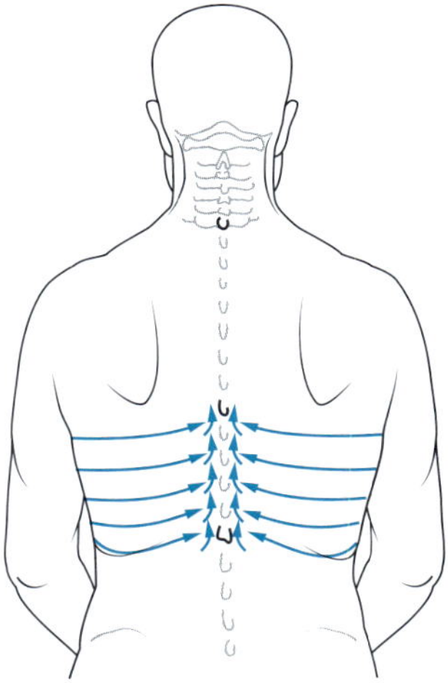

Abb. 5.5 Aufbaufolge 1 [L234]

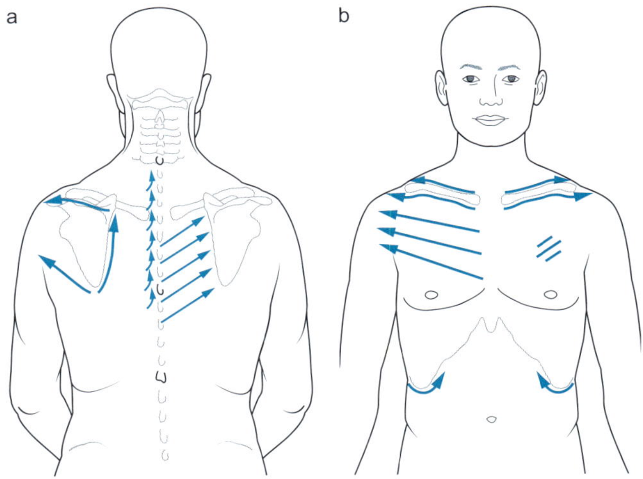

Abb. 5.6 Aufbaufolge 2 [L234]

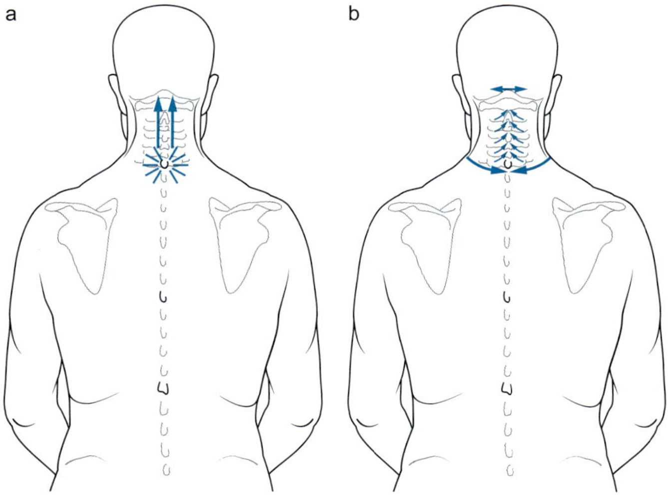

Abb. 5.7 Aufbaufolge 3 [L234]

6 Manuelle Lymphdrainage

Andreas Wittlinger, Dieter Wittlinger, Hildegard Wittlinger

6.1 Geschichte

Der Erfinder der Manuellen Lymphdrainage, Emil Vodder, wurde am 20. Februar 1896 in Kopenhagen geboren. Erstmals stellte er seine Technik 1936 in Paris der Weltöffentlichkeit vor. Erst 20 Jahre später fing er auch in anderen Ländern wie z. B. Deutschland mit dem Unterricht an. Dort lernten ihn 1966 Günther und Hildegard Wittlinger kennen. Gemeinsam erarbeiteten sie die heute noch gültige Nomenklatur der fünf Grundgriffe. Mit dem „stehenden Kreis", dem „Pumpgriff", dem „Schöpfgriff", dem „Drehgriff" und dem „Daumenkreis" lassen sich alle Bereiche des Körpers adäquat behandeln.

6.2 Grundlagen

Die Manuelle Lymphdrainage (ML) nach Dr. Vodder arbeitet mit sehr leichtem Druck auf und mit der Haut. Jegliche Hyperämisierung, wie sie z. B. aus der klassischen Massage bekannt ist (▶ 4), ist zu vermeiden. Ebenso ist diese Technik immer absolut schmerzfrei durchzuführen. Die Haut wird mit einem sog. Längs- und Querschub zweidimensional verzogen. Danach geht man mit der Haut – ohne zu rutschen – in die „Nullphase" zurück. Die Nullphase besteht aus einem großflächigen drucklosen Kontakt der Hand auf dem zu behandelnden Körperteil. Das Gewicht der Finger ist zu viel Druck auf der Haut in der Nullphase. Die Grifftechnik wird in einem gewissen Rhythmus und monoton (mit einer gewissen Anzahl an Wiederholungen) angewandt.

> **!** Jede Behandlung beginnt am Hals, da sich hier ca. ein Drittel aller Lymphknoten des menschlichen Körpers befindet. Das Lymphgefäßsystem wird „hochgefahren".

6.3 Grundgriffe

Die fünf Grundgriffe der ML sind der „stehende Kreis" bzw. die „stehenden Kreise", der „Pumpgriff", der „Schöpfgriff", der „Drehgriff" und der „Daumenkreis".

Stehender Kreis

▶ Abb. 6.1

Finger- und Grundgelenke der Hände sind gestreckt, das Handgelenk ist steif und wird nicht bewegt. Die Kreisbewegung kommt durch die Bewegung von Schulter und Ellenbogen zustande. Die stehenden Kreise erfolgen beidhändig gleichsinnig.

- ASTE: Die Hände liegen großflächig in der Nullphase auf: Trotz Spannung in der Hand (um die Finger- und Grundgelenke gestreckt zu halten) berühren die Behandlerhände die Haut nur leicht („So leicht wie eine Fliege, eine Wespe ist zu schwer").
- Nach dem flächigen Erstkontakt (ASTE) die Haut mit einer Druck-Schub-Bewegung auf die Fingerspitzen zuschieben, danach in Lymphabflussrichtung abkreisen (meistens kleinfingerwärts). Die Schub-Druck-Bewegung ist anschwellend bis zu einer maximalen Schub-Druck-Stärke.
- Während des Abkreisens mit der Haut wieder auf null zurückgehen. Die Haut führt die Fingerfläche in die Ausgangsstellung zurück (abschwellend bis in die beschriebene großflächige drucklose Nullphase/ASTE).

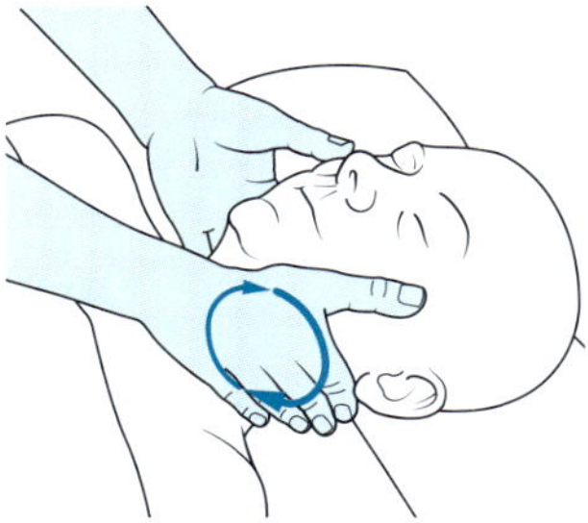

Abb. 6.1 Stehender Kreis: Aus der Nullstellung die Haut in Richtung Fingerspitzen verschieben, danach fußwärts abkreisen, die Haut führt die Therapeutenhand zurück in die ASTE. [L234]

Schöpfgriff

Der Schöpfgriff wird einhändig und beidhändig wechselsinnig an den Extremitäten eingesetzt.
Beispiel Schöpfgriff am Unterarm (▶ Abb. 6.2):

- ASTE: Die Behandlerhand liegt ganz flächig an der Innenseite des Arms, Grundgelenke und Finger sind gestreckt, der Daumen steht in Opposition zu den Fingern (ähnlich dem Lubrikalgriff). Der Behandler greift nicht zu (die Hand liegt in Nullphase mit größtmöglicher Kontaktfläche) (▶ Abb. 6.2a).
- Um eine optimale Schub-Druck-Phase durchzuführen, wird – noch immer drucklos – eine Ulnaduktion des Behandlerhandgelenks ausgeführt („Handgelenk nach vorn").
- Der flächige Handtellerkontakt wird nur so weit gelöst, dass die Kleinfingerseite der Behandlerhand weiter Kontakt zum Unterarm hat („Handgelenk nach vorn und evtl. Ellenbogen ein bisschen nach vorn").
- In einer anschwellenden Druck-Schub-Phase die Haut quer (Querschub) verschieben (im Sinne einer Palmarflexion), bis der größte Teil der Handinnenfläche wieder flächigen Kontakt mit der Haut aufnimmt (▶ Abb. 6.2b).
- Die nun wieder großflächig anliegende Handinnenfläche führt eine spiralig in Richtung Zeigefinger (nach proximal) gehende Dorsalextension bis zum Erreichen der ASTE durch (Längsschub). Der Behandler sieht dabei die gestreckten Fingerendgelenke seiner Arbeitshand, die in Opposition zum Daumen liegen und drucklos von distal nach proximal schwingen. Bei großflächigem Kontakt der Handinnenfläche erfolgt die Schub-Druck-Abnahme (abschwellend bis null). Dabei gleitet die Haut des Patienten unter der Behandlungshand zurück. Nach Erreichen der ASTE und der Nullphase beginnt der Griff aufs Neue.

Pumpgriff

Der Pumpgriff wird einhändig, beidhändig, gleichsinnig und wechselsinnig an den Extremitäten eingesetzt.
Beispiel Pumpgriff am Oberschenkel (▶ Abb. 6.3):

- ASTE: Behandlerhand flächig in Dorsalextension auf der Oberschenkelvorderseite ablegen, Daumen liegt in Opposition zu den Fingern. Der Kontakt der Hand ist drucklos (Nullphase), aber vollflächig (▶ Abb. 6.3a). Es erfolgt

6

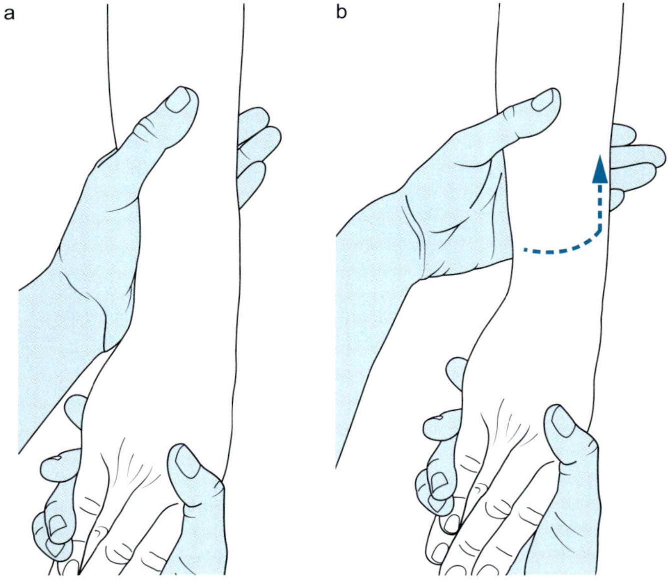

Abb. 6.2 Schöpfgriff am Unterarm: a) ASTE: lumbrikaler flächiger Griff, Palmarfläche zeigt zur „Zimmerdecke"; b) Hand aufstellen (Ulnaduktion), dann Querschub mit Finger, Daumen im rechten Winkel zur Unterarmlängsachse verziehen, danach die Haut (den Längsschub) mit der Palmarfläche nach proximal einschwingen. [L234]

weder ein Zugreifen der Muskulatur noch Druck auf die Haut. Der Behandler blickt auf den Handrücken seiner Hand.

- Um eine optimal Schub-Druck-Phase durchzuführen, wird – noch immer drucklos – eine Palmarflexion des Handgelenks ausgeführt, die Kleinfingerseite der Handinnenfläche behält den Kontakt zum Bein (Tipp: darauf achten, dass der Radius nach vorne geht, nicht die Ulna). In dieser Position erfolgt der anschwellende Querschub (▶ Abb. 6.3b) mit dem Daumengrundgelenk auf der einen Seite und den Fingergrundgelenken auf der anderen Seite in Richtung Unterlage, bis der möglichst flächige Kontakt mit der Handinnenfläche erreicht ist.
- Den Querschub aufrechterhaltend, wird das Handgelenk abgesenkt, sodass Daumenballen und Kleinfingerballen Kontakt zum Oberschenkel aufnehmen. Mit einer Schub-Druck-Bewegung die Haut der Oberschenkelvorderseite nach proximal verziehen (Längsschub) (▶ Abb. 6.3c).
- Quer- und Längsschubphase werden „rund" miteinander verbunden.
- Bei großflächigem Kontakt der Handinnenfläche erfolgt die Schub-Druck-Abnahme (abschwellend bis null). Dabei gleitet die Haut des Patienten unter der Behandlungshand durch.

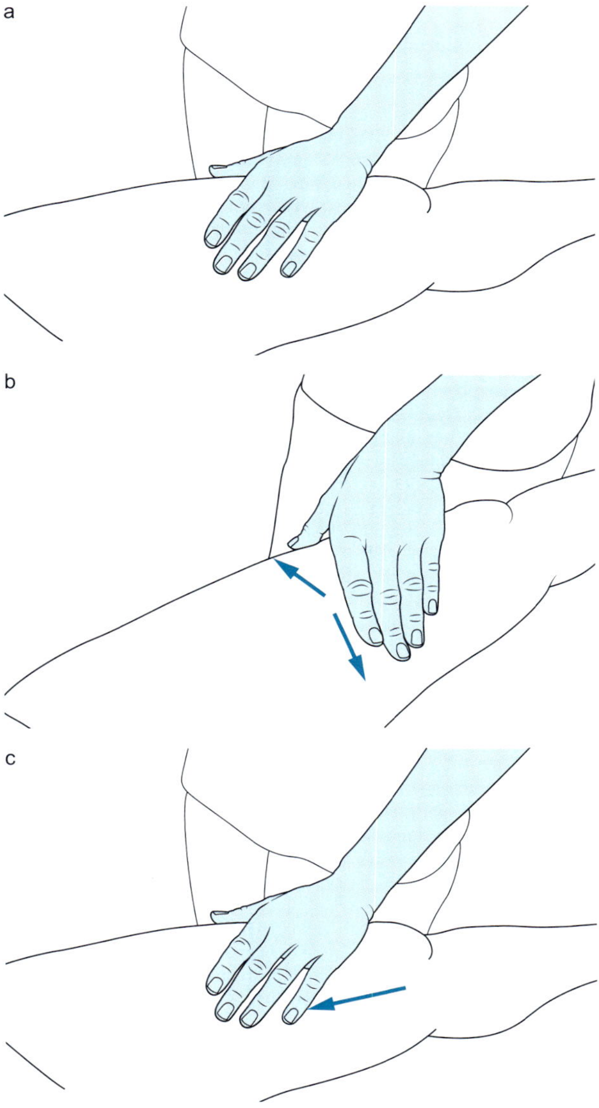

Abb. 6.3 Pumpgriffl: a) ASTE: flächig mit ganzer Hand auf dem Oberschenkel; b) Aufstehen (Supination) bis zur Mittelstellung, dann Querschub mit Daumen und *allen* Fingern im rechten Winkel zur Oberschenkellängsachse; c) Längsschub: Durch Absenken im Handgelenk und Schub nach proximal wird der Längsschub erzeugt. [L234]

Drehgriff

Der Drehgriff wird beidhändig gleichsinnig oder welchselsinnig an flachen Körperoberflächen angewandt.

Beispiel Drehgriff am Rücken (▶ Abb. 6.4):

- ASTE: Der Behandler legt beide Hände parallel zur WS flach auf dem Rücken ab, Finger- und Grundgelenke sind gestreckt. Der Daumen ist abgespreizt und steht in einem Winkel von 90° zum Zeigefinger. Die Hand hat Spannung und liegt in Nullphase drucklos auf der Haut.
- Die Hand verschiebt in einer anschwellenden Schub-Druck-Bewegung und mit leichten ovalen Kreisen („Dreh") die Haut nach vorne und außen (den Fingerspitzen zu und kleinfingerwärts) (▶ Abb. 6.4a). Der „Dreh" erfolgt durch eine leichte Ulnaduktion (abschwellend bis in die Nullphase).
- Beim Zurückgehen in die Nullphase wird gleichzeitig der Daumen drucklos herangezogen.
- Den Handteller von der Rückenhaut heben, Daumenspitze und Fingerspitzen behalten bei gestreckten Fingern den Kontakt auf der Rückenhaut bei. Die Fingerspitzen rutschen drucklos auf der Rückenhaut entlang der WS nach kranial. Der Daumen ist Fixpunkt und bleibt an der Stelle stehen, wo das Handgelenk gehoben wurde. Die Handspanne (Abstand zwischen Zeigefinger und Daumen) wird größer. So wandert die Hand nach kranial (▶ Abb. 6.4b).
- Bei einem Abstand zwischen Zeigefinger und Daumen von ca. 90° wird die Hand wieder flächig auf den Rücken gelegt, dabei rutscht der Daumen drucklos etwas nach medial (▶ Abb. 6.4c).
- Die Hand ist wieder in ASTE, die Schubphase beginnt von Neuem.

> **!** **Regel für Pump-, Schöpf- und Drehgriff**
> Die Finger verlängern/vergrößern immer den Handteller. Es arbeitet jedoch nicht die Fingerfläche, sondern die gesamte Handinnenfläche.

6

Daumenkreise

Die Daumenkreise werden meist beidhändig wechselsinnig oder gleichsinnig an allen Körperteilen ausgeführt, außer am Hals und im Gesicht. Zum Üben des Daumenkreises wird der Handrücken verwendet.

Wechselsinnige Daumenkreise (▶ Abb. 6.5):

- Die Daumen liegen parallel in der Nullphase ganz flächig auf der Haut (▶ Abb. 6.5a).
- Mit einer anschwellenden Schub-Druck-Bewegung wird die Haut des Handrückens quer verzogen und am Ende des Querschubes nach proximal eingedreht (▶ Abb. 6.5b). Das proximale Eindrehen ist der Längsschub des Daumenkreises. Der Daumenkreis ist eine 90°-Bewegung, die ausschließlich vom Handgelenk durchgeführt wird.
- In der Nullphase des Griffs rutscht die Haut des Handrückens unter den Daumen minimal nach distal.
- Danach den Daumen drucklos vom Handgelenk in die ASTE bringen und die gleiche Bewegung mit dem anderen Daumen ausführen.

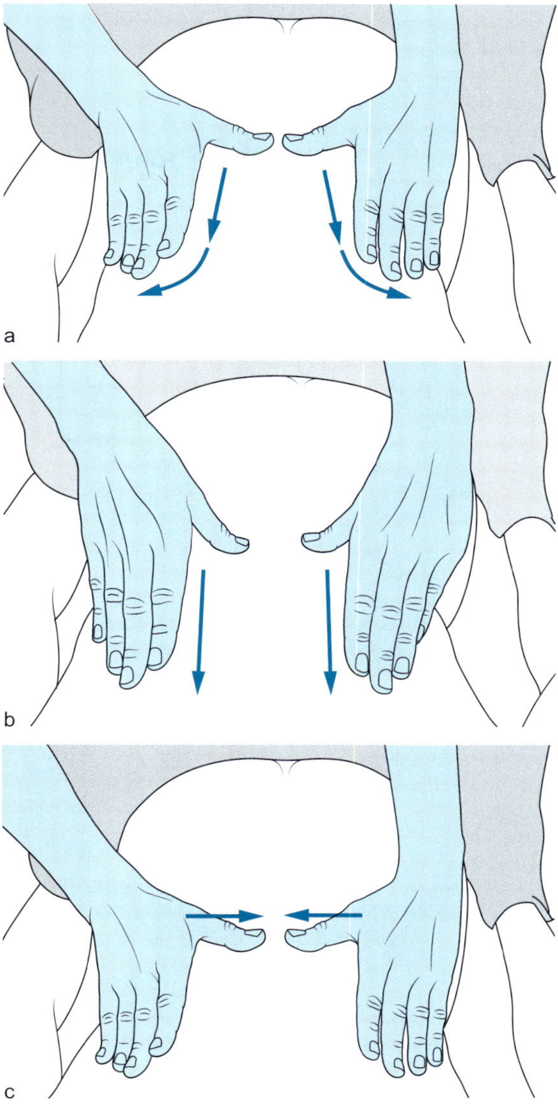

Abb. 6.4 Drehgriff am Rücken: a) ASTE: In „Null“ ganz flächig die Hand auf der Haut ablegen, dann Längsschub in Richtung Fingerspitzen, schließlich mittels Ulnaduktion (kleinfingerwärts) abkreisen; b) Gleitphase nach vorn: Daumen ist Fixpunkt, beim Aufstehen im Handgelenk (Palmarflexion) gleiten die Finger nach vorne; c) Gleitphase ablegen (Finger fix), das Ablegen erfolgt durch ein Gleiten des Daumens nach medial. [L234]

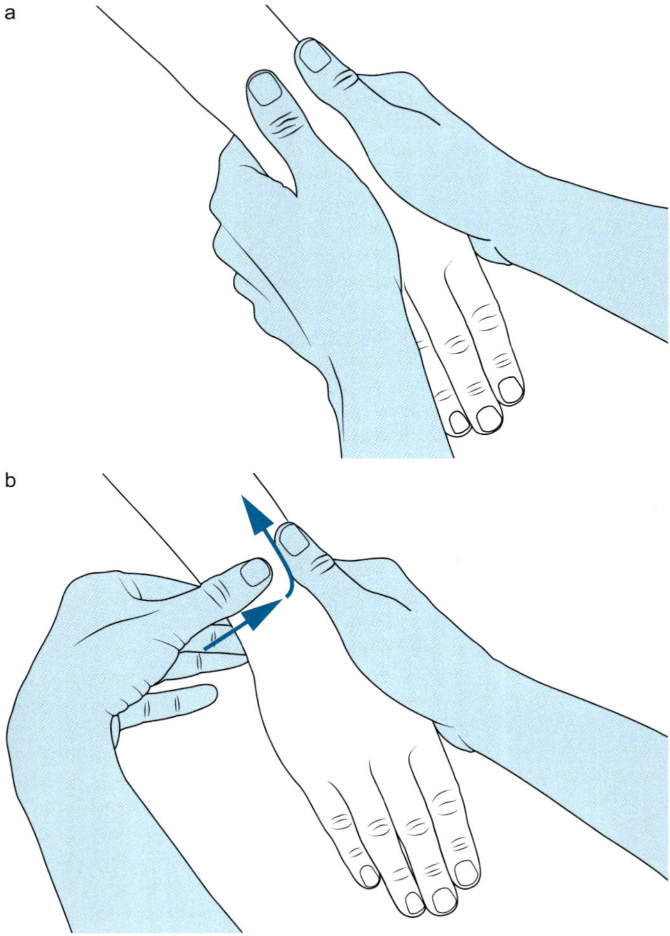

Abb. 6.5 Wechselsinnige Daumenkreise: a) ASTE: Daumen parallel in der Nullphase; b) Schubphase in Richtung Daumenende (Querschub), dann eindrehen nach proximal (Längsschub). [L234]

6.4 Dosierung

Die **Behandlungsdauer** einer Manuellen Lymphdrainage lässt sich nur schwer allgemein formulieren. Häufig ist sie von den Krankenkassen vorgeschrieben bzw. in Heilmittelrichtlinien (Deutschland) festgehalten. Bei akuten posttraumatischen bzw. postoperativen Krankheitsbildern ist, wenn möglich, eine sofortige tägliche ML nicht unter 30 Min. zu empfehlen. Die ML bei chronischen Lymphödemen wird je nach Stadium des Lymphödems im ambulanten Setting 1 bis 3 × pro Woche empfohlen. Grundsätzlich ist die Lymphödembehandlung eine Dauerbehandlung mit entsprechender Kompressionsversorgung nach der Lymphdrainagetherapie (s. a. ▶ Kap. 6.8).
Die **Behandlungsintensität** hängt vom Krankheitsbild ab. Hier sind Erfahrung, Fingerspitzengefühl und Intuition des Behandlers gefragt.
Je exakter die Griffe ausgeführt werden, desto besser ist die Wirkung der ML-Behandlung. Die Anwendung des Drucks kann sehr unterschiedlich sein und hängt vom Zustand des Gewebes ab. Generell gilt: Je weicher das Gewebe ist, desto weicher muss auch der Massagedruck sein.
Lymphödeme werden meist mit stärkerem Druck behandelt.

6.5 Wirkungsweisen

Vodder beschreibt vier Wirkungsweisen der ML:

1. **Entstauender Effekt:** Durch das mechanische Verschieben der Flüssigkeit wie auch durch eine Steigerung der Lymphangiomotorik, die bis zum 5-Fachen der Ruheleistung ausmachen kann, wird das Gewebe entstaut.
2. **Schmerzlindernder Effekt:**
   - Durch die Entfernung der Entzündungsmediatoren (u. a. Histamin, Prostaglandin, Serotonin) aus dem Gewebe können diese den Schmerz nicht mehr triggern. Zudem führt die Reduktion der Schwellung zu einer verminderten Kompression der verletzten Stelle im Körper.
   - Gate-Control-Theorie: Durch Stimulation der Mechanorezeptoren in der Haut wird die Schmerz-Weiterleitung über Bahnen im Rückenmark gehemmt.
3. **Sympathikolytischer Effekt:** Es wurde nachgewiesen, dass der langsame, monotone Rhythmus der ML nach Dr. Vodder den Sympathikus dämpft. Der Therapeut merkt das meist daran, dass die Patienten einschlafen bzw. dass der Darm anfängt zu „gurgeln".
4. **Immunologischer Effekt:** Dieser empirisch nachgewiesene Effekt fällt immer wieder bei der Behandlung mit Kindern, z. B. mit Heuschnupfen oder Down-Syndrom, auf. Vermutlich stehen dem Körper durch die „Reinigung" des Bindegewebes mehr Reserven zur Verfügung, um auf ankommende Erreger, Antigene etc. besser reagieren zu können. Zudem weiß man aus der Physiologie, dass das Lymphgefäßsystem ein Ort der Immunabwehr ist und durch die gesteigerte Transportkapazität Krankheitserreger schneller zu den Abwehreinrichtungen des Körpers befördert werden.

Weiterführende Literatur

Bakar Y, Coknaz H. Effect of manual lymphdrainage on removal of blood lactate after submaximal exercise. J Phys Ther Sci, 2015; 27: 3387–3391.
Benz S, Fabianek N, Niemeyer U. Über die Effektivität der sofortigen manuellen Lymphdrainage nach einer Knie-Totalendoprothese. Physikalische Therapie in Theorie und Praxis, 2009; 30(11): 483–84.

Härén K, Backman C, Wiberg M. Effect Of Manual Lymph Drainage As Described By Vodder On Oedema Of The Hand After Fracture Of The Distal Radius: a Prospective Clinical Study. Scand J Plast Reconstr Hand Surg, 2000; 34: 367–372.
Hutzschenreuter P, Wittlinger H, Hermann H, et al. The Vegetative Nervous System in Patients and Practitioners with Manual Lymphatic Drainage according to Dr. Vodder. Current articles on manual lymph drainage, 2000; 7: 109.
Lee-Schultze A. On the effect of manual lymph drainage. A retrospective study. LymphForsch, 2010; 14(2): 81–85.
Levick JR, Michel CC. Revised Starling – Microvascular Fluid Exchange. Cardiovascular Res, 2010; 87: 198–21.
Molski P, Kruczynski J. Manual Lymphatic Drainage Improves The Quality Of Life In Patients With Chronic Venous Disease: A Randomized Controlled Trial. Archives of Medical Science, 2013; 9(3): 452–458.
Zimmermann A, Wozniewski M, Szklarska A, et al. Efficacy Of Manual Lymphatic Drainage In Preventing Secondary Lymphedema After Breast Cancer Surgery. Lymphology, 2012; 45(3): 103–12.

6.6 Indikationen

- Lymphödeme jeglicher Genese (primär und sekundär)
- Alle posttraumatischen, postoperativen Ödeme, Distorsionen, Hämatome (z. B. nach Kreuzbandoperation, Hüft-TEP, Supinationstrauma), Muskelverletzungen
- Morbus Sudeck (komplexes regionales Schmerzsyndrom, CRPS)
- Krankheitsbilder aus dem rheumatischen Formenkreis
- Aktivierte Arthrosen (Arthritis)
- Schädel-Hirn-Trauma, Migräne (stressbedingt), Commotio cerebri, Schleudertrauma
- Ulzera (insbes. venös bedingtes Ulkus)
- Mastodynie
- Sklerodermie

6.7 Kontraindikationen

- Akute bakterielle Infektionen
- Akute Thrombose mit Emboliegefahr

Außerdem gibt es Krankheitsbilder, bei denen Vorsichtsmaßnahmen beachtet werden müssen, z. B.:

- Ödeme nach Karzinomtherapie
- Schilddrüsenfunktionsstörungen
- Chronische Entzündungen
- Asthma bronchiale
- Hypotonie
- Ödeme durch kardiale Dekompensation

6.8 Kombinierte physikalische Entstauungstherapie (KPE)

Die KPE wird zur Behandlung von Lymph- und Lipödemen jeglicher Genese angewendet. Kombiniert werden dabei die Hautpflege, die Manuelle Lymphdrainage nach Dr. Vodder, die Kompressionstherapie sowie die Bewegungs- und Atemtherapie. Die Anleitung zum Selbstmanagement sichert dauerhaft den Therapieerfolg.

Die KPE unterscheidet eine „Entstauungsphase“ und eine „Erhaltungsphase“.
Im ambulanten Setting der KPE kommt meist die Erhaltungsphase zum Tragen, da eine tägliche, mindestens einstündige Therapieeinheit erfahrungsgemäß in der Praxis nicht möglich ist und von den Leistungserstattern als tägliche Dauerbehandlung nicht bezahlt wird.
Die unterschiedlichen Therapieziele der KPE, die sich durch die Gliederung der Behandlungsphasen (Entstauungs- und Erhaltungsphase) ergeben, sollten dem zuweisenden Arzt kommuniziert werden, damit dieser schon in der Verordnungsgebung den Lymphödem-Patienten auf die machbaren Therapieziele vorbereitet.
Den Patienten sollten vor Behandlungsbeginn die Unterschiede der einzelnen Behandlungsphasen erläutert werden, um eine entsprechende Compliance sicherzustellen.
Die aktuellen Heilmittelrichtlinien in Deutschland lassen eine Dauertherapie mit KPE bei Extremitäten-Lymphödemen nach Karzinomerkrankungen zu. Die Patienten werden einmal pro Woche mit ML nach Dr. Vodder behandelt. Unmittelbar im Anschluss an die ML-Behandlung werden die Patienten bandagiert oder ziehen sich einen flachgestrickten Kompressionsstrumpf an, den sie den ganzen Tag tragen sollten.
Ein Lymphödem in Stadium II und in Stadium III (Elefantiasis) kann nur im Rahmen einer stationären Lymphödemrehabilitation adäquat und erfolgreich behandelt werden. Während eines stationären Aufenthalts ist eines der wichtigsten Ziele der KPE, das Volumen zu reduzieren und die bei einem länger bestehenden Lymphödem begleitend auftretenden Hautveränderungen zu verbessern.
In der „Entstauungsphase“ finden die KPE-Anwendungen täglich statt, die ödematöse Extremität der Patienten wird nach der Behandlung mit Kurzzugbandagen gewickelt. Je nach Indikationslage wird ergänzend die apparative intermittierende Kompression (AIK) eingesetzt. Das Rehabilitationsverfahren sollte mindestens drei Wochen andauern.
Der ganzheitliche Ansatz in der Rehabilitation führt dazu, dass die Patienten für den beruflichen und familiären Alltag lernen, wie sie mit dem Lymphödem gut leben können. Sie werden im Selbstmanagement ihrer Erkrankung geschult. Diätetische Informationen und eine psychologische Begleitung sind im Rahmen einer stationären Rehabilitation selbstverständlich.

7 Chirurgie/Traumatologie

Frank-Peter Bossert, Petra Müller, Klaus Vogedes, René Weber, Andreas Wittlinger, Dieter Wittlinger, Hildegard Wittlinger

7.1 Narben

7.1.1 Grundlegendes

Frank-Peter Bossert, Klaus Vogedes

Unterschiedlich ausgeprägte Form einer Bindegewebswucherung nach Traumata oder operativen Eingriffen.

Symptome

- Dermatogene Kontrakturen durch fehlende Elastizität des keloidalen Gewebes
- Energieflussstörungen mit reflektorischen Funktionsstörungen des Gesamtorganismus

7.1.2 Elektrotherapie

Frank-Peter Bossert, Klaus Vogedes

Mögliche Anwendungen: Niederfrequenz (▶ 1.3.4), Ultraschall (▶ 1.3.7).

Kontraindikationen
Noch zur Blutung neigende Narben.

Galvanisation/Iontophorese 0 Hz (Niederfrequenz)

▶ 1.3.1, ▶ Abb. 7.1

Therapieziel Insbesondere um Narbengewebe zu lockern und die Gelenkbeweglichkeit zu verbessern.

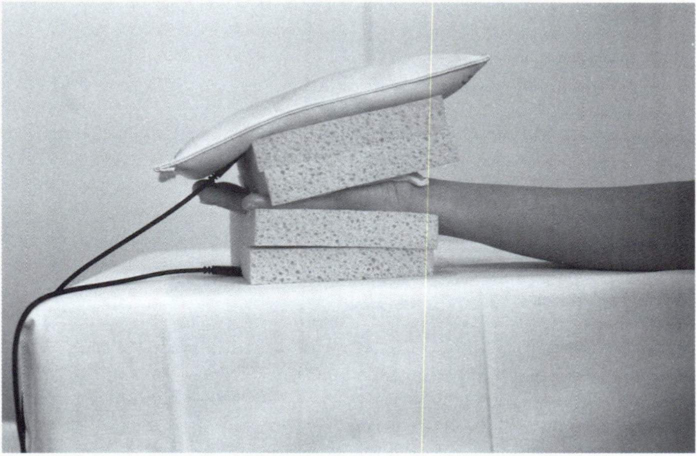

Abb. 7.1 Narben an der Palmaraponeurose: Iontophorese und gleichzeitige Dehnlagerung [R435]

Elektrodenanlage
Anode mit Medikament liegt über der Narbe, transregionale Elektrodenanlage. Medikamente für die Iontophorese: Protolytika (z. B. Alpha-Chymotrypsin).

Dosierung
- Intensität: 0,1–0,5 mA/cm² Elektrodenplattengröße
- Behandlungsdauer: 20 Min.

Ultraschall (Gleichschall)

▶ 1.3.7

Therapieziel Insbesondere um Narbengewebe zu lockern und die Gelenkbeweglichkeit zu verbessern.

Applikation
Dynamische Schallkopfführung im Bereich der Narbe, bei älteren Narben kann das Narbengebiet direkt beschallt werden.

Dosierung
- Intensität: 1 W/cm² Schallkopffläche
- Behandlungsdauer: 7–10 Min.

Kombinationsmöglichkeiten

Besonders effizient ist die Iontophorese mit gleichzeitiger Dehnlagerung.

7.1.3 Hydrotherapie

Petra Müller

Therapieziel Steigerung der Gewebselastizität, Lösen von Vernarbungen und Verklebungen.

Behandlungsmöglichkeiten
- Kombination thermischer und mechanischer Reize: Heiße Rolle (▶ 3.3.2), Waschungen (▶ 3.3.5).
- Bei beiden Anwendungen darauf achten, dass das Gewebe aus allen möglichen Richtungen und Tiefen bearbeitet wird.

! Keine langen Kaltanwendungen, da Narbengewebe nicht so gut durchblutet wird.

Kombinationsmöglichkeiten

Dehnlagerungen.

7.1.4 Manuelle Lymphdrainage

Andreas Wittlinger, Dieter Wittlinger, Hildegard Wittlinger

▶ Kap. 6

Therapieziel Beruhigung des Bindegewebes, Verbesserung der Stoffwechselfunktion im Narbenbereich und Vaskularisation des Narbengewebes.

Akute OP-/Schnittnarben

- Nach Entfernung der Naht oder der Klammern soll sofort mit der ML begonnen werden. Begleitende postoperative Ödeme werden je nach Körperteil mit großflächigen Griffen behandelt. Die OP-/Schnittnarben werden meist mit sehr kleinflächigen Griffen (Daumenkreise) entlang der Narbe, auf der Narbe, quer über und durch die Narbe behandelt.

! Die Narben-Griffe sollten unbedingt schmerzlos durchgeführt werden. Eine zu starke Grifftechnik führt zur Verschlechterung der Wundheilung.

- Narben stellen unbehandelt eine „Wasserscheide" dar, die den Lymphfluss in diesem Bereich hemmt. Durch die ML-Behandlung unmittelbar nach dem Trauma wird dies vermieden, da ML die Vaskularisierung der Narbe unterstützt.

Alte OP-/Schnittnarben

- Daumenkreise entlang, auf, quer und durch die Narbe verbessern die Narbe. Die Schub-Druck-Phase kann, je nach Verklebung, während der Behandlung immer wieder einmal auch stärker ausgeführt werden, um die Verklebungen zu lösen.
- Verklebungen der Haut/Unterhaut 1 bis 2 × lösen, dann wieder „leicht" arbeiten.

Alte Verbrennungen/Verbrennungsnarben

- Je nach Lage am Körper werden die meist großflächigen Narben mit einer etwas stärkeren Schub-Druck-Phase behandelt. Die Behandlungsdauer der einzelnen Sitzungen hängt von der Größe der Verbrennungsnarbe ab. Tgl. Behandlungseinheiten über 3 Wo. verbessern Beweglichkeit und Farbe der flächigen Narben.
- Akute Verbrennungen jeglichen Grades reagieren mit einem lokalen Ödem im Bereich der Verbrennung. Dieses lokale Ödem soll frühzeitig behandelt werden, damit es zu keiner Narbenbildung kommt.

! ML-Behandlung unbedingt gänzlich schmerzfrei durchführen; nach entsprechender Vorbehandlung der Abflussgebiete zu Beginn mit sanften stehenden Kreisen am Rand des verbrannten Gewebes.

Weiterführende Literatur

Hutzschenreuter P, Brümmer H. Narbe und Lymphdrainage. Aktuelle Beiträge zur Manuellen Lymphdrainage, 1992; 3: 88–89.

7.1.5 Massagetherapie

René Weber

Therapieziel Verbesserung der Durchblutung, Auflösung von fibrösem Gewebsumbau, Elastizitätsverbesserung der Haut.

Ab der Proliferationsphase kann mit Massagehandgriffen begonnen werden (Petrissage, Dehnungen).

Massagebefund

Festes unelastisches Gewebe.

Behandlungsmöglichkeiten

- Effleurage (▶ 4.2.2)
- Petrissage, Dehnungen (▶ 4.2.3): Zweihandpetrissage und Fingerspitzenpetrissage, um das Narbengewebe in Dehnung zu versetzen.

7.1.6 Bindegewebsmassage

Klaus Vogedes

▶ Kap. 5

Therapieziel Bei frischen Narben Steigerung der Gewebselastizität, Lösung von Vernarbungen und Verklebungen; ältere Narben (Störherd): Entstörung.

Befund
- Narbenkonsistenz prüfen.
- Hautverschieblichkeitstests.
- Narbentiefe prüfen.
- Prüfung auf Schmerzen und Sensibilitätsstörungen.

! Störherde entstehen erst ab einer Narbentiefe bis zur Subkutis, nur dann ist eine Entstörung indiziert.

Praxis
Frische Narben:
- Bei den ersten Behandlungen Grundaufbau, dann je nach Lokalisation an die Narbe heranarbeiten.
- Vorbereitende Strichführungen im Segment.
- Flächige Strichführungen parallel zur Narbe.
- Bei entzündungsfreien Narben kurze Anhakstriche um die Narbe in zentripetaler (zur Narbe hin) Richtung zur Regulation der Gewebespannung.
- Narbenverschiebetechnik.

! Kein direkter Zugreiz auf die Narbe, ggf. Einsatz spezieller Narbensalben (z. B. Contractubex®)

Ältere Narben:
- Ganzheitlich arbeitende Therapeuten sehen in einer Narbe eine Energiefluss-Störung. Therapieziel ist die Entstörung, daher auch hier einleitend Grundaufbaufolgen zur Aufhebung der Energiefluss-Störung.
- Strichführungen im Segment, an der Narbe Unterhauttechnik.
- Zeichen für eine gelungene Entstörung: verbesserte Durchblutung im Narbengewebe, Veränderungen in der Sensibilität.

7

7.2 Hämatom

7.2.1 Grundlegendes

Frank-Peter Bossert, Klaus Vogedes

Durch Trauma entstandene Blutansammlung im Weichteilgewebe oder in einer vorgegebenen Körperhöhle. Bei längerem Bestehen erfolgt eine bindegewebige Umstrukturierung (organisiertes Hämatom).

Symptome
- Hautverfärbung
- Schwellung
- Schmerzhaftigkeit

7.2.2 Elektrotherapie

Frank-Peter Bossert, Klaus Vogedes

Mögliche Anwendungen: Niederfrequenz (▶ 1.3.4), Ultraschall (▶ 1.3.7).

Galvanischer Strom 0 Hz (Niederfrequenz)

▶ 1.3.1

Therapieziel Schmerzreduktion und Resorptionsförderung.

Elektrodenanlage

- **Frische Hämatome** (nicht älter als 10–12 Std.): Mit der Anode auf dem Hämatom behandeln, um eine Eiweißkoagulation (Gerinnung) und dadurch eine Blutstillung zu erreichen.
- **Ältere Hämatome:** Mit der Kathode auf dem Hämatom behandeln, um die Eiweißkolliquation (Verflüssigung) anzuregen.

Dosierung

- Intensität: sensibel schwellig
- Behandlungsdauer: 10–15 Min.

Ultraschall (Dauerschall)

▶ 1.3.7, ▶ Abb. 7.2

Therapieziel Resorptionsförderung.

Applikation

Dynamische Schallkopfführung.

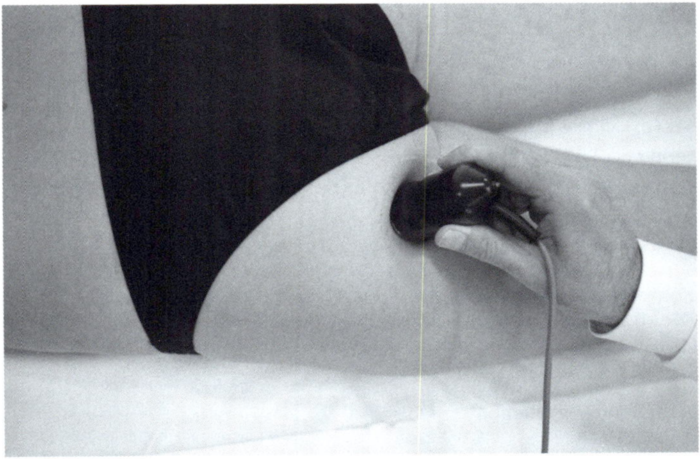

Abb. 7.2 Ultraschallbehandlung bei Hämatom (z. B. nach Snowboard-Trauma) [R435]

Dosierung
- Intensität: 0,7 W/cm² Schallkopffläche
- Behandlungsdauer: 10–15 Min.

7.2.3 Hydrotherapie

Petra Müller

Therapieziel Aktivierung des Stoffwechsels und der Resorption.

Mögliche Anwendungen
Je nach Stadium, Ausprägung und Lage des Hämatoms:
- Wärmeentziehende Wickel (▶ 3.3.1) mit und ohne Zusätze (z. B. Quark, Retterspitz)
- Kalte Bäder (▶ 3.3.3)
- Lokale Eisanwendungen: Eisbeutel, Coolpacks, Eisabreibungen (▶ 3.4.1)

Weiterführende Literatur
Glasgow P. Eisanwendungen in der Sportphysiotherapie. Effekte der Kryotherapie. Sportphysio 2013; 1: 37–44.

Kombinationsmöglichkeiten
In Kombination mit Lagerungen und wenn möglich mit Einsatz der Muskelpumpe, um den Abtransport zu fördern.

7.2.4 Manuelle Lymphdrainage

Andreas Wittlinger, Dieter Wittlinger, Hildegard Wittlinger

▶ Kap. 6

Therapieziel Ödemreduktion, Wundheilungsregulierung, Schmerzsenkung.

Die postoperative oder posttraumatische Zerstörung von Gewebe führt zum Hämatom.
- ML transportiert Schlackenstoffe („altes Blut") durch die Erhöhung der Lymphangiomotorik bis zu 5-mal schneller ab. Deshalb ist die ML die Therapie der Wahl bei Hämatomen in der Akutphase.
- ML entfernt zudem Entzündungsmediatoren aus dem Gewebe (man spricht von Wundheilungsregulierung).
- Die ML-Behandlung führt zur Schmerzreduktion.
- Behandlungsdauer: tgl. mind. 30 Min.

Kombinationsmöglichkeiten
Die ML-Behandlung wird, wenn möglich, mit einer anschließenden Kompressionsbandage kombiniert. Falls keine Kompressionsbandage möglich ist, können Kinesiotape®-Streifen geklebt werden.

Weiterführende Literatur
Brenke R, Seewald A. Vegetativer Tonus bei Manueller Lymphdrainage. Lymphologica 1991, Hannover, Kagerer Kommunikation.
Fedele C, Brandhorsts B et al. Die Bedeutung des Lymphgefäßsystems für die Wundheilung. Lymphforsch 2009; 13(1).

Hartogh A. Die Manuelle Lymphdrainage in der Wundheilung. Physikalische Therapie, 2011; 10(1): 406–410.
Huse K. Manuelle Lymphdrainage in der Schmerztherapie. Physikalische Therapie, 2011; 5: 192–196.
Hutzschenreuter P, Brümmer H, Kurz I, Wittlinger D. Veränderung der Mikrozirkulation während der Manuellen Lymphdrainage-Technik nach Dr. Vodder. Akt. Beitr. Man. Lymphdrainage, 1992; 3: 44–52.
Hutzschenreuter P, Wittlinger H, Hermann H et al. Das Vegetative Nervensystem bei Patienten und bei Behandlern unter Manueller Lymphdrainage nach Dr. Vodder. Aktuelle Beiträge zur Manuellen Lymphdrainage, 2000; 7: 109.
Lee-Schultze A. Über die Wirkung der Manuellen Lymphdrainage: Eine retrospektive Studie. Lymphforsch, 2010; 14(2): 81–84.
Levick JR, Michel CC. Microvascular fluid exchange and the revised Starling principle. Cardiovasc Res, 2010; 87(2): 198–210.
Lievens P, Leduc A. Lymphatic regeneration during wound healing. Experientia Suppl, 1978; 33: 57–62.

7.2.5 Massagetherapie

René Weber

Therapieziel Zur Schmerzlinderung und Resorptionsförderung.

Warnhinweise
Vorsicht bei Patienten mit gestörter Blutgerinnung, v. a. bei Einnahme von Antikoagulanzien (Z. n. Myokardinfarkt, Thromboseprophylaxe, Emboliegefahr). Auch Lebererkrankungen (z. B. Leberzirrhose) können mit einer Blutgerinnungsstörung einhergehen.

Massagebefund
Druckempfindlichkeit, hypertone Muskulatur.

Behandlungsmöglichkeiten
Effleurage (▶ 4.2.2), Petrissage, Fingerspitzenpetrissage (▶ 4.2.3).

7.2.6 Bindegewebsmassage

Keine Indikation.

7.3 Kontusion

7.3.1 Grundlegendes

Frank-Peter Bossert, Klaus Vogedes

Häufig auftretende Sportverletzung mit Prellung und Quetschung der Weichteile durch direkte stumpfe Gewalteinwirkung.

Symptome
- Starke Schmerzen, v. a. im Bereich des Periosts
- Hämatombildung
- Verletzung von subkutanem Gewebe

7.3.2 Elektrotherapie

Frank-Peter Bossert, Klaus Vogedes

Mögliche Anwendungen: Ultraschall (▶ 1.3.7), Mittelfrequenz (▶ 1.3.5).

Ultraschall (Dauerschall)

▶ 1.3.7

Therapieziel Insbesondere um Hämatome zu beseitigen.

Applikation
Dynamische Schallkopfführung im Bereich der schmerzhaften Areale.

Dosierung
- Intensität: 0,5 W/cm² Schallkopffläche
- Behandlungsdauer: 7 Min.

Interferenzstrom 100 Hz (Mittelfrequenz)

▶ 1.3.5, ▶ Abb. 7.3

Therapieziel Insbesondere zur Schmerzreduktion.

Elektrodenanlage
Tetrapolar.

Dosierung
- Intensität: deutlich sensibel überschwellig
- Behandlungsdauer: 20–30 Min.

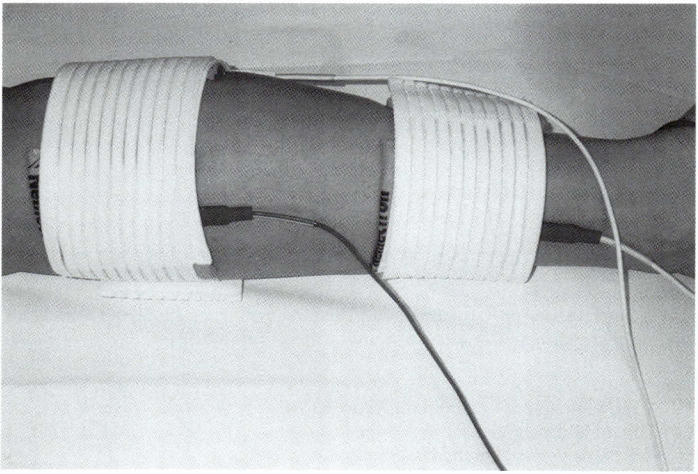

Abb. 7.3 Interferenzstrom bei stumpfem Trauma am Unterschenkel [R435]

Amplitudenmodulierte Ströme (AMS) 100 Hz (Mittelfrequenz)

▶ 1.3.5

Therapieziel Um Schmerzen zu reduzieren und die Trophik zu verbessern.

Bei oberflächlichen Quetschungen.

Elektrodenanlage
Transregional.

Dosierung
- Intensität: deutlich sensibel überschwellig
- Behandlungsdauer: 20–30 Min.

7.3.3 Hydrotherapie

Petra Müller

Therapieziel Schmerzreduktion und Förderung des Abtransports.

Behandlungsmöglichkeiten
- Lokale Eisanwendungen (▶ 3.4.1)
- Wärmeentziehende Wickel (▶ 3.3.1) mit und ohne Zusätze
- Kalte Bäder je nach Lokalisation (▶ 3.3.3)

Kombinationsmöglichkeiten

In Kombination mit Lagerungen und wenn möglich mit Einsatz der Muskelpumpe, um den Abtransport zu fördern.

Weiterführende Literatur

Glasgow P. Eisanwendungen in der Sportphysiotherapie. Effekte der Kryotherapie. Sportphysio, 2013; 1: 37–44.

7.3.4 Manuelle Lymphdrainage

Andreas Wittlinger, Dieter Wittlinger, Hildegard Wittlinger

Siehe Hämatom ▶ 7.2.4

7.3.5 Massagetherapie

René Weber

Therapieziel Der Bluterguss, der sich unter der Haut entwickelt, wird ins Gewebe verteilt und die Resorption beschleunigt.

Massagebefund
Verhärtung der Gewebsstruktur.

Behandlungsmöglichkeiten
Effleurage (▶ 4.2.2), leicht dosierte Reibungen (▶ 4.2.4).

Kontraindikationen
Bei größeren Blutergüssen keine Massagetherapie (Nachblutungs-, Thrombose- und Emboliegefahr).

7.3.6 Bindegewebsmassage

Klaus Vogedes

Im akuten Stadium kontraindiziert.

7.4 Distorsion

7.4.1 Grundlegendes

Frank-Peter Bossert, Klaus Vogedes

Durch Dehnung bedingte Verletzung des Band- und Kapselapparats. Bei leichten Distorsionen sind die Bänder in ihrer Kontinuität erhalten, können jedoch gelockert sein. Bei Lockerungen müssen Einrisse im fibrösen Fasergewebe angenommen werden. Bei schweren Distorsionen kann es zu Bandrupturen und knöchernen Ausrissen kommen.
In der täglichen Praxis ist die Zerrung des Bandapparats des oberen Sprunggelenks am häufigsten.

Symptome
- Schmerzen
- Schwellung
- Hämatom
- Funktionseinschränkung

7.4.2 Elektrotherapie

Frank-Peter Bossert, Klaus Vogedes

Mögliche Anwendungen: Mittelfrequenz (▶ 1.3.5), Niederfrequenz (▶ 1.3.4), Ultraschall (▶ 1.3.7).

Kontraindikationen
In der akuten Phase: massive Einblutungen ins Gelenk und Bandrupturen.

Interferenzstrom 100–200 Hz (Mittelfrequenz)
▶ 1.3.5

Therapieziel Schmerzreduktion.

Elektrodenanlage
Tetrapolar, die betroffenen Strukturen (Bänder) liegen im Kreuzungsfeld.

Dosierung
- Intensität: sensibel deutlich überschwellig
- Behandlungsdauer: mind. 20 Min.

Diadynamische Ströme, Stromform CP (Niederfrequenz)

▶ 1.3.4

Therapieziel Resorptionsförderung.

Elektrodenanlage
Transregionale Durchflutung des betroffenen Gelenks.

Dosierung
- Intensität: sensibel schwellig
- Behandlungsdauer: max. 20 Min.

Simultanverfahren mit LP (Niederfrequenz und Ultraschall)

▶ 1.3.4, ▶ 1.3.7

Therapieziel Resorptionsförderung.

Elektrodenanlage
Monopolare Elektrodenanlage, der Schallkopf ist die aktive Elektrode, passive Elektrode liegt proximal des betroffenen Gelenks; semistatische Schallkopftechnik, soweit dies im betroffenen Bereich toleriert wird.

Dosierung
- Simultanverfahren, Ultraschall 0,7 W/cm^2 Schallkopffläche, Intensität LP sensibel schwellig
- Behandlungsdauer: 15 Min.

7.4.3 Hydrotherapie

Petra Müller

Therapieziel Schmerzreduktion, Resorptionsförderung und Motilitätssteigerung.

Behandlungsmöglichkeiten
- Lokale Eisanwendungen (▶ 3.4.1)
- Wärmeentziehende Wickel (▶ 3.3.1) mit und ohne Zusätze
- Kalte Bäder je nach Lokalisation (▶ 3.3.3)

Kombinationsmöglichkeiten

In Kombination mit Lagerungen und wenn möglich mit Einsatz der Muskelpumpe, um den Abtransport zu fördern.

Weiterführende Literatur

Glasgow P. Eisanwendungen in der Sportphysiotherapie. Effekte der Kryotherapie. Sportphysio, 2013;1: 37–44.

7.4.4 Manuelle Lymphdrainage

Andreas Wittlinger, Dieter Wittlinger, Hildegard Wittlinger

Siehe Hämatom ▶ 7.2.4

7

7.4.5 Massagetherapie

René Weber

Kontraindikationen
Eine Gelenkmassage stellt eine absolute Kontraindikation dar.

7.4.6 Bindegewebsmassage

Klaus Vogedes

Im akuten Stadium kontraindiziert.

7.5 Luxation

7.5.1 Grundlegendes

Frank-Peter Bossert, Klaus Vogedes

Überdehnung des Kapsel-Band-Apparats durch äußere Gewalteinwirkung. Bei fortbestehender Instabilität des Kapsel-Band-Apparats oder bei Gelenkdysplasie kann sich eine habituelle (wiederholende) Luxation entwickeln.

Symptome
- Starke Schmerzen
- Oftmals Schwellung, Hämatome und Taubheitsgefühl
- Bewegungseinschränkung

7.5.2 Elektrotherapie

Frank-Peter Bossert, Klaus Vogedes

Mögliche Anwendungen: Mittelfrequenz (▶ 1.3.5), Hochvolt (▶ 1.3.4), Ultraschall (▶ 1.3.7).

Kontraindikationen
Wegen des Reizzustands des Gewebes ist der Einsatz von Vakuumelektroden kontraindiziert.

Interferenzstrom 100 Hz (Mittelfrequenz)
▶ 1.3.5

Therapieziel Um Schmerzen zu reduzieren.

Elektrodenanlage
Je nach Größe des Gelenks 4 Einzelelektroden, Gelenk liegt im Kreuzungsfeld der beiden Stromkreise.

Dosierung
- Intensität: deutlich sensibel überschwellig
- Behandlungsdauer: 20–30 Min.

Hochvolt 100 Hz

▶ 1.3.4

Therapieziel Schmerzreduktion.

Elektrodenanlage
Bipolar, transartikulär.

Dosierung
- Intensität: deutlich sensibel überschwellig
- Behandlungsdauer 20–30 Min.

Ultraschall (Impulsschall)

▶ 1.3.7

Therapieziel Resorptionsförderung.

Applikation
Dynamische Schallkopfführung (bei kleineren Gelenken subaquale Beschallung).

Dosierung
- Intensität: 0,7 W/cm^2 Schallkopffläche
- Behandlungsdauer: je nach Größe des zu beschallenden Körperareals 7–15 Min.

Kombinationsmöglichkeiten

Einsatz von Kryoelektroden (▶ 1.2.7).

7.5.3 Hydrotherapie

Petra Müller

Therapieziel Schmerzreduktion und Resorptionsförderung.

> Wurde die Luxation operativ versorgt, ist die Wundheilung zu beachten.

Behandlungsmöglichkeiten
- Lokale Eisanwendungen (▶ 3.4.1), evtl. nur trockene Anwendungen zur Schmerzreduktion.
- Eisball (▶ 3.4.1): aktivierende Wirkung bei Nervenschädigung und daraus entstandenem Funktionsverlust.
- Wärmeentziehende Wickel (▶ 3.3.1) mit und ohne Zusätze.
- Wenn keine Ruhigstellung mehr erforderlich ist und die Wiederherstellung der Funktion im Vordergrund steht: Heiße Rolle (▶ 3.3.2).

Kombinationsmöglichkeiten

In Kombination mit Lagerungen und wenn möglich mit Einsatz der Muskelpumpe, um den Abtransport zu fördern.

Weiterführende Literatur

Glasgow P. Eisanwendungen in der Sportphysiotherapie. Effekte der Kryotherapie. Sportphysio, 2013;1: 37–44.

7.5.4 Manuelle Lymphdrainage

Andreas Wittlinger, Dieter Wittlinger, Hildegard Wittlinger

▶ Kap. 6

Therapieziel Schmerzlinderung und Wundheilungsregulierung.

ML-Behandlung

- Akutstadium: ML-Behandlungen am und über das betroffene Gelenk ausführen.
- Behandlungsdauer: tgl. für 2 Wo.

! Bei chron. Luxationen ist die ML nicht indiziert.

7.5.5 Massagetherapie

René Weber

Kontraindikationen

Eine Gelenkmassage stellt eine absolute Kontraindikation dar.

7.5.6 Bindegewebsmassage

Klaus Vogedes

▶ Kap. 5

Therapieziel Unterstützend bei der Nachbehandlung und zur Vermeidung von Kontrakturen.

Praxis

- Grundaufbau im Liegen für Nachbehandlungen von Luxationen an der unteren Extremität
- Übergang zur Beinbehandlung
- Besonders geeignet: Strichführungen an den langen Muskeln und Sehnen
- Grundaufbau im Sitzen für Nachbehandlungen von Luxationen der oberen Extremität
- Strichführungen der Schultergelenkbehandlung mit Ausnahme der Dehngriffe

7.6 Fraktur

7.6.1 Grundlegendes

Frank-Peter Bossert, Klaus Vogedes

Kontinuitätsunterbrechung eines Knochens infolge mechanischer Zerstörung der Knochenstruktur, sodass die Kraftübertragung unterbrochen wird. Ursache ist meistens Gewalteinwirkung von außen.

Symptome

- Dislokation (Verschiebung)
- Krepitation
- Abnorme Beweglichkeit
- Hämatombedingte Schwellung im Gewebe
- Schmerzen
- Funktionseinschränkung

Bleiben die ersten drei Symptome trotz adäquater Frakturversorgung bestehen, kann von einer fehlenden Kallusbildung ausgegangen werden.

7.6.2 Elektrotherapie

Frank-Peter Bossert, Klaus Vogedes

Mögliche Anwendungen: Magnetfeld (▶ 1.3.10), Ultraschall (▶ 1.3.7), Mittelfrequenz (▶ 1.3.5), Niederfrequenz (▶ 1.3.4).

Kontraindikationen

Jede Fraktur muss vom behandelnden Arzt für die Elektrotherapie freigegeben werden.

> **!** Bei liegenden Implantaten im Behandlungsgebiet sind Wechselströme wie der Hochvoltstrom (▶ 1.3.4) oder der Interferenzstrom (▶ 1.3.5) einzusetzen (biphasische Ströme).

Magnetfeldtherapie (pulsierendes Magnetfeld)

▶ 1.3.10, ▶ Abb. 7.4

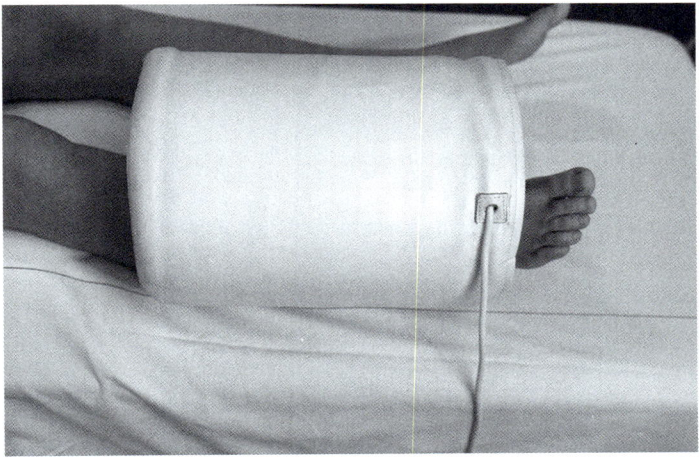

Abb. 7.4 Magnetfeldtherapie (Spulenelektroden) bei Z. n. Unterschenkelfraktur [R435]

Therapieziel Anregung der Kallusbildung.

Elektrodenanlage
Bei Frakturen im Bereich des Rumpfs wird mit der Magnetfeldmatte behandelt. Bei Frakturen der Extremitäten kommen Spulenelektroden zum Einsatz.

Dosierung
- Intensität: 20–30 Gauß
- Frequenz: 10 Hz
- Behandlungsdauer: 30 Min.

Ultraschall (Dauerschall)

▶ 1.3.7

Therapieziel Anregung der Kallusbildung und Resorptionsförderung bei Hämatomen und Ödemen.

Elektrodenanlage
Beschallung entweder direkt über dem Frakturspalt oder am proximalen und distalen Ende des frakturierten Knochens.

Dosierung
- Intensität: 0,1–0,4 W/cm^2 Schallkopffläche
- Behandlungsdauer: 2–3 Min.

Interferenzstrom 10 Hz (Mittelfrequenz)

▶ 1.3.5

Therapieziel Resorptionsförderung bei Hämatomen und Ödemen; Schmerzen reduzieren.

Elektrodenanlage
Sofern es die Frakturversorgung erlaubt, Patient in lymphatisch abflussbegünstigender ASTE lagern; tetrapolare Elektrodenanlage (Plattenelektroden). Das Ödem/Hämatom liegt im Kreuzungsfeld der Stromkreise (Interferenzzone).

Dosierung
- Intensität: deutlich sensibel überschwellig
- Behandlungsdauer: 20–30 Min.

Hochvolt 100 Hz (Niederfrequenz)

▶ 1.3.4

Therapieziel Um Schmerzen zu reduzieren.

Elektrodenanlage
Bipolare Elektrodenanlage. Die größere passive Elektrode liegt im Wurzelgebiet oder Segment, die eine oder beide aktiven Elektroden im Bereich der Frakturlinie (Frakturspalt).

Dosierung
- Intensität: deutlich sensibel überschwellig
- Behandlungsdauer: 20–30 Min.

Amplitudenmodulierte Ströme (AMS) 20–30 Hz (Mittelfrequenz)

▶ 1.3.5

Therapieziel Um Inaktivitätsatrophien sowie reflektorische Paresen zu vermeiden.

Elektrodenanlage

- Großflächige Elektroden, die die atrophiegefährdeten Muskeln umschließen, sodass der Strom den gesamten Querschnitt der Muskulatur durchströmt.
- Reflektorische Paresen: ▶ 10.1

Dosierung

- Intensität: motorisch überschwellig bis zur Auslösung einer Kontraktion
- Behandlungsdauer: bis zur Ermüdbarkeitsgrenze des Muskels

! Bei Versorgung mit einem Fixateur externe darauf achten, dass keine elektrische Brücke entsteht. Die Elektroden dürfen nicht in unmittelbarer Nähe der fixierenden Schrauben angebracht werden oder gar Metallteile berühren.

Weiterführende Literatur

Mayr E. Niedrigintensive Ultraschallbehandlung bei Frakturheilungsproblemen. Trauma und Berufskrankheit, 2001;3: 276–279.

7.6.3 Hydrotherapie

Petra Müller

Anwendung je nach Stadium und Art der Versorgung.

> Bei Versorgung mit einem Fixateur externe: Wegen der offenen Wunden keine nasse Anwendung mit hydrotherapeutischen Maßnahmen im Gebiet des Fixateurs. Eisbeutel nur nach Absprache mit dem Arzt.

Postoperativ

Therapieziel Schmerzlinderung und Resorptionsförderung.

Wunden noch nicht verschlossen (additiv)
Nur trockene Eisanwendungen (▶ 3.4.1).

Wunden verschlossen

- Nasse Eisanwendungen (▶ 3.4.1)
- Kalte Wickel (▶ 3.3.1)

Im Heilungsverlauf

Sobald Belastbarkeit und Beweglichkeit nicht mehr eingeschränkt sind, z. B. zum Wiedererlangen der Beweglichkeit und zur Lockerung des Gewebes:

- Heiße Rolle (▶ 3.3.2).
- Warme Auflagen und Packungen (▶ 3.3.1), sofern keine Schwellungen, Rötung oder Überwärmung vorliegen.

! Für die Wundheilung entscheidend ist ein aktiver Stoffwechsel. Dieser kann zusätzlich mit Maßnahmen wie Wechselteilbädern oder kurzen kalten Teilbädern (▶ 3.3.3) und Güssen (▶ 3.3.4) gefördert werden, die der Patient auch selbstständig durchführen kann.

7.6.4 Manuelle Lymphdrainage

Andreas Wittlinger, Dieter Wittlinger, Hildegard Wittlinger

▶ Kap. 6

Therapieziel Schmerzlinderung, Entödematisierung und Wundheilungsregulierung.

ML-Behandlung

- **Ohne Gips:** Sofortige tgl. ML-Behandlung, um das Wundgebiet zu „bereinigen" (mind. 30–45 Min.) und Schmerzen zu lindern (s. a. Hämatom ▶ 7.2.4).
- **Mit Gips:** ML nicht indiziert.

Weiterführende Literatur

Härén K, Backman C, Wiberg M. Effect of Manual Lymph Drainage as described by Vodder on Oedema of the Hand after Fracture of the Distal Radius: A Prospective Clinical Study. Lm Scand J Plast Reconstr Hand Surg, 2000;34: 367–372.

7.6.5 Massagetherapie

René Weber

Therapieziel Nach Reposition/Stabilisierung des Knochens zur Steigerung des Muskeltonus.

Massagebefund

Schmerzempfindlichkeit, hypertone Muskulatur.

Behandlungsmöglichkeiten

- Effleurage (▶ 4.2.2)
- Petrissage (▶ 4.2.3): Erhöhung des Muskeltonus über die Muskelfaserwirkung

7

7.6.6 Bindegewebsmassage

Klaus Vogedes

▶ Kap. 5

Bei operativ versorgten, mit Wunde verschlossenen Frakturen ▶ 7.1.6.

7.7 Pseudarthrose

7.7.1 Grundlegendes

Frank-Peter Bossert, Klaus Vogedes

Ausbleibende Heilung einer Fraktur (▶ 7.6) nach 6 Mon. oder länger. Unterscheidung zwischen hypertropher (Bildung von zu viel Kallus) und hypothropher (zu wenig oder keine Kallusbildung) Pseudarthrose.

Symptome
- Fehlstellung
- Abnorme Beweglichkeit
- Fehlbelastung und damit verbundene Schmerzen

Weiterführende Literatur

Böhmer G, Hunger N, Böhm HJ et al. Alternative Behandlungsstrategien bei Pseudarthrosen. In: Kortmann HR et al. (Hrsg.). Gutachtenkolloquium 16. Berlin, Heidelberg: Springer, 2004; S. 69–72.

7.7.2 Elektrotherapie

Frank-Peter Bossert, Klaus Vogedes

Mögliche Anwendungen: Ultraschall (▶ 1.3.7), Magnetfeld (▶ 1.3.10).
Bei verzögerter Kallusbildung hat sich die Elektrotherapie als die konservative Methode der Wahl bewährt (v. a. Ultraschall, Magnetfeldtherapie).

Ultraschall (Gleichschall)

▶ 1.3.7

Therapieziel Kallusbildung.

Applikation
Dynamische Schallkopfführung.

Dosierung
- Intensität: Höchstdosierung 0,4 W/cm^2 Schallkopffläche
- Behandlungsdauer: 4–5 Min.
- Behandlungszeitraum: u. U. lange Periode (z. B. 6 Wo.)

Magnetfeld (pulsierende Magnetfeldtherapie)

▶ 1.3.10

Therapieziel Kallusbildung.

Elektrodenanlage
Bei Pseudarthrosen im Bereich der WS Magnetfeldmatte, bei Pseudarthrosen im Bereich der Extremitäten Spulenelektroden.

Dosierung

- Intensität: 20–30 Gauß
- Frequenz: 10 Hz
- Behandlungsdauer: 30 Min.

Im Knochen liegende Osteosynthesematerialien sind keine Kontraindikation für die Magnetfeld- und die Ultraschalltherapie. Lediglich bei der Ultraschalltherapie müssen herausragende bzw. direkt unter der Haut liegende Implantate (z. B. Spickdrähte) von der Behandlung ausgeschlossen werden.

7.7.3 Hydrotherapie

Petra Müller

Therapieziel Anregung des Stoffwechsels (als zusätzliche unterstützende Maßnahmen möglich).

Behandlungsmöglichkeiten

- Wechselteilbäder (▶ 3.3.3)
- Kurze kalte Teilbäder (▶ 3.3.3) mit dem primären Ziel der Wiedererwärmung
- Güsse (kalte Güsse und Wechselgüsse, ▶ 3.3.4)
- Waschungen (▶ 3.3.5)

7.7.4 Manuelle Lymphdrainage

Keine Indikation.

7.7.5 Massagetherapie

René Weber

Therapieziel Behebung der Muskelatrophie.

Massagebefund
Muskelatrophie.

Behandlungsmöglichkeiten
Petrissage (▶ 4.2.3), Dehnung, Tapotement (▶ 4.2.6).

Ziel der Massage bei irreversiblen Bewegungseinschränkungen
Training der kompensierenden Muskulatur, ohne eine Überbeanspruchung von Gelenken zu provozieren.

7.7.6 Bindegewebsmassage

Keine Indikation.

7.8 Amputation

7.8.1 Grundlegendes

Frank-Peter Bossert, Klaus Vogedes

Indikation zur Amputation nach ausgedehnten Traumen oder Tumoren, bei Gliedmaßenfehlbildungen, septischen Erkrankungen, Gefäßerkrankungen und nach Versagen aller gliedmaßenerhaltenden Therapien.

Symptome
- Wundheilungsschmerz
- Schwellung
- Kontrakturen
- Atrophien
- Phantomschmerz

7.8.2 Elektrotherapie

Frank-Peter Bossert, Klaus Vogedes

Mögliche Anwendungen: Mittelfrequenz (▶ 1.3.5), Niederfrequenz (▶ 1.3.4).

Interferenzstrom 100 Hz (Mittelfrequenz)

▶ 1.3.5

Therapieziel Schmerzen reduzieren und Ödeme resorbieren.

Elektrodenanlage
Tetrapolar, der schmerzhafte Bereich liegt im Kreuzungsfeld der beiden Stromkreise.

Dosierung
- Intensität: deutlich sensibel überschwellig
- Behandlungsdauer: mind. 20 Min.

Ultrareizstrom (Niederfrequenz)

▶ 1.3.4

Therapieziel Schmerzen reduzieren.

Elektrodenanlage
Segmentale Elektrodenanlage ist zu empfehlen; Kathode im Wurzelbereich der schmerzenden Segmente.

Dosierung
- Applikationsschema nach Träbert (▶ Abb. 7.5):
  - 1. Phase: 1–2 Min. Stromstärke eben sensibel überschwellig
  - 2. Phase: 7–8 Min. Stromstärke mehrmals an die Toleranzgrenze heranführen
  - 3. Phase: 7–10 Min. den zuletzt eingestellten Wert einwirken lassen
- Behandlungsdauer: 15 Min.

7

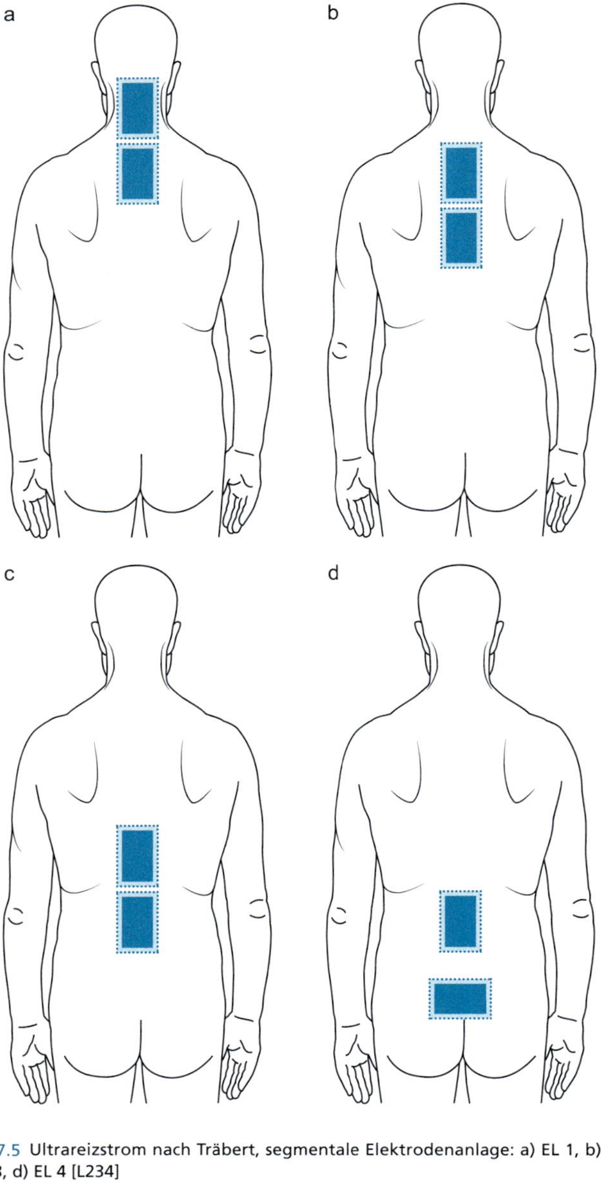

Abb. 7.5 Ultrareizstrom nach Träbert, segmentale Elektrodenanlage: a) EL 1, b) EL 2, c) EL 3, d) EL 4 [L234]

Diadynamische Ströme, CP (Niederfrequenz)

▶ 1.3.4

Therapieziel Resorptionsförderung bei Ödemen.

Elektrodenanlage
Unter Ausschluss der Narbenregion den gesamten Stumpf mit großflächigen Elektroden transregional durchfluten.

Dosierung
- Intensität: sensibel schwellig
- Behandlungsdauer: max. 20 Min.

Hochvoltströme, ggf. TENS (Niederfrequenz)

▶ 1.3.4

Therapieziel Um Schmerzen zu reduzieren.

Elektrodenanlage
- Phantomschmerzen: bipolare Elektrodenanlage; die aktive Elektrode liegt im Bereich der Muskelschlinge am Stumpfende, die passive Elektrode im Wurzelaustrittsgebiet.
- TENS-Applikation: beide Elektroden parallel zur Narbe.

Dosierung
- Intensität: deutlich sensibel überschwellig
- Behandlungsdauer: 30–40 Min.

Kombinationsmöglichkeiten

Dehnlagerungen.

7.8.3 Hydrotherapie

Petra Müller

Therapieziel Schmerzreduktion, Resorptionsförderung und Desensibilisierung.

> **!** Bei Amputationen ist auch konsensuelles Arbeiten über die anderen Extremitäten sehr gut möglich.

Behandlungsmöglichkeiten
- Waschungen (▶ 3.3.5): Kombination aus thermischen und mechanischen Reizen
- Begießen des Stumpfs (▶ 3.3.4)
- Rehabilitationsphase: Heiße Rolle (▶ 3.3.2)

Kombinationsmöglichkeiten

Kombination z. B. mit Bürstenmassagen.

7.8.4 Manuelle Lymphdrainage

Andreas Wittlinger, Dieter Wittlinger, Hildegard Wittlinger

▶ Kap. 6

Therapieziel Wundheilungsregulierung, Narbenerweichung, Entödematisierung und Schmerzlinderung.

- Akutphase: mit ML-Behandlung bessere Wundheilung und deutlich weichere Narbe (▶ 7.2.4).
- Durch die Modellierung des Bindegewebes wird der Stumpf auf die Prothese vorbereitet, die Schmerzen werden gelindert.
- Kontralaterale Seite behandeln, falls Phantomschmerzen auftreten.

7.8.5 Massagetherapie

René Weber

Therapieziel Um ein glattes, reiz- und druckstellenloses Gewebe zu erhalten.

Massagebefund
Druckempfindliches Gewebe.

Behandlungsmöglichkeiten
- Effleurage (▶ 4.2.2), Petrissage (▶ 4.2.3), Tapotement (▶ 4.2.6)

! Massagetherapie an der Amputationsstelle nicht länger als 10–15 Min.

7.8.6 Bindegewebsmassage

Klaus Vogedes

▶ Kapitel 5, siehe auch Narben ▶ 7.1.6

Therapieziel Stumpfverhältnisse verbessern und Beugekontrakturen entgegenwirken (z. B. Oberschenkelamputation).

Praxis
Die BGM-Behandlung beginnt nach der Wundheilung.
- Grundaufbau in SL auf der nicht betroffenen Seite beginnen
- Beinbehandlung
- Narbenbehandlung (wichtig: Anhakstriche an den Narbenrändern, ▶ 7.1.6)

7.9 Kompartmentsyndrom

7.9.1 Grundlegendes

Frank-Peter Bossert, Klaus Vogedes

Erhöhter Druck in den Unterschenkelmuskellogen, traumatisch oder postoperativ bedingt.

Symptome
- Erhöhter Gewebedruck
- Minderdurchblutung
- Weichteilschäden

7.9.2 Elektrotherapie

Frank-Peter Bossert, Klaus Vogedes

Amplitudenmodulierte Ströme (AMS) 50–100 Hz (Mittelfrequenz)

▶ 1.3.5

Therapieziel Bei beginnender Symptomatik oder häufiger postoperativ, um Restschmerz und Rezidive zu vermeiden.

Elektrodenanlage
Längsdurchflutung (Plattenelektroden).

Dosierung
- Intensität: deutlich sensibel überschwellig
- Behandlungsdauer: 20 Min.

7.9.3 Hydrotherapie

Petra Müller

Therapieziel Stoffwechselanregung und Abschwellung.

Mögliche Anwendungen (Wundheilung beachten)
- Waschungen (▶ 3.3.5)
- Kalte Wickel am Unterschenkel: Wadenwickel oder Beinwickel mit und ohne Zusätze (▶ 3.3.1)
- Lokale kryotherapeutische Maßnahmen (▶ 3.4.1)
- Wechselteilbäder (▶ 3.3.3)
- Kalte Unterschenkel- oder Fußbäder (▶ 3.3.3)
- Unterschenkelguss (▶ 3.3.4)

Kombinationsmöglichkeiten

Hochlagerung und/oder Muskelpumpe. Kombination mit Bürstenmassagen.

7.9.4 Manuelle Lymphdrainage

Andreas Wittlinger, Dieter Wittlinger, Hildegard Wittlinger

▶ Kapitel 6, siehe auch Hämatom ▶ 7.2.4

ML-Behandlung
Behandlungsdauer: tgl. für mind. 2 Wo.

Kombinationsmöglichkeiten
Leichte Bandagierung.

7.9.5 Massagetherapie

René Weber

Therapieziel Schmerzlinderung.

Massagebefund
Schmerzempfindlichkeit in der gesamten Extremität.

Behandlungsmöglichkeiten
Nur eine sanfte, leichte Effleurage (▶ 4.2.2) anwenden.

7.9.6 Bindegewebsmassage

Klaus Vogedes

▶ Kap. 5

Beim akuten Kompartmentsyndrom ist die Faszien-Spaltung das Mittel der Wahl. Die BGM kann bei der Nachbehandlung eingesetzt werden (v. a. Narbenbehandlung, ▶ 7.1.6).

7.10 Komplexes regionales Schmerzsyndrom

7.10.1 Grundlegendes

Frank-Peter Bossert, Petra Müller, Klaus Vogedes

Synonyme: CRPS (complex regional pain syndrome), M. Sudeck, sympathische Reflexdystrophie (SRD), Algodystrophie.
Ernährungsstörung von Weichteilen und Knochen an einer Extremität, verbunden mit starken Schmerzen, ausgelöst durch eine reflektorische Störung des sympathischen Nervensystems infolge eines schädigenden Ereignisses. Dadurch kommt es zu einer Fehlsteuerung der Vasomotorik.

Einteilung
- CRPS Typ 1: ohne Nachweis einer Nervenläsion
- CRPS Typ 2: mit Nachweis einer Nervenläsion

Symptome
- Entzündung mit Schwellung (Ödem)
- Sensibilitätsstörung
- Muskelhypertonus
- Muskeldystrophie
- Hyperhidrosis
- Gewebsdystrophie

Mögliche Unterscheidung:
- „Primär warm“: von Beginn an warm
- „Primär kalt“: von Beginn an kalt

- Die Übergänge der CRPS-Stadien sind fließend, ein Rückfall in Stadium I (akut-entzündlich) ist jederzeit möglich, auch durch zu starke Reize. Daher mit viel Einfühlungsvermögen arbeiten.
- Anfangs keine aggressiven Maßnahmen wie kontrastreiche Temperaturwechsel, Massagen.
- Bei Schmerzen, die nach der Therapie deutlich länger als 1 Std. andauern, Behandlung überdenken.
- Schmerzreduktion als Therapieziel steht im Vordergrund, jedoch außerdem in Absprache mit dem Patienten möglichst frühzeitig aktive und multidisziplinäre Therapie beginnen.

7.10.2 Elektrotherapie

Frank-Peter Bossert, Klaus Vogedes

Mögliche Anwendungen: Mittelfrequenz (▶ 1.3.5), Niederfrequenz (▶ 1.3.4), Ultraschall (▶ 1.3.7).

Kontraindikationen
Polare Ströme und Vakuumelektroden in Stadium I.

Stadium I: Interferenzstrom 100 Hz (Mittelfrequenz)

▶ 1.3.5

Therapieziel Verbesserung der Trophik und Freisetzen von Schmerzmediatoren.

Elektrodenanlage
Großflächige Plattenelektroden umschließen das betroffene Gebiet (evtl. Kryoelektroden, ▶ 1.2.7).

Dosierung
- Intensität: sensibel überschwellig
- Behandlungsdauer: 10–15 Min.

Stadium II: diadynamische Ströme, DF (Niederfrequenz)

▶ 1.3.4, ▶ Abb. 7.6, ▶ Abb. 7.7

Therapieziel Schmerzreduktion und Einflussnahme auf den Sympathikus.

Elektrodenanlage
- **Phase 1:** gangliotrope Applikation (z. B. Ganglion stellatum)
- **Phase 2:** transregionale Längsdurchflutung, Kathode am Ende der betroffenen Extremität

Dosierung
Phase 1:
- Intensität: sensibel überschwellig
- Behandlungsdauer: 3–5 Min.

Phase 2:
- Intensität: deutlich sensibel überschwellig
- Behandlungsdauer: 10–15 Min.

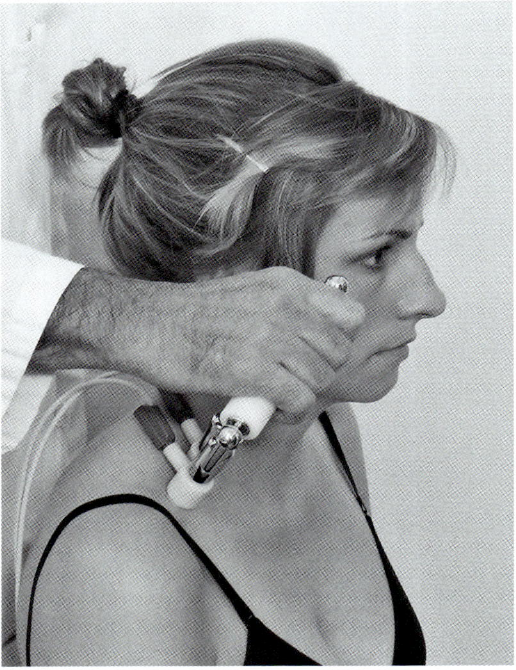

Abb. 7.6 Diadynamische Ströme, Stellatumblockade bei CRPS [K334]

Stadium III: Simultanverfahren, erst Impuls, später Dauerschall/diadynamische Ströme, CP (Niederfrequenz und Ultraschall)

▶ 1.3.4, ▶ 1.3.7

Therapieziel Schmerzreduktion und Resorptionsförderung.

Elektrodenanlage
Passive Elektrode im nicht betroffenen Areal befestigen. Schallkopf mit dynamischer Schallkopfführung im betroffenen Gebiet applizieren.

Dosierung
- Ultraschall: Intensität 0,7–0,9 W/cm^2
- Diadynamischer Strom: Intensität CP sensibel überschwellig
- Behandlungsdauer: 5–10 Min.

Weiterführende Literatur

Ammer K. Ist eine therapeutische Nervenblockade mit elektrischen Strömen möglich? Österr Z Phys Med Rehabil, 2006,16(1): 11–14.

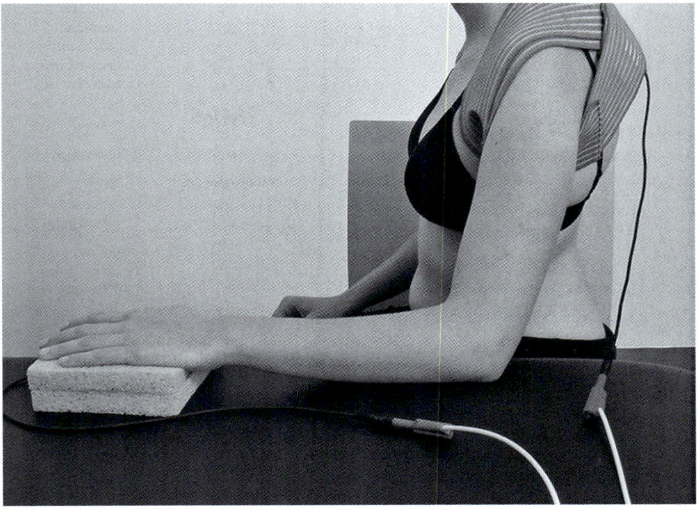

Abb. 7.7 Diadynamische Ströme, Längsdurchflutung des Arms bei CRPS [K334]

7.10.3 Hydrotherapie

Petra Müller

Therapieziel Regulation und Wiederherstellung eines normalen Temperaturausgleichs des Körpers sowie Schmerzreduktion.

> !
> - Kalte Extremität: wärmeproduzierende Maßnahmen, z. B. Heiße Rolle (▶ 3.3.2), Wickel (▶ 3.3.1), Teilbäder, wärmeansteigende Bäder (▶ 3.3.3)
> - Warme/heiße Extremität: wärmeentziehende Maßnahmen, z. B. kalte Umschläge, Wickel (▶ 3.3.1), absteigende Bäder (▶ 3.3.3)
>
> Die Absprache mit dem Patienten hat oberste Priorität. Es gibt kein allgemeingültiges Rezept zur Behandlung des CRPS! Mit schwachen Reizen beginnen.

Lokale Kälteanwendungen

Eisbeutel, Eisball, kalte oder temperierte Teilbäder (▶ 3.4.1) immer mit beiden Extremitäten oder zu Beginn auch konsensuelles Arbeiten über die kontralaterale Seite.

- Waschungen (▶ 3.3.5) als milde Form der Anwendung.
- Kalte Güsse (▶ 3.3.4).
- Wärmeentziehende Wickel bei heißer/warmer Extremität (▶ 3.3.1).
- Wärmeabsteigende Bäder (▶ 3.3.3), wenn der Patient trotz warmer Extremität den Kaltreiz als Einstieg nicht toleriert.
- Eistauchbäder (intensiver Reiz, starke Wirkung, ▶ 3.3.3) nur bei klarer Indikation und in enger Absprache mit dem Patienten. Das Eintauchen liegt im kurzen Sekundenbereich.

Lokale Wärmeanwendungen

- Waschungen (▶ 3.3.5) als milde Form der Anwendung.
- Heiße Rolle (▶ 3.3.2) als Alternative zur Kaltanwendung.
- Wärmeproduzierende Wickel, wärmestauende Wickel (▶ 3.3.1).
- Teilbäder (▶ 3.3.3), Temperatur von indifferent bis deutlich wärmer.

Weitere mögliche Maßnahmen:

- Wechselteilbäder (▶ 3.3.3) zur Anregung des Stoffwechsels; können nach einer Anleitung vom Patienten auch eigenständig durchgeführt werden.
- Wechselgüsse (▶ 3.3.4), können vom Patienten nach einer Anleitung zusätzlich selbstständig durchgeführt werden.

> **!** Da Patienten mit CRPS sehr unterschiedlich auf hydrotherapeutische Anwendungen reagieren, sollten diese immer in Absprache mit dem Patienten erfolgen und engmaschig angepasst und verändert werden.
> Wichtigstes Therapieziel ist die Regulation, d. h. die Wiederherstellung eines normalen Temperaturausgleichs des Körpers. Dadurch verbessern sich auch die Trophik, die Ödemresorption, der Schmerz und die Funktion.

7.10.4 Manuelle Lymphdrainage

Andreas Wittlinger, Dieter Wittlinger, Hildegard Wittlinger

▶ Kap. 6

Therapieziel Vegetative Wirkung, Entödematisierung, Schmerzlinderung.

Die ML ist die Therapie der Wahl bei CRPS, da sie sympathikolytisch, schmerzlindernd und entödematisierend wirkt. Alle drei Faktoren – Fehlregulation des sympathischen Nervensystems, Schmerzen, Ödembildung – sind bei CRPS in Stadium I und evtl. Stadium II vorherrschend.

! ML schmerzfrei anwenden: ggf. anfangs nicht die ganze Extremität behandeln, sondern proximal der schmerzhaften Areale bleiben.

- Behandlungsdauer: tgl. für 2 Wo. die betroffene Extremität (möglichst 2 × 30 Min.) behandeln, dann 3 ×/Wo., bis die Symptome verschwunden sind.

Weiterführende Literatur

Kurz I. Lehrbuch der Manuellen Lymphdrainage nach Dr. Vodder. Heidelberg: Haug, 1995; S. 85–87.

Safaz I, Tok F, Taşkaynatan MA et al. Manual lymphatic drainage in management of edema in a case with CRPS: why the(y) wait? Rheumatol Int, 2011;31(3): 387–390. DOI:10.1007/s00296-009-1187-x.

Weissleder H. Complex Regional Pain Syndrome bei Erwachsenen und Kindern. Lymphologie Aktuell, 2011;(10).

7.10.5 Massagetherapie

René Weber

Eine Massagetherapie ist bei CRPS nicht indiziert, da eine Verschlimmerung des Leidens eintreten kann.

7.10.6 Bindegewebsmassage

Klaus Vogedes

▶ Kap. 5

> Die Bindegewebsmassage ist im akuten **Entzündungsstadium I eines CRPS** eine Kontraindikation.

Erst nach dem Abklingen der Entzündungszeichen kann mit der Therapie im Rumpfbereich begonnen werden.

! Mit schwachen Reizen beginnen.

Stadium II

Rumpfbehandlungen zur Verbesserung der Durchblutungssituation und der Trophik (ca. 18 Behandlungen, nach einer Pause von 4–6 Wo. ggf. eine weitere Serie):

- CRPS an der oberen Extremität: Aufbaufolgen 1 bis 4 nach Dicke. Bevor weitere Schritte unternommen werden, ist die nicht betroffene Extremität zu behandeln und die konsensuelle Reaktion auszunutzen.
- Befall im Bereich der unteren Extremitäten: Aufbaufolge 1 anwenden und dann ebenfalls auf der Gegenseite beginnend die untere Extremität mit einbeziehen. Sollte es um den Trochanter unangenehm für den Patienten sein, Strichführungen durch kurze Anhakstriche vorbereiten.

Stadium III

Da im atrophischen Stadium III keine Heilung möglich ist, kann die BGM zur Symptombehandlung eingesetzt werden (in der Praxis kaum angefordert).

7.11 Bursitis

7.11.1 Grundlegendes

Frank-Peter Bossert, Klaus Vogedes

Akute oder chron. Entzündung eines Schleimbeutels. Am häufigsten betroffen sind die Bursa olecrani (student's ellbow), die Bursa praepatellaris und die Bursa trochanterica.

Symptome

- Teigige fluktuierende Schwellung
- Rötung oder Überwärmung
- Schmerzschonhaltung
- Schmerzen auch auf Provokation

7.11.2 Elektrotherapie

Frank-Peter Bossert, Klaus Vogedes

Mögliche Anwendungen: Hochfrequenz (▶ 1.3.6), Niederfrequenz (▶ 1.3.4), Mittelfrequenz (▶ 1.3.5), Ultraschall (▶ 1.3.7).

Kontraindikationen

Eitrige bakterielle Bursitiden.

Hochfrequenz (Mikrowelle)

▶ 1.3.6

Therapieziel Unterstützung entzündungshemmender Maßnahmen.

Applikation

Fokusstrahler oder Rundfeldstrahler, je nach Größe des betroffenen Körperareals.

Dosierung

- Intensität: I–II nach Schliephake
- Behandlungsdauer: 3–5 Min.

Galvanisation/Iontophorese 0 Hz (Niederfrequenz)

▶ 1.3.1

Therapieziel Insbesondere zur Verbesserung der Trophik.

Elektrodenanlage

Iontophorese mit antiphlogistischen Medikamenten.

Dosierung

- Intensität: 0,1–0,3 W/cm^2 Elektrodenfläche
- Behandlungsdauer: 15–20 Min.

Amplitudenmodulierte Ströme (AMS) 100 Hz (Mittelfrequenz)

▶ 1.3.5

Therapieziel Resorptionsförderung bei Ödemen.

Elektrodenanlage

Bipolare Elektrodenanlage, großflächige Elektroden, die das ödematöse Areal überdecken.

Dosierung

- Intensität: deutlich sensibel überschwellig
- Behandlungsdauer: 20–30 Min.

Simultanverfahren mit Hochvolt (Ultraschall und Niederfrequenz)

▶ 1.3.4, ▶ 1.3.7

Therapieziel Schmerzen reduzieren.

Elektrodenanlage

Monopolare Elektrodenanlage; den Schallkopf als aktive Elektrode um die entzündete Bursa mit der semistatischen Schallkopftechnik führen, die Gegenelektrode liegt im Bereich der lymphatischen Abflusswege.

Dosierung

- Ultraschall: Intensität 0,7 W/cm² Schallkopffläche
- Hochvolt: Intensität sensibel schwellig
- Behandlungsdauer: 7–15 Min.

Kombinationsmöglichkeiten

Kryoelektroden mit mittelfrequenten Strömen (▶ 1.2.7).

7.11.3 Hydrotherapie

Petra Müller

Therapieziel Reduzierung der Entzündung, der Schwellung und der Schmerzen.

Behandlungsmöglichkeiten

- Lokale kryotherapeutische Anwendungen, z. B. Eisbeutel, Kryopack, nasse Eisanwendungen wie der Eisball (▶ 3.4.1)
- Kalte Wickel (▶ 3.3.1) mit und ohne Zusätze

7.11.4 Manuelle Lymphdrainage

Keine Indikation.

7.11.5 Massagetherapie

Kontraindiziert.

7.11.6 Bindegewebsmassage

Keine Indikation.

7.12 Patellaspitzensyndrom

7.12.1 Grundlegendes

Frank-Peter Bossert, Klaus Vogedes

Häufig bei Sportlern auftretende akute oder chron. Überlastung am Knochen-Sehnen-Übergang vom distalen Kniescheibenpol (Apex patellae) zum Ligamentum patellae (jumper's knee).

Symptome

- Belastungsabhängige Schmerzen
- Umschriebene Druckschmerzhaftigkeit des Apex patellae

7.12.2 Elektrotherapie

Frank-Peter Bossert, Klaus Vogedes

Mögliche Anwendungen: Ultraschall (▶ 1.3.7), Phonophorese (▶ 1.3.7), Hochfrequenz (▶ 1.3.10).

Ultraschall (Gleichschall)

▶ 1.3.7

Therapieziel Insbesondere um Schmerzen zu reduzieren.

Applikation
Dynamische Schallkopfführung.

Dosierung
- Intensität: 1 W/cm² Schallkopffläche
- Behandlungsdauer: 7–10 Min.

Phonophorese

▶ 1.3.7, ▶ Abb. 7.8

Therapieziel Schmerzen reduzieren.

Anwendung mit Voltaren® Emulgel.

Applikation und Dosierung
S. o. Ultraschall.

Hochfrequenz (Kurzwelle, Kondensatorfeldmethode mit Schliephake-Elektroden)

▶ 1.3.6

Therapieziel Verbesserung der Trophik.

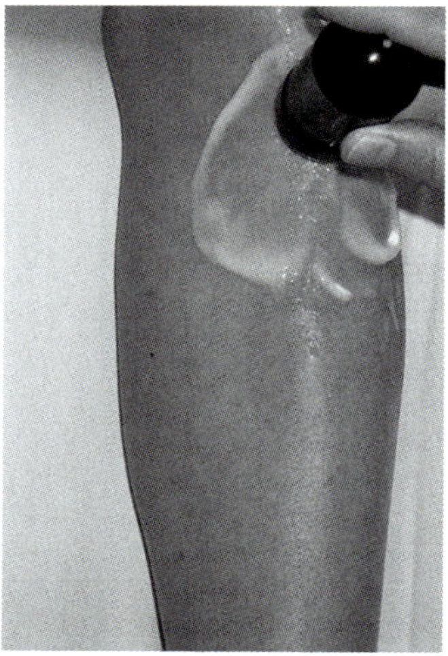

Abb. 7.8 Phonophorese bei Patellaspitzensyndrom [R435]

Applikation
Transartikuläre Durchflutung bei leicht flektiertem Gelenk, EHA 2 cm.

Dosierung
- Intensität: II nach Schliephake
- Behandlungsdauer: 10 Min.

7.12.3 Hydrotherapie

Petra Müller

Therapieziel Reduktion der Schmerzen und des Reiz- bzw. Überlastungszustands.

Behandlungsmöglichkeiten
- Heiße Rolle (▶ 3.3.2)
- Lokale Kaltanwendungen aus der Kryo- (▶ 3.4.1) und Hydrotherapie (▶ 3.3):
  - Kalte Wickel/Umschläge (▶ 3.3.1), z. B. mit Quark oder Retterspitz
  - Kryopack, Eisbeutel, nasse Eisabreibungen (▶ 3.4.1)

Weiterführende Literatur
Glasgow P. Eisanwendungen in der Sportphysiotherapie. Effekte der Kryotherapie. Sportphysio, 2013;1: 37–44.

7.12.4 Manuelle Lymphdrainage

Andreas Wittlinger, Dieter Wittlinger, Hildegard Wittlinger

▶ Kap. 6

Therapieziel Ödemresorption, Schmerzreduktion und Tonusregulierung.

ML-Behandlung
- In Kombination mit zuvor angewandten hyperämisierenden Maßnahmen wirkt die ML-Behandlung schmerzlindernd und ödemresorbierend, sodass der hypertone Muskel entspannt, die lokale Schwellung vermindert wird.
- Behandlung: ganzes Bein, mind. 15 Min. die Kniegriffe durchführen.

Kombinationsmöglichkeiten
Im Anschluss an die ML-Behandlung werden zur Entlastung Kinesiotape®-Streifen geklebt oder es wird ein Knieentlastungsstrumpf mit Patellazügel getragen.

7.12.5 Massagetherapie

René Weber

Therapieziel Atrophieprophylaxe und Muskelaufbau.

Massagebefund
Atrophierte Muskulatur.

Behandlungsmöglichkeiten

- Effleurage (▶ 4.2.2), Vibrationen (▶ 4.2.8)

! Von stark ausgeführten Massagehandgriffen ist abzusehen.

7.12.6 Bindegewebsmassage

Keine Indikation.

7.13 Meniskusverletzung

7.13.1 Grundlegendes

Frank-Peter Bossert, Klaus Vogedes

Akut oder chron. auftretende Verletzung der Menisken. Der innere Meniskus ist aufgrund der anatomischen Gegebenheiten (Verbindung zum Lig. collaterale mediale) häufiger betroffen. Die Meniskusverletzungen zählen zu den Kniebinnenschäden, häufigste Form ist der Korbhenkelriss (▶ Abb. 7.9). Akut tritt diese Verletzung bei Knieverdrehtraumen, z. B. bei sportlichen Aktivitäten, auf. Ein vorgeschädigter Meniskus kann ohne großes Trauma, z. B. beim Aufstehen aus der Kniebeuge, akute Schmerzen verursachen.

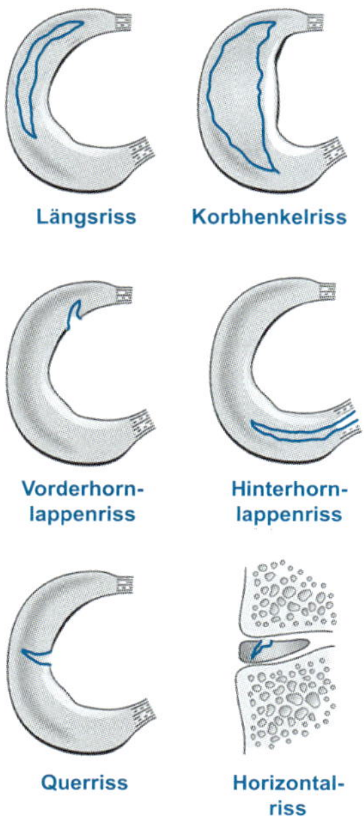

Abb. 7.9 Meniskusrissformen [L106]

Symptome

- **Akute Meniskusverletzungen:** heftige Schmerzen, Mini-Erguss, Streckdefizit.
- **Chronische Meniskusschäden:** kontinuierliche Schmerzen, „Reizknie", Streckdefizit, Schwellung und Überwärmung.
- **Postoperativ:** Da es durch die Meniskus-OP zu einer Verminderung der Gelenkbeweglichkeit kommt, besteht die Gefahr einer Inaktivitätsatrophie (reflektorische Parese).

7.13.2 Elektrotherapie

Frank-Peter Bossert, Klaus Vogedes

Mögliche Anwendungen: Mittelfrequenz (▶ 1.3.5), Ultraschall (▶ 1.3.7), Niederfrequenz (▶ 1.3.4).

Konservativ

Interferenzstrom 100 Hz (Mittelfrequenz)

▶ 1.3.5, ▶ Abb. 7.10

Therapieziel Schmerzlinderung und Resorptionsförderung bei Ödemen.

Elektrodenanlage

Tetrapolar.

Dosierung

- Intensität: deutlich sensibel überschwellig
- Behandlungsdauer: 20–30 Min.

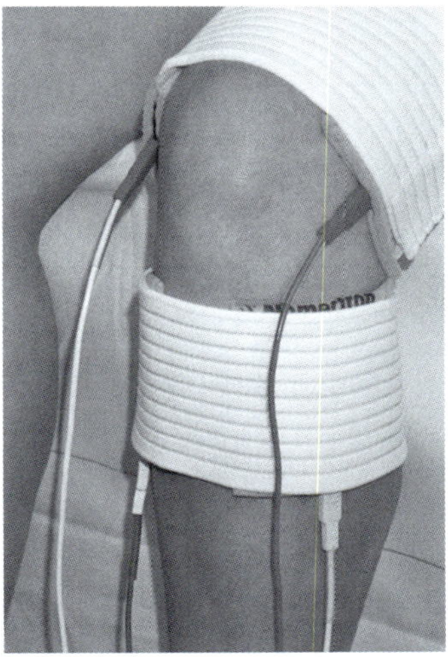

Abb. 7.10 Interferenzstrom bei Innenmeniskusverletzung [R435]

Ultraschall (Impulsschall)

▶ 1.3.7

Therapieziel Schmerzen reduzieren.

Im chron. Stadium Dauerschall anwenden.

Applikation
Dynamische Schallkopfführung.

Dosierung
- Intensität: 0,7 W/cm² Schallkopffläche
- Behandlungsdauer: 7–10 Min.

Postoperativ

Alle biphasischen Ströme, die zur Auslösung einer angenehmen Muskelkontraktion bei nicht denervierter Muskulatur geeignet sind.

Hochvolt 50 Hz, 20–25 Kontraktionen/Min. (Niederfrequenz)

▶ 1.3.4

Therapieziel Verbesserung der Gelenkfunktion.

Elektrodenanlage
Bipolare Elektrodenanlage am atrophierten Muskel.

Dosierung
- Intensität: motorisch überschwellig
- Behandlungsdauer: bis zur Ermüdbarkeitsgrenze

7.13.3 Hydrotherapie

Petra Müller

Therapieziel Abschwellende und schmerzreduzierende Wirkung.

7

Behandlungsmöglichkeiten
- Lokale kryotherapeutische Maßnahmen, z. B. Eisbeutel, Eislolly (▶ 3.4.1)
- Kalte Wickel (▶ 3.3.1) mit und ohne Zusätze

Kombinationsmöglichkeiten

Lagerung, Aktivierung der Muskelpumpe, isometrische Spannungsübungen.

Weiterführende Literatur

Glasgow P. Eisanwendungen in der Sportphysiotherapie. Effekte der Kryotherapie. Sportphysio, 2013;1: 37–44.

7.13.4 Manuelle Lymphdrainage

Andreas Wittlinger, Dieter Wittlinger, Hildegard Wittlinger

▶ Kap. 6

Therapieziel Ödemresorption und Schmerzlinderung.

ML-Behandlung
- Konservativ: keine Indikation.
- Postoperativ: sofort mit ML beginnen, tgl. Behandlung für 2 Wo., um möglichst schnell den Gelenkerguss zu minimieren.

7.13.5 Massagetherapie

René Weber

Therapieziel Der Muskelatrophie entgegenwirken (v. a. durch Petrissage).

Massagebefund
Schmerzen, muskuläres Streckdefizit.

Behandlungsmöglichkeiten
Petrissage (▶ 4.2.3), Effleurage (▶ 4.2.2).

Wirkungen
- Lösung von funktionsbehindernden Verklebungen des Perimysiums
- Wiederherstellen des Normotonus durch Dehnung der Muskelspindel
- Steigerung der Durchblutung im atrophierten Muskel

Diese Wirkungen sind Voraussetzung für die Kräftigung der Muskulatur.

7.13.6 Bindegewebsmassage

Keine Indikation im akuten Stadium.

7.14 Thoraxtrauma/-prellung

7.14.1 Grundlegendes

Frank-Peter Bossert, Klaus Vogedes

Geschlossene, selten offene Verletzung des Brustkorbs, meist infolge von Verkehrsunfällen; häufig auch Polytraumen.
Brustkorbprellung (Contusio thoracis): stumpfe Traumen im Thoraxbereich, oft Verletzungen durch Sicherheitsgurte, ggf. mit Hämatombildung.

Symptome
Schmerzen bei der Ex- und Inspiration, dadurch Beeinträchtigung der Atemfunktion.

7.14.2 Elektrotherapie

Frank-Peter Bossert, Klaus Vogedes

Mögliche Anwendungen: bei Thoraxtraumen Mittelfrequenz (▶ 1.3.5), bei Thoraxprellungen Niederfrequenz (▶ 1.3.4).

Kontraindikationen
- Blutungsneigung
- Begleitverletzung innerer Organe

Interferenzstrom 100–200 Hz (Mittelfrequenz)

▶ 1.3.5

Therapieziel Schmerzen reduzieren.

Elektrodenanlage
Tetrapolar, die schmerzhafte Zone liegt im Zentrum der vier Elektroden.

Dosierung
- Intensität: deutlich sensibel überschwellig
- Behandlungsdauer: mind. 20 Min.

Ultrareizstrom 143 Hz (Niederfrequenz)

▶ 1.3.4, ▶ Abb. 7.11

Therapieziel Schmerzen reduzieren.

Elektrodenanlage
Segmentale Elektrodenanlage EL 1–4 nach Träbert (▶ Abb. 7.5), die Kathode liegt im Wurzelgebiet.

Dosierung
Applikationsschema nach Träbert (▶ Abb. 7.5) (Gesamtdauer 15 Min.).

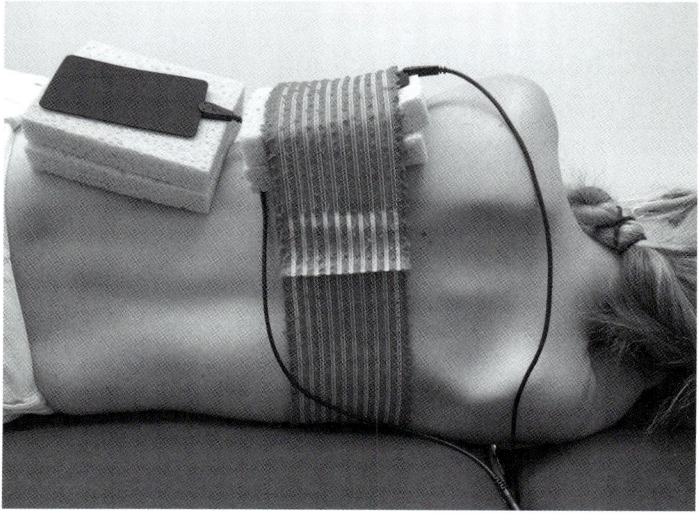

Abb. 7.11 Ultrareizstrom bei Thoraxprellung [M1066]

7.14.3 Hydrotherapie

Petra Müller

Therapieziel Schmerzreduktion sowie Unterstützung/Optimierung der Atmung (Atemtherapie).

Behandlungsmöglichkeiten
- Eisball, Eisbeutel (▶ 3.4.1)
- Waschungen (▶ 3.3.5)
- Kalte Tücher (▶ 3.4.1)
- Heiße Rolle (▶ 3.3.2)
- Brustwickel (▶ 3.3.1), sofern sich der Patient bewegen kann

Kombinationsmöglichkeiten
Atemphysiotherapie.

Weiterführende Literatur
Glasgow P. Eisanwendungen in der Sportphysiotherapie. Effekte der Kryotherapie. Sportphysio, 2013;1: 37–44.

7.14.4 Manuelle Lymphdrainage

Andreas Wittlinger, Dieter Wittlinger, Hildegard Wittlinger

▶ Kap. 6

Therapieziel Schmerzlinderung und Ödemresorption.

ML-Behandlung
- Patienten reagieren im Akutstadium auf eine sanfte, schmerzfreie ML-Behandlung des Thorax sehr gut.
- Je nach Lagemöglichkeit Drehgriffe und stehende Kreise im Bereich der Prellung durchführen.

Kombinationsmöglichkeiten
Kombiniert wird die ML mit dem Hivamat® (▶ 1.3.9).

7

7.14.5 Massagetherapie

René Weber

Therapieziel Zur Strukturberuhigung und Verbesserung der Atmung.

Massagebefund
Blutergüsse im Gewebe, hypertone Muskulatur.

Behandlungsmöglichkeiten
Effleurage (▶ 4.2.2) mit folgenden Wirkungen:
- Resorptionssteigerung (die kontusionsverursachten Blutergüsse im Gewebe verteilen)
- Thromboseprophylaxe
- Embolieprophylaxe

7.14.6 Bindegewebsmassage

Keine Indikation.

7.15 Rippenserienfraktur

7.15.1 Grundlegendes

Frank-Peter Bossert, Klaus Vogedes

Durch direktes oder indirektes Trauma auftretende Fraktur von mehr als zwei Rippen.

Symptome
- Lokaler Schmerz, besonders beim Atmen, Husten und Niesen
- Flache Atmung

7.15.2 Elektrotherapie

Frank-Peter Bossert, Klaus Vogedes

Warnhinweis
Differenzialdiagnostische Abklärung von Begleitverletzungen innerer Organe.

Biphasischer Hochvolt-Impulsstrom 100 Hz (Niederfrequenz)

▶ 1.3.4, ▶ Abb. 7.12

Therapieziel Schmerzen reduzieren.

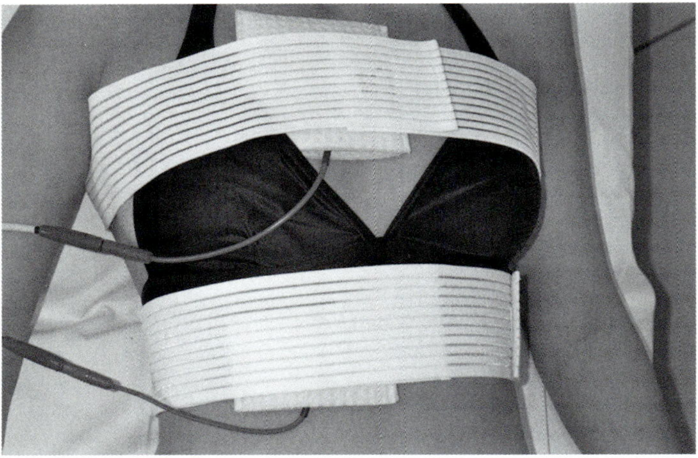

Abb. 7.12 Niederfrequenz bei Rippenserienfraktur [R435]

Elektrodenanlage
Segmental, alternativ lokal.

Dosierung
- Intensität: deutlich sensibel überschwellig
- Behandlungsdauer: 20–30 Min.

7.15.3 Hydrotherapie

Petra Müller

Therapieziel Schmerzreduktion und Unterstützung der Atmung.

Behandlungsmöglichkeiten
- Eisball, Eisbeutel (▶ 3.4.1)
- Kalte Tücher (▶ 3.4.1)
- Waschungen (▶ 3.3.5)
- Heiße Rolle (▶ 3.3.2)
- Brustwickel (▶ 3.3.1), sofern sich der Patient bewegen kann

Kombinationsmöglichkeiten
Atemphysiotherapie.

7.15.4 Manuelle Lymphdrainage

Andreas Wittlinger, Dieter Wittlinger, Hildegard Wittlinger

▶ Kap. 6

Therapieziel Schmerzlinderung und Wundheilungsregulierung.

Im akuten Stadium ML-Behandlung für 2 Wo. am Thorax.

7.15.5 Massagetherapie

René Weber

Therapieziel Schmerzlinderung.

> Die Massagetherapie eignet sich nur zur Nachbehandlung.

Behandlungsmöglichkeiten: Effleurage (▶ 4.2.2).

7.15.6 Bindegewebsmassage

Keine Indikation.

7.16 Schultereckgelenksprengung (Tossy I–III)

7.16.1 Grundlegendes

Frank-Peter Bossert, Petra Müller, Klaus Vogedes

Synonyme: Akromioklavikulargelenksprengung, ACG-Sprengung.
Häufige Verletzung bei Freizeitsportaktivitäten (z. B. Snowboard) durch Sturz auf das Akromioklavikulargelenk bei adduziertem Arm oder Sturz auf die Schulter bei ausgestrecktem Arm. Es kommt zur Zerreißung des Kapsel-Band-Apparats des Schultereckgelenks (Tossy I), evtl. mit Zerstörung der akromioklavikularen Bänder (Tossy II–III).
Analog zur Tossy-Klassifikation gibt es die Einteilung der Schweregrade nach Rockwood (▶ Abb. 7.13):

- Rockwood I–III: = Tossy I–III
- Rockwood IV: unterscheidet sich von Tossy III durch eine zusätzliche Verschiebung des lateralen Klavikulaendes nach dorsal
- Rockwood V: zusätzlich deutlich größere Dislokation des lateralen Klavikulaendes
- Rockwood VI (äußerst selten): Dislokation des lateralen Klavikulaendes unter das Akromion bzw. unter den Proc. coracoideus

Symptome

- Bewegungsschmerz unter Einbezug des akromioklavikularen Gelenks
- Klaviertastenphänomen bei Tossy II–III (Hervortreten der distalen Klavikula)

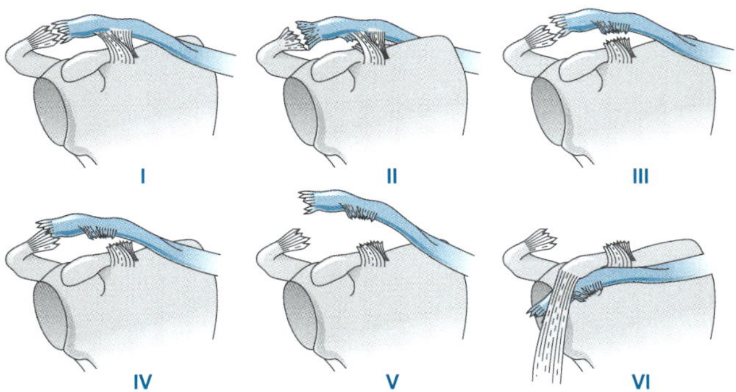

Abb. 7.13 Schultereckgelenksprengung: Einteilung nach Rockwood [A300-106]

7.16.2 Elektrotherapie

Frank-Peter Bossert, Klaus Vogedes

Mögliche Anwendungen: Mittelfrequenz (▶ 1.3.5), Ultraschall (▶ 1.3.7), Phonophorese (▶ 1.3.7).

Interferenzstrom 100 Hz oder variables Schmerztherapieprogramm (Mittelfrequenz)

▶ 1.3.5

Therapieziel Schmerzen reduzieren.

Elektrodenanlage
Tetrapolar, das betroffene Schultergelenk liegt im Kreuzungsfeld der vier Elektroden.

Dosierung
- Intensität: deutlich sensibel überschwellig
- Behandlungsdauer: mind. 20 Min.

Ultraschall (Gleichschall)

▶ 1.3.7

Therapieziel Schmerzen reduzieren und Verklebungen im Narbenbereich lösen.

Applikation
Dynamische Schallkopfführung im Bereich der betroffenen Ligamente.

Dosierung
- Intensität: 0,7 W/cm^2 Schallkopffläche
- Behandlungsdauer: 7–10 Min.

Phonophorese

▶ 1.3.7, ▶ Abb. 7.14

Therapieziel Verbesserung der Ernährungssituation der Muskulatur.

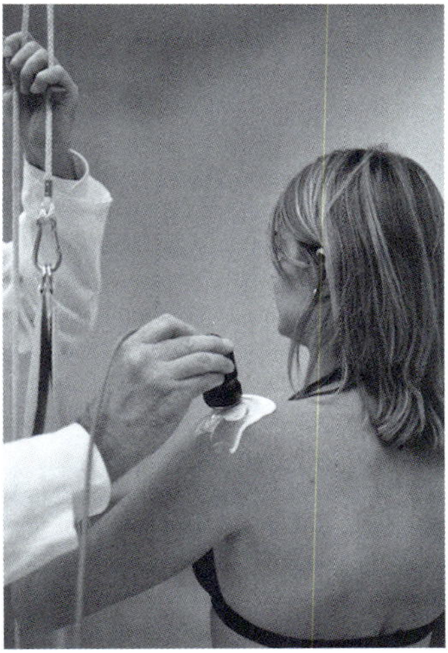

Abb. 7.14 Phonophorese bei Schultereckgelenksprengung (Tossy I) [R435]

Anwendung mit Voltaren® Emulgel.

Applikation
S. o. Ultraschall.

Dosierung
S. o. Ultraschall.

Kombinationsmöglichkeiten
Funktionelles Üben im Schlingentisch.

7.16.3 Hydrotherapie

Petra Müller

Therapieziel Detonisierung, Schmerzreduktion und Bewegungserweiterung sowie Stoffwechselanregung.

Akutphase (Wundheilung beachten)
- Lokale Eisanwendungen (▶ 3.4.1)
- Kalte Auflagen, z. B. Wickel mit Wasser, Retterspitz oder Quark (▶ 3.3.1)

Rehabilitationsphase
- Heiße Rolle (▶ 3.3.2)
- Wärmestauende Wickel, z. B. mit Fango, Moor (▶ 3.3.6)

Kombinationsmöglichkeiten
Lagerungen.

Weiterführende Literatur
Glasgow P. Eisanwendungen in der Sportphysiotherapie. Effekte der Kryotherapie. Sportphysio, 2013;1: 37–44.

7.16.4 Manuelle Lymphdrainage

Andreas Wittlinger, Dieter Wittlinger, Hildegard Wittlinger

7

Siehe Hämatom ▶ 7.2.4

7.16.5 Massagetherapie

René Weber

Therapieziel Schmerzlinderung.

Die Massagetherapie eignet sich nur zur Nachbehandlung.

Behandlungsmöglichkeiten: Effleurage (▶ 4.2.2).

7.16.6 Bindegewebsmassage

Keine Indikation.

8 Bauch-, Thorax- und Herzchirurgie

Frank-Peter Bossert, Gisela Ebelt-Paprotny, Petra Müller, Klaus Vogedes, René Weber, Andreas Wittlinger, Dieter Wittlinger, Hildegard Wittlinger

8.1 Bauchchirurgie

8.1.1 Grundlegendes

Gisela Ebelt-Paprotny

In der Bauchchirurgie werden Operationen an Magen, Darm, Galle und Bauchspeicheldrüse durchgeführt. Nach Eingriffen, die laparoskopisch (durch Bauchspiegelung) durchgeführt wurden, ist i. d. R. keine Physikalische Therapie erforderlich.

Die frischen und teilweise großen Narben dürfen nicht mit nassen Maßnahmen in Kontakt kommen. Außerdem ist darauf zu achten, dass sie nicht unter Spannung kommen.

Überlastungszeichen beachten: Blässe, Schweiß auf der Stirn und oberhalb der Oberlippe, Unruhe, hohe Pulsfrequenz, Schwindelgefühl.

8.1.2 Elektrotherapie

Frank-Peter Bossert, Klaus Vogedes

Mögliche Anwendungen: Mittelfrequenz (▶ 1.3.5), Niederfrequenz (▶ 1.3.4).

Amplitudenmodulierte Ströme (AMS) 3,5–4,5 Hz (Mittelfrequenz)

▶ 1.3.5, ▶ Abb. 8.1

Therapieziel Thromboseprophylaxe.

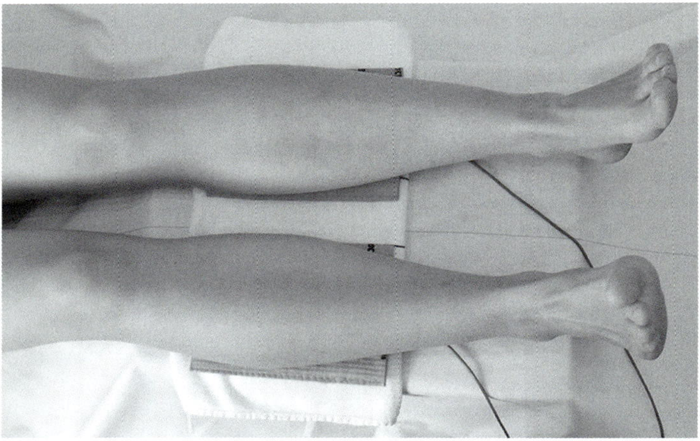

Abb. 8.1 Amplitudenmodulierte Ströme (AMS) zur Thromboseprophylaxe [K334]

8

Elektrodenanlage

Zwei großflächige Plattenelektroden unter der Wadenmuskulatur oder den Füßen anbringen.

Dosierung

- Intensität: deutlich motorisch überschwellig.
- Behandlungsdauer: 30 Min., mehrmals tgl. Behandlung, bis die Mobilität vollkommen wiederhergestellt ist.

Niederfrequenz TENS 80 Hz

▶ 1.3.4

Therapieziel Schmerzreduktion.

Elektrodenanlage

Klebeelektroden, segmentale Applikation.

Dosierung

- Intensität: sensibel schwellig bis überschwellig
- Behandlungsdauer 30 Min. und länger

Die Anwendung immer dann einsetzen, wenn der Schmerz auftritt (vergleichbar einer Schmerzmedikation).

8.1.3 Hydrotherapie

Petra Müller

Therapieziel In der Frühphase zur Kreislaufanregung.

Mögliche Anwendungen

Kalte oder temperierte Waschungen (▶ 3.3.▶ 5) der Arme und Beine und am Rumpf, wo es möglich und für den Patienten entlastend ist.

> **!** Waschungen sind für bauchchirurgisch behandelte Patienten eine milde, gut dosierbare hydrotherapeutische Anwendungsform.

8.1.4 Manuelle Lymphdrainage

Andreas Wittlinger, Dieter Wittlinger, Hildegard Wittlinger

Die Manuelle Lymphdrainage ist nur in Bezug auf die Narbenbehandlung indiziert (▶ 7.1.4).

8.1.5 Massagetherapie

René Weber

Therapieziel Tonussenkung der angespannten Muskulatur, Schmerzreduktion und Sekretlösung.

Behandlungsmöglichkeiten

Effleurage (▶ 4.2.2), Petrissage (flächige Knetungen, ▶ 4.2.3), sanfte, flächige Vibrationen entlang der Interkostalräume (▶ 4.2.8).

8.1.6 Bindegewebsmassage

Klaus Vogedes

Die Bindegewebsmassage ist für die Narbenbehandlung eine Option (▶ 7.1.6).

8.2 Thoraxchirurgie

8.2.1 Grundlegendes

Gisela Ebelt-Paprotny

In der Thoraxchirurgie werden Operationen v. a. bei Lungenkarzinomen bzw. Metastasen und Entzündungen durchgeführt.
OP-Beispiele: Bronchioplastik, Segmentresektion, Lobektomie, Pneumektomie.

8.2.2 Elektrotherapie

Frank-Peter Bossert, Klaus Vogedes

Niederfrequenz TENS 80 Hz

▶ 1.3.4

Therapieziel Schmerzreduktion.

Elektrodenanlage
Klebeelektroden, segmentale Applikation.

Dosierung
- Intensität: sensibel schwellig bis überschwellig
- Behandlungsdauer 30 Min. und länger

Die Anwendung immer dann einsetzen, wenn der Schmerz auftritt (vergleichbar einer Schmerzmedikation).

8.2.3 Hydrotherapie

Petra Müller

Therapieziel Je nach Situation/Ausgangslage des Patienten Schmerzreduktion, verbesserte Durchblutung, Tonusregulation, Pneumonieprophylaxe, Verbesserung der Atemfunktion, Sekretolyse, Lösung von Verklebungen sowie Strukturen und Funktionen erhalten und trainieren.

Behandlungsmöglichkeiten
Die hydro- und kryotherapeutischen Maßnahmen werden individuell an den Zustand des Patienten angepasst:
- Kalte bzw. temperierte Waschungen (▶ 3.3.5)

- Eisbeutel, Eisball, Eislolly (▶ 3.4.1)
- Heiße Rolle (▶ 3.3.2)

! Bei allen Anwendungen immer Wundheilung beachten.

> **!** Waschungen sind in der Thoraxchirurgie eine milde, gut dosierbare hydrotherapeutische Anwendungsform.

Kombinationsmöglichkeiten

Die genannten Maßnahmen werden in die atemtherapeutische/physiotherapeutische Behandlung integriert.

> Sofort den behandelnden Arzt informieren bei
> - Blubbergeräuschen in der Thoraxdrainage,
> - Atemnot,
> - starken Schmerzen.

8.2.4 Manuelle Lymphdrainage

Andreas Wittlinger, Dieter Wittlinger, Hildegard Wittlinger

Die ML-Behandlung ist nur in Bezug auf die Narbenbehandlung indiziert (▶ 7.1.4).

8.2.5 Massagetherapie

René Weber

Therapieziel Tonussenkung der angespannten Muskulatur, Schmerzreduktion und Sekretlösung.

Behandlungsmöglichkeiten
Effleurage (▶ 4.2.2), Petrissage (flächige Knetungen, ▶ 4.2.3), sanfte, flächige Vibrationen entlang der Interkostalräume (▶ 4.2.8).

8.2.6 Bindegewebsmassage

Klaus Vogedes

Die Bindegewebsmassage ist für die Narbenbehandlung eine Option (▶ 7.1.6).

8

8.3 Pneumothorax

8.3.1 Grundlegendes

Gisela Ebelt-Paprotny

Ein Pneumothorax entsteht durch Verletzungen oder Erkrankungen der Thoraxwand, der Lunge oder Luftröhre, bei denen Luft in den Pleuraspalt gelangt. Dadurch

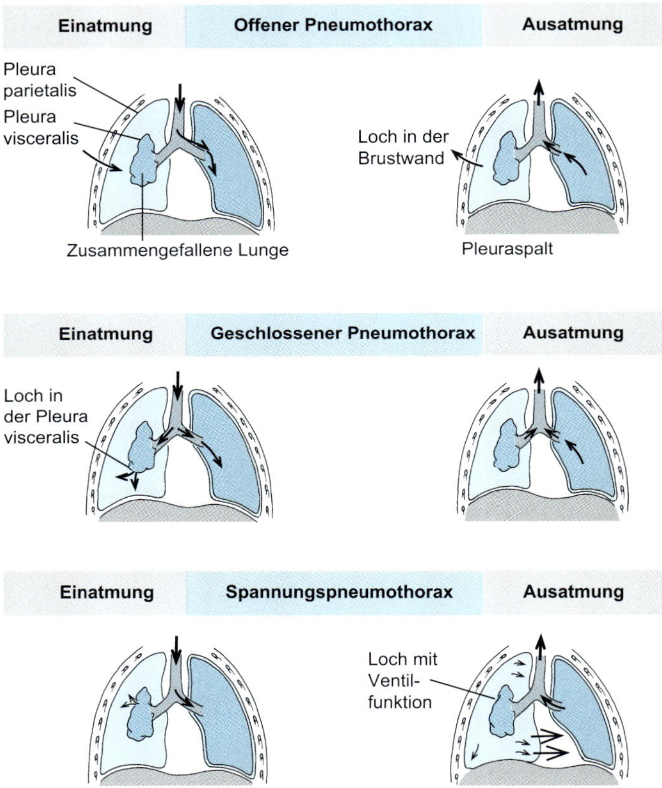

Abb. 8.2 Verschiedene Formen des Pneumothorax [L190]

geht der dort herrschende Unterdruck verloren. Durch die Retraktionskraft des Gewebes kollabiert ein Lungenflügel teilweise (Mantelpneumothorax) oder komplett. Man unterscheidet beim traumatischen Pneumothorax (evtl. als Hämatopneumthorax) den offenen, den geschlossenen und den Spannungspneumothorax (▶ Abb. 8.2).

8

Spannungspneumothorax

Durch einen Defekt in der Pleura gelangt bei Inspiration Luft in den Pleuraspalt, die bei Exspiration nicht wieder entweichen kann (Ventilfunktion). Der Druck im Pleuraspalt steigt kontinuierlich an; es kommt zur Mediastinalverlagerung und Kompression der gesunden Lungenseite und des Mediastinums. Durch den erhöhten Druck und die Kompression wird der venöse Rückstrom zum Herzen behindert. Wenn nicht umgehend eine druckausgleichende Punktion durchgeführt wird, besteht akute Lebensgefahr.

Ursachen

Rippenfrakturen, Stich- oder Schussverletzungen; spontan bei Anomalien oder Emphysem; bei Pleurapunktionen oder OPs auch als Folge der Überdruckbeatmung.

Hämatothorax
Durch Verletzung der Thoraxwand oder intrathorakaler Organe gelangt Blut in den Pleuraspalt.

Symptome
- Atemabhängige Thoraxschmerzen, Atemnot
- Paradoxe Atembewegungen bei Rippenserienfrakturen, z. B. Nachschlagen einer Thoraxseite
- Tachypnoe, Tachykardie, Zyanose, Einflussstauung (an gestauten Halsvenen zu erkennen)
- Ggf. Hypotonie

! Ein unkomplizierter Pneumothorax macht sich klinisch mitunter nur durch belastungsabhängige Atemnot bemerkbar.

Ärztliche Diagnostik
- Klinisch durch Auskultation (kein Atemgeräusch hörbar) und Perkussion (hypersonorer Klopfschall bei Pneumothorax, Dämpfung bei Hämatothorax)
- Röntgen: wenn möglich im Stehen in Exspiration

Ärztliche Therapie
- Bülau-Drainage: Eine über ein Wasserschloss abgeleitete Drainage wird in den Pleuraspalt eingelegt. Durch leichten Sog wird ein künstlicher Unterdruck erzeugt, sodass die Lunge sich wieder entfalten kann. Der Flüssigkeitsspiegel im Wasserschloss soll sich atemabhängig bewegen. Ist nach 3 bis 5 Tagen bei der Röntgenkontrolle kein Pneumothorax mehr sichtbar, kann die Drainage entfernt werden.
- Bei Spannungspneumothorax sofortige Punktion zum Ausgleich des Überdrucks im Pleuraspalt.
- Operatives Vorgehen: bei persistierendem Pneumo- oder Hämatothorax, bei persistierender starker Blutung, ggf. wenn ein Hämatothorax nicht über die Drainage zu entleeren ist.
- Analgetische Therapie.

8.3.2 Elektrotherapie

Frank-Peter Bossert, Klaus Vogedes

Niederfrequenz TENS 80 Hz

▶ 1.3.4

Therapieziel Schmerzreduktion.

Dosierung
- Intensität: sensibel schwellig bis überschwellig
- Behandlungsdauer 30 Min. und länger

Die Anwendung immer dann einsetzen, wenn der Schmerz auftritt (vergleichbar einer Schmerzmedikation).

Weiterführende Literatur

Björdal JM, Johnson MI, Ljunggreen AE. Transcutaneous electrical nerve stimulation (TENS) can reduce postoperative analgesic consumption. A meta-analysis with assessment of pain. Eur J Pain, 2003;7(2): 181–188.

8.3.3 Hydrotherapie

Petra Müller

Siehe Thoraxchirurgie ▶ 8.2.3

8.3.4 Manuelle Lymphdrainage

Keine Indikation.

8.3.5 Massagetherapie

René Weber

Therapieziel Tonussenkung der angespannten Muskulatur und Schmerzreduktion.

Umliegende Strukturen behandeln, den Thorax möglichst aussparen.

Behandlungsmöglichkeiten
Effleurage (▶ 4.2.2), Petrissage (flächige Knetungen, ▶ 4.2.3).

8.3.6 Bindegewebsmassage

Keine Indikation.

8.4 Herzchirurgie

8.4.1 Grundlegendes

Gisela Ebelt-Paprotny

Die meisten Operationen werden am offenen Herzen mithilfe einer Herz-Lungen-Maschine durchgeführt. Der Zugang zum Herzen erfolgt durch die mediane Sternotomie (▶ Abb. 8.3), bei der das Brustbein in Längsrichtung gespalten und anschließend mit Drahtcerclagen verschlossen wird, die lebenslang belassen werden. Bis zur Stabilisierung der vitalen Funktionen bleiben die Patienten auf der Intensivstation.
Operationen am Herzen sind immer mit einer großen psychischen Belastung der Patienten verbunden. Dies setzt beim Therapeuten ein gutes Einfühlungsvermögen voraus.

Operative ärztliche Therapie
- AC(V)B: aortokoronarer (Venen-)Bypass, bei schwerer KHK am häufigsten
- Herzklappenersatz, meist bei Aorten- und/oder Mitralklappenfehlern
- Herztransplantation bei schwerer Herzinsuffizienz (in speziellen Zentren)

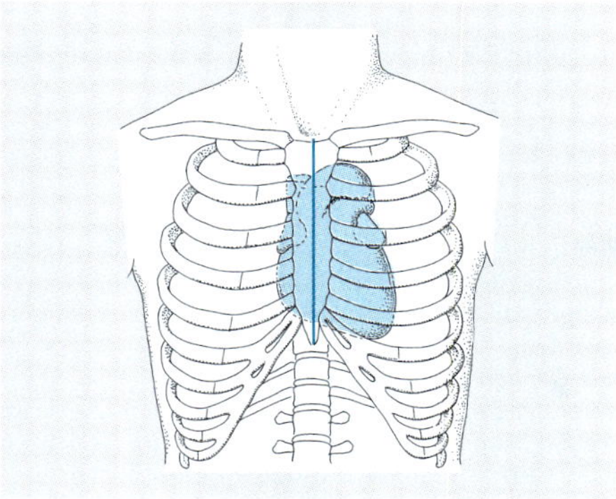

Abb. 8.3 Häufigster Zugang bei Herzoperationen ist die mediane Längssternotomie. [L190]

! Die Erlaubnis zur Mobilisierung ist individuell verschieden und muss vom behandelnden Arzt erteilt werden.

! Der Erfolg der Operation ist stark von der Mitarbeit des Patienten und von der Änderung seines Lebensstils abhängig.

8.4.2 Elektrotherapie

Frank-Peter Bossert, Klaus Vogedes

Amplitudenmodulierte Ströme (AMS) 3,5–4,5 Hz (Mittelfrequenz)

▶ 1.3.5

Therapieziel Thromboseprophylaxe.

Elektrodenanlage
Zwei großflächige Plattenelektroden unter der Wadenmuskulatur oder den Füßen.

Dosierung
- Intensität: deutlich motorisch überschwellig
- Behandlungsdauer: 30 Min., mehrmals tgl. Behandlung, bis die Mobilität vollkommen wiederhergestellt ist.

8.4.3 Hydrotherapie

Petra Müller

Therapieziel Pneumonien verhindern, die Vitalkapazität fördern, Thrombosen entgegenwirken, die Durchblutung anregen, den Muskeltonus sowie die Bindegewebsspannung und damit die Schmerzen reduzieren.

Akutphase
Kalte oder temperierte Waschungen (unbedingt die Wundheilung beachten!) (▶ 3.3.5).

Zu einem späteren Zeitpunkt nach Absprache mit dem Arzt
- Kniegüsse: kalt oder als Wechselgüsse (▶ 3.3.4)
- Unterschenkel-Wechselteilbäder (▶ 3.3.3)

! Hydrotherapeutische Anwendungen wie Wechselteilbäder oder Güsse für die obere Extremität wirken stärker und sollten deshalb bei Herzpatienten erst nach nochmaliger Abklärung mit dem Arzt erfolgen und dann engmaschig kontrolliert werden.

! Bei den Anwendungen Pulskontrolle durchführen.

! Besonders unter der Einnahme von Betablockern auf Überlastungszeichen wie Blässe, weißes Munddreieck, Schweißbildung im Gesicht (oberhalb des Mundes, auf der Stirn), Atemnot, Unruhe, Zyanose achten.

Zur Pneumonieprophylaxe siehe Thoraxchirurgie ▶ 8.2.3.

8.4.4 Manuelle Lymphdrainage

Andreas Wittlinger, Dieter Wittlinger, Hildegard Wittlinger

Die ML-Behandlung ist nur in Bezug auf die Narbenbehandlung indiziert (▶ 7.1.4).

8.4.5 Massagetherapie

René Weber

Therapieziel Tonussenkung und Thromboseprophylaxe.

Behandlungsmöglichkeiten
Effleurage (▶ 4.2.2), Petrissage (▶ 4.2.3).

8.4.6 Bindegewebsmassage

Klaus Vogedes

Siehe Bauchchirurgie ▶ 8.1.6

9 Orthopädie

Frank-Peter Bossert, Petra Müller, Eva-Maria Schmitt, Klaus Vogedes, René Weber, Andreas Wittlinger, Dieter Wittlinger, Hildegard Wittlinger

9.1 Arthrose (Arthrosis deformans)

9.1.1 Grundlegendes

Frank-Peter Bossert, Klaus Vogedes

Meist durch Missverhältnisse zwischen Belastbarkeit und Beanspruchung der Gelenkanteile entstehende degenerative Gelenkveränderung.

Symptome
- Gelenkschmerzen: Anlaufschmerz, Belastungsschmerz, nächtlicher Ruheschmerz
- Bewegungseinschränkung

9.1.2 Elektrotherapie

Frank-Peter Bossert, Klaus Vogedes

Mögliche Anwendungen: Hochfrequenz (▶ 1.3.6), Ultraschall (▶ 1.3.7), Mittelfrequenz (▶ 1.3.5).

Hochfrequenz (Kurzwelle, Kondensatorfeldmethode)

▶ 1.3.6, ▶ Abb. 9.1

Therapieziel Insbesondere um die Gelenkbeweglichkeit zu verbessern.

Anwendung an Hüft-, Knie- und Schultergelenken.

Applikation
Transartikulär.

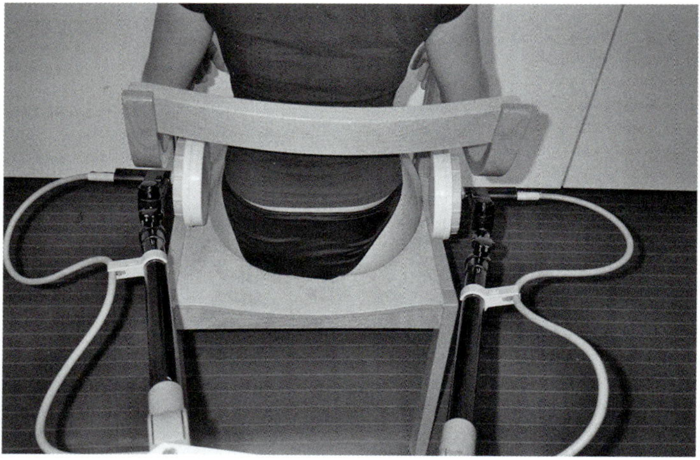

Abb. 9.1 Kondensatorfeldmethode bei Hüftgelenksarthrose [R435]

9

Dosierung

- Intensität: III nach Schliephake
- Behandlungsdauer: 20 Min.
- ! Wegen der Gefahr einer reaktiven Kapselschrumpfung Überwärmung des Gelenks vermeiden.

Ultraschall (Dauerschall)

▶ 1.3.7

Therapieziel Insbesondere um die Durchblutung zu verbessern.

Applikation
Dynamische Schallkopfführung.

Dosierung

- Intensität: 0,7 W/cm^2 Schallkopffläche
- Behandlungsdauer: 10–15 Min.

Interferenzstrom 100–200 Hz (Mittelfrequenz)

▶ 1.3.5

Therapieziel Insbesondere um Schmerzen zu reduzieren.

Elektrodenanlage
Tetrapolar.

Dosierung

- Intensität: deutlich sensibel überschwellig
- Behandlungsdauer: 20–30 Min.

9.1.3 Hydrotherapie

Petra Müller

Therapieziel Verbesserung der Durchblutung, Schmerzreduktion und Erhalt der Beweglichkeit.

Behandlungsmöglichkeiten

- Wickel, Auflagen, Packungen (▶ 3.3.1), Bäder (▶ 3.3.3) und Einreibungen:
  - Zusätze wie z. B. Heublumen, Fango/Moorpackungen (▶ 3.3.6) wirken entspannend und schmerzlindernd; ebenfalls entspannend: Heiße Rolle (▶ 3.3.2).
  - Wechselgüsse (▶ 3.3.4) und Bäder (▶ 3.3.4) steigern die Durchblutung. Der kalte Anteil der Anwendung sollte kein unangenehmes und dauerhaftes Steifheitsgefühl auslösen.
- Aktivierte Arthrosen im akut-entzündlichen Prozess:
  - Kalte Wickel-/Bäder-Zusätze: ätherische Öle (z. B. Kiefernnadel, Rosmarin), Retterspitz (▶ 3.3.6)
  - Quarkumschläge (▶ 3.3.1)
  - Eispackung, Eisbeutel, Eisball (▶ 3.4.1)
- ! Bei Kaltanwendungen darauf achten, dass das Steifigkeitsgefühl nicht überhandnimmt.

Weiterführende Literatur

Schencking M, Wilm S, Redaelli M. A comparsion of Kneipp hydrotherapie with conventional physiotherapy in the treatment of osteoarthritis: a pilot trial. J Integr Med, 2013;11(1): 17–25.

9.1.4 Manuelle Lymphdrainage

Andreas Wittlinger, Dieter Wittlinger, Hildegard Wittlinger

▶ Kap. 6

Die Verbesserung der Lymphangiomotorik führt zum gesteigerten Abtransport der Entzündungsmediatoren, womit eine Reduzierung des Gelenkschmerzes und die Vergrößerung des Bewegungsausmaßes erzielt werden kann.
Durch die Steigerung der Mikrozirkulation, die Ausschwemmung der lymphgefäßzerstörenden Faktoren (Zytokine) und den bis zu 5-fach schnelleren Abtransport der Entzündungsmediatoren kommt es zu einer verbesserten Stoffwechselsituation im gelenknahen Bereich.

ML-Behandlung

- Es kommen die sog. Sondergriffe zum Einsatz.
- Behandlungsdauer: 30 Min., mind. 3 x/Wo., optimalerweise nach einer hyperämisierenden Maßnahme.

Kombinationsmöglichkeiten

Je nach Krankheitsverlauf kombiniert mit Kinesiotaping®.

Weiterführende Literatur

Benaglio F, Vitolo B, Scarabelli M et al. The Draining Lymph Node in Rheumatoid Arthritis: Current Concepts and Research Perspectives. BioMed Res Int, 2015, Article ID 420251. DOI:10.1155/2015/420251.

9.1.5 Massagetherapie

René Weber

Therapieziel Schmerzlinderung, Durchblutungsförderung und Tonusregulierung.

Massagebefund

Schmerzen, hypertone Muskulatur.

Behandlungsmöglichkeiten

Effleurage (▶ 4.2.2), Petrissage (▶ 4.2.3).

9.1.6 Bindegewebsmassage

Klaus Vogedes

▶ Kap. 5

Therapieziel Subkutaner Spannungsausgleich für den ganzen Körper.

Bei der Arthrose entstehen u. a. subkutane und muskuläre Dysbalancen. Neben den Störungen an den Extremitäten sind auch Dysbalancen am Rumpf zu beobachten.

Die BGM wird unterstützend zur manuellen Therapie eingesetzt (Spannungsausgleich für den ganzen Körper; außerdem Beseitigung von Quellungen, Verklebungen und Verhärtungen).

Befund

! Quellungen und Einziehungen dürfen nicht mit muskulären Veränderungen verwechselt werden.

Praxis

- Mit dem Grundaufbau im Sitzen beginnen, dann 1. und 2. Aufbaufolge bei Behandlung der oberen Extremitäten. Untere Extremitäten: Grundaufbau im Liegen, anschließend Beinbehandlung.
- Intensiver Einsatz der Dehngriffe und der Strichführungen an den Faszien.

9.2 Arthritis

9.2.1 Grundlegendes

Frank-Peter Bossert, Klaus Vogedes

Gelenkentzündung mit akuter und chron. Verlaufsform.

Symptome

- Schmerzen
- Schwellung
- Überwärmung
- Bewegungseinschränkung
- Evtl. Gelenkerguss

9.2.2 Elektrotherapie

Frank-Peter Bossert, Klaus Vogedes

Mögliche Anwendungen: Mittelfrequenz (▶ 1.3.5), Hochfrequenz (▶ 1.3.6).

Mittelfrequenz, Hochfrequenz

Akutes Stadium: unmodulierter mittelfrequenter Strom 4000–8000 Hz (Mittelfrequenz)

▶ 1.3.5, ▶ Abb. 9.2

Therapieziel Freisetzung von Schmerzmediatoren und Entzündungshemmung.

Elektrodenanlage

Transartikulär mit Kryoelektroden (▶ 1.2.7).

Dosierung

- Intensität: sensibel schwellig
- Behandlungsdauer: 20 Min.

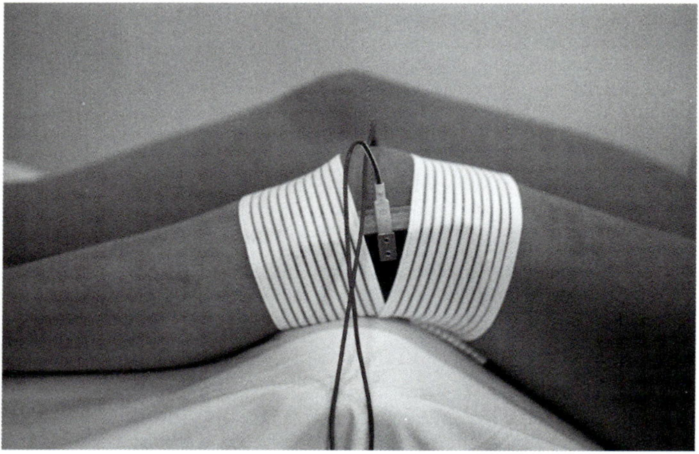

Abb. 9.2 Mittelfrequenz bei Arthritis des Kniegelenks [R435]

Chronisches Stadium: Kurzwelle, Kondensatorfeldmethode (Hochfrequenz)
▶ 1.3.6

Therapieziel Insbesondere um Schmerzen zu reduzieren.

Dosierung
- Intensität: I nach Schliephake
- Behandlungsdauer: 7–10 Min.

9.2.3 Hydrotherapie

Petra Müller

Therapieziel Eindämmung des Entzündungsprozesses und Schmerzlinderung.

Behandlungsmöglichkeiten
- Wärmeentziehende Wickel, Umschläge, Auflagen (▶ 3.4.1), evtl. mit Zusätzen (Quark, Retterspitz, Arnika)
- Lokale nasse oder trockene kryotherapeutische Maßnahmen: Eisbeutel, Coolpack, Eisball (▶ 3.4.1)

9.2.4 Manuelle Lymphdrainage

Andreas Wittlinger, Dieter Wittlinger, Hildegard Wittlinger

▶ Kapitel 6, siehe auch Arthrose ▶ 9.1.4

Therapieziel Schmerzlinderung, Erhöhung des Bewegungsausmaßes, Ödemreduzierung.

ML-Behandlung

- Nichtbakterielle Arthritis: ML vom ersten Tag an
- Nach Abklingen zur Schmerzlinderung
- Behandlung der Ödeme (▶ 11.10)

Kontraindikationen

Bakterielle Arthritis.

Weiterführende Literatur

Bouta EM, Bell RD et al. Targeting lymphatic function as a novel therapeutic intervention for rheumatoid arthritis. Nat Rev Rheumatol, 2018;14(2): 94–106.

9.2.5 Massagetherapie

René Weber

Therapieziel Schmerzlinderung und Detonisierung.

In den Zeiträumen zwischen den akut-entzündlichen Phasen sind leichte Massagen möglich.

Massagebefund

Bewegungseinschränkung, hypertone Muskulatur, Schmerzen.

Behandlungsmöglichkeiten

Effleurage (▶ 4.2.2), Petrissage (leicht, ▶ 4.2.3).

9.2.6 Bindegewebsmassage

Keine Indikation.

9.3 Kraniomandibuläre Dysfunktion (CMD)

9.3.1 Grundlegendes

Eva-Maria Schmitt

Störung des Kausystems, Veränderung des Kiefergelenks, der Kaumuskulatur sowie veränderter Zahnkontakt.

Ursachen

- Zahnunfälle, Zahnverlust
- Zu hohe Füllungen oder Kronen, unbrauchbarer Zahnersatz
- Zahnfehlstellungen, Zahnverschiebungen oder Zahnwanderungen
- Kieferfehlstellungen, Störungen der Zahnkontakte
- Ungünstiges Schädelwachstum
- Hormonelle Störungen
- Emotionaler Stress
- Psychische Probleme (Angst, Depressivität)
- Ungünstige Verhaltensweisen (z. B. Fehlhaltung am PC)
- Grunderkrankungen wie Rheuma, Arthrose und Arthritis

Symptome

- Kieferschmerzen beim Kauen oder in Ruhe, einseitig oder beidseitig im Ober- oder Unterkiefer.
- Kiefer fühlt sich verspannt an oder Schmerzen im Kiefergelenk (z. B. beim Kauen harter Speisen).
- Evtl. Berührungsempfindlichkeit der Kiefergelenke und/oder Kaumuskeln.
- Evtl. Zahnschmerzen.
- Patienten können den Mund nicht richtig aufmachen.

9.3.2 Elektrotherapie

Frank-Peter Bossert, Klaus Vogedes

Ultraschall

▶ 1.3.7, ▶ Abb. 9.3

Therapieziel Insbesondere um Schmerzen zu reduzieren.

Applikation

Statische Applikation mittels Vakuumapplikator StatUS® (= statischer Ultraschall) und eines nichtflüssigen Gelpads.

Dosierung

- Intensität: 0,3 W/cm² Schallkopffläche
- Behandlungsdauer: 5 Min.

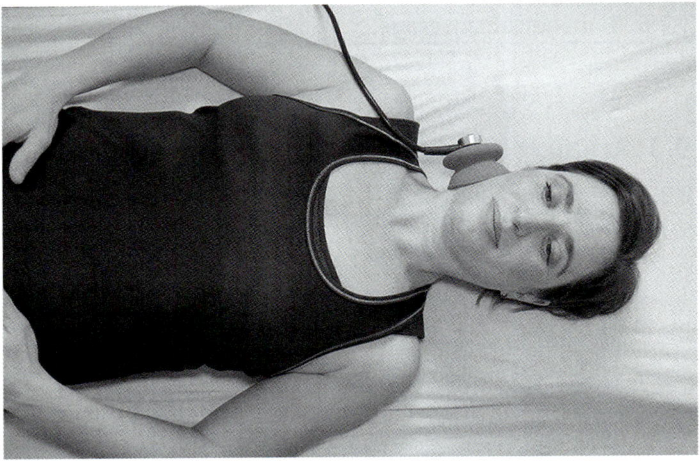

Abb. 9.3 Vakuumapplikation bei CMD [K334]

9.3.3 Hydrotherapie

Petra Müller

Therapieziel Reduktion der Schmerzen und dadurch verbesserte Mundbewegung.

Häufig gehen mit der CMD ein erhöhter Tonus der Schulter-Nacken-Muskulatur und eine Fehlhaltung der WS einher.

- **Akute Schmerzen:** lokale kalte Auflagen (▶ 3.3.1) oder lokale Kryotherapie (▶ 3.4.1)
- Bei **chron. Schmerzen** (Schulter- und Nackenbereich) zur Senkung des Tonus der Schulter-Nacken-Region und zur Anregung der Durchblutung:
  - Warm angelegte Wickel (▶ 3.3.1), mögliche Zusätze: Moor, Fango, Heusack
  - Wärmeproduzierende, kalt oder lauwarm angelegte Wickel (▶ 3.3.1)

9.3.4 Manuelle Lymphdrainage

Keine Indikation.

9.3.5 Massagetherapie

René Weber

Therapieziel Tonussenkung der angespannten Muskulatur und Schmerzreduktion.

Massagebefund
Hypertone Muskulatur, Schmerzen.

Behandlungsmöglichkeiten

- Effleurage (▶ 4.2.2)
- Petrissage (Fingerspitzenknetung, flächige Knetung, ▶ 4.2.3)
- Friktion (oberflächliche Friktionen, ▶ 4.2.4)

Kontraindikationen

- Unfallmechanismus in der Vorgeschichte
- Systemische Erkrankungen
- Maligne Prozesse
- Akute Entzündungen

Gesichtsmassage

Reihenfolge

1. **Vorbereitung:**
   - Effleurage (▶ 4.2.2) von der Stirnmitte bis zur Schläfe
   - Effleurage vom Nasenbein über das Jochbein bis zum Ohr
   - Effleurage von Ober- und Unterkiefer bis zum Ohr
2. **Techniken im Gesicht:**
   - Flächige Effleurage (▶ 4.2.2) der Stirn bis zu den Haarwurzeln mit allen Fingern
   - Friktionen (▶ 4.2.4) der Stirn unter Gegenhalt (Spannung) der Haut mit zwei Fingern
   - Effleurage und Petrissage (▶ 4.2.2, ▶ 4.2.3) der Augenbrauen
   - Effleurage (▶ 4.2.2) der Augenringmuskulatur

   - Wechseldruck auf die Augenringmuskulatur geben
   - Friktion (▶ 4.2.4) der Schläfen
   - Zwischenstreichung wie bei der Einleitung
   - Petrissage (▶ 4.2.3) der Wangenmuskulatur
   - Effleurage und Friktionen (▶ 4.2.2, ▶ 4.2.4), ggf. Petrissage der Mundringmuskulatur
   - Friktionen (▶ 4.2.4) des Kinnwinkels
3. **Abschluss:**
   - Leichtes Tapotement (▶ 4.2.6) mit den Fingerkuppen auf Stirn und Wangen
   - Ausstreichung (wie Vorbereitung, s. o.)
   - Ausstreichung des Platysmas

Voraussetzungen
Brille, Kontaktlinsen und ähnliche Sehhilfen sind abzulegen.
Es ist darauf zu achten, dass vor der Gesichtsbehandlung keine Kosmetika aufgetragen wurden.
Die Anwendung ist in RL am angenehmsten, aber auch im Sitzen möglich.

9.3.6 Bindegewebsmassage

Keine Indikation.

9.4 Gicht

9.4.1 Grundlegendes

Frank-Peter Bossert, Klaus Vogedes

Ablagerungen von Harnsäurekristallen in den Gelenken (▶ Abb. 9.4).

Symptome
- Bildung von Gichtknoten
- Schmerzhafte Einschränkung der Beweglichkeit
- Entzündungszeichen der betroffenen Gelenke

9.4.2 Elektrotherapie

Frank-Peter Bossert, Klaus Vogedes

Ultraschall (Gleichschall)

▶ 1.3.7, ▶ Abb. 9.5

Therapieziel Erhöhung der Permeabilität und Reduktion der Schmerzen.

Applikation
Subaquale Beschallung.

Dosierung
- Intensität: 0,5–0,7 W/cm² Schallkopffläche
- Behandlungsdauer: 5–7 Min.

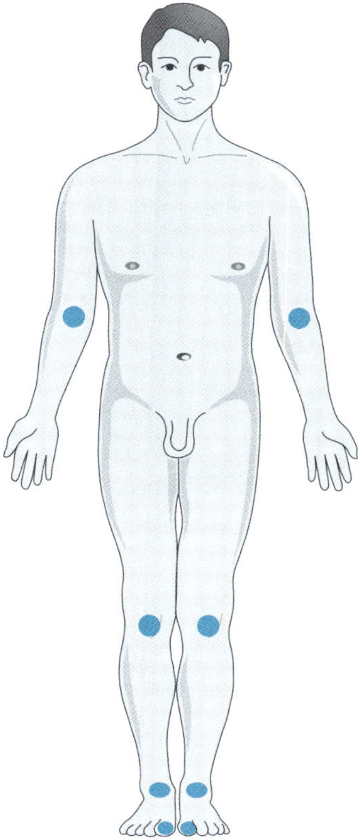

Abb. 9.4 Gelenkbefall bei Gicht [L157]

9.4.3 Hydrotherapie

Petra Müller

Therapieziel Schmerzreduktion, Erhalt bzw. Verbesserung der Beweglichkeit.

Behandlungsmöglichkeiten

- **Akut-entzündlicher Prozess:**
  - Lokale nasse oder trockene kryotherapeutische Maßnahmen: Eisbeutel, Coolpack (▶ 3.4.1)
  - Kühlende Wickel und Umschläge (▶ 3.3.1), mögliche Zusätze: Arnika, Retterspitz, Quark, Heilerde, Beinwell
- **Chronisches Stadium:** warme Wickel, Packungen und Auflagen (▶ 3.3.1) oder Heiße Rolle (▶ 3.3.2).

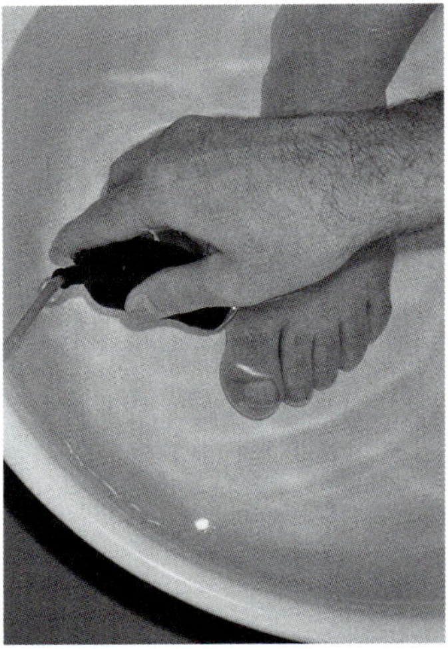

Abb. 9.5 Ultraschall (subaqual) bei Gicht an der Großzehe [R435]

Weiterführende Literatur

Forestier R, Forestier F, Francon A. Current role for spa therapy in rheumatology. Joint Bone Spine, 2017;84(1): 9–13. DOI:10.1016/j.jbspin.2016.05.003.

Schencking M, Wilm S, Redaelli M. A comparsion of Kneipp hydrotherapie with conventional physiotherapy in the treatment of osteoarthritis: a pilot trial. J Int Med, 2013;11(1): 17–25. DOI:10.3736/jintegrmed2013004.

9.4.4 Manuelle Lymphdrainage

Keine Indikation.

9.4.5 Massagetherapie

René Weber

Therapieziel Schmerzlinderung.

Während der akut-entzündlichen Phase keine Indikation für die Massagetherapie. In den entzündungsfreien Intervallen sind je nach Zustand leichte Massagehandgriffe möglich.

Behandlungsmöglichkeiten

Effleurage (▶ 4.2.2), Petrissage (flächige Knetung, ▶ 4.2.3).

9.4.6 Bindegewebsmassage

Keine Indikation.

9.5 Osteoporose

9.5.1 Grundlegendes

Frank-Peter Bossert, Klaus Vogedes

Erworbene generalisierte Skeletterkrankung mit einer erhöhten Tendenz zu Frakturen. Vorwiegend sind Frauen nach der Postmenopause aufgrund eines Östrogenmangels betroffen. Der Knochen ist demineralisiert.

Symptome

- Akute oder chron. Rückenschmerzen
- Scheinbarer Körperlängenverlust durch ausgeprägte Kyphose der BWS
- Hypertonus der gesamten Rückenmuskulatur

9.5.2 Elektrotherapie

Frank-Peter Bossert, Klaus Vogedes

Mögliche Anwendungen: Magnetfeld (▶ 1.3.10), Mittelfrequenz (▶ 1.3.5), Niederfrequenz (▶ 1.3.4).

Magnetfeld 8–10 Hz

▶ 1.3.10, ▶ Abb. 9.6

Therapieziel Schmerzen reduzieren, Zellstoffwechselsteigerung.

Elektrodenanlage

Ganzkörperbehandlung auf der Magnetfeldmatte.

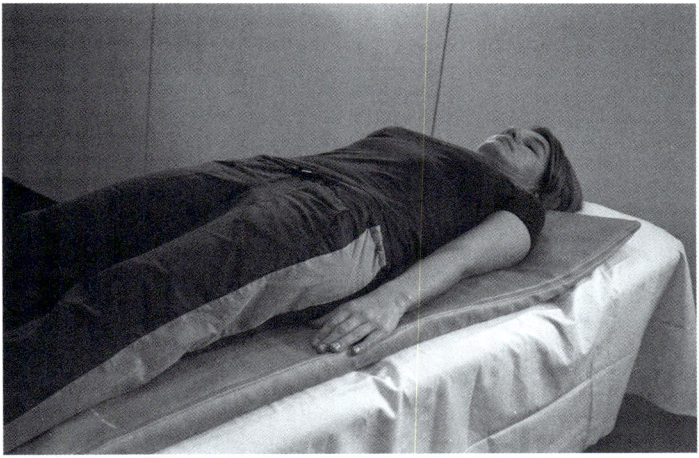

Abb. 9.6 Ganzkörperbehandlung auf der Magnetfeldmatte bei Osteoporose [R435]

Dosierung
- Intensität: 20–30 Gauß
- Behandlungsdauer: 60 Min. bei tgl. Behandlung

Interferenzstrom 100 Hz (Mittelfrequenz)
▶ 1.3.5

Therapieziel Insbesondere um Schmerzen zu reduzieren.

Elektrodenanlage
- Stufenbettlagerung bei gleichzeitiger Interferenztherapie im Bereich der WS
- Große Plattenelektroden

Dosierung
- Intensität: sensibel überschwellig
- Behandlungsdauer: 20 Min.

Stochastische Ströme, Frequenz 5–30 Hz (Niederfrequenz), im arrhythmischen Wechsel
▶ 1.3.4

Therapieziel Insbesondere um Schmerzen zu reduzieren.

Durch die Stochastik wird eine Akkommodation vermieden, sodass bei länger andauernder Therapie weiterhin eine Reizwirkung erhalten werden kann. Diese Stromform kann auch durch ein TENS-Gerät (▶ 1.3.4) verabreicht werden.

Elektrodenanlage
Transregional mit Plattenelektroden im Schmerzgebiet.

Dosierung
- Intensität: deutlich sensibel überschwellig
- Behandlungsdauer: 20 Min.

9.5.3 Hydrotherapie

Petra Müller

Therapieziel Um den Tonus der Muskulatur zu beeinflussen und Schmerzen zu reduzieren.

Behandlungsmöglichkeiten
- Unterwasserdruckstrahlmassage, Düsen großflächig wählen und mit wenig Druck arbeiten (▶ 3.3.3)
- Heiße Rolle (▶ 3.3.2)
- Warme Bäder (▶ 3.3.3), evtl. mit entspannenden und durchblutungsfördernden Zusätzen als Öldispersionsbad; Überwärmungsbäder (▶ 3.3.3), mögliche Zusätze: Moorlauge, Moorbrei, Rosmarin, Fichtennadelöl, Wacholder
- Bei LWS- oder Nackenbeschwerden: temperaturansteigende Güsse (▶ 3.3.4)
- Wickel, Packungen (▶ 3.3.1), mögliche Zusätze: Heublumensäckchen, Fango, Moor, Kartoffeln

> Kartoffeln sind anfangs sehr heiß (Verbrennungsgefahr!). Sie halten aber auch die Wärme sehr gut.

Kombinationsmöglichkeiten
Haltungsschulung, Bewegungsbäder, Saunabesuche.

9.5.4 Manuelle Lymphdrainage

Keine Indikation.

9.5.5 Massagetherapie

Keine Indikation.

9.5.6 Bindegewebsmassage

Keine Indikation.

9.6 Morbus Bechterew (Spondylitis ankylosans)

9.6.1 Grundlegendes

Frank-Peter Bossert, Klaus Vogedes

In Schüben verlaufende, degenerative chronisch-entzündliche Erkrankung der WS und der großen Gelenke aus dem rheumatischen Formenkreis (▶ Abb. 9.7).

Symptome
- Diffuse Schmerzen, besonders im Bereich der einsteifenden Areale
- Eingeschränkte bis schwer eingeschränkte Beweglichkeit der WS, z. T. auch der großen Gelenke

9.6.2 Elektrotherapie

Frank-Peter Bossert, Klaus Vogedes

Mögliche Anwendungen: Niederfrequenz (▶ 1.3.4), Mittelfrequenz (▶ 1.3.5), Ultraschall (▶ 1.3.7), Hochfrequenz (▶ 1.3.6).

Kontraindikationen
Während akuter Schübe ist jede Form der Reizstromtherapie kontraindiziert.

Hochvolt, 100 Hz (Niederfrequenz)
▶ 1.3.4

Therapieziel Insbesondere um Schmerzen zu reduzieren.

Elektrodenanlage
ASTE: Sitz oder SL, Längsdurchströmung der WS.

9

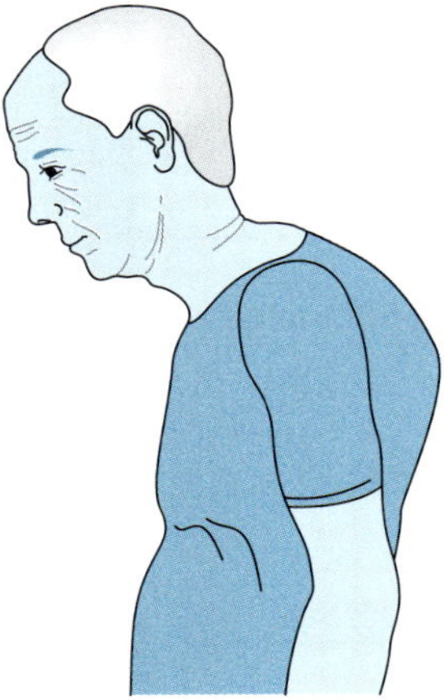

Abb. 9.7 Typische Haltung bei M. Bechterew im fortgeschrittenen Stadium [L106]

Dosierung

- Intensität: deutlich sensibel überschwellig
- Behandlungsdauer: mind. 20 Min.

Interferenzstrom, 100–200 Hz (Mittelfrequenz)

▶ 1.3.5

Therapieziel Insbesondere um Schmerzen zu reduzieren.

Elektrodenanlage

Tetrapolar, der schmerzende bzw. eingesteifte Abschnitt der WS liegt im Kreuzungsfeld.

Dosierung

- Intensität: deutlich sensibel überschwellig
- Dauer 20–30 Min.

Simultanverfahren (Ultraschall und Niederfrequenz)

▶ 1.3.7, ▶ 1.3.4, ▶ Abb. 9.8

Therapieziel Schmerzen reduzieren und die Gelenkbeweglichkeit erhalten.

Elektrodenanlage, Applikation

Monopolare Elektrodenanlage, Plattenelektroden im bereits eingesteiften WS-Bereich fixieren. Schallkopf: dynamische Schallkopfführung im schmerzhaften Areal.

Dosierung

- Ultraschall:
  - Intensität: 0,7 W/cm² Schallkopffläche
  - Behandlungsdauer: 10–15 Min.

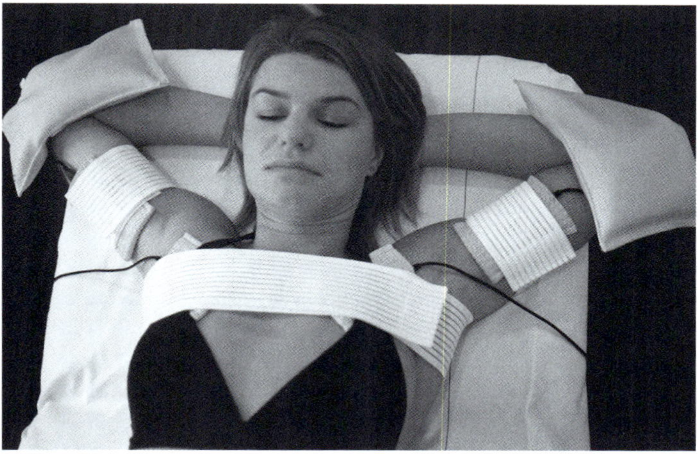

Abb. 9.8 Niederfrequenzanwendung bei M. Bechterew mit gleichzeitiger Dehnlagerung [R435]

- CP:
  - Intensität: sensibel überschwellig
  - Behandlungsdauer: 15–20 Min.

! Sind im fortgeschrittenen Stadium die großen Gelenke mit betroffen, ist eine Kurzwellentherapie (s. u.) ratsam.

Kurzwelle, Kondensatorfeldmethode (Hochfrequenz)

▶ 1.3.6

Therapieziel Insbesondere um Schmerzen zu reduzieren.

Applikation
Transartikulär.

Dosierung
- Intensität: II nach Schliephake
- Behandlungsdauer: 5–10 Min.

Bei der Kurzwellentherapie ist eine starke Erwärmung der Gelenke zu vermeiden, da reaktiv die Gefahr einer Kapselschrumpfung besteht. Daher nicht über Dosisstufe II gehen.

Kombinationsmöglichkeiten

Dehnlagerung (gleichzeitig mit der Niederfrequenzanwendung, um die Dehnschmerzen zu senken).

9.6.3 Hydrotherapie

Petra Müller

Therapieziel Tonusregulation (Erhalt der Beweglichkeit), Schmerzreduktion; im entzündlichen Stadium zusätzlich Entzündungshemmung.

Behandlungsmöglichkeiten

- **Akut-entzündliches Stadium:** Kälteanwendungen, z. B. wärmeentziehende Wickel, auch mit Quark, Essig oder Heilerde (▶ 3.4.1). Je nach betroffenem Gelenk oder Körperregion den entsprechenden Wickel wählen.
- **Chronisches Stadium:**
  - Warm angelegte, aber auch wärmeproduzierende Wickel und Packungen (▶ 3.3.1), mögliche Zusätze s. nächster Punkt „Bäder"
  - Bäder (▶ 3.3.3), mögliche Zusätze: Heublumen, Moor, Moorlauge, Fango, ätherische Öle (z. B. Rosmarin, Fichtennadelöl), Schwefel
- Heiße Rolle (▶ 3.3.2)
- Unterwasserdruckstrahlmassage (▶ 3.3.3), Düsen nach Absprache mit dem Patienten verwenden
- Überwärmungsguss (▶ 3.3.4)
- Temperaturansteigender Guss (▶ 3.3.4)

> **!** Die Kältekammer (▶ 3.4.1) ist bei entzündlichen und schmerzhaften Prozessen gerade bei Erkrankungen aus dem rheumatischen Formenkreis eine hilfreiche und wirksame Maßnahme.

Kombinationsmöglichkeiten

Bewegungsbäder, Saunabesuche.

9.6.4 Manuelle Lymphdrainage

Keine Indikation.

9.6.5 Massagetherapie

René Weber

Therapieziel Detonisierung der hypertonen Muskulatur, Durchblutungsförderung, Bewegungserweiterung, Schmerzlinderung.

Massagebefund

- Kyphotische Haltung des Rumpfs
- Hypertone Muskulatur: M. sternocleidomastoideus, M. trapezius, M. pectoralis (major und minor), M. obliquus externus und internus abdominis, M. transversus abdominis, M. rectus abdominis

Behandlungsmöglichkeiten
Effleurage (▶ 4.2.2), Petrissage (▶ 4.2.3), Friktionen (▶ 4.2.4).

9.6.6 Bindegewebsmassage

Klaus Vogedes

▶ Kap. 5

Therapieziel Erhalt der Beweglichkeit.

BGM ist im frühen Stadium der Erkrankung besonders sinnvoll, um die Beweglichkeit so lange wie möglich zu erhalten. Besonders die Einbeziehung der WS und der Interkostalräume ist wesentlich, da die eingeschränkten Atemexkursionen erheblich die Lebensqualität beeinflussen. Die begleitende BGM-Behandlung sollte dem Krankheitsgeschehen stets angepasst werden. Ist die Versteifung der WS abgeschlossen, ist kaum noch ein Erfolg zu erwarten.
! Keine BGM während der akuten Schübe

Befund
Der gesamte Rücken ist hart verspannt (v. a. im Kreuzbeinbereich). Der Hautverschiebetest ist nur sehr schwer und an wenigen Stellen durchführbar, das Abheben der Hautfalte meist unmöglich.

Praxis
- ASTE: je nach Grad der Einsteifung Sitz oder SL.
- Beginn mit dem Grundaufbau. Sind die unteren Rippenbogenstriche nicht durchführbar, ist das Gewebe mit kurzen Anhakstrichen (zum Thorax hin) vorzubereiten.
- Bei den ersten zwei bis drei Behandlungen ist damit zu rechnen, dass der Patient sehr stark schwitzt.
- Ab der dritten Behandlung: nächste Aufbaufolge unter Einbeziehung des Thorax. Nach den Anhakstrichen an die WS erfolgen Querzüge über die WS. Interkostalstriche und untere Rippenbogenstriche werden von den meisten Patienten anfangs als unangenehm, später als sehr wohltuend empfunden.
- Im weiteren Behandlungsverlauf Schulter und Nacken mit einbeziehen.

> Wichtig ist, eine Reizüberforderung zu vermeiden, die einen erneuten Schub auslösen könnte. Daher ist ein allzu schnelles Vorangehen der Aufbaufolgen zu vermeiden und sollten alle Ausgleichstriche und Ableitungen durchgeführt werden. Klagt der Patient über Nackenbeschwerden, kann nach der BGM eine klassische Nackenmassage durchgeführt werden.

9.7 Osteochondrose

9.7.1 Grundlegendes

Frank-Peter Bossert, Klaus Vogedes

Degeneration der Deck- und Grundplatten der Wirbelkörper durch vermehrte mechanische Belastung.

Symptome

- Instabilität der entsprechenden Bewegungssegmente
- Schmerzen bei Bewegung, meist bei Flexion
- Eingeschränkte WS-Beweglichkeit, besonders in den frühen Morgenstunden

9.7.2 Elektrotherapie

Frank-Peter Bossert, Klaus Vogedes

Mögliche Anwendungen: Mittelfrequenz (▶ 1.3.5), Magnetfeld (▶ 1.3.10), Hochfrequenz (▶ 1.3.6).

Interferenzstrom 100 Hz (Mittelfrequenz)

▶ 1.3.5

Therapieziel Insbesondere um Schmerzen zu reduzieren.

Elektrodenanlage
Plattenelektroden, tetrapolare Anlage, schmerzhafte Areale liegen im Kreuzungsfeld.

Dosierung

- Intensität: deutlich sensibel überschwellig
- Behandlungsdauer: 20–30 Min.

Pulsierende Magnetfeldtherapie 8–10 Hz (Magnetfeld)

▶ 1.3.10

Therapieziel Verbesserung der Lebensqualität.

Elektrodenanlage
Magnetfeldmatte, Patient in bequemer RL auf der Matte.

Dosierung

- Intensität: 20–30 Gauß
- Behandlungsdauer: 30–40 Min.

Kurzwelle, Spulenfeldmethode (Hochfrequenz)

▶ 1.3.6

Therapieziel Steigerung der Lebensqualität.

Applikation
Diplode in SL, Elektrode großflächig über betroffenes Areal.

Dosierung

- Intensität: III nach Schliephake
- Behandlungsdauer: 10–20 Min.

9.7.3 Hydrotherapie

Petra Müller

Therapieziel Schmerzreduktion (Erhalt der Beweglichkeit).

Behandlungsmöglichkeiten
- Heiße Rolle (▶ 3.3.2)
- Unterwasserdruckstrahlmassage mit flächigen Düsen und wenig Druck (▶ 3.3.3)
- Warm angelegte, aber auch wärmeproduzierende Wickel und Packungen (▶ 3.3.1), mögliche Zusätze s. nächster Punkt „Bäder“
- Bäder (▶ 3.3.3), mögliche Zusätze: Heublumen, Moor, Moorlauge, Fango, ätherische Öle (z. B. Rosmarin, Fichtennadelöl)

Zusätzlich als selbstständige Anwendungen:
- Wechselbäder (▶ 3.3.3)
- Wechselgüsse (▶ 3.3.4)
- Kalte Güsse (▶ 3.3.4) zur Anregung des Stoffwechsels (z. B. regelmäßig nach der Dusche)

9.7.4 Manuelle Lymphdrainage

Keine Indikation.

9.7.5 Massagetherapie

René Weber

Therapieziel Detonisierung der hypertonen Muskulatur, Durchblutungsförderung, Schmerzlinderung.

Behandlungsmöglichkeiten
Effleurage (▶ 4.2.2), Petrissage (▶ 4.2.3).

9.7.6 Bindegewebsmassage

Keine Indikation.

9.8 Myositis ossificans

9.8.1 Grundlegendes

Frank-Peter Bossert, Klaus Vogedes

Lokal begrenzte Umwandlung von Muskelgewebe infolge krankhafter Kalkeinlagerung mit eventueller Verknöcherung. Ursache: meist Trauma, nach Muskelprellungen oder Faserrupturen. Im Frühstadium reversibel.

Symptome
- Je nach Lokalisation der Ablagerung Beeinträchtigung der Muskelfunktion
- Durch Elastizitätsverlust des Gewebes auftretender Belastungs- und Dehnungsschmerz

9.8.2 Elektrotherapie

Frank-Peter Bossert, Klaus Vogedes

Mögliche Anwendungen: Niederfrequenz (▶ 1.3.4), Ultraschall (▶ 1.3.7).

> Sollte die Kalkeinlagerung in der Tiefe liegen, sind die elektrotherapeutischen Maßnahmen in ihrer Wirkung stark eingeschränkt.

Iontophorese (Niederfrequenz)

▶ 1.3.4

Therapieziel Insbesondere um Schmerzen zu reduzieren.

Elektrodenanlage
Die Elektrode (Kathode) mit Essigsäure (2–4 %) wird direkt über der Kalkeinlagerung befestigt.

Dosierung
- Intensität: sensibel überschwellig
- Behandlungsdauer: 20 Min.

> **!** Da mit hoher Intensität und langer Behandlungsdauer gearbeitet wird, ist die Anwendung eines monophasischen Rechteckimpulses (Impulsgalvanisation) zu empfehlen.

Ultraschall (Gleichschall)

▶ 1.3.7, ▶ Abb. 9.9

Therapieziel Verbesserung der Elastizität.

Applikation
Semistatisch.

Dosierung
- Intensität: 1 W/cm² Schallkopffläche
- Behandlungsdauer: 15 Min.

> **!** Unter der Ultraschallbehandlung können sanfte Bewegungen mit einbezogen werden.

Kombinationsmöglichkeiten

Schlingentisch.

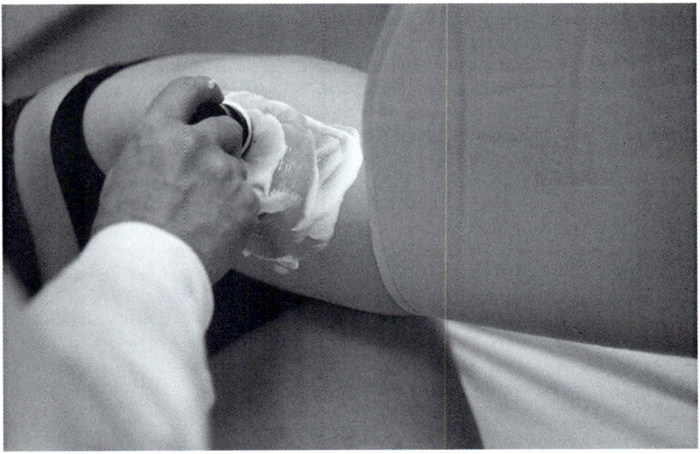

Abb. 9.9 Ultraschall bei Myositis ossificans im Schlingentisch [R435]

9.8.3 Hydrotherapie

Petra Müller

Hydrotherapie als begleitende Behandlung, da die Ossifikationen damit nicht direkt beeinflusst werden können.

- Heiße Rolle (▶ 3.3.2) zur Detonisierung und Mehrdurchblutung
- Warme Wickel und Packungen (▶ 3.3.1) zur Detonisierung der Muskulatur und Lockerung des Bindegewebes (Erhalt der Elastizität)
- Zusätzlich Wechselbäder (▶ 3.3.3) und Wechselgüsse (▶ 3.3.4)

Kombinationsmöglichkeiten

Entlastende Lagerungen oder Dehnlagerungen während der Anwendungen.

9.8.4 Manuelle Lymphdrainage

Andreas Wittlinger, Dieter Wittlinger, Hildegard Wittlinger

▶ Kap. 6

Therapieziel Schmerzreduktion, Ödemreduktion.

ML-Behandlung

Frühzeitige Behandlung des ursächlich für die Myositis verantwortlichen Akuttraumas.

- Die ML zielt auf die Vermeidung der Myositis ossificans ab. Etwaige Hämatome sollten deshalb prophylaktisch tgl. behandelt werden (▶ 7.2.4).

! Unbedingt auf schmerzfreie Griffe achten.

9.8.5 Massagetherapie

René Weber

Therapieziel Bewegungsausmaß (Range of Motion) verbessern, Strukturberuhigung, Schmerzlinderung.

Dehnungsreize sind zu vermeiden.

Behandlungsmöglichkeiten
Effleurage (▶ 4.2.2), Petrissage (▶ 4.2.3).

9.8.6 Bindegewebsmassage

Keine Indikation.

9.9 Tendovaginitis

9.9.1 Grundlegendes

Frank-Peter Bossert, Klaus Vogedes

Infolge von stumpfen Traumen, Überbelastung oder rheumatischen Erkrankungen auftretende Einengung der Sehnen mit schmerzhaft verminderter Gleitfähigkeit in der Sehnenscheide. Umgangssprachlich auch „Sehnenscheidenentzündung".

Symptome
Schmerzhafte Schwellung der Sehnenscheide, Schmerzen werden bei bestimmten Aktivitäten provoziert.

9.9.2 Elektrotherapie

Frank-Peter Bossert, Klaus Vogedes

Mögliche Anwendungen: Niederfrequenz (▶ 1.3.4), Ultraschall (▶ 1.3.7).

Galvanischer Strom 0 Hz, Iontophorese (Niederfrequenz)

▶ 1.3.1, ▶ Abb. 9.10

Therapieziel Insbesondere um Schmerzen zu reduzieren.

Elektrodenanlage
Anwendung mit Hydrokortison, das Medikament wird von der Anode eingebracht. Plattenelektroden transregional über dem Entzündungsherd.

Dosierung
- Intensität: 0,1–0,3 mA/cm^2 Plattengröße
- Behandlungsdauer: 20 Min.

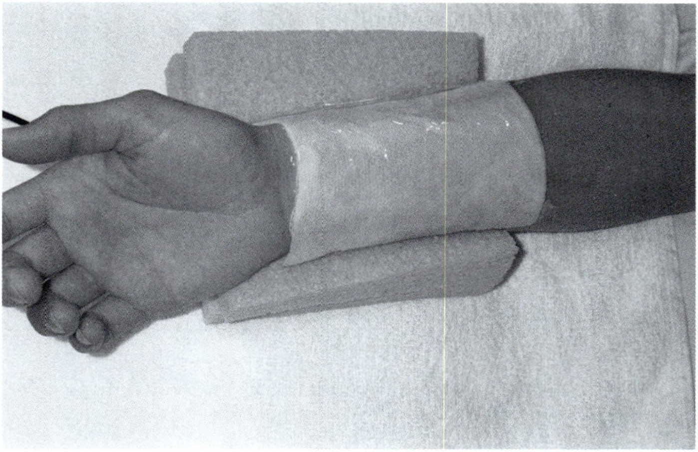

Abb. 9.10 Iontophorese bei Tendovaginitis der Unterarmflexoren [R435]

Ultraschall (Impulsschall)

▶ 1.3.7

Therapieziel Beseitigung der Stenose.

Applikation
Dynamische Schallkopfführung.

Dosierung
- Intensität: 0,5 W/cm² Schallkopffläche
- Behandlungsdauer: 5–10 Min.

9.9.3 Hydrotherapie

Petra Müller

Therapieziel Schmerzreduktion, Resorptionsförderung.

Behandlungsmöglichkeiten
- Eisabreibungen (Eisball, Eislolly) an der betroffenen Stelle (▶ 3.4.1)
- Wärmeentziehende Wickel und Auflagen (▶ 3.4.1), evtl. mit Zusätzen (z. B. Quark, Retterspitz, Essig, Heilerde, Arnika)

Kombinationsmöglichkeiten

Dehnlagerungen mit Haltungs- und Bewegungsschulung, um die muskuläre Dysbalance auszugleichen. Querfriktionen nach Cyriax. Tape.

9.9.4 Manuelle Lymphdrainage

Andreas Wittlinger, Dieter Wittlinger, Hildegard Wittlinger

▶ Kap. 6

Therapieziel Schmerzlinderung und Entödematisierung.

ML-Behandlung
- Abtransport entzündungsunterhaltender Faktoren, Schmerzlinderung
- ! Absolut schmerzfrei mit langsamer Grifftechnik, vor allem mittels stehender Kreise behandeln.

9.9.5 Massagetherapie

René Weber

Therapieziel Schmerzlinderung, Strukturberuhigung, Tonusregulierung und Förderung des Abtransports von Stoffwechselendprodukten.

Massagebefund
Schmerzbedingte Schonhaltung der Gelenke.

Behandlungsmöglichkeiten
Effleurage (▶ 4.2.2), sanfte Fingerspitzenfriktionen (▶ 4.2.4).

9.9.6 Bindegewebsmassage

Keine Indikation.

9.10 Insertionstendopathie

9.10.1 Grundlegendes

Frank-Peter Bossert, Klaus Vogedes

Schmerzhafte Veränderung an der Insertion der Sehne am Knochen (bradytrophes Gewebe) nach Mikrotraumen oder Überbelastung.

Symptome
- Kompressionsschmerz
- Dehnungsschmerz
- Kontraktionsschmerz
- Schwellung

9.10.2 Elektrotherapie

Frank-Peter Bossert, Klaus Vogedes

Mögliche Anwendungen: Niederfrequenz (▶ 1.3.4), Ultraschall (▶ 1.3.7).

Diadynamischer Strom DF, 100 Hz (Niederfrequenz)

▶ 1.3.4

Therapieziel Verbesserung der Durchblutung.

Elektrodenanlage
Querdurchflutung, Kathode am Übergang Sehne/Knochen oder Sehne/Muskelbauch.

Dosierung
- Intensität: sensibel schwellig
- Behandlungsdauer: 15–20 Min.

Ultraschall (Gleichschall)

▶ 1.3.7, ▶ Abb. 9.11

Therapieziel Verbesserung der Permeabilität.

Applikation
Semistatisch.

Dosierung
- Intensität: 0,7 W/cm² Schallkopffläche
- Behandlungsdauer: 7–10 Min.

! Beide Verfahren sind auch simultan einsetzbar.

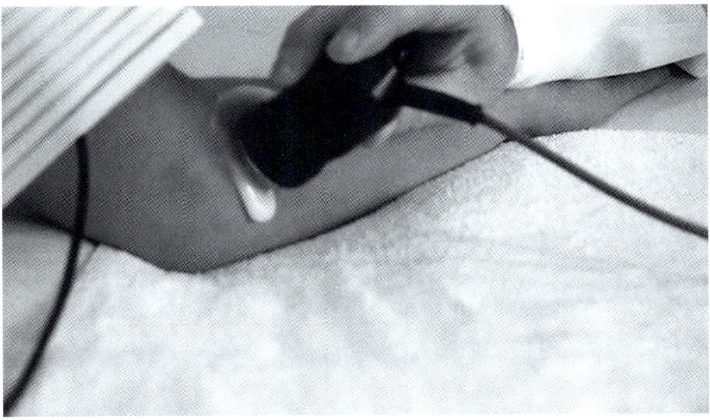

Abb. 9.11 Ultraschall bei Epicondylitis humeri [R435]

9.10.3 Hydrotherapie

Petra Müller

Therapieziel Schmerzreduktion, Resorptionsförderung.

Behandlungsmöglichkeiten
- Eisabreibungen mit Eisball oder Eislolly an der betroffenen Stelle (▶ 3.4.1)
- Wärmeentziehende Wickel und Auflagen (▶ 3.4.1), evtl. mit Zusätzen (z. B. Quark, Retterspitz, Essig, Heilerde, Arnika)

Zur Anregung der Stoffwechselaktivität:
- Wechselbäder, Wechselgüsse (▶ 3.3.3, ▶ 3.3.4)
- Kalte Güsse (▶ 3.3.4), kurze kalte Bäder (▶ 3.3.3) der betroffenen Extremitäten

9.10.4 Manuelle Lymphdrainage

Andreas Wittlinger, Dieter Wittlinger, Hildegard Wittlinger

▶ Kap. 6

Therapieziel Schmerzlinderung.

ML-Behandlung
- ML in Kombination mit zuvor angewandten hyperämisierenden Maßnahmen ist sehr gut geeignet, um den lokalen Stoffaustausch und -abtransport zu verbessern.
- Reihenfolge: zuerst die hyperämisierenden Maßnahmen, danach der Abtransport der entzündlichen Substanzen durch ML.

Kombinationsmöglichkeiten
ML kombiniert mit dem Anlegen von Kinesiotape®-Streifen.

9.10.5 Massagetherapie

René Weber

Therapieziel Detonisierung, Hyperämisierung und Schmerzlinderung.

Behandlungsmöglichkeiten
Effleurage (▶ 4.2.2), Fingerspitzenpetrissage (▶ 4.2.3).

9.10.6 Bindegewebsmassage

Klaus Vogedes

▶ Kap. 5

Therapieziel Schmerzlinderung und Elastizitätsverbesserung der Gewebe.

> Die Insertionstendopathie ist im akuten Stadium für die BGM kontraindiziert.

Im subakuten Stadium kann BGM hilfreich eingesetzt werden, um Schmerzen zu lindern und Ablagerungen abzubauen und dadurch die Elastizität der Gewebe zu verbessern.

Befund
- Lokale Quellungen neben der Sehne
- Verdickungen und Schmerzen der Sehne

Praxis
Beispiel: Jumper's knee („Springerknie", meist bei Sprungsportlern oder Basket- und Volleyballspielern).
- Beginn mit dem Grundaufbau im Sitzen (zügige Durchführung), dann umlagern in RL und Beginn der Beinbehandlung.
- Häufig schon an der Fascia lata oder Adduktorengruppe starke Spannungen, die mit Anhakstrichen bearbeitet werden. Das Bein wird aufgestellt und die Unterseite mit Längszügen bearbeitet.
- Dann Behandlung des Quadrizeps und Kniebehandlung unter besonderer Berücksichtigung der Insertion an Knie und Tuberositas tibiae.

Wie weit bei der ersten Behandlung gegangen wird, ist vom Befund und von der Reaktion des Patienten abhängig. Zunächst werden v. a. die Anhakstriche flächig durchgeführt, um einen zu starken Reiz zu vermeiden.

9.11 Fersensporn

9.11.1 Grundlegendes

Frank-Peter Bossert, Klaus Vogedes

Knöcherne, spornartige Verhärtung, die sich am Tuberculum mediale calcanei bildet.

Symptome
Stechender Schmerz unter der Ferse.

9.11.2 Elektrotherapie

Frank-Peter Bossert, Klaus Vogedes

Mögliche Anwendungen: Ultraschall (▶ 1.3.7), Stoßwelle (▶ 1.3.8).

> **!** Der Schmerzpunkt unter der Ferse wird nicht direkt beschallt; dagegen werden die Achillessehne und der M. gastrocnemius intensiv behandelt.

Ultraschall (Gleichschall)

▶ 1.3.7, ▶ Abb. 9.12

Therapieziel Insbesondere um Schmerzen zu reduzieren.

Applikation
Dynamische Schallkopfführung im gesamten betroffenen Areal, ggf. Dehnübungen mit einfließen lassen.

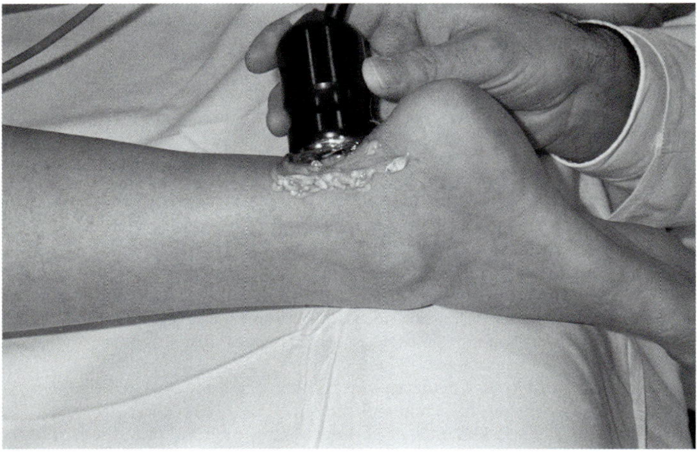

Abb. 9.12 Ultraschallbehandlung bei Fersensporn [R435]

Dosierung
- Intensität: 1,2 W/cm² Schallkopffläche
- Behandlungsdauer: 10–15 Min.

Stoßwellentherapie

▶ 1.3.8

Therapieziel Insbesondere um Schmerzen zu reduzieren.

- Anwendung mit fokussierter oder radialer Stoßwelle (RSTW) möglich. Die Therapie mit RSTW dauert erfahrungsgemäß etwas länger (mehr Sitzungen).
- ! Die Stoßwellentherapie beginnt im Gegensatz zur Ultraschallbehandlung direkt am Schmerzpunkt (schmerzhaft, aber sehr wirksam). Die entstehenden Schmerzen sollten die Stärke 7 auf der VA-Skala nicht überschreiten.
- Anschließend Behandlung der umliegenden myofaszialen Gewebestrukturen.

Dosierung
Fokussierte Stoßwelle:
- Energie: 0,2–0,3 mj/mm²
- Frequenz: 4 Hz
- Impulse: 1800–2000
- 1 bis 3 Behandlungen im Abstand von 10–14 Tagen

Radiale Stoßwelle:
- Energie: 2–3 bar
- Frequenz: 12–21 Hz
- Impulse: 3000–3500
- 1 bis 5 Behandlungen im Abstand von 5 bis 7 Tagen
- ASTE: BL mit Rolle unter dem Sprunggelenk oder RL mit Rolle unter dem Kniegelenk

Weiterführende Literatur

Institut für Qualität und Wirtschaftlichkeit im Gesundheitswesen. IQWiG-Berichte – Nr. 499, Extrakorporale Stoßwellentherapie beim Fersenschmerz, Abschlussbericht, Auftrag: N15–06 Version:1.0 (Stand: 29.03.2017). Aus: www.iqwig.de/download/n15-06_extrakorporale-stoc39fwellentherapie-beim-fersenschmerz_abschluss-bericht_v1-0.pdf?rev=117386 (letzter Zugriff: 5.6.2021).

KVHB (Kassenärztliche Vereinigung Bremen). Stoßwellentherapie beim Fersensporn ist jetzt Kassenleistung (Stand: 14.1.2019). Aus: www.kvhb.de/stosswellentherapie-beim-fersensporn-ist-jetzt-kassenleistung (letzter Zugriff: 5.6.20219).

Nolte G. Wirksamkeit der Extrakorporalen Stoßwellentherapie in der Behandlung der konservativ therapieresistenten Fasziitis plantaris. Inaugural-Dissertation zur Erlangung des Doktorgrades der gesamten Medizin, Marburg 2003. Aus: archiv.ub.uni-marburg.de/diss/z2004/0005/pdf/dgn.pdf (letzter Zugriff: 5.6.2021).

9.11.3 Hydrotherapie

Petra Müller

Therapieziel Schmerzen reduzieren und den Rückgang der Entzündungszeichen unterstützen.

Akutes Stadium

- Wärmeentziehende Wickel und Auflagen mit und ohne Zusätze (▶ 3.4.1)
- Kalte Unterschenkel- oder Untergüsse (▶ 3.3.4)
- Kalte Fußbäder (▶ 3.3.3)
- Lokale Eisanwendungen: Eisabreibungen, Coolpacks (▶ 3.4.1)

Chronische Beschwerden

Wie im akuten Stadium (s. o.), zusätzlich zur Anregung des Stoffwechsels und zur Detonisierung:

- Wechselbäder (▶ 3.3.3)
- Wechselgüsse (▶ 3.3.4)
- Heiße Rolle (▶ 3.3.2)

! Darauf achten, dass die Beschwerden nicht stärker werden.

! Fußsohle bzw. kurze Fußmuskeln mit behandeln.

Kombinationsmöglichkeiten

Tape.

9.11.4 Manuelle Lymphdrainage

Keine Indikation.

9.11.5 Massagetherapie

René Weber

Therapieziel Detonisierung, Strukturberuhigung und Schmerzlinderung.

Massagebefund

Hypertone Muskulatur: M. gastrocnemius, M. soleus, M. plantaris.

Behandlungsmöglichkeiten
Effleurage (▶ 4.2.2), Petrissage (flächige Knetungen, ▶ 4.2.3), Friktionen (▶ 4.2.4).

9.11.6 Bindegewebsmassage

Klaus Vogedes

▶ Kap. 5

Therapieziel Schmerzlinderung.

Eine BGM-Therapie kann beim Fersensporn sinnvoll sein, andere Verfahren führen jedoch schneller zum Ziel der Schmerzlinderung.

Befund
Die Schmerzen treten bei Belastung meist unter der Ferse auf, können aber auch durch Druck auf die jeweilige Stelle ausgelöst werden.
Quellungen mit Ablagerungen sind i. d. R. seitlich an der Achillessehne zu finden.

Praxis
! Nicht mit Strichführungen direkt am Schmerzpunkt arbeiten.
- Behandlungsbeginn direkt am Bein mit den Strichführungen am Oberschenkel in RL.
- Es folgt mit aufgestelltem Bein die Behandlung des Unterschenkels; Schwerpunkt: in der Furche des M. gastrocnemius bimanueller Zug und bimanuelle Dehnungen.
- In BL bimanuelles Ausziehen der Achillessehne in Richtung Kalkaneus.
- Ggf. kurze Anhakstriche am Fersenrand.

9.12 Achillodynie

9.12.1 Grundlegendes

Frank-Peter Bossert, Klaus Vogedes

Überreizung der Achillessehne in ihrer Sehnenscheide. Spontan oder chron. auftretend. Häufig bei Sportlern in Sprungdisziplinen.

Symptome
- Schmerzhaftigkeit beim Gehen, im Zehenstand und beim Treppensteigen.
- Verdickungen im Bereich der Mikrotraumen, die bis zur Ruptur der Achillessehne führen können.

9.12.2 Elektrotherapie

Frank-Peter Bossert, Klaus Vogedes

Mögliche Anwendungen: Ultraschall (▶ 1.3.7), Phonophorese (▶ 1.3.7), Niederfrequenz (▶ 1.3.4), Hochfrequenz (▶ 1.3.6).

Ultraschall, (Gleichschall)

▶ 1.3.7

Therapieziel Verbesserung der Permeabilität.

Applikation
Semistatische Schallkopfführung, besonders im Bereich der ertasteten Ablagerungen (Verdickungen), ggf. subaquale Applikation.

> **!** Bei der Behandlung mit Ultraschall im Wasserbad auf ausreichende Größe des Gefäßes und auf Kunststoffmaterial achten, um eine Reflexion der Schallwellen zu vermeiden. Evtl. auf der Haut auftretende Luftperlen abstreifen, da Luft die Ultraschallwellen nicht weiterleitet.

Dosierung
- Intensität: 0,7 W/cm² Schallkopffläche, bei akutem Geschehen die Wattzahl auf 0,5 W/cm² Schallkopffläche reduzieren.
- Behandlungsdauer: 7–10 Min., bei akutem Geschehen 3–5 Min.

Galvanischer Strom 0 Hz, Iontophorese (Niederfrequenz)

▶ 1.3.1

Therapieziel Schmerzen reduzieren und Stoffwechsel anregen.

Elektrodenanlage
Anwendung mit Voltaren® Emulgel, das Medikament wird an der Kathode eingebracht. Plattenelektroden transregional.

Dosierung
- Intensität: 0,1–0,3 mA/cm² Plattengröße
- Behandlungsdauer: 15–30 Min.

Ultraschall (Gleichschall, Phonophorese)

▶ 1.3.7
Anwendung mit Voltaren® Emulgel.

Applikation und Behandlungsdauer
S. o. Ultraschall.

Mikrowelle (Hochfrequenz)

▶ 1.3.6, ▶ Abb. 9.13

Therapieziel Insbesondere um Schmerzen zu reduzieren.

Applikation
Direkte Bestrahlung der schmerzhaften Segmente der Achillessehne mit dem Fokusstrahler.

Dosierung
- Intensität: II nach Schliephake
- Behandlungsdauer: 5–7 Min.

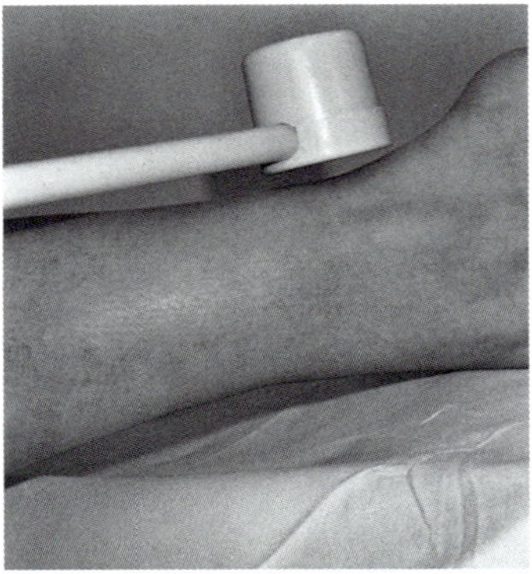

Abb. 9.13 Mikrowelle, Fokusstrahler bei Achillodynie [R435]

9.12.3 Hydrotherapie

Petra Müller

Siehe auch Fersensporn ▶ 9.11

Therapieziel Schmerzen reduzieren, Rückgang der Entzündungszeichen unterstützen.

Da die Beschwerden einer Achillodynie häufig lang anhaltend und chronifiziert sind, sollten die Maßnahmen auch in beschwerdefreien Phasen beibehalten werden, um den Stoffwechsel zu steigern, z. B. kalter Guss oder kaltes Fußbad (▶ 3.3.4) v. a. nach sportlicher Aktivität.

9.12.4 Manuelle Lymphdrainage

Andreas Wittlinger, Dieter Wittlinger, Hildegard Wittlinger

▶ Kap. 6

Therapieziel Schmerzlinderung und Entödematisierung.

ML-Behandlung
- Behandlung der Mikrotraumen, um das Exsudat abzutransportieren und Schmerzen zu reduzieren.
- Die Behandlungen schmerzfrei und relativ lange durchführen, zu Beginn möglichst tgl.

Kombinationsmöglichkeiten

Gut kombinierbar mit zuvor angewandten hyperämisierenden Maßnahmen sowie mit Kinesiotaping®.

9.12.5 Massagetherapie

René Weber

Therapieziel Detonisierung, Strukturberuhigung und Schmerzlinderung.

Massagebefund
Hypertone Muskulatur: M. gastrocnemius, M. soleus, M. plantaris.

Behandlungsmöglichkeiten
Effleurage (▶ 4.2.2), Petrissage (flächige Knetungen, ▶ 4.2.3).

9.12.6 Bindegewebsmassage

Klaus Vogedes

▶ Kap. 5

Therapieziel Elastizität verbessern und Schmerzen reduzieren.

Praxis
Siehe Insertionstendopathie ▶ 9.10.6, lediglich die Unterschenkelbehandlung in BL wird mit einbezogen.
Der Schwerpunkt der BGM liegt auf dem Bearbeiten der Achillessehne mit Anhakstrichen und Längszügen (Faszien-Mobilisation). Bei den Längszügen ist gleichzeitig eine passive Dehnung möglich.

9.13 Chondropathia patellae

9.13.1 Grundlegendes

Frank-Peter Bossert, Klaus Vogedes

Aufrauung des Knorpels hinter der Kniescheibe. Häufig auch bei Patelladysplasien und bei habituellen Patellaluxationen.

Symptome
- Schmerzen hinter der Kniescheibe
- Belastungsschmerzen insbesondere beim Hoch- oder Hinablaufen von Treppen

9.13.2 Elektrotherapie

Frank-Peter Bossert, Klaus Vogedes

Mögliche Anwendungen: Ultraschall (▶ 1.3.7), Hochfrequenz (▶ 1.3.6), Niederfrequenz-Myostimulation (▶ 1.3.4).

Ultraschall (Gleichschall)
▶ 1.3.7

Therapieziel Den Ernährungszustand des Gelenkknorpels verbessern.

Applikation
- Dynamische Schallkopfführung
- ASTE: RL, Kniegelenk leicht flektiert

Dosierung
- Intensität: 0,7 W/cm² Schallkopffläche
- Behandlungsdauer: 10–15 Min.

Kurzwelle, Kondensatorfeldmethode (Hochfrequenz)

▶ 1.3.6

Therapieziel Den Ernährungszustand des Gelenkknorpels verbessern.

Applikation
Mittlere Schliephake-Elektroden, EHA 2 cm.

Dosierung
- Intensität: III nach Schliephake
- Behandlungsdauer: 15 Min.

Biphasischer Rechteck- oder Dreieckimpuls 50 Hz, 20 Schwellungen pro Min.

(Niederfrequenz-Myostimulation ist auch mit anderen Frequenzen möglich.)
▶ 1.3.4, ▶ Abb. 9.14

Therapieziel Kräftigung der Muskulatur.

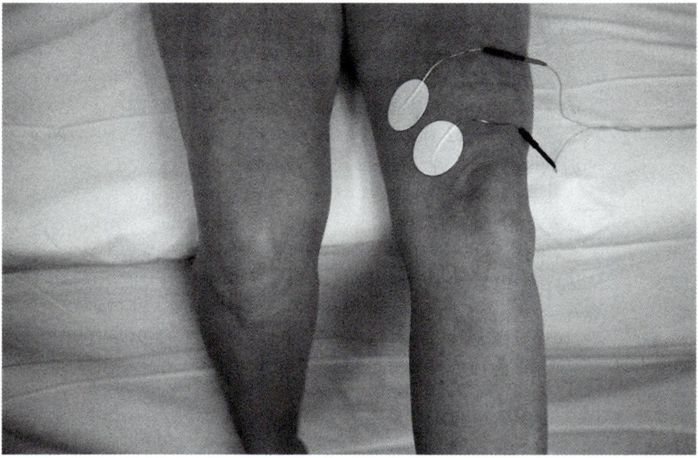

Abb. 9.14 Niederfrequenzstimulation des M. vastus medialis bei Chondropathia patellae [R435]

Elektrodenanlage
Klebe- oder Plattenelektroden im Bereich des M. vastus medialis.

Dosierung
- Intensität: deutlich motorisch überschwellig
- Behandlungsdauer: bis zur Ermüdbarkeitsgrenze

Die Behandlung kann der Patient auch eigenständig mit einem TENS-Gerät durchführen.

Kombinationsmöglichkeiten
Funktionelles Krafttraining.

9.13.3 Hydrotherapie

Petra Müller

Therapieziel Reduktion der Schmerzen, der Schwellung und des Gelenkergusses.

Behandlungsmöglichkeiten
- Lokale Kälteanwendungen (▶ 3.4.1)
- Kalte Wickel und Umschläge mit und ohne Zusätze (▶ 3.3.1)
- Heiße Rolle (▶ 3.3.2)

Zusätzlich zur Anregung der Zirkulation und allgemeinen Aktivierung:
- Waschungen der unteren Extremität (▶ 3.3.5)
- Kalter Knie-, Schenkel- oder Unterguss oder Wechselguss (▶ 3.3.4)

9.13.4 Manuelle Lymphdrainage

Keine Indikation.

9.13.5 Massagetherapie

Keine Indikation.

9.13.6 Bindegewebsmassage

Keine Indikation.

9.14 Endoprothesen

9.14.1 Grundlegendes

Frank-Peter Bossert, Klaus Vogedes

Endoprothesen sind künstliche Gelenkanteile, die postoperativ Schmerzen in den umgebenden Gewebsstrukturen verursachen können.

9.14.2 Elektrotherapie

Frank-Peter Bossert, Klaus Vogedes

Mögliche Anwendungen: Hochvolt (▶ 1.3.4), Mittelfrequenz (▶ 1.3.5), Niederfrequenz-Myostimulation (▶ 1.3.4).

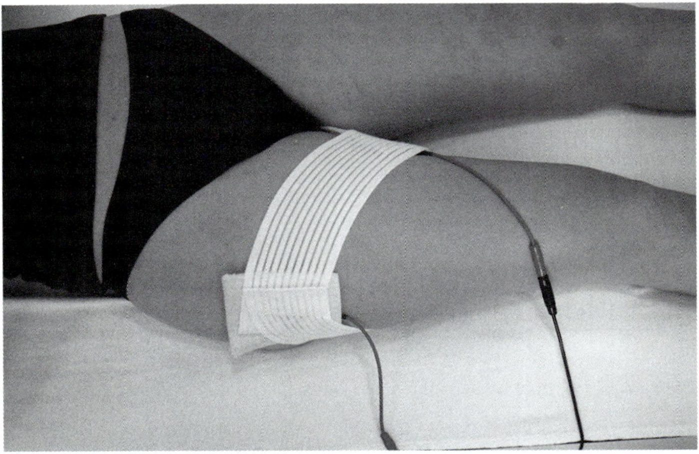

Abb. 9.15 Bipolare Elektrodenanlage mit Hochvolt, z. B. bei Z. n. Versorgung mit Hüftgelenkendoprothese [R435]

Kontraindikationen
Sämtliche monophasischen Ströme sowie hochfrequente Maßnahmen.

Hochvolt 100 Hz (Niederfrequenz)

▶ 1.3.4, ▶ Abb. 9.15

Therapieziel Schmerzreduktion, Resorptionsförderung bei Ödemen sowie Verbesserung der Bewegungsfunktionen.

Elektrodenanlage
- Postoperativ: segmental
- Nach Wundheilung: bipolar transartikulär

Dosierung
- Intensität: deutlich sensibel überschwellig
- Behandlungsdauer: 20–30 Min.

Interferenzstrom 200 Hz (Mittelfrequenz)

▶ 1.3.5

Therapieziel Schmerzreduktion, Resorptionsförderung bei Ödemen sowie Verbesserung der Bewegungsfunktionen.

Elektrodenanlage
Tetrapolar.

Dosierung
- Intensität: deutlich sensibel überschwellig
- Behandlungsdauer: 20 Min.

Biphasischer TENS-Strom 30–50 Hz (Niederfrequenz-Myostimulation)

▶ 1.3.4

Therapieziel Insbesondere um die Muskulatur zu trainieren.

Elektrodenanlage
Muskelreizpunkte der zur Atrophie neigenden Muskulatur.

Dosierung
- Intensität: deutlich motorisch überschwellig
- Behandlungsdauer: bis zur Ermüdbarkeitsgrenze

Weiterführende Literatur
Bossert FP, Godehardt E, Bochdansky T. Die Entwicklung der postoperativen Kraftentfaltung und Schmerzintensität bei Patienten mit Kniegelenk-Endoprothese. Eine vergleichende Untersuchung der Wirksamkeit der physiotherapeutischen patientenorientierten Behandlung mit und ohne Mittelfrequenz-Elektrotherapie. Physikalische Medizin, Rehabilitationsmedizin, Kurortmedizin, 2013;23(4): 239–246.

9.14.3 Hydrotherapie

Petra Müller

Therapieziel Akute Phase (postoperativ): zur Unterstützung der Ödemresorption und Schmerzlinderung; Rehabilitationsphase: zur Wiedererlangung der Funktion.

Akute postoperative Phase
Kühlende, ödemresorbierende und schmerzlindernde Maßnahmen:
- Bei unvollständigem Wundverschluss: trockene lokale Eisanwendungen, z. B. Eisbeutel oder Coolpacks (▶ 3.4.1)
- Nach vollständigem Wundverschluss in der frühen Phase:
  - Eisabreibungen mit Eislolly oder Eisball (▶ 3.4.1)
  - Wärmeentziehende Auflagen mit und ohne Zusätze (▶ 3.4.1)
  - Waschungen (▶ 3.3.5)

Rehabilitationsphase
Zum Wiedererlangen der Funktion der hypertonen Muskulatur:
- Warme Packungen und Auflagen (▶ 3.3.1), evtl. mit Zusätzen (z. B. Heublumen, Arnika, Lavendelöl, Minzöl, Fichtennadelöl)
- Heiße Rolle (▶ 3.3.2)

9.14.4 Manuelle Lymphdrainage

Andreas Wittlinger, Dieter Wittlinger, Hildegard Wittlinger

▶ Kap. 6

Therapieziel Ödemreduktion, Schmerzlinderung und Vergrößerung des Bewegungsausmaßes.

ML-Behandlung zur Unterstützung der Wundheilung und Schmerzlinderung und dadurch früheren Normalisierung des Gangbildes.
- ML sollte möglichst bereits eine Woche *vor* dem Einsetzen der Prothese tgl. appliziert werden, da eine viel bessere Wundheilung erreicht wird.

! Ödemreduktion: sofortiger Beginn am ersten Tag postoperativ für einen schnelleren und besseren Wundheilungsverlauf (s. a. Hämatom ▶ 7.2.4)

Weiterführende Literatur

Ebert JR, Joss B, Jardine B et al. Randomized trial investigating the efficacy of manual lymphatic drainage to improve early outcome after total knee arthroplasty. Arch Phys Med Rehabil, 2013;94(11): 2103–11.

Pichonnaz C, Bassin JP, Lécureux E et al. Effect of Manual Lymphatic Drainage After Total Knee Arthroplasty: A Randomized Controlled Trial. Arch Phys Med Rehabil, 2016;97(5): 674–82.

9.14.5 Massagetherapie

René Weber

Therapieziel Schmerzlinderung, Resorptionsförderung und Detonisierung.

Massagebefund
Schmerzen, Ödeme der Haut, hypertone Muskulatur.

Behandlungsmöglichkeiten
Effleurage (▶ 4.2.2), Petrissage (flächige Knetung, ▶ 4.2.3).

9.14.6 Bindegewebsmassage

Klaus Vogedes

Siehe Narben ▶ 7.1.6

9.15 Piriformis-Syndrom

9.15.1 Grundlegendes

Frank-Peter Bossert, Klaus Vogedes

Hypertoner M. piriformis übt Druck auf den N. ischiadicus aus.

Symptome

- Schmerzen im Bereich der Glutealmuskulatur, bis in die dorsale Oberschenkelmuskulatur
- Schmerzhafte Triggerpunkte im M. piriformis und in der umgebenden Muskulatur

9.15.2 Elektrotherapie

Frank-Peter Bossert, Klaus Vogedes

Diadynamischer Strom, CP, 50 und 100 Hz im rhythmischen Wechsel (Niederfrequenz)

▶ 1.3.4

Therapieziel Tonusregulation.

Elektrodenanlage
Kleinere Elektrode liegt als Wirkelektrode auf dem M. piriformis, die größere Gegenelektrode auf den Mm. glutei medius und minimus.

Dosierung
- Intensität: sensibel überschwellig
- Behandlungsdauer: 15 Min.

9.15.3 Hydrotherapie

Petra Müller

Therapieziel Detonisierung, Schmerzreduktion.

Behandlungsmöglichkeiten
- Heiße Rolle (▶ 3.3.2)
- Lendenwickel (▶ 3.3.1) mit und ohne Zusätze unter Einbeziehung der Glutealmuskulatur

9.15.4 Manuelle Lymphdrainage

Keine Indikation.

9.15.5 Massagetherapie

René Weber

Therapieziel Schmerzlinderung, Detonisierung und Durchblutungsförderung.

Massagebefund
Schmerzen, hypertone Muskulatur.

Behandlungsmöglichkeiten
Effleurage (▶ 4.2.2), tiefe Friktionen (▶ 4.2.4).

9.15.6 Bindegewebsmassage

Klaus Vogedes

▶ Kap. 5

Therapieziel Detonisierung des hypertonen M. piriformis, um eine Schmerzreduktion zu erreichen und eine Chronifizierung zu vermeiden.

Vor der Behandlung muss ausgeschlossen werden, dass eine Tumor- oder entzündliche Erkrankung zugrunde liegt.

Befund
- Betroffene Segmente sind neben Th 10–12 auch die Lumbal- und Sakralsegmente.
- Schmerzhafte Punkte im Bereich des Trochanter major L3/L4.
- Auch die Austrittspunkte des Ischiasnervs an der WS sind schmerzhaft.

Praxis

- ASTE: entspannt in SL auf der gesunden Seite, mit leicht angewinkelten Knien.
- Grundaufbau auf der nicht betroffenen Seite, Schwerpunkt ist der Winkel zwischen WS und Beckenkamm.
- Es folgt der Grundaufbau auf der betroffenen Seite.
- Hinzu kommen Strichführungen am Beckenrand und Trochanter, besonders wirksam: viele Anhakstriche im Bereich der Glutealmuskulatur.
- Faszien-Technik (ggf. Faszienrolle als Heimbehandlung) für einen länger anhaltenden Therapieerfolg.

9.16 Morbus Perthes (Hüftkopfnekrose)

9.16.1 Grundlegendes

Frank-Peter Bossert, Klaus Vogedes

Aseptische Knochennekrose des Hüftgelenkkopfs im Kindesalter sowie aseptische Knochennekrose des Femurkopfs im Alter zwischen 30 und 50 Jahren.

Symptome

- Schmerzen im Hüftgelenk
- Bewegungseinschränkung im Hüftgelenk

9.16.2 Elektrotherapie

Frank-Peter Bossert, Klaus Vogedes

Galvanisation 0 Hz (Niederfrequenz)

▶ 1.3.1, ▶ Abb. 9.16

Therapieziel Schmerzen reduzieren und die Trophik verbessern.

Elektrodenanlage

Transartikulär in SL oder Querdurchflutung im hydroelektrischen Vollbad.

Dosierung

- Intensität: sensibel schwellig
- Behandlungsdauer: 10–15 Min.

9.16.3 Hydrotherapie

Petra Müller

Hydrotherapie als ergänzende Behandlung v. a. mit durchblutungsfördernden und stoffwechselanregenden Maßnahmen.

- Waschungen der unteren Extremität, aber auch des ganzen Körpers (▶ 3.3.5).
- Kalte Güsse (z. B. Unterguss, ▶ 3.3.4), zusätzlich können die Arme mit abgegossen werden, um die Wirkung zu intensivieren.

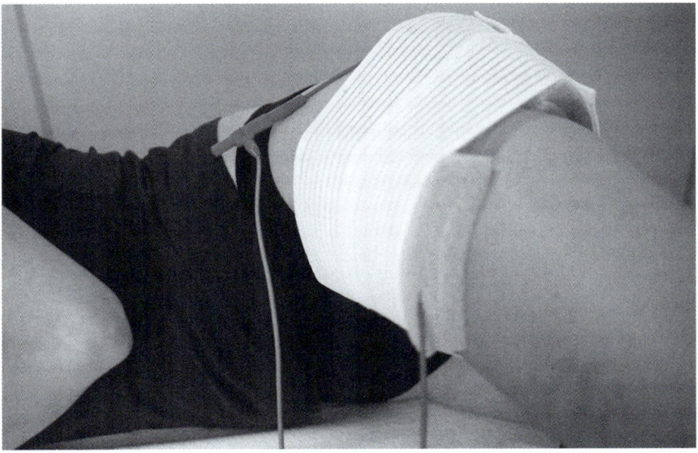

Abb. 9.16 Stabile Galvanisation bei M. Perthes [R435]

9.16.4 Manuelle Lymphdrainage

Keine Indikation.

9.16.5 Massagetherapie

Keine Indikation.

9.16.6 Bindegewebsmassage

Klaus Vogedes

▶ Kap. 5

Im frühen Stadium der Erkrankung BGM als ergänzende Behandlung, um den Stoffwechsel anzuregen.
Eingesetzt werden Grundaufbau im Liegen und Strichführungen am Oberschenkel.

9.17 Wirbelsäulensyndrome

9.17.1 Grundlegendes

Frank-Peter Bossert, Klaus Vogedes

Im Folgenden werden die einzelnen Abschnitte der WS und ihre Symptomatologie besprochen.

9.17.2 HWS-Syndrom (Zervikalsyndrom)

Grundlegendes

Frank-Peter Bossert, Klaus Vogedes

Oft steht das HWS-Syndrom für eine Vielzahl von Symptomen, die von verspannter Halswirbelsäulenmuskulatur über degenerative Erscheinungen bis hin zu Irritationen der Nervenwurzeln reichen.

Symptome

- Schmerzhafte Funktionsstörung der HWS
- Hypertone Hals- und Nackenmuskulatur
- Untere HWS: u. U. bis in die radiale und ulnare Seite der Hand ausstrahlende Schmerzen

Elektrotherapie

Frank-Peter Bossert, Klaus Vogedes

Mögliche Anwendungen: Mittelfrequenz (▶ 1.3.5), Niederfrequenz (▶ 1.3.4).

Kontraindikationen

- Contusio cerebri
- Compressio cerebri
- Z. n. Schädel-Hirn-Trauma (Ausschluss einer Blutungsneigung!)

Interferenzstrom, 4-polig, 100 Hz (Mittelfrequenz)

▶ 1.3.5

Therapieziel Insbesondere um Schmerzen zu reduzieren.

Elektrodenanlage

Zwei Elektroden mit „Stirnband" am Okziput befestigen, zwei weitere Elektroden paravertebral neben dem Processus spinosus des 7. bzw. 6. HWK (Vertebra prominens) anlegen.

> **!** Häufig wird bei der Elektrodenanlage der Fehler beobachtet, dass die beiden mit dem „Stirnband" angelegten Elektroden am Okziput zu tief angebracht sind. Somit entsteht die Interferenzzone im Bereich der oberen BWS. Aus diesem Grund ist es wichtig, dass die beiden oberen Elektroden wie anatomisch beschrieben appliziert werden und die darunter liegenden Haare zur besseren Leitfähigkeit angefeuchtet werden.

Dosierung

- Intensität: sensibel überschwellig
- Behandlungsdauer: 15–20 Min.

Biphasischer Rechteckimplus, 100 Hz (Niederfrequenz)

▶ 1.3.4, ▶ Abb. 9.17

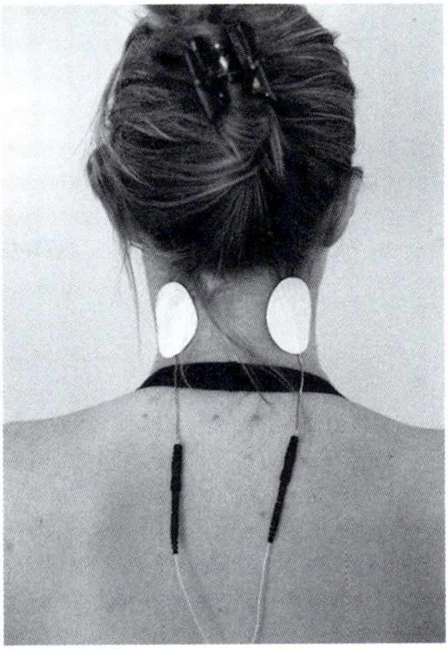

Abb. 9.17 TENS-Applikation (Niederfrequenz) bei HWS-Syndrom [R435]

Therapieziel Insbesondere um Schmerzen zu reduzieren.

Elektrodenanlage
Selbstklebeelektroden im Bereich der hypertonen Muskulatur sowie im Bereich des M. trapezius ascendens platzieren.

Dosierung
- Intensität: deutlich sensibel überschwellig
- Behandlungsdauer: 30 Min. (mehrmals tgl. sowie Heimbehandlung möglich)

Hydrotherapie

Petra Müller

Therapieziel Detonisierung der Muskulatur und Schmerzreduktion.

Warmanwendungen
- Schal als warmer angelegter Wickel (▶ 3.3.1) mit Zusätzen wie Fango, Moor, Heublumen hilft, die Muskulatur zu entspannen.
- Temperaturansteigender Guss (Überwärmungsguss, ▶ 3.3.4).
- Heiße Rolle (▶ 3.3.2).

Ist das HWS-Syndrom mit starken Kopfschmerzen (v. a. Migräne) verbunden, können Warmanwendungen stärkere Kopfschmerzen auslösen. Dann lohnt sich ein **Versuch mit kalten Anwendungen:**
- Eis oder kalte Auflagen bis hin zum Eishandtuch (variable Größe) (▶ 3.4.1)
- Kalter Gesichtsguss (▶ 3.4.1)

Weiterführende Literatur

Takinacı ZD, Karagülle M, İşsever H et al. Clinical efficacy of spa therapy (balneotherapy) for chronic low back pain: A randomized single-blind trial. Eur J Int Med, 2019; 29: 100928. DOI:10.1016/j.eujim.2019.100928.

Manuelle Lymphdrainage

Andreas Wittlinger, Dieter Wittlinger, Hildegard Wittlinger

▶ Kap. 6

Therapieziel Schmerzlinderung, Detonisierung der Muskulatur.

Die Manuelle Lymphdrainage ist eine Indikation bei einem Schleudertrauma, das als weitere Folge ein HWS-Syndrom nach sich ziehen kann. Die ML-Behandlung soll noch am Tag des Akutgeschehen beginnen und möglichst Hals, Nacken, Hinterkopf und Gesicht beinhalten.

Massagetherapie

René Weber

Therapieziel Detonisierung und Schmerzlinderung.

Massagebefund

- **Hypertone Halsmuskeln:** M. trapezius, M. levator scapulae, M. sternocleidomastoideus
- **Hypertone kurze Nackenmuskulatur:** M. rectus capitis posterior minor, M. rectus capitis posterior major, M. obliquus capitis superior, M. obliquus capitis inferior

Behandlungsmöglichkeiten

Effleurage (▶ 4.2.2), Petrissage (▶ 4.2.3), Friktionen (▶ 4.2.4).

Bindegewebsmassage

Klaus Vogedes

▶ Kap. 5

Therapieziel Schmerzreduktion und Tonusregulation.

Neben den Schmerzen und den Störungen der Mobilität (▶ 9.17.2) können auch Schwindel, Sehstörungen und Ohrgeräusche auftreten, die manchmal auf die BGM sehr früh reagieren, sodass die erste Reaktion nicht eine Schmerzreduktion ist, sondern z. B. ein Nachlassen des Schwindels.

Befund

- Spannungsveränderungen am gesamten Rücken und auf der Vorderseite des Thorax im Bereich der Schlüsselbeine.
- Besonders auffällig: Kopfzonen auf dem Kreuzbein und Überempfindlichkeit an den unteren Rippenbögen.
- Zonen zwischen den Schulterblättern.
- In der Mitte der Schlüsselbeine (etwas oberhalb) findet man die „Chapman-Punkte", die bei eingeschränkter Kopfrotation sehr empfindlich sind. Oft

kann nach der Behandlung dieser Punkte (z. B. durch Anhaken oder Friktionen) eine Verbesserung der Kopfrotation festgestellt werden.

Praxis
Umfangreiche, aber Erfolg versprechende Behandlung.
- Beginn mit Grundaufbau im Sitzen, ggf. mehrmals durchführen.
- HWS-Bereich mit den Griffen der klassischen Massage (▶ 4.2) vorbereiten. Alle Strichführungen schmerzfrei durchführen, dann nächste Aufbaufolge anschließen. Wichtig sind die Interkostalstriche.
- Schulterbehandlung mit Schwerpunkt auf der Zone zwischen den Schulterblättern. Als besonders angenehm werden die Querzüge empfunden. Strichführungen auf dem M. pectoralis und den Schlüsselbeinen.
- Nackenbehandlung. Bei starken Kopfschmerzen die Arbeitsrichtung einzelner Züge nach kaudal abändern und immer wieder Ableitungen und Ausgleichstriche durchführen.

9.17.3 BWS-Syndrom

Grundlegendes

Frank-Peter Bossert, Klaus Vogedes

Der Begriff „BWS-Syndrom" umfasst eine Vielzahl verschiedener schmerzhafter Funktionsstörungen im thorakalen Bereich.

Symptome
- Funktionseinschränkung
- Schmerzen
- Unter Umständen Beeinträchtigung der Atemfunktion

Elektrotherapie

Frank-Peter Bossert, Klaus Vogedes

Mögliche Anwendungen: Niederfrequenz (▶ 1.3.4), Hochfrequenz (▶ 1.3.6).

Ultrareizstrom (URS) 143 Hz (Niederfrequenz)

▶ 1.3.4

Therapieziel Schmerzreduktion und Tonusregulation.

Elektrodenanlage
EL2, zwei gleich große Elektroden (6 × 8 cm) längs auf die WS applizieren (Kathode auf dem schmerzhaften Areal), Abstand zur Anode nicht größer als 3 cm.

Dosierung
- Intensität: 1–2 Min. sensibel überschwellig, 7–8 Min. häufiges Nachregeln der Intensität bis an die Toleranzschwelle, 8–10 Min. den letzteingestellten Wert einwirken lassen.
- Gesamtbehandlungsdauer: 15–20 Min.

Kurzwelle, Spulenfeld (Hochfrequenz), mit Diplode

▶ 1.3.6, ▶ Abb. 9.18

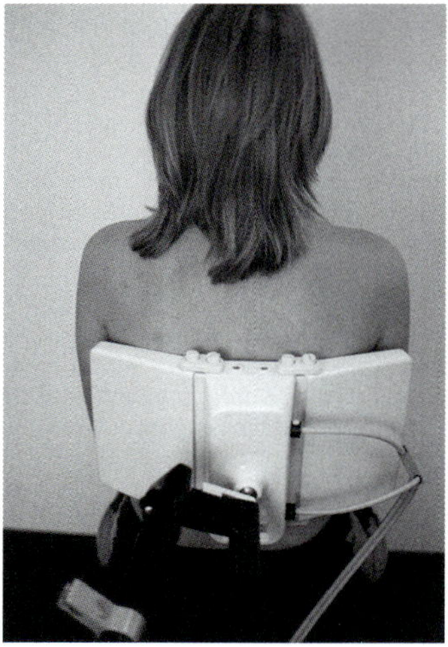

Abb. 9.18 BWS-Syndrom, Behandlung mit Hochfrequenz [R435]

Therapieziel Verbesserung der Wirbelsäulen- und Atemfunktion.

Applikation
BL oder Sitz, die Diplode ummantelt das hyperton-schmerzhafte Gebiet.

Dosierung
- Intensität: III nach Schliephake
- Behandlungsdauer: 15–20 Min.

Hydrotherapie
Petra Müller

Therapieziel Detonisierung und Schmerzreduktion.

Behandlungsmöglichkeiten
- Heiße Rolle (▶ 3.3.2)
- Muskelentspannung: Schal als warmer angelegter Wickel (▶ 3.3.1) mit Zusätzen wie Fango, Moor, Heublumen
- Brustwickel (▶ 3.3.2) je nach Intensität oder Ausprägung der Beschwerden, Zusätze s. o. „Schal"
- Warmes Vollbad (▶ 3.3.3) mit und ohne Zusätze (mögliche Zusätze: Fichtennadelöl, Lavendelöl, Moorlauge)
- Unterwasserdruckstrahlmassage (▶ 3.3.3)

Weiterführende Literatur

Takinacı ZD, Karagülle M, İşsever H et al. Clinical efficacy of spa therapy (balneotherapy) for chronic low back pain: A randomized single-blind trial. Eur J Int Med, 2019; 29: 100928. DOI:10.1016/j.eujim.2019.100928.

Manuelle Lymphdrainage

Keine Indikation.

Massagetherapie

René Weber

Therapieziel Detonisierung, Schmerzlinderung und Durchblutungsverbesserung.

Massagebefund

Hypertone Muskulatur: M. trapezius (Pars ascendens), M. rhomboideus minor, M. rhomboideus major, M. levator scapulae, M. serratus anterior, Mm. intercostales.

Behandlungsmöglichkeiten

Effleurage (▶ 4.2.2), Petrissage (▶ 4.2.3), Friktionen (▶ 4.2.4).

Bindegewebsmassage

Klaus Vogedes

▶ Kap. 5

Therapieziel Insbesondere um Einschränkungen der Thoraxbewegungen und die damit verbundenen Atemprobleme zu beseitigen sowie zur Schmerzreduktion (bei Ursache direkt an den kleinen Gelenken der WS).

Befund

- Der gesamte Thorax ist bretthart verspannt.
- ! Mögliche Überlagerung von Zonen, da auf dem Rücken viele Organe ihre Zonen projizieren.
- Evtl. löst die BGM Organreaktionen aus (z. B. Herz- und Magendruck).

Praxis

- Beginn mit dem Grundaufbau im Sitzen. Es kann sein, dass bei den ersten zwei bis drei Behandlungen nur der Grundaufbau durchgeführt wird, bis das übrige Gewebe für die nächste Aufbaufolge vorbereitet ist.
- Schwerpunkt bei Atemproblemen: unterer Rippenbogenstrich und Interkostalstriche.
- Bei Blockaden der WS: schwerpunktmäßig Anhakstriche an der WS.

Die BGM eignet sich besonders zur Vorbereitung manueller Techniken.

9.17.4 LWS-Syndrom (Lumbago, Lumbalgie)

Grundlegendes

Frank-Peter Bossert, Klaus Vogedes

Unter LWS-Syndrom versteht man unterschiedliche schmerzhafte Funktionsstörungen im Bereich der LWS, ohne Ausstrahlung in die untere Extremität. Die Ursachen können degenerativer, pathogener Genese oder akut traumatisch sein.

Symptome

- Lokale Schmerzen im LWS-Bereich
- Funktionseinschränkung

Elektrotherapie

Frank-Peter Bossert, Klaus Vogedes

Mögliche Anwendungen: Mittelfrequenz (▶ 1.3.5), Niederfrequenz (▶ 1.3.4).

Dreidimensionaler Interferenzstrom 100 Hz (Mittelfrequenz)

▶ 1.3.5, ▶ Abb. 9.19

Therapieziel Insbesondere um Schmerzen zu reduzieren.

Elektrodenanlage

Vakuum- oder Sternelektroden.

Dosierung

- Intensität: deutlich sensibel überschwellig
- Behandlungsdauer: 15–20 Min.

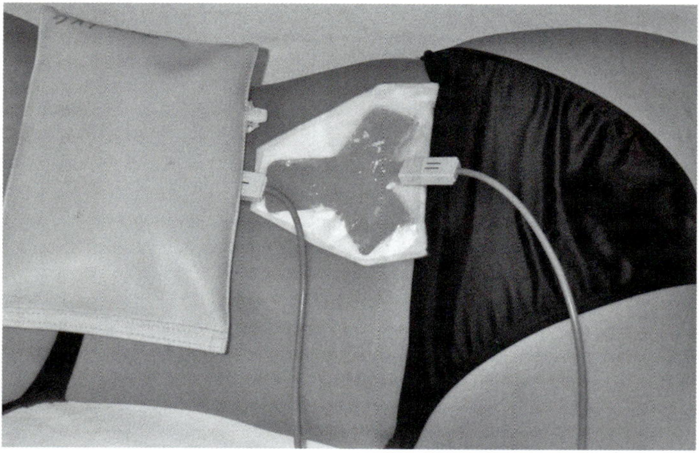

Abb. 9.19 Dreidimensionale Interferenz bei LWS-Syndrom [R435]

Hochvolt 115 Hz (Niederfrequenz)

▶ 1.3.4

Therapieziel Insbesondere um Schmerzen zu reduzieren.

Elektrodenanlage
Großflächige Plattenelektroden paravertebral der LWS.

Dosierung
- Intensität: sensibel überschwellig
- Behandlungsdauer: 20–30 Min.

Kombinationsmöglichkeiten
Schlingentisch (Becken-Bein-Aufhängung). Stufenbettlagerung.

Hydrotherapie

Petra Müller

Therapieziel Schmerzreduktion, Detonisierung.

Behandlungsmöglichkeiten
- Heiße Rolle (▶ 3.3.2)
- Warme Lendenwickel (▶ 3.3.1), mögliche Zusätze: Fango, Moor, Heublumen
- Temperaturansteigender Lendenguss (Überwärmungsguss, ▶ 3.3.1)
- Unterwasserdruckstrahlmassage (▶ 3.3.3)
- Vollbad (▶ 3.3.3) mit entspannenden Zusätzen wie z. B. Fichtennadelöl, Lavendelöl, Moorlauge

> Das Ein- und besonders das Aussteigen aus der Wanne beim Vollbad sind beim akuten LWS-Syndrom häufig nicht möglich. Deshalb ist hierbei besondere Aufmerksamkeit notwendig.

Weiterführende Literatur

Takinacı ZD, Karagülle M, İşsever H et al. Clinical efficacy of spa therapy (balneotherapy) for chronic low back pain: A randomized single-blind trial. Eur J Int Med, 2019; 29: 100928. DOI:10.1016/j.eujim.2019.100928.

Manuelle Lymphdrainage

Keine Indikation.

Massagetherapie

René Weber

Therapieziel Detonisierung, Schmerzlinderung und Durchblutungsverbesserung.

Massagebefund
Hypertone Muskulatur: M. erector spinae, M. iliocostalis, M. latissimus dorsi, M. quadratus lumborum, M. transversus abdomini, M. tensor fasciae latae, M. gluteus maximus, M. gluteus medius, M. gluteus minimus.

Behandlungsmöglichkeiten
Effleurage (▶ 4.2.2), Petrissage (▶ 4.2.3), Friktionen (▶ 4.2.4).

Bindegewebsmassage

Klaus Vogedes

▶ Kap. 5

Therapieziel Schmerzreduktion und Wiederherstellung der Beweglichkeit.

Die BGM bewirkt im Verbund mit anderen Verfahren einen reflektorischen Spannungsausgleich, ein Lösen der Verklebungen und eine Verbesserung der Trophik. Im akuten Stadium sind andere Verfahren zu bevorzugen, im subakuten und chron. Stadium bietet die BGM jedoch einige Erfolg versprechende Therapieansätze.

Befund

Je nach Ursache und Stadium der Erkrankung zeigen sich unterschiedliche Zonen und Schmerzpunkte.

- Subakutes Stadium: Schmerzpunkte auf dem Kreuzbein und neben der LWS; eingeschränkte Hautverschieblichkeit auf dem Kreuzbein; hart verspannte Bauchdecke
- Chronisches Stadium: abgeschwächte Symptomatik im betroffenen Gebiet, einzelne hypertone Muskeln (z. B. M. quadratus lumborum).

Praxis

- Subakutes Stadium: Beginn in RL mit leichten Knetungen und Vibrationen aus der klassischen Massage (▶ 4), dann Übergang zum Grundaufbau in SL.
- Chronischer Verlauf: Beginn in SL. Da LWS-Syndrome i. d. R. einseitig ausgeprägt sind, beginnt die BGM auf der gesunden Seite.
- Wichtig ist die Bearbeitung im Winkel zwischen Beckenkamm und WS sowie am Kreuzbein.
- Die gesunde Seite in gleicher Weise behandeln, hier wird der große Beckenstrich mit eingesetzt.
- Ist die Strichführung im Bereich des Trochanters zu schmerzhaft, kann dieses Gebiet mit kurzen Anhakstrichen vorbereitet werden.

9.18 Morbus Scheuermann (Adoleszentenkyphose)

9.18.1 Grundlegendes

Frank-Peter Bossert, Klaus Vogedes

Zwischen dem 12. und 16. Lebensjahr auftretende Störung des Wachstums der BWS und/oder LWS. Im Erkrankungsverlauf kommt es zu Veränderungen der Wirbelkörperdeckplatten und zu einem Einbruch von Bandscheibengewebe in die Wirbelkörper und zur Bildung von Schmorl-Knötchen (▶ Abb. 9.20).

Symptome

- Belastungsschmerzen meist im Bereich der BWS
- Wirbelsäulendeformität in Richtung Kyphose bei Flachrücken
- Häufig allgemeine Muskelinsuffizienz

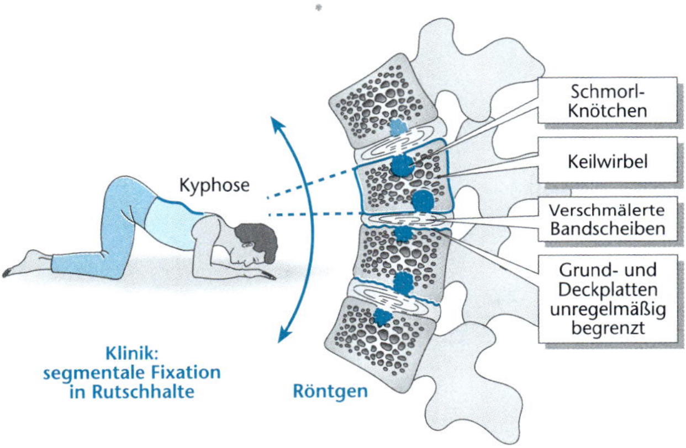

Abb. 9.20 Typische klinische und radiologische Befunde bei M. Scheuermann [L106]

9.18.2 Elektrotherapie

Frank-Peter Bossert, Klaus Vogedes

Mögliche Anwendungen: Niederfrequenz (▶ 1.3.4), Mittelfrequenz (▶ 1.3.5).

Biphasische Rechteckimpulsströme 20 Hz, 20 Kontraktionen/Min. (Niederfrequenz)

▶ 1.3.4, ▶ Abb. 9.21

Therapieziel Muskelkräftigung.

Elektrodenanlage
Mehrkanalsystem, Plattenelektroden/Selbstklebeelektroden im Bereich des M. erector spinae.

Dosierung
- Intensität: motorisch überschwellig
- Behandlungsdauer: bis zur Ermüdbarkeitsgrenze (max. 20 Min.)

Interferenzstrom 200 Hz (Mittelfrequenz)
▶ 1.3.5

Therapieziel Insbesondere um Schmerzen zu reduzieren.

Elektrodenanlage
Tetrapolar, schmerzhafter Bereich liegt im Kreuzungsfeld der Stromkreise.

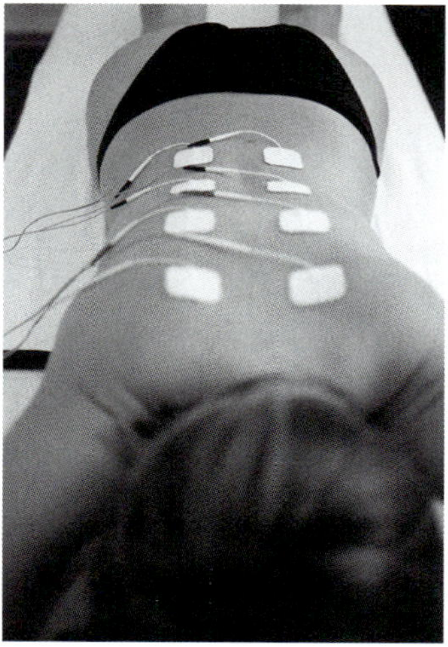

Abb. 9.21 Mehrkanal-TENS-Stimulation (Niederfrequenz), z. B. bei M. Scheuermann [R435]

Dosierung

- Intensität: sensibel überschwellig
- Behandlungsdauer: 20–30 Min.

9.18.3 Hydrotherapie

Petra Müller

Siehe auch BWS-Syndrom ▶ 9.17.3.

Therapieziel Schmerzreduktion in Kombination mit Haltungsschulung und Kräftigung.

Behandlungsmöglichkeiten

- Heiße Rolle (▶ 3.3.2) in Kombination mit Physiotherapie
- Anleitung zu stoffwechselanregenden Maßnahmen: regelmäßige Wechselgüsse oder kalte Güsse (▶ 3.3.4)

Kombinationsmöglichkeiten

Bewegungsbad.

Weiterführende Literatur

Takinacı ZD, Karagülle M, İşsever H et al. Clinical efficacy of spa therapy (balneotherapy) for chronic low back pain: A randomized single-blind trial. Eur J Int Med, 2019; 29: 100928. DOI:10.1016/j.eujim.2019.100928.

9.18.4 Manuelle Lymphdrainage

Keine Indikation.

9.18.5 Massagetherapie

René Weber

Therapieziel Schmerzreduktion.

Behandlungsmöglichkeiten
Effleurage (▶ 4.2.2), Petrissage (▶ 4.2.3).

9.18.6 Bindegewebsmassage

Keine Indikation.

9.19 Skoliose

9.19.1 Grundlegendes

Frank-Peter Bossert, Klaus Vogedes

Fixierte Seitverbiegung der WS mit gleichzeitiger Rotation und Torsion der Wirbelkörper (▶ Abb. 9.22). Physikalische Maßnahmen können bei diesem Krankheitsbild nur als Symptombehandlung gesehen werden.

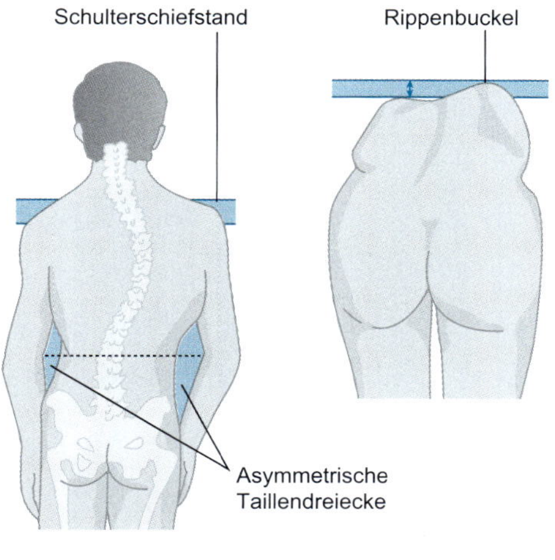

Abb. 9.22 Klinische Zeichen der Skoliose [L138]

Symptome

- Schmerzen
- Eingeschränkte Wirbelsäulenfunktion
- Muskuläre Dysbalance

9.19.2 Elektrotherapie

Frank-Peter Bossert, Klaus Vogedes

Mögliche Anwendungen: Mittelfrequenz (▶ 1.3.5), Niederfrequenz (▶ 1.3.4).

Interferenzstrom 200 Hz (Mittelfrequenz)

▶ 1.3.5, ▶ Abb. 9.23

Therapieziel Insbesondere um Schmerzen zu reduzieren.

Elektrodenanlage
Tetrapolar, der Neutralwirbel liegt im Kreuzungsfeld der beiden Stromkreise.

Dosierung

- Intensität: deutlich sensibel überschwellig
- Behandlungsdauer: 20–30 Min.

Biphasische Rechteckimpulsströme 30 Hz, 20 Kontraktionen/Min. (Niederfrequenz)

▶ 1.3.4

Therapieziel Ausgleich von Muskeldysbalancen.

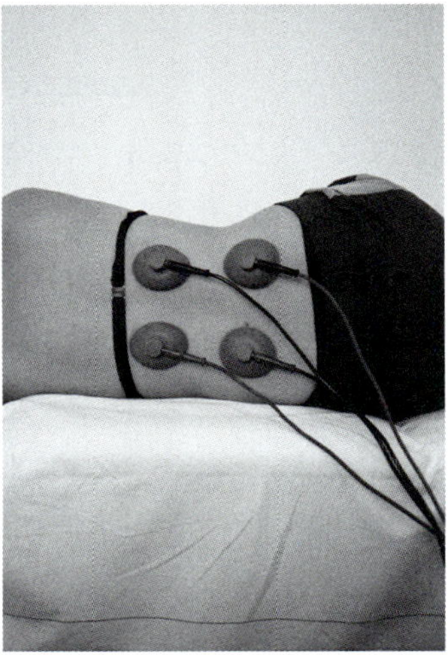

Abb. 9.23 Mittelfrequenz bei Skoliose, Elektrodenanlage um den Neutralwirbel [R435]

Elektrodenanlage
Selbstklebeelektroden im Bereich der insuffizienten Muskulatur.

Dosierung
- Intensität: motorisch überschwellig
- Behandlungsdauer: bis zur Ermüdbarkeitsgrenze (max. 20 Min.)

> **!** Bei Kindern ist eine Behandlung mit einem Heimgerät mehrmals tgl. bzw. während des nächtlichen Schlafs sehr effizient.

9.19.3 Hydrotherapie

Petra Müller

Therapieziel Symptomatisch zur Schmerzreduktion in den betroffenen Bereichen.

Behandlungsmöglichkeiten
- Heiße Rolle (▶ 3.3.2)
- Wickel für die betroffene Körperregion: Schal, Brust- oder Lendenwickel (▶ 3.3.1)

Weiterführende Literatur
Takinacı ZD, Karagülle M, İşsever H et al. Clinical efficacy of spa therapy (balneotherapy) for chronic low back pain: A randomized single-blind trial. Eur J Int Med, 2019; 29: 100928. DOI:10.1016/j.eujim.2019.100928.

9.19.4 Manuelle Lymphdrainage

Keine Indikation.

9.19.5 Massagetherapie

René Weber

Therapieziel Detonisierung und Schmerzlinderung.

Massagebefund
Hypertone Wirbelsäulenmuskulatur.

Behandlungsmöglichkeiten
Effleurage (▶ 4.2.2), Petrissage (▶ 4.2.3), Friktionen (▶ 4.2.4).

9.19.6 Bindegewebsmassage

Klaus Vogedes

▶ Kap. 5

Therapieziel Tonusregulation.

Die BGM ist als vorbereitende und unterstützende Maßnahme zu physiotherapeutischen Techniken eine wichtige Therapieform. Solange durch die Muskulatur noch Korrekturen möglich sind, ist eine Tonusregulation sinnvoll.

Befund
Die verschiedenen Formen der Skoliose führen zu unterschiedlichen Tonus- und Turgorveränderungen am gesamten Thorax. An den Scheitelpunkten der Skoliose sind die Tonusveränderungen am deutlichsten zu ertasten.

Praxis
- Beginn mit dem Grundaufbau im Sitzen, dann 1. Aufbaufolge. Das Ausziehen der Interkostalräume und die ventralen Strichführungen sind wesentliche Elemente der einleitenden Sitzungen.
- In den Folgebehandlungen gezielt Tonusveränderungen angehen, um die muskulären Dysbalancen zu beeinflussen.

9.20 Morbus Tietze

9.20.1 Grundlegendes

Frank-Peter Bossert, Klaus Vogedes

Schmerzen im Bereich der Kostosternalverbindungen der zweiten bis vierten Rippe mit einhergehender Schwellung.

Symptome
- Lokaler Schmerz besonders bei tiefer Einatmung, beim Husten und Niesen
- Starke Schwellung der betroffenen Kostosternalgelenke

9.20.2 Elektrotherapie

Frank-Peter Bossert, Klaus Vogedes

Interferenzstrom 100 Hz (Mittelfrequenz)

▶ 1.3.5, ▶ Abb. 9.24

Therapieziel Insbesondere um Schmerzen zu reduzieren.

Elektrodenanlage
Tetrapolare Elektrodenanlage, das betroffene Kostosternalgelenk liegt im Kreuzungsfeld.

Dosierung
- Intensität: deutlich sensibel überschwellig
- Behandlungsdauer: 20–30 Min.

9.20.3 Hydrotherapie

Petra Müller

Therapieziel Schmerzreduktion, abschwellende Wirkung.

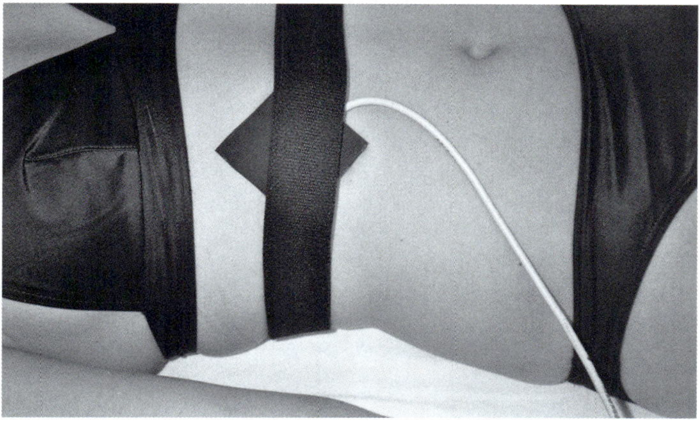

Abb. 9.24 Behandlung mit kleinen Plattenelektroden bei M. Tietze [R435]

Mögliche Anwendungen

- Heiße Rolle (▶ 3.3.2)
- Eisball, Eislolly (▶ 3.4.1)

Kombinationsmöglichkeiten

Atemphysiotherapie.

9.20.4 Manuelle Lymphdrainage

Keine Indikation.

9.20.5 Massagetherapie

Keine Indikation.

9.20.6 Bindegewebsmassage

Keine Indikation.

9.21 Periarthritis humeroscapularis

9.21.1 Grundlegendes

Frank-Peter Bossert, Klaus Vogedes

Ungenaue Bezeichnung für verschiedene akute, chron. und degenerative Erkrankungen im Bereich des Schultergelenks und der umgebenden Weichteilstrukturen.

9.21.2 Elektrotherapie

Frank-Peter Bossert, Klaus Vogedes

Mögliche Anwendungen: Niederfrequenz (▶ 1.3.4), Hochfrequenz (▶ 1.3.6).

Ultrareizstrom 143 Hz (Niederfrequenz)

▶ 1.3.4

Therapieziel Insbesondere um Schmerzen zu reduzieren.

Elektrodenanlage
Segmentale Elektrodenanlage EL 1, Kathode C4/C5.

Dosierung
- Applikationsschema nach Träbert (▶ 7.8.2)
- Behandlungsdauer: 15 Min.

TENS 100 Hz (Niederfrequenz)

▶ 1.3.4, ▶ Abb. 9.25

Therapieziel Insbesondere um Schmerzen zu reduzieren.

Elektrodenanlage
Zweikreisverfahren, Elektroden (Klebeelektroden) auf den jeweiligen Schmerzpunkten um das Schultergelenk herum platzieren.

Dosierung
- Intensität: deutlich sensibel überschwellig
- Behandlungsdauer: 30 Min. (mehrmals tgl. möglich)

Mikrowelle 2450 MHz (Hochfrequenz)

▶ 1.3.6

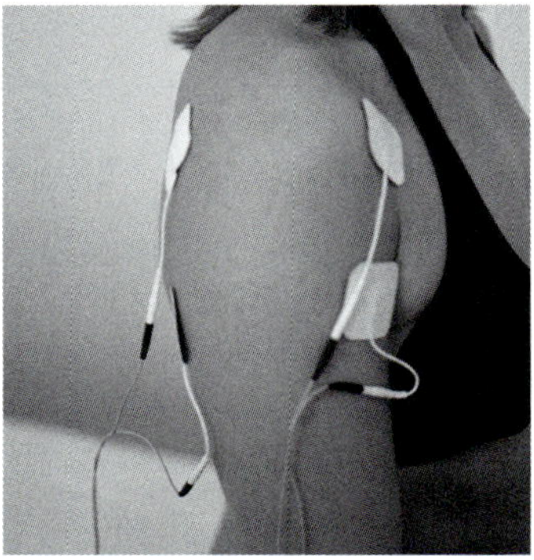

Abb. 9.25 Periarthritis humeroscapularis, Behandlung mit TENS-Strömen [R435]

Therapieziel Verbesserung der Gelenkbeweglichkeit.

Applikation
Muldenstrahler.

Dosierung
Intensität: II nach Schliephake.

Behandlungsdauer
- Entzündliche Formen: bis zu 10 Min.
- Chronische, nicht entzündliche Formen: 20 Min.

9.21.3 Hydrotherapie

Petra Müller

Therapieziel Je nach Erkrankungsstadium zur Schmerzlinderung, Eindämmung der Entzündungszeichen und zum Wiedererlangen bzw. Erhalt der Funktion.

Akut-entzündliches Stadium
- Kalte hydrotherapeutische Maßnahmen: wärmeentziehende Wickel (▶ 3.3.1), evtl. mit Zusätzen (Arnika, Quark, Heilerde, Retterspitz)
- Kryotherapeutische Maßnahmen: lokale Coolpacks, Eisbeutel, Eisabreibungen mit dem Eisball (▶ 3.4.1)

Chronisches Stadium
- Heiße Rolle (▶ 3.3.2)
- Warm angelegte Wickel und Schals (▶ 3.3.1), z. B. mit Fango, Moor, Heusack, Kartoffel

Kombinationsmöglichkeiten
Aus der FBL (Funktionellen Bewegungslehre) mit widerlagernder Mobilisation. Bewegungsbad.

9.21.4 Manuelle Lymphdrainage

Andreas Wittlinger, Dieter Wittlinger, Hildegard Wittlinger

▶ Kap. 6

Therapieziel Schmerzlinderung.

ML-Behandlung
- Chronisches Stadium: erst Fango-Anwendung (▶ 9.21.3), nachfolgend ML-Behandlung
- Nackenbehandlung und Schulter-Sondergriffe zur Erhaltung des Bewegungsausmaßes des skapulothorakalen Gleitgelenks

9.21.5 Massagetherapie

René Weber

Therapieziel Detonisierung und Schmerzlinderung.

Massagebefund
Hypertone Muskulatur: M. deltoideus, M. trapezius, M. rhomboideus, M. infraspinatus, M. supraspinatus, M. teres minor, M. teres major, M. serratus posterior, M. pectoralis, M. serratus anterior.

Behandlungsmöglichkeiten
Effleurage (▶ 4.2.2), Petrissage (▶ 4.2.3), Friktionen (▶ 4.2.4).

9.21.6 Bindegewebsmassage

Klaus Vogedes

▶ Kap. 5

Therapieziel Schmerzlinderung und Verbesserung der Beweglichkeit sowie Vermeidung einer Chronifizierung.

Bei akut-entzündlichen Geschehen ist die BGM nicht indiziert. Es ist zu bedenken, dass die Dehnungen und Faszien-Techniken im Schultergelenk sehr schmerzhaft sein können, aber auch sehr wirksam. Ggf. zur Schmerzreduktion der BGM eine Elektrotherapie (▶ 9.21.2) voranstellen.

Befund
Wegen der vielen möglichen Ursachen einer Periarthritis humeroscapularis ist es schwierig, einen spezifischen Befund zu beschreiben.

- Häufig werden auf dem Kreuzbein Einziehungen und Quellungen und im Bereich des Schultergelenks Verspannungen durch die Schonhaltung beobachtet.
- Bewegungseinschränkungen und Schmerzen im Gelenk, v. a. im Bereich der Rotatorenmanschette.

Praxis

- Beginn mit dem Grundaufbau im Sitzen, dann 1. und 2. Aufbaufolge. Wichtig sind die Bearbeitung der ventralen Seite, Strichführungen am Schlüsselbein und im Bereich des M. pectoralis.
- Behandlung des Schultergelenks.
- Zusätzliche dehnende Strichführungen in der Achselhöhle. Dabei sitzt der Therapeut seitlich neben dem Patienten und hat dessen Arm auf der Schulter liegen. Strichführungen und Achseldehnungen sind oft schmerzhaft, aber sehr wirksam.
- Abschluss mit Ausgleichstrichen.

! Frisch enthaarte Achselhöhlen sollten nicht behandelt werden, um Hautentzündungen zu vermeiden.

9.22 Frozen Shoulder

9.22.1 Grundlegendes

Frank-Peter Bossert, Klaus Vogedes

Schrumpfung der Schultergelenkkapsel, häufig nach Traumen (z. B. Rotatorenmanschettenruptur) oder längerer Immobilisation, aber auch ohne erkennbaren Grund. Verlauf in drei Stadien und unterschiedlich langen Zeiträumen.

Symptome
- Schmerzen
- Bewegungseinschränkung
- Inaktivitätsatrophie

9.22.2 Elektrotherapie

Frank-Peter Bossert, Klaus Vogedes

Mögliche Anwendungen: Niederfrequenz (▶ 1.3.4), Mittelfrequenz (▶ 1.3.5), Hochfrequenz (▶ 1.3.6).

Hochvolt 115 Hz (Niederfrequenz)

▶ 1.3.4

Therapieziel Insbesondere um Schmerzen zu reduzieren.

Elektrodenanlage
Transartikulär.

Dosierung:
- Intensität: deutlich sensibel überschwellig
- Behandlungsdauer: 20 Min.

Interferenzstrom 100 Hz und 0–10 Hz (Mittelfrequenz)

▶ 1.3.5

Therapieziel Schmerzreduktion (100 Hz) sowie Mobilisation und um eine Inaktivitätsatrophie zu verhindern (0–10 Hz).

Elektrodenanlage
Tetrapolar.

Dosierung
Intensität:
- Schmerztherapie: deutlich sensibel überschwellig
- Mobilisation: motorisch überschwellig

Behandlungsdauer:
- Schmerztherapie: 20 Min.
- Mobilisation: bis zur Ermüdbarkeitsgrenze (max. 30 Min.)

Mikrowelle 2450 MHz (Hochfrequenz)

▶ 1.3.6

Therapieziel Funktionsverbesserung.

Applikation
Muldenstrahler.

Dosierung:
- Intensität: II nach Schliephake
- Behandlungsdauer: 7–10 Min.

9.22.3 Hydrotherapie

Petra Müller

Therapieziel Schmerzreduktion und Erhalt bzw. Wiedererlangen der Funktion.

Behandlungsmöglichkeiten
Die Maßnahmen richten sich nach Erkrankungsstadium, dem Erscheinungsbild der Frozen Shoulder und dem Empfinden des Patienten. Es kann mit kalten und mit warmen lokalen Anwendungen gearbeitet werden.
- **Entzündlich-schmerzhafte Phasen:** lokale Kaltanwendungen wie Eisbeutel, Eisball, Coolpack (▶ 3.4.1)
- **Mobilisation und Lösen von Gewebsstrukturen:** Warm- bzw. Hitzeanwendungen wie Heiße Rolle (▶ 3.3.2) oder warm angelegte Wickel und Packungen, Schals (▶ 3.3.2)

Kombinationsmöglichkeiten
Physiotherapeutische Techniken (widerlagernde Mobilisation, PNF, Spiraldynamik, manuelle Therapie, Schlingentisch). Bewegungsbad.

Weiterführende Literatur
Vermeulen HM, Schuitemaker R, Hekmann KMC et al. Die SNN Handlungsempfehlung Frozen Shoulder für Physiotherapeuten 2017. Schulternetzwerk Deutschland, August 2017 Aus: schulternetzwerk.de/wp-content/uploads/2017/09/SND-FS-Handlungsempfehlung.pdf (letzter Zugriff: 28.5.2021).

9.22.4 Manuelle Lymphdrainage

Keine Indikation.

9.22.5 Massagetherapie

René Weber

Therapieziel Detonisierung, Schmerzlinderung und Anregung des Stoffwechsels.

Massagebefund
Schonhaltung: Protraktion der Schulter, Innenrotationshaltung und Adduktionshaltung der Schulter.

Behandlungsmöglichkeiten
Effleurage (▶ 4.2.2), Petrissage (▶ 4.2.3).

9.22.6 Bindegewebsmassage

Klaus Vogedes

▶ Kap. 5

Therapieziel Schmerzlinderung und Verbesserung der Beweglichkeit sowie Vermeidung einer Chronifizierung.

Es ist zu bedenken, dass die Dehnungen und Faszien-Techniken im Schultergelenk sehr schmerzhaft sein können, aber auch sehr wirksam.
BGM ist bei (häufig) gleichzeitigem Vorliegen einer Bursitis (▶ 7.11) nicht indiziert.

Befund
- Funktionstests und Test der Druckschmerzempfindlichkeit.
- In Stadium 1 sind die üblichen Zonen an Kreuzbein und Schulterblatt zu erkennen, mit Fortdauer der Erkrankung (Schonhaltung) zeigt die Muskulatur auf dem ganzen Rücken einen veränderten Tonus und verdeckt die ursprünglichen Zonen. Die Hautverschieblichkeit ist stark reduziert.

Praxis
- Beginn mit dem Grundaufbau im Sitzen, dann folgen die 1. und 2. Aufbaufolge. Wichtig sind die Bearbeitung der ventralen Seite, Strichführungen am Schlüsselbein und im Bereich des M. pectoralis.
- Behandlung des Schultergelenks.
- Zusätzliche dehnende Strichführungen in der Achselhöhle. Dabei sitzt der Therapeut seitlich neben dem Patienten und hat dessen Arm auf der Schulter liegen. Strichführungen und Achseldehnungen sind oft schmerzhaft, aber sehr wirksam.
- Abschluss mit Ausgleichstrichen.

! Frisch enthaarte Achselhöhlen sollten nicht behandelt werden, um Hautentzündungen zu vermeiden.

- Empfehlenswert ist die Faszien-Technik (auch mit Faszienrolle, u. U. auch zur Selbstbehandlung).

9.23 Impingement-Syndrom

9.23.1 Grundlegendes

Frank-Peter Bossert, Klaus Vogedes

Verengung des subakromialen Raums mit Einklemmung der muskulären Strukturen des M. supraspinatus, M. infraspinatus oder/und M. subscapularis. Gleichfalls können die Bursa subacromialis und die Bursa subdeltoidea komprimiert werden. Sind die Strukturen verändert, entsteht ein Schmerz (Painful Arc).

Symptome
Schmerzen bei Abduktion zwischen 60 und 120° (Painful Arc) und bei Elevation über 90°.

9.23.2 Elektrotherapie

Frank-Peter Bossert, Klaus Vogedes

Mögliche Anwendungen: Niederfrequenz (▶ 1.3.4), Ultraschall (▶ 1.3.7).

Iontophorese, galvanischer Strom 0 Hz (Niederfrequenz)

▶ 1.3.1

Therapieziel Insbesondere um Schmerzen zu reduzieren.

Elektrodenanlage
Anwendung mit Voltaren® Emulgel.
Transartikuläre Durchflutung.

Dosierung
- Intensität: sensibel schwellig (max. 0,3 mA/cm² Plattenelektrode)
- Behandlungsdauer: 10–15 Min.

Simultanverfahren: Ultraschall, diadynamische Ströme, CP (Niederfrequenz und Ultraschall)

▶ 1.3.4, ▶ 1.3.7

Therapieziel Trophikverbesserung und Schmerzreduktion.

Elektrodenanlage
Passive Elektrode zwischen den Schulterblättern befestigen, dynamische Schallkopfführung im betroffenen Gebiet.

Dosierung
- Intensität:
  - Ultraschall: 0,7–0,9 W/cm² Schallkopffläche
  - Diadynamischer Strom: sensibel überschwellig
- Behandlungsdauer: 7–10 Min.

Ultraschall

▶ 1.3.7, ▶ Abb. 9.26

Therapieziel Steigerung der Permeabilität.

Applikation
Dynamische Schallkopfführung.

Dosierung
- Intensität: 1 W/cm² Schallkopffläche
- Behandlungsdauer: 10 Min.

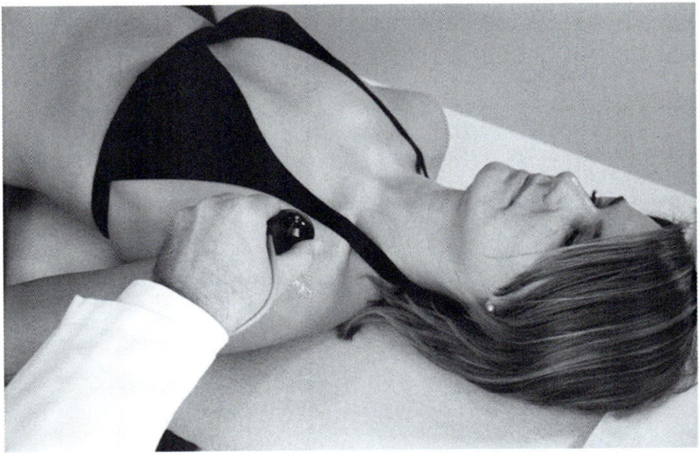

Abb. 9.26 Behandlung mit Ultraschall bei Impingement-Syndrom [R435]

9.23.3 Hydrotherapie

Petra Müller

Therapieziel Schmerzreduktion und Wiederherstellung der Funktion (inkl. Aufklärung über die funktionellen Zusammenhänge des Impingement-Syndroms).

Behandlungsmöglichkeiten
Meist werden, mit Ausnahme der Heißen Rolle, lokale kalte Anwendungen besser vertragen als Warmanwendungen.

- Eisball (▸ 3.4.1) lokal im Verlauf der betroffenen Muskulatur und der Enge
- Heiße Rolle (▸ 3.3.2)
- Hypertoner M. trapezius und M. levator scapulae: kleiner Wärmeträger (▸ 3.3.1) zur Detonisierung

Weiterführende Literatur

Avila MA, Camargo PR, Ribeiro IL et al. Effects of a 16-week hydrotherapy program on three-dimensional scapular motion and pain of women with fibromyalgia: A single-arm study. Lecture, 2017;49: P145–154. DOI:10.1016/j.clinbiomech.2017.09.012.
Deutsche Gesellschaft für Orthopädie und Orthopädische Chirurgie (DGOOC). S2e-Leitlinie „Rotatorenmanschette" (Version März 2017), AWMF Register-Nr. 033-041. Aus: www.awmf.org/uploads/tx_szleitlinien/033-041l_S2e_Rotatorenmanschette_2017-04_02.pdf (letzter Zugriff: 5.6.2021).
Glasgow P. Eisanwendungen in der Sportphysiotherapie. Effekte der Kryotherapie. Sportphysio, 2013;1: 37–44.

Kombinationsmöglichkeiten

Physiotherapeutische Techniken (widerlagernde Mobilisation, PNF, Spiraldynamik, manuelle Therapie, Schlingentisch). Bewegungsbad.

9.23.4 Manuelle Lymphdrainage

Andreas Wittlinger, Dieter Wittlinger, Hildegard Wittlinger

▶ Kap. 6

Therapieziel Ödemresorption, Detonisierung der Muskulatur, Schmerzreduktion.

Durch die ML-Behandlung kommt es zum Abtransport des Ödems, die Muskulatur entspannt sich, sodass in dem anatomisch beengten Raum wieder mehr Platz entsteht.

9.23.5 Massagetherapie

René Weber

Therapieziel Detonisierung, Schmerzlinderung und Anregung des Stoffwechsels.

Massagebefund
Schonhaltung: Protraktion der Schulter, Innenrotationshaltung und Adduktionshaltung der Schulter.

Behandlungsmöglichkeiten
Effleurage (▶ 4.2.2), Petrissage (▶ 4.2.3).

9.23.6 Bindegewebsmassage

Klaus Vogedes

▶ Kap. 5

Therapieziel Detonisierung der Muskelmanschette und dadurch Verbesserung der Beweglichkeit und Schmerzreduktion.

Befund
Erhöhter Tonus und Turgor in den Segmenten C4–8, Th 1–6/12.

Praxis
- Beginn mit dem Grundaufbau im Sitzen, dann 1. und 2. Aufbaufolge. Wichtig sind die Bearbeitung der ventralen Seite, Strichführungen am Schlüsselbein und im Bereich des M. pectoralis.
- ! Auf die Schmerzempfindlichkeit des Patienten achten. Dornfortsätze und Gelenkmanschette können sehr empfindlich sein, daher zuerst die flächigen Strichführungen einsetzen.
- Behandlung des Schultergelenks (v. a. kurze Anhakstriche an der Muskelmanschette).
- Zusätzliche dehnende Strichführungen in der Achselhöhle. Dabei sitzt der Therapeut seitlich neben dem Patienten und hat dessen Arm auf der Schulter liegen. Strichführungen und Achseldehnungen sind oft schmerzhaft, aber sehr wirksam.
- Abschluss mit Ausgleichstrichen.
- ! Frisch enthaarte Achselhöhlen sollten nicht behandelt werden, um Hautentzündungen zu vermeiden.

9.24 Epicondylitis humeri radialis (Epicondylitis humeri lateralis)

9.24.1 Grundlegendes

Frank-Peter Bossert, Klaus Vogedes

Der „Tennisellenbogen“ tritt aufgrund einer Insertionstendopathie der Handstrecker am lateralen Epikondylus des Humerus auf. Weniger häufig ist die mediale Seite des Humerus beim „Golferellenbogen“ (Insertionstendopathie der Handflexoren) betroffen.

Symptome
Anfangs eher Ruheschmerz, später Schmerzen bei Belastung.

9.24.2 Elektrotherapie

Frank-Peter Bossert, Klaus Vogedes

Mögliche Anwendungen: Mittelfrequenz (▶ 1.3.5), Niederfrequenz (▶ 1.3.4), Ultraschall (▶ 1.3.7).
Ein optimales Therapieergebnis wird erreicht durch die Schmerzbehandlung der Epikondylen und die gleichzeitige Detonisierung der hypertonen Muskulatur. Hierfür ist ein Zweikanalgerät mit separat einstellbaren Stromformen und Intensitäten erforderlich.

Interferenzstrom 200 Hz (Mittelfrequenz)

▶ 1.3.5

Therapieziel Insbesondere um Schmerzen zu reduzieren.

Elektrodenanlage
Kleine Elektroden, schmerzhafter Epikondylus liegt im Kreuzungsfeld.

Amplitudenmodulierter Strom (AMS) 100 Hz (Mittelfrequenz)

▶ 1.3.5

Therapieziel Detonisierung der Muskulatur.

Elektrodenanlage
Plattenelektroden im Bereich der Ursprungs- und Sehnenausläufer der betroffenen Unterarmmuskulatur.

Dosierung
- Intensität: deutlich sensibel überschwellig
- Behandlungsdauer: 20 Min.

Galvanischer Strom 0 Hz, Iontophorese (Niederfrequenz)

▶ 1.3.4

Therapieziel Insbesondere um Schmerzen zu reduzieren.

Elektrodenanlage

Medikamente für die Iontophorese: Voltaren® Emulgel, Novocain.
Transartikuläre Querdurchflutung.

Dosierung

- Intensität: sensibel schwellig
- Behandlungsdauer: 15–20 Min.

Phonophorese, Ultraschall (Gleichschall)

▶ 1.3.7

Therapieziel Schmerzen reduzieren und eine Verbesserung der Permeabilität erreichen.

Applikation

Anwendung mit Voltaren® Emulgel.
Dynamische Schallkopfführung großflächig über dem betroffenen Epikondylus, bradytrophe Muskelansätze mit einbeziehen.

Dosierung

- Intensität: 0,7 W/cm² Schallkopffläche
- Behandlungsdauer: 10 Min.

Weiterführende Literatur

Bossert FP. Ultraschalltherapie bei Sehnenansatzreizungen am Beispiel der Epikondylitis lateralis humeri – ein klinischer Fallbericht. Elektrostimulation & Elektrotherapie, 2006;8(1): 5.

9.24.3 Hydrotherapie

Petra Müller

Therapieziel Schmerzen reduzieren und die Funktion wiedererlangen (inkl. Aufklärung über die funktionellen Zusammenhänge).

Behandlungsmöglichkeiten

- Lokal im Verlauf der betroffenen Muskulatur und der Enge:
  - Eisball, Eisbeutel, Coolpacks (▶ 3.4.1)
  - Wärmeentziehende Wickel (▶ 3.4.1) mit und ohne Zusätze (Quark, Essig, Retterspitz, Heilerde)
- Warme Auflagen, Wickel, Packungen (▶ 3.3.1) im hypertonen Schulter-Nacken-Bereich (nicht am betroffenen Ellenbogen) zu Detonisierung

9.24.4 Manuelle Lymphdrainage

Andreas Wittlinger, Dieter Wittlinger, Hildegard Wittlinger

▶ Kap. 6

Therapieziel Schmerzlinderung und Detonisierung.

Die ML-Behandlung führt zum Abtransport von Entzündungsmediatoren, zur Verbesserung der Mikrozirkulation und Schmerzreduzierung. ML-Anwendung an Nacken, Arm, Ellenbogen sowie Sondergriffe.

Kombinationsmöglichkeiten

Häufig in Kombination mit zuvor angewandten hyperämisierenden Maßnahmen und Kinesiotaping®.

9.24.5 Massagetherapie

René Weber

Therapieziel Detonisierung, Schmerzlinderung und Abtransport von Stoffwechselendprodukten.

Massagebefund

Hypertone Handextensoren: Mm. extensores carpi radialis brevis und longus, M. brachioradialis, M. extensor digiti minimi, M. extensor carpi ulnaris, Mm. extensores pollicis longus und brevis, M. abductor pollicis longus.

Behandlungsmöglichkeiten

Effleurage (▶ 4.2.2), Petrissage (flächige Einhandknetung, ▶ 4.2.3).

9.24.6 Bindegewebsmassage

Klaus Vogedes

▶ Kap. 5

Therapieziel Insbesondere um Schmerzen zu reduzieren.

Durch die funktionelle Überbelastung entstehen Dysbalancen der Muskulatur und ggf. Mikrotraumen, die Schmerzen nach sich ziehen.

Befund

- Erhöhte Spannungen in Rücken und Schultergürtel
- Betroffene Segmente C3–8, hyperempfindlich häufig C6
- Quellungen zwischen WS und Schulterblatt auf der betroffenen Seite

Praxis

- Grundaufbau im Sitzen, anschließend 1. und 2. Aufbaufolge mit Einbeziehung der ventralen Seite und flächigen Streichungen des Arms.
- 3. Aufbaufolge und Armbehandlung.
- Die schmerzhaften Epikondylen werden zunächst nicht behandelt, dafür die entsprechenden Muskeln mit Längs- und später mit Querzügen.
- Weiche bimanuelle Dehnungen der Ellenbeuge.

! Abschluss mit Ausgleichstrichen

9.25 Dupuytren-Kontraktur

9.25.1 Grundlegendes

Frank-Peter Bossert, Klaus Vogedes

Idiopathische knotige Verkürzung der Palmaraponeurose mit Beugestellung meist des 4. und 5. Fingers, teilweise auch des Mittelfingers. 95 % der Betroffenen sind Männer.

Symptome
Funktionseinschränkung der Finger.

9.25.2 Elektrotherapie

Frank-Peter Bossert, Klaus Vogedes

Phonophorese, Ultraschall (Gleichschall)

▶ 1.3.7, ▶ Abb. 9.27

Therapieziel Elastizitätsverbesserung.

Applikation
Anwendung mit Voltaren® Emulgel.
Beschallung über der Palmaraponeurose.

Dosierung
- Intensität: 1,0 W/cm² Schallkopffläche
- Behandlungsdauer: 10 Min.

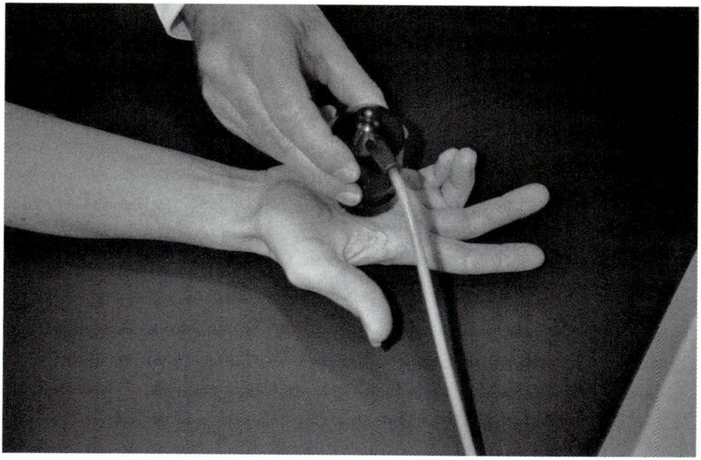

Abb. 9.27 Dupuytren-Kontraktur, Behandlung mit Ultraschall [R435]

Kombinationsmöglichkeiten

Dehnungslagerung.

9.25.3 Hydrotherapie

Petra Müller

Therapieziel Abschwellung, Gewebselastizität erhalten und verbessern.

Es sollte grundsätzlich unterschieden werden zwischen der konservativen Therapie ohne operativen Eingriff und der Therapie nach einem operativen Eingriff. Postoperativ wird unterschieden: vor und nach Abschluss der Wundheilung.
Vor Abschluss der Wundheilung grundsätzlich nur mit trockenen Kaltanwendungen arbeiten. Hier stehen die Mobilisation und das Lösen des Bindegewebes an erster Stelle.

- **Akut (zum Abschwellen):** Eisbeutel, Coolpack (▶ 3.4.1), nach Abschluss der Wundheilung ist der Eisball (▶ 3.4.1) als nasse Eisanwendung ebenfalls möglich.
- **Anschließend während der Rehabilitation** kann auch mit warmen Anwendungen therapiert werden:
  - Warme Bäder (▶ 3.3.3), zur Mobilisation auch im Fangobrei (▶ 3.3.6)
  - Warme Auflagen, Packungen, Wickel (▶ 3.3.1)
  - Heiße Rolle (▶ 3.3.2)

9.25.4 Manuelle Lymphdrainage

Andreas Wittlinger, Dieter Wittlinger, Hildegard Wittlinger

▶ Kap. 6

Therapieziel Vergrößerung des Bewegungsausmaßes, Kontrakturprophylaxe.

Intensive ML-Behandlung der Hand bzw. der knotigen Veränderungen unter Mithilfe des Patienten zeigen gute Erfolge.

- ML-Behandlung des Arms, mit besonderer Intensität werden die Handinnenfläche und die knotigen Veränderungen behandelt: stehende Daumenkreise auf den Knoten mit leichtem Druck und locker; immer wieder flache Daumen im Wechsel, die Haut darf nicht rot werden (keine Durchblutungsförderung!).
- Dorsalextension der Grundgelenke als Dehnübung tgl. mehrmals durchführen.
- Nach einer operativen Therapie treten häufig Rezidive auf. Postoperativ sofortige ML-Behandlung (siehe Hämatom ▶ 7.2.4).

9.25.5 Massagetherapie

René Weber

Therapieziel Strukturberuhigung, Detonisierung (vorwiegend der Handflexoren), Schmerzlinderung, außerdem lösende/dehnende Wirkung.

Massagebefund
Knotige und feste Veränderungen der Beugesehnen.

Behandlungsmöglichkeiten
Effleurage (▶ 4.2.2), Petrissage (▶ 4.2.3), tiefe Friktionen (▶ 4.2.4).

9.25.6 Bindegewebsmassage

Klaus Vogedes

▶ Kap. 5

Therapieziel Elastizitätsverbesserung.

Die Behandlung der Dupuytren-Kontraktur mit BGM ist eine Herausforderung. Es ist langwierig, vom Grundaufbau zur Handbehandlung zu kommen, deshalb kann nach der Erstbehandlung auch der Arm direkt angegangen werden. Außerdem sind einige Therapiesitzungen erforderlich, um einen länger anhaltenden Erfolg zu erreichen. Vorangegangene Dehnlagerungen, Wärmemaßnahmen (▶ 9.25.3) oder Ultraschallbehandlungen (▶ 9.25.2) begünstigen den Therapieerfolg.

Befund
Massive Quellungen und Einziehungen meist im 4. und 5. Fingerstrahl und in der Palmaraponeurose.

Praxis
- Grundaufbau im Sitzen, um Reaktionslage und Verträglichkeit zu testen.
- Schulter-Arm-Behandlungen schließen an, dann folgt die Handbehandlung.
- Für die Behandlung bietet sich eine Vielzahl von Strichführungen an der dorsalen und an der palmaren Seite an. Beginn immer mit der palmaren Seite.

9.26 Morbus Kienböck (Lunatummalazie)

9.26.1 Grundlegendes

Frank-Peter Bossert, Klaus Vogedes

Aseptische Knochennekrose des Os lunatum.

Symptome
- Starke Schmerzen im Bereich des Os lunatum
- Funktions- und Belastungsschmerzen im Handgelenk
- Eingeschränkte Dorsalextension im Handgelenk
- Reizung der Synovia des Handgelenks

9.26.2 Elektrotherapie

Frank-Peter Bossert, Klaus Vogedes

Interferenzstrom 200 Hz (Mittelfrequenz)
▶ 1.3.5

Therapieziel Insbesondere um Schmerzen zu reduzieren.

Elektrodenanlage

Tetrapolar mit Plattenelektroden, das betroffene Lunatum liegt im Zentrum der vier Elektroden.

Dosierung
- Intensität: deutlich sensibel überschwellig
- Behandlungsdauer: 30 Min.; anfangs tgl. Behandlung, nach Abklingen der akuten Phase 2 x/Wo.

9.26.3 Hydrotherapie

Petra Müller

Entzündungshemmende und schmerzreduzierende Maßnahmen:
- Lokale Kryotherapie: Coolpacks, Eisbeutel, Eisball (▶ 3.4.1)
- Wärmeentziehende Wickel und Umschläge (▶ 3.3.1)

9.26.4 Manuelle Lymphdrainage

Keine Indikation.

9.26.5 Massagetherapie

Keine Indikation.

9.26.6 Bindegewebsmassage

Keine Indikation.

9.27 Rhizarthrose

9.27.1 Grundlegendes

Frank-Peter Bossert, Klaus Vogedes

Arthrose des Daumensattelgelenks, meist bilateraler Befall.

Symptome
- Klassische Arthrosebeschwerden (▶ 9.1)
- Gelenkfehlstellungen
- Deformierung
- Funktionseinschränkung

9.27.2 Elektrotherapie

Frank-Peter Bossert, Klaus Vogedes

Ultraschall (Gleichschall)

▶ 1.3.7, ▶ Abb. 9.28

Therapieziel Insbesondere um Schmerzen zu reduzieren.

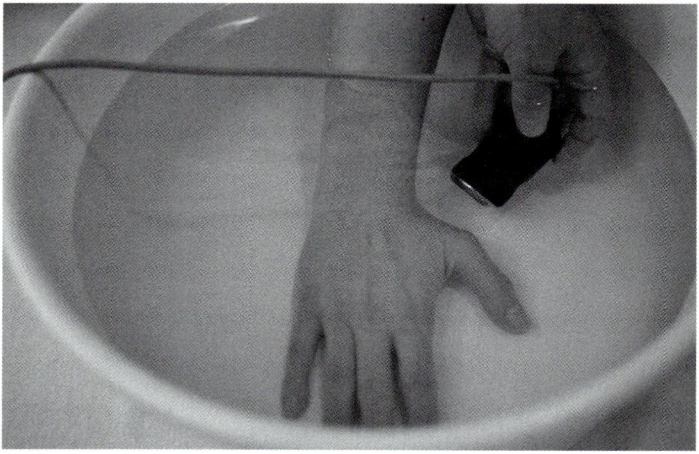

Abb. 9.28 Subaquale Behandlung mit Ultraschall bei Rhizarthrose [R435]

Applikation
Subaquale Beschallung, dynamische Schallkopfführung.

Dosierung
- Intensität: 0,7 W/cm² Schallkopffläche
- Behandlungsdauer: 5–7 Min.
- Wassertemperatur: oberer Indifferenzbereich

Kombinationsmöglichkeiten
Bewegen im Wasserbad, ggf. Wassertemperatur erhöhen.

> **!** Bei der Behandlung im Wasserbad auf ausreichende Größe des Gefäßes und auf Kunststoffmaterial achten, um eine Reflexion der Schallwellen zu vermeiden. Evtl. auf der Haut auftretende Luftperlen abstreifen, da Luft die Ultraschallwellen nicht weiterleitet.

9.27.3 Hydrotherapie

Petra Müller

Siehe auch Arthrose ▶ 9.1.3

Therapieziel Schmerzlinderung, Erhalt der Beweglichkeit.

Behandlungsmöglichkeiten
- Warme Bäder (▶ 3.3.3) als einfach durchzuführende und effektive Maßnahme für die Hand.
- Warmer Fangobrei (▶ 3.3.6), in dem die Hand additiv bewegt werden kann.

9.27.4 Manuelle Lymphdrainage

Andreas Wittlinger, Dieter Wittlinger, Hildegard Wittlinger

▶ Kapitel 6, siehe auch Arthritis ▶ 9.2.4
Zuerst Wärmeanwendung (▶ 9.27.3), danach ML-Behandlung des Arms mit Schwerpunkt Daumensattelgelenk und mit schmerzfreien Bewegungsübungen.

Kombinationsmöglichkeiten
Alle hyperämisierenden Maßnahmen.

9.27.5 Massagetherapie

Therapieziel Schmerzlinderung.

Behandlungsmöglichkeiten
Effleurage (▶ 4.2.2), Friktionen (▶ 4.2.24).

9.27.6 Bindegewebsmassage

Keine Indikation.

10 Neurologie

Frank-Peter Bossert, Petra Müller, Elke Schröder, Klaus Vogedes, René Weber, Andreas Wittlinger, Dieter Wittlinger, Hildegard Wittlinger

10.1 Periphere Paresen

10.1.1 Fazialisparese

Grundlegendes

Frank-Peter Bossert, Klaus Vogedes

Schädigung des VII. Hirnnervs (N. facialis) mit seinen motorischen und geringgradig sensiblen Anteilen.

Symptome

- Betroffene Gesichtshälfte ist ausdruckslos, Mundwinkel hängt herab (▶ Abb. 10.1).
- Stirn kann nicht in Falten gelegt werden.
- Ungleiche Augenbrauenhöhe.
- Lidschluss vermindert oder unmöglich, fehlender Lidreflex.
- Zähne können nicht gezeigt werden.
- Sprechen, Essen und Pfeifen erschwert.
- Ggf. tritt eine Hyperakusis (Feinhörigkeit) auf.

Elektrotherapie

Frank-Peter Bossert, Klaus Vogedes

Niederfrequenz

▶ 1.3.4, ▶ Abb. 10.2

Therapieziel Förderung der Reinnervation.

Liegt die faradische Erregbarkeit noch oder wieder vor, kann mit sämtlichen Serienimpulsen gereizt werden (Impulsdauer: 0,2–49 ms, Pausendauer: 10–100 ms). Für eine effiziente Therapie sind 24 Kontraktionen/Min. erforderlich. Die Schwellungen sind dementsprechend einzustellen.

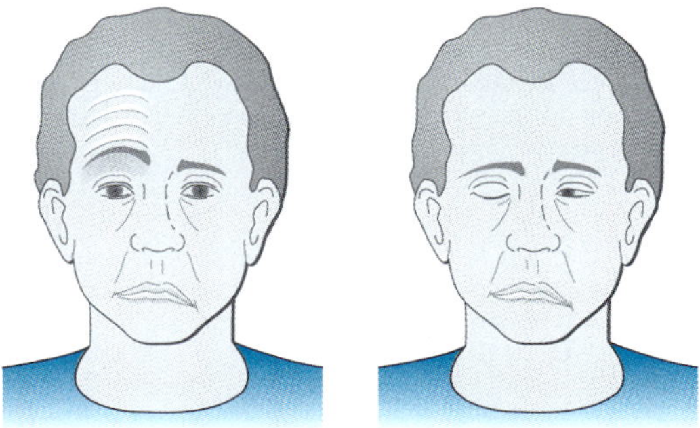

Abb. 10.1 Fazialisparese mit hängendem Mundwinkel und unvollständigem Lidschluss [L106]

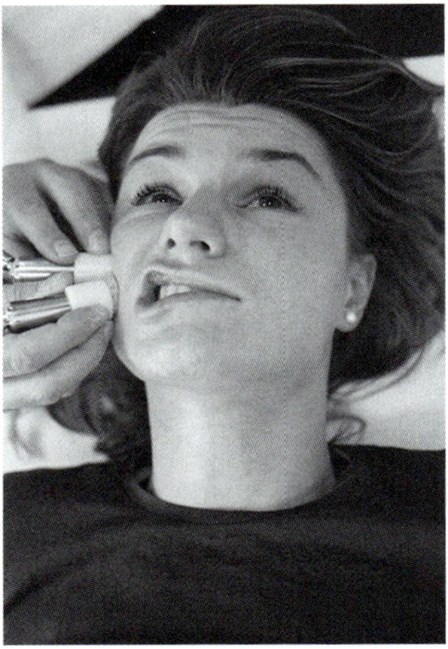

Abb. 10.2 Fazialisparese, Reizung des unteren Asts (Niederfrequenz) [R435]

> Es eignen sich auch amplitudenmodulierte Ströme (AMS, ▶ 1.3.5) sowie Hochvoltimpulse (▶ 1.3.4). Diese Ströme sind äußerst verträglich und bei sensiblen Patienten einzusetzen.

Ist die faradische Erregbarkeit erloschen, wird eine Reizung mit Einzelimpulsen erforderlich (Impulsdauer: 50–1000 ms, Pausendauer: doppelt bzw. dreimal so lang).

Elektrodenanlage
Monopolar oder bipolar, Kathode auf dem zu reizenden Muskel.
Da bei einer Fazialisparese mehrere Muskeln betroffen sind, ist darauf zu achten, dass die einzelnen Muskelgruppen abwechselnd nacheinander stimuliert werden.

> In seltenen Fällen kann es durch „Überreizung" zu einer Kontraktur der Gesichtsmuskeln der betroffenen Seite kommen. In diesem Fall ist die Myostimulation zu unterbrechen.

Dosierung
- Intensität: motorisch überschwellig
- Behandlungsdauer: bis zur Ermüdbarkeitsgrenze

Hydrotherapie

Petra Müller

Therapieziel Vorrangig die Aktivierung der Muskulatur zur Atrophieprophylaxe und Wiederherstellung der Funktion.

Behandlungsmöglichkeiten
Eisball, Eislolly (▶ 3.4.1): aktivierendes Abtupfen oder Reiben als nasse Kurzzeiteisanwendung im Verlauf der betroffenen Muskulatur.
Anwendung integriert in die physiotherapeutische Behandlung und in das Eigentraining vor dem Spiegel.

Manuelle Lymphdrainage

Andreas Wittlinger, Dieter Wittlinger, Hildegard Wittlinger

▶ Kap. 6

Therapieziel Schmerzlinderung.

Am besten tgl. ML-Behandlung. Sofortiger Beginn wird empfohlen: Hals/Gesicht/Sondergriffe, Gesicht/Mundinnendrainage.

Weiterführende Literatur

Reiser D. Behandlung einer idiopathischen peripheren Facialisparese – Ein Fallbeispiel. Aus: www.vodderakademie.com/fileadmin/content_redakteure/ML_bei_Facialisparese.pdf (letzter Zugriff: 5.6.2021).

Massagetherapie

René Weber

Therapieziel Tonusanregung der mimischen Muskulatur.

Massagebefund
Herabgesetzter Muskeltonus der mimischen Muskulatur.

Behandlungsmöglichkeiten
- Effleurage der Stirn-, Wangen- und Kinnregion (▶ 4.2.2)
- Fingerspitzenknetung im Wangen- und Mundbereich (▶ 4.2.3)
- Leichte Klopfungen zur Tonisierung der Wangenmuskulatur (▶ 4.2.6)
- Vibrationen der gesamten betroffenen Gesichtsareale (▶ 4.2.8)

Bindegewebsmassage

Keine Indikation.

10.1.2 Axillarisparese

Grundlegendes

Frank-Peter Bossert, Klaus Vogedes

Meist durch ein traumatisches Geschehen (Luxation, Fraktur) im Bereich des Schultergelenks entstandene Schädigung des N. axillaris. Seltener entsteht eine Druckschädigung des Nervs durch Achselstützen.

Symptome
- Elevation/Abduktion des Arms erschwert oder nicht möglich
- Deutliche Atrophie des M. deltoideus
- Subluxationsstellung im glenohumeralen Gelenk

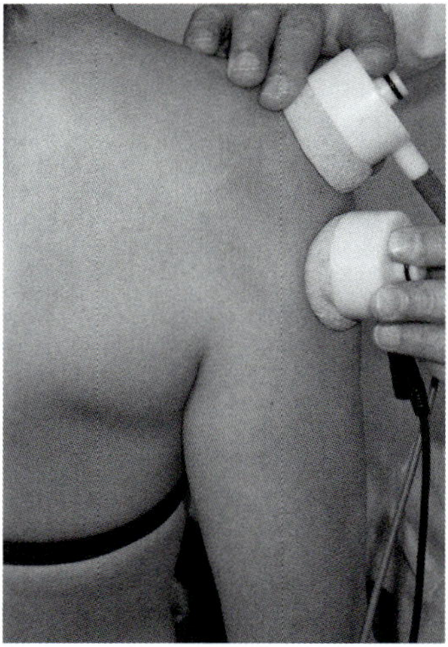

Abb. 10.3 Bipolare Reizung am M. deltoideus bei Axillarisparese [R435]

Elektrotherapie

Frank-Peter Bossert, Klaus Vogedes

Niederfrequenz

▶ 1.3.4, ▶ Abb. 10.3

Therapieziel Förderung der Reinnervation.

Liegt die faradische Erregbarkeit noch oder wieder vor, kann mit sämtlichen Serienimpulsen gereizt werden (Impulsdauer: 0,2–49 ms, Pausendauer: 10–100 ms). Für eine effiziente Therapie sind 24 Kontraktionen/Min. erforderlich. Die Schwellungen sind dementsprechend einzustellen.

! Es eignen sich auch amplitudenmodulierte Ströme (AMS, ▶ 1.3.5) sowie Hochvoltimpulse (▶ 1.3.4). Diese Ströme sind äußerst verträglich und bei sensiblen Patienten einzusetzen.

Ist die faradische Erregbarkeit erloschen, wird eine Reizung mit Einzelimpulsen erforderlich (Impulsdauer: 50–1000 ms, Pausendauer: mind. dreimal so lang).

Elektrodenanlage
Monopolar oder bipolar, Kathode auf den zu reizenden Muskel oder Muskelanteil. Ein Ausschlag der Armhebung bis 90° ist in den seltensten Fällen möglich, da diese Funktion der Armhebung über 90° synergistisch durch andere Muskeln/Muskelgruppen unterstützt wird.

Dosierung

- Intensität: motorisch überschwellig
- Behandlungsdauer: bis zur Ermüdbarkeitsgrenze

Kombinationsmöglichkeiten
PNF. Schlingentisch. Biofeedback (▶ 1.3.3).

Hydrotherapie

Petra Müller

Siehe Fazialisparese ▶ 10.1.1

Manuelle Lymphdrainage

Andreas Wittlinger, Dieter Wittlinger, Hildegard Wittlinger

Siehe Fazialisparese ▶ 10.1.1

Massagetherapie

René Weber

Therapieziel Durchblutungsverbesserung und Tonusanregung des M. deltoideus.

Behandlungsmöglichkeiten
Effleurage (▶ 4.2.2), Tapotement (▶ 4.2.6).

Bindegewebsmassage

Keine Indikation.

10.1.3 Radialisparese

Grundlegendes

Frank-Peter Bossert, Klaus Vogedes

Proximale, mittlere oder distale Läsion des N. radialis. Häufigste Ursache der Schädigung sind stumpfe Traumen, Frakturen des Humerus, penetrierende Wunden, Druckläsionen (Parkbanksyndrom), Frakturen und Luxationen im Bereich des Radiusköpfchens sowie toxische Schädigungen.

Symptome

- Fallhand (▶ Abb. 10.4)
- Fallfinger
- Supination und bei hohen Läsionen ggf. Extensionsdefizite im Ellenbogengelenk
- Geringe sensible Ausfälle an der radialen Seite des Handrückens (▶ Abb. 10.4)

Elektrotherapie

Niederfrequenz

▶ 1.3.4

Therapieziel Förderung der Reinnervation, Atrophieprophylaxe.

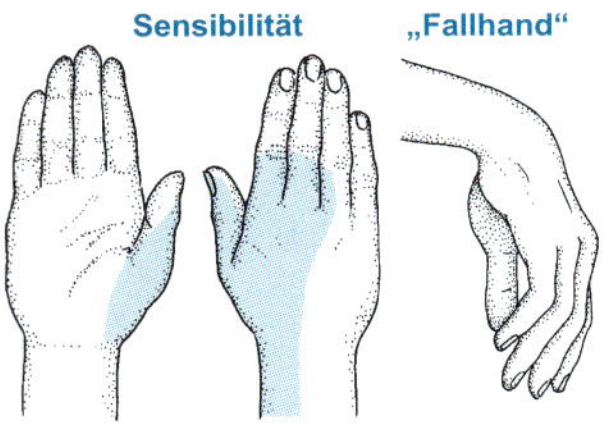

Abb. 10.4 Fallhand bei Radialisparese (mit sensiblem Ausfallgebiet) [L157]

Liegt die faradische Erregbarkeit noch oder wieder vor, kann mit sämtlichen Serienimpulsen gereizt werden (Impulsdauer: 0,2–49 ms, Pausendauer: 10–100 ms). Für eine effiziente Therapie sind 24 Kontraktionen/Min. erforderlich. Die Schwellungen sind dementsprechend einzustellen.

> **!** Es eignen sich auch amplitudenmodulierte Ströme (AMS, ▶ 1.3.5) sowie Hochvoltimpulse (▶ 1.3.4). Diese Ströme sind äußerst verträglich und bei sensiblen Patienten einzusetzen.

Ist die faradische Erregbarkeit erloschen, wird eine Reizung mit Einzelimpulsen erforderlich (Impulsdauer: 50–1000 ms, Pausendauer: mind. dreimal so lang).

Elektrodenanlage
Monopolar oder bipolar, Kathode auf den zu reizenden Muskel oder Muskelanteil. Ein annähernd endgradiger Bewegungsausschlag in die Dorsalextension im Handgelenk ist anzustreben, um eine Atrophieprophylaxe zu erreichen.

Dosierung
- Intensität: motorisch überschwellig
- Behandlungsdauer: bis zur Ermüdbarkeitsgrenze

Kombinationsmöglichkeiten
Intentionsübungen nach Förster. EMG-getriggerte Elektrostimulation (▶ 1.3.3). Biofeedback (▶ 1.3.3). PNF.

Hydrotherapie

Petra Müller

Siehe Fazialisparese ▶ 10.1.1

Manuelle Lymphdrainage

Andreas Wittlinger, Dieter Wittlinger, Hildegard Wittlinger

▶ Kap. 6

ML-Behandlung zur Regulierung der Wundheilung (s. a. Hämatom ▶ 7.2.4). Eine Erhöhung der Mikrozirkulation verhindert oft das Entstehen einer peripheren Parese nach einem Trauma (▶ 7).

Massagetherapie

René Weber

Therapieziel Durchblutungsanregung der gesamten Extensorengruppe des Arms, Atrophieprophylaxe, Detonisierung der Antagonisten.

Behandlungsmöglichkeiten
- **Anregende Maßnahmen:** Effleurage (▶ 4.2.2), Tapotement (▶ 4.2.6), Vibration (▶ 4.2.8)
- **Detonisierende Maßnahmen:** Effleurage (▶ 4.2.2), Petrissage (▶ 4.2.3), manuelle Schüttelungen (▶ 4.2.7)

Bindegewebsmassage

Keine Indikation.

10.1.4 Ulnarisparese

Grundlegendes

Frank-Peter Bossert, Klaus Vogedes

Proximale, mittlere oder distale Läsion des N. ulnaris. Der Nerv wird am häufigsten geschädigt durch Traumen im Ellenbogenbereich sowie Quetsch- und Druckverletzungen im Handbereich (z. B. bei Radsportlern). Gelegentlich ist eine Luxation des N. ulnaris möglich.

Symptome
- Krallenhand (▶ Abb. 10.5)
- Sensible Störungen im ulnaren Bereich des Handrückens und der Handinnenseite (▶ Abb. 10.5)
- Atrophie der Mm. interossei und des Hypothenars

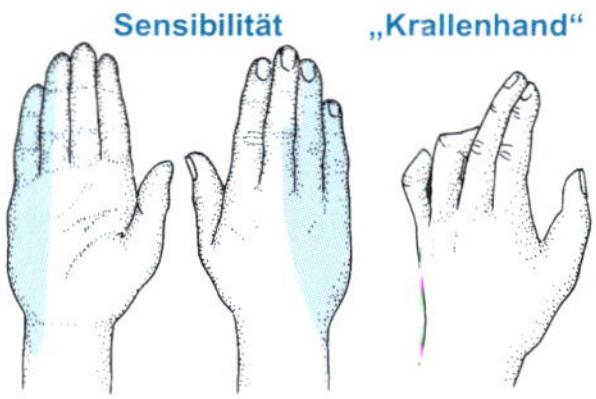

Abb. 10.5 Krallenhand bei Ulnarisparese (mit sensiblem Ausfallgebiet und Atrophie der Mm. interossei) [L157]

Elektrotherapie

Frank-Peter Bossert, Klaus Vogedes

Niederfrequenz

▶ 1.3.4, ▶ Abb. 10.6

10

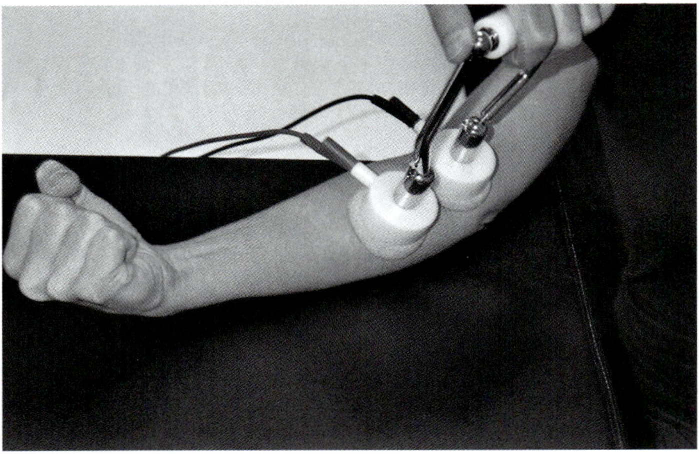

Abb. 10.6 Ulnarisparese, bipolare Reizung der Beugemuskulatur [R435]

Therapieziel Förderung der Reinnervation, Atrophieprophylaxe.

Liegt die faradische Erregbarkeit noch oder wieder vor, kann mit sämtlichen Serienimpulsen gereizt werden (Impulsdauer: 0,2–49 ms, Pausendauer: 10–100 ms). Für eine effiziente Therapie sind 24 Kontraktionen/Min. erforderlich. Die Schwellungen sind dementsprechend einzustellen.

> **!** Es eignen sich auch amplitudenmodulierte Ströme (AMS, ▶ 1.3.5) sowie Hochvoltimpulse (▶ 1.3.4). Diese Ströme sind äußerst verträglich und bei sensiblen Patienten einzusetzen.

Elektrodenanlage
Monopolar oder bipolar, Kathode auf den zu reizenden Muskel oder Muskelanteil.

> **!** Die indirekte Reizung am Sulcus ulnaris (Nervenreizpunkt) ist zur Behandlung einer Funktionsgruppe besonders gut geeignet.

Dosierung
- Intensität: motorisch überschwellig
- Bei Reizungen am Nervenreizpunkt vorsichtiger dosieren
- Behandlungsdauer: bis zur Ermüdbarkeitsgrenze

Kombinationsmöglichkeiten
Intentionsübungen nach Förster. Biofeedback (▶ 1.3.3). PNF.

Hydrotherapie

Petra Müller

Siehe Fazialisparese ▶ 10.1.1

Manuelle Lymphdrainage

Andreas Wittlinger, Dieter Wittlinger, Hildegard Wittlinger

Siehe Radialisparese ▶ 10.1.3

Massagetherapie

René Weber

Therapieziel Tonisierung der paretischen Muskulatur, Durchblutungsanregung der Unterarmflexoren sowie Detonisierung der durch die Schonhaltung verspannten Muskelgruppen.

Behandlungsmöglichkeiten
Effleurage (▶ 4.2.2), Petrissage (Unterarmflexoren, ▶ 4.2.3), Tapotement (▶ 4.2.6), manuelle Schüttelungen (▶ 4.2.7).

Bindegewebsmassage

Keine Indikation.

10.1.5 Medianusparese

Grundlegendes

Frank-Peter Bossert, Klaus Vogedes

Proximale oder (häufiger) distale Läsion des N. medianus. Ursachen sind Schnitt- und Stichverletzungen im Bereich der oberen Extremität, Druckparesen sowie das Karpaltunnelsyndrom. Gelegentlich ist eine Einengung im Bereich des M. pronator teres möglich.

Symptome

- Schwurhand
- Schwäche der Flexion im Handgelenk
- Ausfall der Pronation
- Ausfall der Opposition
- Daumenballenatrophie
- Sensibilitätsstörungen im Bereich der radialen Hälfte der Handinnenfläche sowie dorsal der distalen Phalangen 2 und 3 und der Hälfte von 4

Elektrotherapie

Frank-Peter Bossert, Klaus Vogedes

Niederfrequenz

▶ 1.3.4, ▶ Abb. 10.7

Therapieziel Förderung der Reinnervation, Atrophieprophylaxe.

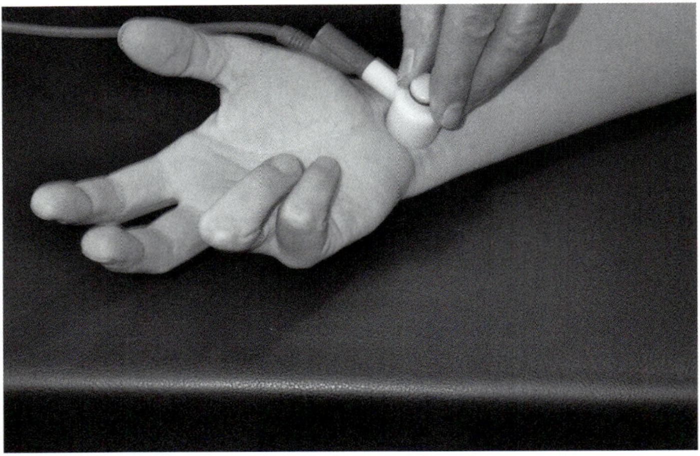

Abb. 10.7 Medianusparese, indirekte Reizung der Fingerflexoren (Niederfrequenz) [R435]

Liegt die faradische Erregbarkeit noch oder wieder vor, kann mit sämtlichen Serienimpulsen gereizt werden (Impulsdauer: 0,2–49 ms, Pausendauer: 10–100 ms). Für eine effiziente Therapie sind 24 Kontraktionen/Min. erforderlich. Die Schwellungen sind dementsprechend einzustellen.

> **!** Es eignen sich auch amplitudenmodulierte Ströme (AMS, ▶ 1.3.5) sowie Hochvoltimpulse (▶ 1.3.4). Diese Ströme sind äußerst verträglich und bei sensiblen Patienten einzusetzen.

Ist die faradische Erregbarkeit erloschen, wird eine Reizung mit Einzelimpulsen erforderlich (Impulsdauer: 50–1000 ms, Pausendauer: mind. dreimal so lang).

Elektrodenanlage
Monopolar oder bipolar, Kathode auf den zu reizenden Muskel oder Muskelanteil. Reizung des M. opponens monopolar durchführen.

Dosierung
- Intensität: motorisch überschwellig
- Behandlungsdauer: bis zur Ermüdbarkeitsgrenze

Kombinationsmöglichkeiten
PNF. Intentionsübungen nach Förster. Biofeedback (▶ 1.3.3).

Hydrotherapie

Petra Müller

Siehe Fazialisparese ▶ 10.1.1

Manuelle Lymphdrainage

Andreas Wittlinger, Dieter Wittlinger, Hildegard Wittlinger

Siehe Narben ▶ 7.1.4, siehe Radialisparese ▶ 10.1.3

Massagetherapie

René Weber

Therapieziel Durchblutungsanregung der atrophierten Muskulatur sowie reflektorische Tonisierung der betroffenen Flexoren im Unterarm.

Behandlungsmöglichkeiten
- Effleurage (▶ 4.2.2)
- Petrissage (Einhandknetung, Fingerspitzenknetung am Hypothenar, ▶ 4.2.3)
- Tapotement (▶ 4.2.6)
- Manuelle Schüttelungen (▶ 4.2.7)
- Vibration (▶ 4.2.8)

Bindegewebsmassage

Keine Indikation.

10.1.6 Plexusparese

Grundlegendes

Frank-Peter Bossert, Klaus Vogedes

Bei der Plexusparese handelt es sich um die Schädigung eines Nervengeflechts mit entsprechenden Ausfällen. Plexusparese am Arm: obere Plexuslähmung (Typ Erb), untere Plexuslähmung (Typ Déjerine-Klumpke).
Häufigste Ursachen sind Zerrungen mit oder ohne Wurzelausriss nach Motorradunfällen, Sportunfällen, Reitunfällen oder bei Arbeitsunfällen an rotierenden Maschinen. Weitere Ursachen sind geburtstraumatische Ereignisse (▶ 16.4.3) und narkosebedingte Zwangslagerungen.

Symptome
Obere Plexusparese:
- Subluxation im Glenohumeralgelenk
- Arm in Adduktionsstellung mit Innenrotation
- Arm hängt schlaff herab, mit Extension im Ellenbogengelenk und Pronation des Unterarms
- Meist nur geringe Sensibilitätsstörungen

Untere Plexusparese:
- Krallenhand (▶ Abb. 10.5)
- Sensibilitätsstörungen im Ulnarisgebiet
- Ggf. durch Mitbeteiligung des vegetativen Nervensystems Horner-Trias (Miosis, Ptosis, Enophthalmus)

Elektrotherapie

Frank-Peter Bossert, Klaus Vogedes

Niederfrequenz

▶ 1.3.4

Therapieziel Förderung der Reinnervation, Atrophieprophylaxe.

Liegt die faradische Erregbarkeit noch oder wieder vor, kann mit sämtlichen Serienimpulsen gereizt werden (Impulsdauer: 0,2–49 ms, Pausendauer: 10–100 ms).
Für eine effiziente Therapie sind 24 Kontraktionen/Min. erforderlich. Die Schwellungen sind dementsprechend einzustellen.
Ist die faradische Erregbarkeit erloschen, wird eine Reizung mit Einzelimpulsen erforderlich (Impulsdauer: 50–1000 ms, Pausendauer: mind. dreimal so lang).

> ! Bei Plexusparese durch Geburtstrauma (▶ 16.4.3) ist eine Elektrostimulation schon eine Woche post partum möglich.

Elektrodenanlage
- Monopolar oder bipolar, Kathode auf den zu reizenden Muskel oder Nervenreizpunkt.
- Besonders geeignet ist die Reizung über dem Erb-Punkt.

Dosierung
- Intensität: motorisch überschwellig
- Behandlungsdauer: bis zur Ermüdbarkeitsgrenze

Kombinationsmöglichkeiten
PNF. Intentionsübungen nach Förster. Biofeedback (▶ 1.3.3).

Hydrotherapie

Petra Müller

Therapieziel Vorrangig die Aktivierung der Muskulatur zur Atrophieprophylaxe und Wiederherstellung der Funktion.

Behandlungsmöglichkeiten
- Eisball, Eislolly (▶ 3.4.1): aktivierendes Abtupfen oder Reiben als nasse Kurzzeiteisanwendung im Verlauf der betroffenen Muskulatur
- Alternativ: Eisbeutel, sofern dies vom Patienten besser vertragen wird

Anwendung integriert in die physiotherapeutische Behandlung und in das Eigentraining vor dem Spiegel.

> Ist die Ursache ein Geburtstrauma (▶ 16.4.3), wird der Säugling die Eisanwendung nicht tolerieren. Alternativ kann man mit dem Waschlappen lokale Waschungen zur Aktivierung vornehmen.

Manuelle Lymphdrainage

Andreas Wittlinger, Dieter Wittlinger, Hildegard Wittlinger

Siehe Radialisparese ▶ 10.1.3

Massagetherapie

René Weber

Therapieziel Kontaktaufnahme mit dem Patienten sowie Beruhigung der betroffenen Strukturen.

Behandlungsmöglichkeiten
Effleurage (▶ 4.2.2).

Bindegewebsmassage

Keine Indikation.

10.1.7 Atemfunktionsstörung (Phrenikusparese)

Grundlegendes

Frank-Peter Bossert, Klaus Vogedes

Die Behandlung einer Phrenikusparese ist infolge der modernen Technik der Beatmungsgeräte nicht mehr erforderlich. Lediglich die Anbahnung einer physiologischen Atemfrequenz (z. B. nach Beatmung) stellt eine Indikation für die Myostimulation dar.

Symptome

- Erhöhte Atemfrequenz
- Flache Atmung, meist ausschließlich kostosternal
- Dyspnoe

Elektrotherapie

Frank-Peter Bossert, Klaus Vogedes

Niederfrequenz

▶ 1.3.4, ▶ Abb. 10.8

Therapieziel Anbahnung der Funktion.

Schwellstrom, wobei die Schwellungen der Atemfrequenz angepasst werden müssen und während der Behandlung sukzessive gesenkt werden.

Elektrodenanlage
Kathode (200 cm^2) auf dem Unterbauch; 4 Anoden (100 cm^2), davon 2 ventral und 2 dorsal oberhalb des oberen Rippenbogens.

Dosierung

- Intensität: deutliche Kontraktion der Bauchmuskulatur
- Behandlungsdauer: 10–15 Min.

Kombinationsmöglichkeiten
Atemtherapie.

> **!** Sollte durch die intensive Beatmung eine Hyperventilation auftreten, sind isometrische Übungen einzuflechten.

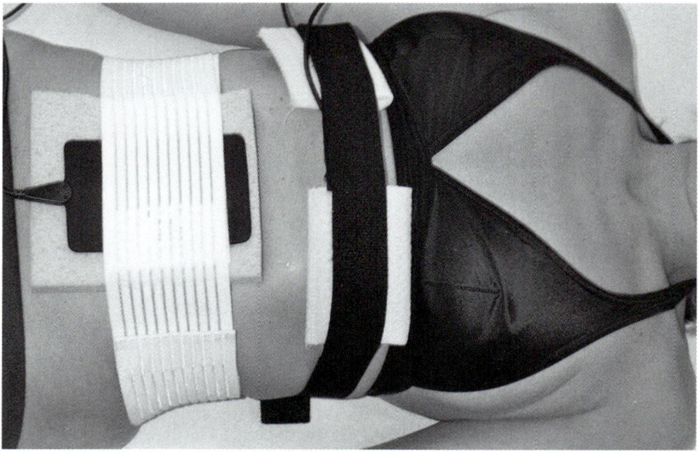

Abb. 10.8 Niederfrequenztherapie bei Phrenikusparese [R435]

Hydrotherapie

Petra Müller

Therapieziel Unterstützend zur Wiederherstellung der physiologischen Atemfrequenz.

Die hydrotherapeutischen Maßnahmen werden je nach Bedarf in die Atemtherapie integriert.

- Eisball oder Eislolly (▶ 3.4.1)
- Heiße Rolle (▶ 3.3.2)
- Warme Auflagen (▶ 3.3.1)

Kombinationsmöglichkeiten
Atemtherapie.

Manuelle Lymphdrainage

Keine Indikation.

Massagetherapie

René Weber

Therapieziel Detonisierung der Atemhilfsmuskulatur und Durchblutungssteigerung.

Behandlungsmöglichkeiten

- Effleurage (▶ 4.2.2)
- Friktionen (▶ 4.2.4): flächig am Brustkorb und mit den Fingerspitzen an den Interkostalen
- Petrissage (▶ 4.2.3): beidseits des M. trapezius

Bindegewebsmassage

Keine Indikation.

10.1.8 Femoralisparese

Grundlegendes

Frank-Peter Bossert, Klaus Vogedes

Mögliche Ursachen für eine Femoralisläsion: Femurfraktur, Fraktur im Beckenbereich, Z. n. Hüftgelenksluxation, Operationen im Bereich des Hüftgelenks (z. B. TEP), Hämatome und Abszesse des M. psoas major. Auch Tumoren und Bestrahlungen im Beckenbereich können eine Femoralisparese verursachen.

Symptome

- Aktive Flexion im Hüftgelenk ist beeinträchtigt.
- Streckung im Kniegelenk ist aufgehoben (gleichfalls die Funktion des M. quadriceps als „Kniebeugen-Verhinderer").
- Fehlender Patellarsehnen-Reflex.
- Auffällige Atrophie des M. quadriceps femoris.
- Gehen, Stehen und Treppensteigen sind erschwert oder sogar unmöglich.

Elektrotherapie

Frank-Peter Bossert, Klaus Vogedes

Mögliche Anwendungen: Niederfrequenz (▶ 1.3.4), Mittelfrequenz (▶ 1.3.4).

Niederfrequenz

▶ 1.3.4, ▶ Abb. 10.9

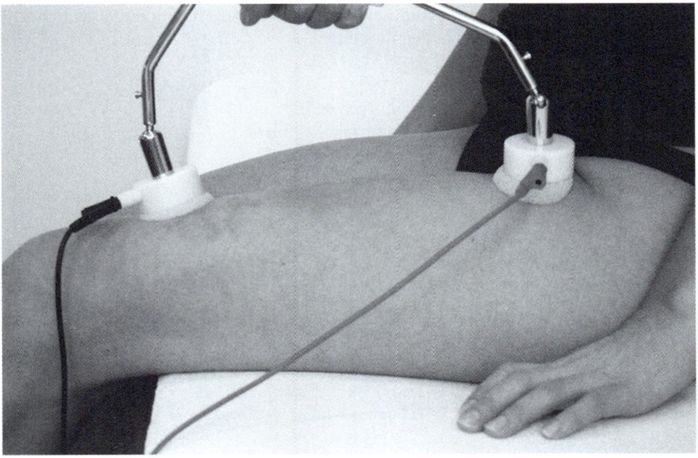

Abb. 10.9 Bipolare Reizung (Niederfrequenz) des M. quadriceps bei Femoralisparese [R435]

Therapieziel Förderung der Reinnervation, Atrophieprophylaxe.

Liegt die faradische Erregbarkeit noch oder wieder vor, kann mit sämtlichen Serienimpulsen gereizt werden (Impulsdauer: 0,2–49 ms, Pausendauer: 10–100 ms). Für eine effiziente Therapie sind wegen des größeren Bewegungsausmaßes 18 Kontraktionen/Min. erforderlich. Die Schwellungen sind dementsprechend einzustellen. Ist die faradische Erregbarkeit erloschen, wird eine Reizung mit Einzelimpulsen erforderlich (Impulsdauer: 50–1000 ms, Pausendauer: mind. dreimal so lang).

Elektrodenanlage
- ASTE: Sitz, monopolar oder bipolar, Kathode auf den zu reizenden Muskel bzw. Muskelanteil.
- Bei Zurückbildung der Parese zeigt sich i. d. R. noch eine ausgeprägte Atrophie des M. vastus medialis des M. quadriceps femoris. Hier wird als ASTE RL mit unterlagertem Kniegelenk gewählt, da nur die letzten 10 bis 20° bis zur Nullstellung durch den M. vastus medialis durchgeführt werden.

Dosierung
- Intensität: motorisch überschwellig
- Behandlungsdauer: bis zur Ermüdbarkeitsgrenze

Amplitudenmodulierte Ströme (AMS) 20 Hz (Mittelfrequenz)

▶ 1.3.5

Therapieziel Funktionsschulung und um Eigenaktivität anzubahnen.

Liegt die faradische Erregbarkeit vor, kann mit amplitudenmodulierten Strömen (AMS) gereizt werden.

Elektrodenanlage
Großflächige Elektroden im proximalen und distalen Bereich des M. quadriceps femoris, Schwellungen s. o. Niederfrequenz.

Dosierung
- Intensität: motorisch deutlich überschwellig
- Behandlungsdauer: bis zur Ermüdbarkeitsgrenze

Kombinationsmöglichkeiten

PNF. Intentionsübungen nach Förster. Biofeedback (▶ 1.3.3). Schlingentisch (bei MFT 2).

Hydrotherapie

Petra Müller

Siehe Fazialisparese ▶ 10.1.1

Manuelle Lymphdrainage

Andreas Wittlinger, Dieter Wittlinger, Hildegard Wittlinger

Siehe Radialisparese ▶ 10.1.3

Massagetherapie

René Weber

Therapieziel Tonisierung des M. quadriceps femoris, Durchblutungssteigerung, Detonisierung der Hamstring-Muskeln (Mm. semitendinosus, semimembranosus, biceps femoris).

Massagebefund
Atrophierte Quadrizepsmuskulatur.

Behandlungsmöglichkeiten

- **Tonisierung und Durchblutungssteigerung (M. quadriceps femoris):** Effleurage (▶ 4.2.2), Tapotement (▶ 4.2.6), manuelle Schüttelungen (▶ 4.2.7), Vibration (▶ 4.2.8)
- **Detonisierung (Hamstrings):** Effleurage (▶ 4.2.2), Petrissage (▶ 4.2.3), Friktion (▶ 4.2.4)

Bindegewebsmassage

Keine Indikation.

10.1.9 Obturatoriusparese

Grundlegendes

Frank-Peter Bossert, Klaus Vogedes

Häufigste Ursachen der Läsion des N. obturatorius sind Frakturen im Bereich des Oberschenkels, des Beckens sowie Tumoren.

Symptome

- Abschwächung der Adduktion (das betroffene Bein kann nicht über das andere Bein geschlagen werden)
- Atrophie der Innenseite des Oberschenkels
- Für den Patienten ein ermüdendes Gangbild, da der Oberschenkel stets zur Abduktion neigt.

Elektrotherapie

Frank-Peter Bossert, Klaus Vogedes

Niederfrequenz

▶ 1.3.4, ▶ Abb. 10.10

Therapieziel Förderung der Reinnervation, Atrophieprophylaxe.

Liegt die faradische Erregbarkeit noch oder wieder vor, kann mit sämtlichen Serienimpulsen gereizt werden (Impulsdauer: 0,2–49 ms, Pausendauer: 10–100 ms). Für eine effiziente Therapie sind wegen des größeren Bewegungsausmaßes 18 Kontraktionen/Min. erforderlich. Die Schwellungen sind dementsprechend einzustellen. Ist die faradische Erregbarkeit erloschen, wird eine Reizung mit Einzelimpulsen erforderlich (Impulsdauer: 50–1000 ms, Pausendauer: mind. dreimal so lang).

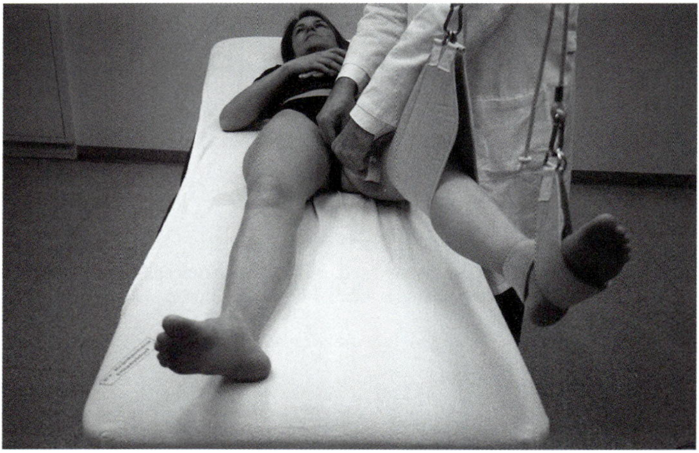

Abb. 10.10 Bipolare Elektrodenanlage bei Obturatoriusparese in Kombination mit dem Schlingentisch [R435]

Elektrodenanlage

- ASTE: Beinaufhängung im Schlingentisch, sodass das Bein frei über der Liege schwebt.
- Bipolare Elektrodenanlage an den Adduktoren.

Dosierung

- Intensität: motorisch überschwellig
- Behandlungsdauer: bis zur Ermüdbarkeitsgrenze

Kombinationsmöglichkeiten

PNF. Intentionsübungen nach Förster. Biofeedback (▶ 1.3.3). Schlingentisch.

Hydrotherapie

Petra Müller

Siehe Fazialisparese ▶ 10.1.1

Manuelle Lymphdrainage

Keine Indikation.

Massagetherapie

René Weber

Therapieziel Tonussteigerung der Adduktoren.

Behandlungsmöglichkeiten

Effleurage (▶ 4.2.2), Petrissage (Zweihandknetung, ▶ 4.2.3), Tapotement (▶ 4.2.6), Vibration (▶ 4.2.8).

Bindegewebsmassage
Keine Indikation.

10.1.10 Peroneus-/Fibularisparese

Grundlegendes
Frank-Peter Bossert, Klaus Vogedes

Häufige Ursachen für eine Peroneus-/Fibularisparese sind Frakturen im Bereich des Kniegelenks, des Caput fibulae sowie Druckläsionen (z. B. zu enge Reitstiefel, Übereinanderschlagen der Beine bei nicht sehr ausgeprägtem Weichteilmantel, schlecht angepasste Gipsverbände).

Symptome
- Ausfall aller Extensoren des Fußes
- Fuß hängt in Spitzfußstellung
- Hackenstand unmöglich
- Steppergang mit Fallfuß oder Klappfuß

Elektrotherapie
Frank-Peter Bossert, Klaus Vogedes

Mögliche Anwendungen: Niederfrequenz (▶ 1.3.4), TENS (FES) (▶ 1.3.4).

Niederfrequenz
▶ 1.3.4

Therapieziel Förderung der Reinnervation, Atrophieprophylaxe.

Liegt die faradische Erregbarkeit noch oder wieder vor, kann mit sämtlichen Serienimpulsen gereizt werden (Impulsdauer: 0,2–49 ms, Pausendauer: 10–100 ms). Für eine effiziente Therapie sind wegen des größeren Bewegungsausmaßes 18 Kontraktionen/Min. erforderlich. Die Schwellungen sind dementsprechend einzustellen. Ist die faradische Erregbarkeit erloschen, wird eine Reizung mit Einzelimpulsen erforderlich (Impulsdauer: 50–1000 ms, Pausendauer: mind. dreimal so lang).

Elektrodenanlage
Monopolar oder bipolar, Elektrode auf den zu reizenden Muskel.

Dosierung
- Intensität: motorisch überschwellig
- Behandlungsdauer: bis zur Ermüdbarkeitsgrenze

TENS
▶ 1.3.4, ▶ Abb. 10.11

Therapieziel Behinderungsausgleich und Erlangung eines nahezu physiologischen Gangbildes.

Zur weiteren Unterstützung ist die Anwendung des Peroneus-Stimulators (▶ 1.3.3) angezeigt (Voraussetzung ist der Erhalt der faradischen Erregbarkeit). Die Frequenz ist dem Schädigungsgrad des M. tibialis anterior anzupassen.

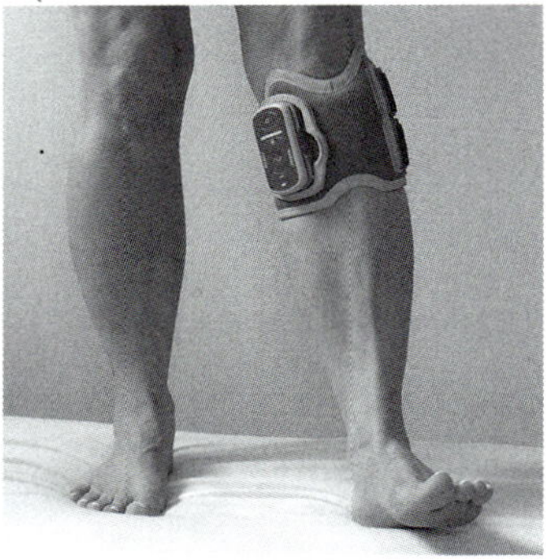

Abb. 10.11 Behandlung der Fibularisparese mit Peroneus-Stimulator (FES/TENS) [K334]

Der Stimulator bewirkt eine Kontraktion, die durch einen Fersenschalter unterbrochen wird. Auf diese Weise kann die Spielbeinphase wieder beübt werden, wodurch der Patient ein annähernd physiologisches Gangbild erreichen kann. Der Peroneus-Stimulator dient als Behinderungsausgleich.

! Der Peroneus-Stimulator ist einer Peroneusschiene vorzuziehen, da er die Muskulatur aktiv fordert.

Elektrodenanlage

- In einer Unterschenkelmanschette, die mit Klettverschluss befestigt wird, ist der externe Stimulator platziert. In der Manschette befinden sich großflächige Baumwollelektroden (vor dem Einsatz anfeuchten).
- Da biphasische Impulse eingesetzt werden, spielt die Polarität keine Rolle.
- Grundeinstellung des Stimulators: 5 s Stimulationsphase, 5 s Pause.

Dosierung

- Intensität: motorisch überschwellig
- Behandlungsdauer: 30–60 Min., mehrmals tgl.

Der Peroneus-Stimulator kann über einen längeren Zeitraum getragen werden.

Kombinationsmöglichkeiten

PNF. Intentionsübungen nach Förster. Biofeedback (▶ 1.3.3).

Hydrotherapie

Petra Müller

Siehe Fazialisparese ▶ 10.1.1

Manuelle Lymphdrainage

Andreas Wittlinger, Dieter Wittlinger, Hildegard Wittlinger

Siehe Radialisparese ▶ 10.1.3

Massagetherapie

René Weber

Therapieziel Tonisierung des M. tibialis anterior und der Mm. peronei.

Behandlungsmöglichkeiten

Tonisierende Streichungen am M. tibialis anterior und an den Mm. peronei: Effleurage (▶ 4.2.2), Tapotement (▶ 4.2.6), Vibration (▶ 4.2.8).

Bindegewebsmassage

Keine Indikation.

10.1.11 Tibialisparese

Grundlegendes

Frank-Peter Bossert, Klaus Vogedes

Ursachen einer Tibialisparese sind häufig Frakturen im Unterschenkelbereich, tiefe, stumpfe Traumen sowie Druckläsionen. Der N. tibialis ist verhältnismäßig selten betroffen.

Symptome

- Ausfall der Plantarflexion von Fuß und Zehen
- Zehenspreizung ist unmöglich
- Ausfall des Achillessehnenreflexes
- Auffällige Atrophie der Wade

Elektrotherapie

Frank-Peter Bossert, Klaus Vogedes

Niederfrequenz

▶ 1.3.4

Therapieziel Förderung der Reinnervation, Atrophieprophylaxe.

Liegt die faradische Erregbarkeit noch oder wieder vor, kann mit sämtlichen Serienimpulsen gereizt werden (Impulsdauer: 0,2–49 ms, Pausendauer: 10–100 ms). Für eine effiziente Therapie sind wegen des größeren Bewegungsausmaßes 18 Kontraktionen/Min. erforderlich. Die Schwellungen sind dementsprechend einzustellen. Ist die faradische Erregbarkeit erloschen, wird eine Reizung mit Einzelimpulsen erforderlich (Impulsdauer: 50–1000 ms, Pausendauer: mind. dreimal so lang).

Elektrodenanlage

- ASTE: BL, Fuß im Überhang
- Monopolare oder bipolare Elektrodenanlage, Kathode auf den zu reizenden Muskel oder Muskelanteil

Dosierung

- Intensität: motorisch überschwellig
- Behandlungsdauer: bis zur Ermüdbarkeitsgrenze

Kombinationsmöglichkeiten

PNF. Intentionsübungen nach Förster. Biofeedback (▶ 1.3.3).

10

Hydrotherapie

Petra Müller

Siehe Fazialisparese ▶ 10.1.1

Manuelle Lymphdrainage

Andreas Wittlinger, Dieter Wittlinger, Hildegard Wittlinger

Siehe Radialisparese ▶ 10.1.3

Massagetherapie

René Weber

Therapieziel Durchblutungsanregung und Tonisierung der paretischen Muskulatur.

Behandlungsmöglichkeiten
Effleurage (▶ 4.2.2), Tapotement (▶ 4.2.6), Vibration (▶ 4.2.8).

Bindegewebsmassage

Keine Indikation.

Weiterführende Literatur (Elektrotherapie bei peripheren Paresen)

Bossert FP. Die Behandlung einer Armplexus-Parese mit Elektrotherapie. Zeitschrift für Physiotherapeuten, 2005; 57(5): 850–856.
Mokrusch T. Die Elektrotherapie des denervierten Muskels. Durchbruch zum Erfolg. Akt Neurol, 1990; 17(5): 164–166.
Mokrusch T. Langzeiterfahrungen mit der Elektrotherapie peripherer Nervenläsionen. Krankengymnastik, 1996; 48: 996–1006.
Mokrusch T. LIB-Stimulation: Long-term clinical experiences with electrotherapy of denervated muscle. Artif Organs, 1996: 1252.
Mokrusch T. Die Plastizität des Skelettmuskels: Bedeutung für die Therapie innervierter und denervierter Muskulatur. Neurol Rehabil Suppl, 2007; 1: 29.
Mokrusch T, Engelhardt A, Eichhorn KF, et al. Effects of long-impulse electrical stimulation on atrophy and fibre type composition of chronically denervated fast rabbit muscle. J Neurol, 1990; 237: 29–34.
Mokrusch T, Neundörfer B. Electrotherapy of permanently denervated muscle – Long term experience with a new method. Eur J Phys Med Rehabil, 1994, 4: 166–173.
Mokrusch T, Neundörfer B, Engelhardt A et al. Elektrotherapie in der Neurologie – Was leistet die direkte Muskelstimulation bei schlaffen Lähmungen? Biomed Tech, 1990; 35 (Suppl): 71–2.

10.2 Zentrale Paresen

10.2.1 Hemiplegie, Hemiparese

Grundlegendes

Frank-Peter Bossert, Klaus Vogedes

Vollständige (Hemiplegie) bzw. inkomplette (Hemiparese) Lähmung einer Körperhälfte infolge einer zentralen Läsion (z. B. Apoplex).

Symptome
Unterscheidung zwischen brachiofazialem und beinbetontem Typ; die Ausfälle können schlaff oder spastisch sein. I. d. R. ist die Hemiparese in der Anfangsphase

schlaff, kann jedoch spastisch werden, was bei einer peripheren Parese nicht der Fall ist.

- Tonusveränderungen (anfangs schlaff, später meist spastisch)
- Masseninnervationen
- Gesteigerte Eigenreflexe
- Pathologische Reflexe
- Verlust der Feinmotorik
- Gestörte Oberflächen- und Tiefensensibilität
- Ggf. Gewebsflüssigkeitseinlagerungen, Ödeme

Elektrotherapie

Frank-Peter Bossert, Klaus Vogedes

Mögliche Anwendungen: Niederfrequenz/TENS (▶ 1.3.4), Mittelfrequenz (▶ 1.3.5).

> Die Behandlung der Hemiplegie mit Elektrotherapie ist nur durch erfahrene Therapeuten erfolgreich durchzuführen.

Niederfrequenz

▶ 1.3.4

Therapieziel Insbesondere für das repetitive Bewegen; Tonussenkung und Verbesserung der motorischen Störungen.

1. Phase (schlaffe Phase)

- Stimulation mit faradischen Strömen o. Ä. möglich.
- Transkranielle Gleichstromstimulation (tDCS, ▶ 1.3.11).

2. Phase (spastische Phase)

- Stimulation der schlaffen, überdehnten, antagonistischen Muskulatur; Detonisierung der spastischen Muskulatur (Frequenz 100 Hz). Beide Therapieziele sind mit Mehrkanalgeräten gleichzeitig zu erreichen.
- Transkranielle Gleichstromstimulation (tDCS, ▶ 1.3.11) – der Evidenzlevel für motorische Störungen nach Schlaganfall wurde mit Level C bewertet.
- FES (▶ 1.3.11).

Elektrodenanlage

- Zur Myostimulation Reizelektrode auf den motorischen Reizpunkt.
- Zur Detonisierung größere Elektroden am proximalen und distalen Ende des Muskels bzw. der betroffenen Muskelgruppe befestigen.
- Bei der tDCS (▶ Abb. 10.12) wird je nach Therapieziel über dem betroffenen Areal stimuliert. Dabei ist die anodale (hemmende Wirkung) von der kathodalen (stimulierenden Wirkung) zu unterscheiden.
- Die genaue Positionierung der Elektroden sollte gemeinsam mit dem behandelnden Arzt festgelegt werden. I. d. R. Anode: gleiche Hemisphäre wie die Läsion (C3 oder C4, läsionsrelevant), Kathode: kontralateral zur Läsion (C3/C4).
- Zum Behinderungsausgleich der Peroneusparese mit einem Peroneus-Stimulator (▶ 1.3.3, ▶ 10.1.10) (funktionelle Elektrostimulation, FES) wird in einer Unterschenkelmanschette der externe Stimulator befestigt.

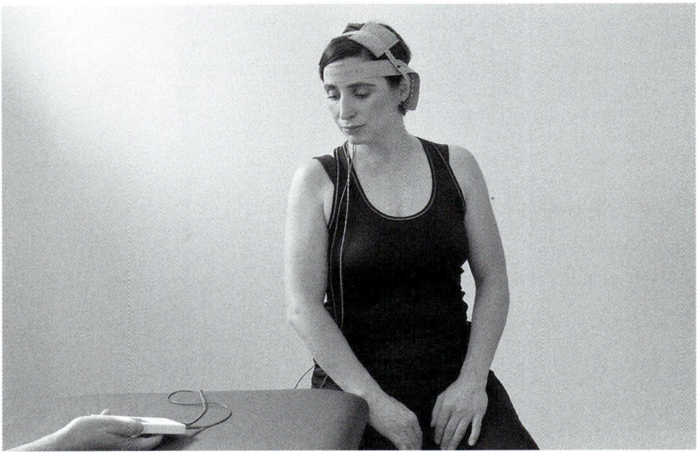

Abb. 10.12 Transkranielle Gleichstromstimulation (tDCS) [K334]

Dosierung

- Intensität:
  - Schlaffe, überdehnte Antagonisten: motorisch überschwellig bis zur Ermüdbarkeitsgrenze
  - Spastische Muskulatur: deutlich sensibel überschwellig
  - tDCS: 1–2 mA; Umfang: 1 bis 5 Sitzungen (während oder nach jeder Sitzung möglichst Bewegungstraining)
  - FES (Peroneus-Stimulator): motorisch überschwellig, Einstellungsempfehlung: 5 s Stimulationsphase, 5 s Pause
- Behandlungsdauer: 30 Min.; der Peroneus-Stimulator (FES) kann den ganzen Tag getragen werden.

TENS-EMG-getriggerte Elektrostimulation

▶ 1.3.4, ▶ 1.3.3, ▶ Abb. 10.13

Therapieziel Förderung der Eigenaktivität und für das repetitive Bewegen.

Stimulation der schlaffen, überdehnten Antagonisten mit biphasischen Impulsen (Frequenz 10–100 Hz, Dauer 2–10 Sek.). Mittels Oberflächenelektroden wird die elektrische Muskelaktivität abgeleitet, verstärkt und dem Patienten als optisches oder/und akustisches Signal wiedergegeben. Der Patient bekommt den Auftrag, die Bewegung einzuleiten, bei nicht ausreichender Muskelaktivität setzt der biphasische Reizstrom ein und vollendet die Bewegung.
Seit 2015 ist die EMG-getriggerte Elektrostimulation in die S2e-Leitlinien der Deutschen Gesellschaft für Neurorehabilitation aufgenommen (▶ 1.3.3).

Elektrodenanlage
Zwei Oberflächenklebeelektroden sowie eine neutrale Referenzelektrode liegen auf dem zu stimulierenden Muskel.

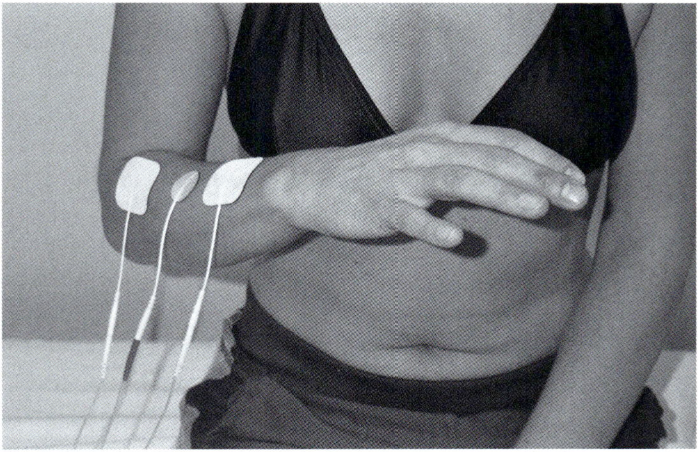

Abb. 10.13 Hemiparese, EMG-getriggerte Myostimulation [R435]

Dosierung
- Intensität: motorisch überschwellig
- Behandlungsdauer: je nach Konstitution des Patienten 10–20 Min., mehrmals tgl. möglich

Mittelfrequenz

▶ 1.3.5

Therapieziel Tonusregulation.

1. Phase (schlaffe Phase)
Stimulation mit amplitudenmodulierten Strömen (AMS), Frequenz 20 Hz, ca. 24 Kontraktionen/Min.

2. Phase (spastische Phase)
Detonisierung der spastischen Muskulatur (AMS/IF-Strom), Frequenz 100 Hz.

Elektrodenanlage
- Myostimulation: Längsdurchflutung des betroffenen Muskels bzw. der betroffenen Muskelgruppe
- Detonisierung: große Plattenelektroden im Bereich der spastischen Muskelgruppen

Dosierung
- Intensität:
  - Myostimulation: motorisch überschwellig
  - Detonisierung: sensibel überschwellig
- Behandlungsdauer: 20–30 Min. je Applikation

Kombinationsmöglichkeiten

> Nach der Muskeldetonisierung sind evtl. vorgesehene physiotherapeutische Behandlungen direkt anzuschließen, da die Senkung der Spastizität zwischen einer und fünf Stunden anhält.

Alternative Maßnahmen der Elektrotherapie: hydroelektrisches Vollbad (▶ 1.3.2), absteigende Polung zur Detonisierung, oder Querdurchflutung, Anode an die spastische Seite, ebenfalls zur Detonisierung.
Mit der Zweikanal-Stimulation nach Hufschmidt kann durch eine 20-minütige Behandlung eine deutliche Spastikreduzierung über Stunden bis Tage erzielt werden. Dieses bewährte Spezialverfahren wird heute wieder als Gerätapplikation angeboten.

Weiterführende Literatur

Antal A, Alekseichuk I, Bikson M, et al. Low intensity transcranial electric stimulation: Safety, ethical, legal regulatory and application guidelines. Clinical Neurophysiology, 2017; 128(9): 1774–1809.
Cauraugh J, Light K, Kim S, et al. Chronic Motor Dysfunction After Stroke – Recovering Wrist and Finger Extension by Electromyography Triggered Neuromuscular Stimulation. Stroke, 2000; 31: 1360–1364.
Danz J, Guttierrez-Lopez S. Behandlung der Hemiplegie mit intensionsabhängiger EMG-getriggerter Muskelstimulation. Phys Rehab Kur Med, 1994; 4: 5–9.
Dohle Ch, Tholen R, Wittenberg H et al. Rehabilitation der Mobilität nach Schlaganfall (ReMoS). Neurologie & Rehabilitation, 2015; 7: 442–443.
Francisco G, Chae J, Chawla H et al. Electromyogram-Triggered Neuromuscular Stimulation for Improving the Arm Function of Acute Stroke Survivors: A Randomized Pilot Study. Arch Phys Med Rehabil, 1998;79: 570–575.
Heckmann J, Mokrusch T, Kröckel A, et al. EMG-tiggered electrical muscle stimulation in the treatment of central hemiparesis after a stroke. Eur J Phys Med Rehabil, 1997; 7: 138–141.
Hesse S, Werner C, Schonhardt EM et al. Transkranielle Galvanisation (tDCS) und periphere Stimulation: eine alte neue Methode zur Förderung der motorischen Rehabilitation nach Schlaganfall. Zeitschrift für Elektrostimulation & Elektrotherapie, 2006; 8(1): 9–10.
Mokrusch T. EMG-getriggerte Elektrostimulation vs. Konventionelle Niederfrequenztherapie in der Rehabilitation des Schlaganfalls. Phys Rehab Kur Med, 1997; 7: 169–170.
Mokrusch T, Bossert FP, David A et al. Die Wertigkeit der EMG-gesteuerten Elektrostimulation in der Therapie und Rehabilitation zentralnervöser Störungen. Zeitschrift für Elektrostimulation & Elektrotherapie, 1999; 1(1): 30–35.
Pages I-H, Atabas E. Modulierte Mittelfrequenz-Elektrotherapie bei Hemisymptomatik der oberen Extremität akuter Schlaganfall. Phys Rehab Kuror, 2004; 14: 295–299.
Rautenberg W, Bossert FP. Erfahrungsbericht über die Behandlung der spastischen Hemiparese mit Elektrotherapie. Krankengymnastik, 1999; 51(9): 1508–1510.

Hydrotherapie

Petra Müller

Befunderhebung

- Prüfung auf Störung der Oberflächen- oder Tiefensensibilität (wenn ja: in welchem Ausmaß?)
- Beurteilung der Tonussituation (schlaff, spastisch)
- Aktivierung, Tonisierung oder Detonisierung?
- Welche Phase der Erkrankung?
- Gesundheitszustand des Patienten?
- Prüfung der Reflexsituation
- Sind Ödeme vorhanden?

- Sollen durchblutungsfördernde, stoffwechselanregende Maßnahmen gewählt werden?

! Die entsprechenden Kontrollen müssen sehr sorgfältig durchgeführt werden.

Vorgehen: konsensuelles Arbeiten, aber auch Anwendungen in Kombination mit der gesunden Seite.

Maßnahmen zur Aktivierung und Stoffwechselanregung

- Waschungen als milde Form der Anwendungen (▶ 3.3.5)
- Wechselteilbäder (▶ 3.3.3)
- Kalte oder temperierte Güsse (▶ 3.3.4)
- Wechselgüsse (▶ 3.3.4)
- Tonisierung der Muskulatur: Eisball, Eislolly (▶ 3.4.1)

Maßnahmen zur Detonisierung

- Teilbäder oder Vollbäder, sofern möglich (Vollbäder mit dem Arzt abklären!) (▶ 3.3.3)
- Warme Auflagen oder Wickel (▶ 3.3.1)
- Heiße Rolle (mit besonderer Vorsicht!) (▶ 3.3.2)

Ebenfalls spastikreduzierend wirken Eis- und Kältebehandlungen in ausreichender Länge (10–20 Min.):

- Eis- oder Kältetauchbad (▶ 3.3.3)
- Lokale großflächige Eisabreibungen, kühlende Umschläge oder Coolpacks, Eishandtücher (▶ 3.4.1)

Weiterführende Literatur

Deutsche Gesellschaft für Neurologie (DGN). Leitlinien für Diagnostik und Therapie in der Neurologie. Therapie des spastischen Syndroms. Entwicklungsstufe: S2k (Stand: 1. November 2018). Aus: dgn.org/wp-content/uploads/2013/01/030-078l_S2k_Therapie_spastisches_Syndrom_2019-06-verlaengert.pdf (letzter Zugriff: 6.6.2021).

Manuelle Lymphdrainage

Andreas Wittlinger, Dieter Wittlinger, Hildegard Wittlinger

▶ Kap. 6

Therapieziel Reduktion des Ödems, Stimulation der Nerven, Tonusregulierung.

ML-Behandlung

- ML-Behandlung, sobald der Patient kreislaufstabil ist (1. oder 2. Tag nach Infarkt bzw. Apoplex); tgl. Behandlung (mind. 1 h) von Hals und Gesicht, Mundinnendrainage (weicher Gaumen, 5 bis 10 Min.).
- Die Reaktion des Patienten beachten, bei Unmutsbezeugungen Behandlung beenden.
- Tgl. Behandlungen sind wünschenswert, später auch die betroffene(n) Extremität(en) behandeln.

Kombinationsmöglichkeiten

Gut kombinierbar mit Physiotherapie, die im spastischen Stadium immer nach der ML-Behandlung erfolgen sollte.

Weiterführende Literatur

Louveau A, Smirnov I. Structural and functional features of central nervous system lymphatic vessels. J. Nature, 2015;523(7560): 337–41.

Lüdemann W, Kaminski J, Küther G et al. Manual lymphatic drainage and its influence on intracranial pressure in severe traumatic brain injury. Lymphology, 2004;37: 131–135.
Weissleder H. Flüssigkeitsaustausch im zentralen Nervensystem „lymphatische Transportwege". Lymphologie aktuell, 2012, Nr. 26.

Massagetherapie

René Weber

Therapieziel Stoffwechselsteigerung und Ödemresorption.

Behandlungsmöglichkeiten
Effleurage (▶ 4.2.2).

Bindegewebsmassage

Keine Indikation.

10.2.2 Querschnittslähmung

Grundlegendes

Frank-Peter Bossert, Klaus Vogedes

Eine Querschnittslähmung entsteht aufgrund einer kompletten oder inkompletten Schädigung des Rückenmarks. Ursache der Schädigung sind in erster Linie traumatische Ereignisse wie Wirbelkörperfrakturen und Bandscheibenvorfälle. Auch Tumoren, Infektionen oder Blutungen können eine Querschnittssymptomatik zur Folge haben. Für die Therapie ist die folgende Einteilung von Bedeutung: Höhe der Rückenmarksschädigung, Grad der Schädigung und muskuläre Beeinträchtigung.

Höhe der Rückenmarksschädigung
- Tetraplegie oberhalb von Th1
- Paraplegie unterhalb von Th1

Grad der Schädigung
- Komplett (völlige Durchtrennung des Rückenmarks)
- Inkomplett (teilweise noch erhaltene Funktion des Rückenmarks)

Muskuläre Beeinträchtigung
- Spastische Muskulatur
- Schlaffe Muskulatur

Symptome
- Motorische Ausfälle unterhalb der Läsionshöhe
- Sensibilitätsstörungen
- Vegetative Störungen (z. B. Blasen- und Darmfunktionsstörungen)
- Psychische Störungen

Elektrotherapie

Frank-Peter Bossert, Klaus Vogedes

Niederfrequenz

▶ 1.3.4

Therapieziel Atrophieprophylaxe, Detonisierung und Verbesserung der Trophik.

Schlaffe Muskulatur

Funktionelle Elektrostimulation (FES) (bei inkompletter Läsion auch zur Bahnung). Stimulation sowohl mit faradischen Impulsen als auch mit TENS-Strömen.

Spastische Muskulatur

Eine deutliche Reduzierung der Spastizität kann nur erreicht werden, wenn analog der spastikhemmenden Medikation eine kontinuierliche Behandlung mit elektrischem Strom erfolgt. Die Stromformen sind individuell zu erproben, z. B. mit positiven monophasischen Impulsen (Frequenz 17–50 Hz).

- **Kontraktionsdauer:** 4–6 Sek., Pausendauer: das 1,5–2-Fache der Kontraktionsdauer.
- **Alternativ:** Zweikanal-Stimulation nach Hufschmidt mit monophasischen Rechteckimpulsen (Impulsdauer: 0,01–0,5 ms, Reizfrequenz an der unteren Extremität: 0,2–0,8 Hz, an der oberen Extremität: 1–2 Hz). Das ursprüngliche Spasmotron®-Gerät nach Hufschmidt wurde durch ein neu entwickeltes Multifunktionalgerät mit der original von Hufschmidt beschriebenen Stromform ersetzt.

Elektrodenanlage

Zur Myostimulation Reizelektrode auf dem motorischen Reizpunkt. Da meist mehrere Muskelgruppen ausfallen, empfehlen sich Mehrkanal-Gerätsysteme. Die Spastikreduzierung kann durch Stimulation der spastischen, aber auch der antagonistischen Muskulatur erreicht werden Die Festlegung erfordert eine individuelle, langfristige Erprobung, die auch die Elektrodenanlage bestimmt.

Dosierung

- Intensität: motorisch überschwellig
- Behandlungsdauer: 30–60 Min.

! Wegen der evtl. gestörten Sensibilität ist bei der Dosierung mit monophasischen Impulsen auf die elektrolytische Wirkung der Ströme (Verätzungsgefahr) zu achten.

Kombinationsmöglichkeiten

PNF. Lokomotionstherapie für Querschnittspatienten.

> ! Die höchste Reduzierung der Spastizität wird unmittelbar nach der Elektrotherapie erreicht. Deshalb sollte eine physiotherapeutische Behandlung direkt im Anschluss daran erfolgen.

Weiterführende Literatur

Kern H. Funktionelle Elektrostimulation paraplegischer Patienten. Eur J Transl Myol, 2014;24(2): 2940. DOI:10.4081/ejtm.2014.2940.

Vogedes K. Elektrotherapie bei zentralen Lähmungen. Z Elektrostim Elektrother, 2000; 2(1): 24–28. Aus: www.hippocampus.de/abstract-4.16936.html (letzter Zugriff: 6.6.2021).

Hydrotherapie

Petra Müller

> ϟ Wegen der gestörten Sensibilität mit manchmal hypersensiblen Reaktionen oder wegen der nicht mehr vorhandenen Sensibilität ist ein sehr umsichtiger und überlegter Umgang mit **sorgfältigen Kontrollen** notwendig.

Die Temperaturen der Anwendungen sind v. a. zu Beginn der hydrotherapeutischen Behandlung moderat zu wählen, d. h. weder zu heiß noch zu kalt.
Eine bewährte Option ist das konsensuelle Arbeiten (sowohl obere/untere als auch rechte/linke Extremität).

Behandlungsmöglichkeiten

- Waschungen als milde Form der Hydrotherapie zur Anregung der Hautdurchblutung und des Stoffwechsels (▶ 3.3.5)
- Wechselteilbäder (keine zu hohe Temperaturdifferenz) (▶ 3.3.3)
- Warme Teilbäder (▶ 3.3.3)
- Warme Auflagen (▶ 3.3.1) in schmerzhaften oder stark belasteten Bereichen, z. B. durch das Rollstuhlfahren in der BWS/HWS bei Paraplegie
- Kleine Eisanwendungen (▶ 3.4.1) in den sensiblen Bereichen bei akuten Beschwerden

Kombinationsmöglichkeiten

Begleitende Physiotherapie im Bewegungsbad, sofern möglich (Wassertemperatur ca. 32 °C). Das warme Wasser entlastet, und der Patient hat bei teilparetischen Gliedmaßen die Möglichkeit, Bewegungen durchzuführen, was wiederum einen positiven Effekt auf die Psyche hat. Das warme Wasser hat zusätzlich einen positiven Effekt auf Tonuserhöhungen und Spastik.

Manuelle Lymphdrainage

Andreas Wittlinger, Dieter Wittlinger, Hildegard Wittlinger

▶ Kapitel 6, siehe auch Hämatom ▶ 7.2.4

Therapieziel Wundheilungsregulierung und Ödemresorption.

ML-Behandlung sofort nach Trauma bewirkt einen bis zu 5-mal schnelleren Abtransport der Entzündungsmediatoren im geschädigten Bereich und führt damit zu einer Dekompression der Nerven. Dies ist vor allem bei einem subtotalen Querschnitt wichtig, damit es zu einer Druckentlastung der verbliebenen funktionierenden Nerven kommt.

Massagetherapie

René Weber

Therapieziel Detonisierung und Schmerzlinderung.

Behandlungsmöglichkeiten

Effleurage (▶ 4.2.2), Petrissage (▶ 4.2.3), Tapotement (Klopfungen, ▶ 4.2.6), oberflächliche Friktionen (▶ 4.2.4).
In die Behandlung können Kolonmassage (▶ 4.2.9) und Klopfungen (▶ 4.2.6) integriert werden.

Bindegewebsmassage

Keine Indikation.

10.3 Erkrankungen des extrapyramidalen Systems

10.3.1 Parkinson-Syndrom (M. Parkinson)

Grundlegendes

Frank-Peter Bossert, Klaus Vogedes

Degenerative Erkrankung der Stammganglien. Erkrankungsalter meist > 40. Lebensjahr. Es handelt sich um ein hypokinetisches, hypertones Syndrom.

Symptome (▶ Abb. 10.14)

- Rigor
- Tremor
- Akinese
- Verarmung der mimischen und gestischen Ausdrucksbewegungen
- Leise, monotone Sprache
- Salbengesicht
- Kyphotische Körperhaltung
- Kleinschrittiges, schlurfendes Gangbild, verringertes Armpendel

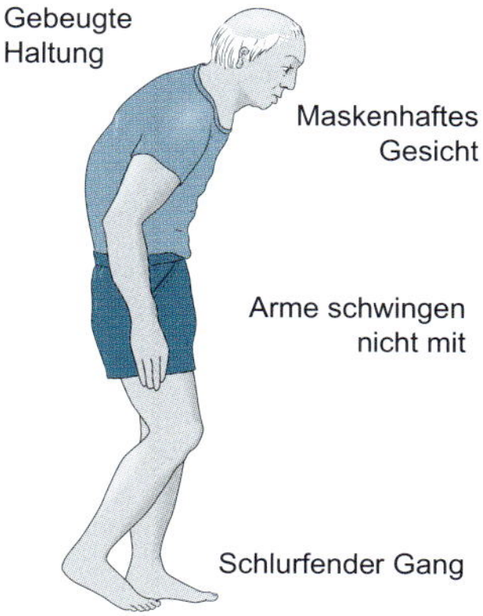

Abb. 10.14 Typische Körperhaltung beim Parkinson-Syndrom [L190]

Elektrotherapie

Frank-Peter Bossert, Klaus Vogedes

Biphasische Dreieckströme 1–200 Hz (Niederfrequenz)
▶ 1.3.4

Therapieziel Kräftigung der Muskulatur.

Impulsdauer 50–450 μs, 0,1–4,0 Sek. Anstieg, Plateau 1–20 Sek., frei einstellbar.

Elektrodenanlage

- ASTE: Sitz oder SL
- Niederfrequente Mehrkanalstimulation, 4 bis 8 Elektroden sind in einem dafür vorgesehenen Anzug eingearbeitet. Dadurch sind die Elektroden paravertebral symmetrisch platziert.

Dosierung

- Intensität: motorisch überschwellig
- Behandlungsdauer: 30 Min., mind. 3 ×/Wo.

Hydrotherapie

Petra Müller

Therapieziel Begleitend zur Tonusregulierung und Erleichterung sowie zur Schmerzlinderung (Warmanwendungen) sowie zur Regulation des Temperaturhaushalts und zur vegetativen Anpassung (Kaltanwendungen).

Neben den bei „Grundlegendes" genannten Symptomen kommt es häufig zu einer Störung des vegetativen Nervensystems mit Veränderungen des Temperaturempfindens und der Wärmeregulation und dadurch zu erhöhter Schweißbildung (häufig im Kopf-Nacken-Bereich) oder nicht adäquater Wahl der Kleidung bei kalten Temperaturen.
Art der Anwendung und Dosierung richten sich ausschließlich nach dem Patienten.

- **Verbesserung oder Erhaltung der Mobilität:** Bewegung im Wasser als unterstützendem Medium:
  - Warme oder temperierte Bäder (▶ 3.3.3) mit und ohne detonisierende Zusätze
  - Thermalbäder oder normale Schwimmbäder evtl. am Warmbadetag
- **Weitere warme bzw. heiße Anwendungen:**
  - Lokal angelegte warme Auflagen oder Packungen (▶ 3.3.1)
  - Heiße Rolle (▶ 3.3.2)
- **Kaltanwendungen** (Vorsichtsmaßnahmen beachten, s. u. Kasten):
  - Kalte oder temperierte Waschungen als Teil- oder Ganzkörperwaschung (▶ 3.3.5)
  - Wassertreten zur Abhärtung (auch in temperiertem Wasser möglich) (▶ 3.3.5)
  - Wechselbäder (▶ 3.3.3)
  - Kalte oder temperierte Güsse für Unterschenkel, Arme oder Gesicht (▶ 3.3.4)
  - Wechselgüsse (▶ 3.3.4)

> Bei Kaltanwendungen ist zu beachten, dass die Akinese (Steifigkeit) zunehmen kann. Was für das Schwitzen, die Wärmeregulation und die vegetative Anpassung gut ist, kann für die Mobilität schlecht sein. Ggf. müssen die Anwendungen weggelassen werden.

Manuelle Lymphdrainage

Andreas Wittlinger, Dieter Wittlinger, Hildegard Wittlinger

▶ Kap. 6

Therapieziel Reduzierung des Tremors, Normalisierung des meningealen Lymphabflusses.

ML-Behandlung
- Ganzkörperbehandlung (möglichst in zwei Sitzungen) mit passiven Gelenkbewegungen zur Erhaltung der Mobilität.
- Die ML-Behandlung wird i. d. R. als Zuwendung empfunden, der Tremor wird geringer.
- ML beeinflusst das autonome Nervensystem und wirkt beruhigend.

Weiterführende Literatur

Ding XB, Wang XX et al. Impaired meningeal lymphatic drainage in patients with idiopathic Parkinson's disease. Nat Med, 2021;27(3): 411–418.
Hilde-Ulrichs-Stiftung: Manuelle Therapie bei Parkinson. Aus: www.aktive-parkinson-stiftung.de/parkinson-informationen/nicht-medikamentoese-behandlung/aktivierende-therapien/manuelle-therapie (letzter Zugriff: 6.6.2021).
Schingale FJ, Esmer M, Küpeli B et al. Investigation of the Less Known Effects of Manual Lymphatic Drainage: A Narrative Review. Lymphat Res Biol, 2021; Mar 22. Online ahead of print. DOI:10.1089/lrb.2019.0091.

Massagetherapie

René Weber

Therapieziel Detonisierung des Schulter-Nacken-Bereichs und der Brustmuskulatur sowie Aufrichtung und Atmungsunterstützung.

Behandlungsmöglichkeiten
Effleurage (▶ 4.2.2), Petrissage (▶ 4.2.3), Friktionen (▶ 4.2.4).

Bindegewebsmassage

Klaus Vogedes

▶ Kap. 5
Patienten mit Parkinson-Syndrom sind meist bzgl. Rigor und Tremor medikamentös gut eingestellt. Begleitend sind Maßnahmen der Physiotherapie erforderlich, um die Mobilität so lange wie möglich zu erhalten. Während in den Leitlinien die Triggerpunktmassage empfohlen wird, wird die BGM nicht erwähnt. Trotzdem kann einer Physiotherapiemaßnahme eine BGM-Behandlung vorangestellt werden, wenn es die Verklebungen (im WS-Bereich durch kyphotische Haltung) notwendig erscheinen lassen.

Befund
- Hypertonus der gesamten Muskulatur (Rumpf und Extremitäten).
- Hautverschiebetests und Abheben der Hautfalte zeigen deutlich die betroffenen Zonen.
- Auch evtl. zeitgleich auftretende Erkrankungen der Blase oder der Verdauungsorgane spiegeln sich in den entsprechenden Zonen wider.

Praxis
- Günstig ist die Behandlung im Sitzen oder in SL. Wegen der kyphotischen Haltung sind BL und RL nicht oder nur im frühen Stadium geeignet.
- Grundaufbau und die Aufbaufolgen 1 bis 3; Schwerpunkte sind die dorsalen und ventralen Interkostalräume.
- Viele Patienten empfinden die BGM als sehr angenehm, haben dadurch eine tiefere Atmung und können sich kurzzeitig besser aufrichten.
- Ob eine Gesichtsbehandlung angeschlossen wird, ist abhängig von der Ausprägung des Salbengesichts. Ist der Patient nicht oder nur schwach davon betroffen, ist die Behandlung möglich. Nach einer kurzen Ruhephase können Übungen für die mimische Muskulatur durchgeführt werden.

Weiterführende Literatur
Keus S, Munneke M, Grazian M. Europäische Physiotherapie-Leitlinie beim idiopathischen Parkinson-Syndrom. Aus: www.parkinsonnet.nl/app/uploads/sites/3/2019/11/Parkinson_Leitlinie_Physiotherapeuten_2015.pdf (letzter Zugriff: 6.6.2021).

10.3.2 Hyperkinesien

Grundlegendes

Frank-Peter Bossert, Klaus Vogedes

Zusammenfassung der Erkrankungen mit einem hyperkinetischen, hypotonen Syndrom. Je nach Grunderkrankung ist die Prognose deutlich differierend. Chorea minor: vollständige Ausheilung bei der Mehrzahl der Patienten; Chorea Huntington: chron. progredienter Verlauf.

Symptome
- Hypotone Muskulatur
- Vermehrte Bewegungsunruhe
- Grimassieren

Elektrotherapie

Frank-Peter Bossert, Klaus Vogedes

Galvanisation/Stangerbad 0 Hz (Niederfrequenz)

▶ 1.3.1, ▶ 1.3.2

Therapieziel Detonisierung und Entspannung.

Elektrodenanlage
Absteigende Längsdurchflutung.

Dosierung
- Intensität: deutlich sensibel überschwellig
- Behandlungsdauer: 20–30 Min.

!
- Die Wassertemperatur sollte 37 °C betragen.
- ! Der Patient darf während der Behandlung niemals ohne therapeutische Aufsicht sein.

Hydrotherapie

Petra Müller

Hydrotherapie als begleitende Maßnahme:
- Warme oder temperierte Bäder (Patient nicht unbeaufsichtigt lassen) (▶ 3.3.3)
- Heiße Rolle (▶ 3.3.2)
- Lokale warme Auflagen, Packungen und Wickel (▶ 3.3.1)

Manuelle Lymphdrainage

Keine Indikation.

Massagetherapie

René Weber

Therapieziel Detonisierung.

Behandlungsmöglichkeiten
Effleurage (▶ 4.2.2).

Bindegewebsmassage

Keine Indikation.

10.4 Neuralgien

10.4.1 Trigeminusneuralgie

Grundlegendes

Frank-Peter Bossert, Klaus Vogedes

Schmerzhafte Reizung des V. Hirnnervs (N. trigeminus). Die schmerzhaften Zustände können massiv sein (Suizidgefahr!).

Symptome
Heftige Schmerzattacken, meist den 2. und 3. Ast des N. trigeminus betreffend und tgl. bis zu 100-mal auftretend.

Licht- und Strahlentherapie

Frank-Peter Bossert, Klaus Vogedes

Blaulichttherapie 420–480 nm

▶ 2.2

Therapieziel Nervale Dämpfung.

Applikation
Die betroffene Gesichtshälfte wird bestrahlt.

Dosierung
- Abstand: 20 cm
- Behandlungsdauer: 20 Min.

Hydrotherapie

Petra Müller

Therapieziel Schmerzreduktion, Desensibilisierung sowie allgemeine Abhärtung und Verbesserung der Durchblutung.

Unterscheidung zwischen akuter Schmerzsituation und der Zeit zwischen den Schmerzattacken.

Behandlungsmöglichkeiten
Waschungen als mildeste Form der hydrotherapeutischen Maßnahmen (▶ 3.3.5). Die Temperatur so wählen, dass sie dem Patienten guttut, dabei auch konsensuell (weg vom Ort des Geschehens) arbeiten.

Begleitend zur Abhärtung und Durchblutungsverbesserung
- Ansteigende Fuß- oder Armbäder (▶ 3.3.3)
- Wechselteilbäder für Arme oder Beine (▶ 3.3.3)

Manuelle Lymphdrainage

Andreas Wittlinger, Dieter Wittlinger, Hildegard Wittlinger

▶ Kap. 6
Den Autoren liegen nur sehr wenige Erfahrungswerte von Patienten mit Trigeminusneuralgie vor. Die Reaktionen auf eine ML-Behandlung waren durchweg positiv, was vermutlich auf die schmerzlindernde Wirkung der ML zurückzuführen ist.
ML-Behandlung: Hals, Gesicht und Mundinnendrainage, ca. 30 Min. tgl.

Massagetherapie

Keine Indikation.

Bindegewebsmassage

Keine Indikation.

10.4.2 Okzipitalneuralgie

Grundlegendes

Frank-Peter Bossert, Klaus Vogedes

Schmerzhafte Zustände im Bereich des N. occipitalis.

> Häufig können Okzipitalneuralgien ein Hinweis auf Frühsymptome eines Hirn- oder Halsmarktumors sein.

Symptome
Halbseitige oder beidseitige Schmerzen im Hinterhauptbereich.

Elektrotherapie

Frank-Peter Bossert, Klaus Vogedes

Diadynamische Ströme, CP, 50/100 Hz (Niederfrequenz)

▶ 1.3.4

Therapieziel Insbesondere um Schmerzen zu reduzieren.

Elektrodenanlage
Kleine Punktelektroden im Elektrodenbügel an den schmerzhaften Austrittspunkten am Okziput.

Dosierung
- Intensität: sensibel überschwellig
- Behandlungsdauer: 7–10 Min.

Hydrotherapie
Petra Müller

Therapieziel Schmerzreduktion, Desensibilisierung sowie allgemeine Abhärtung und Verbesserung der Durchblutung.

Unterscheidung zwischen akuter Schmerzsituation und der Zeit zwischen den Schmerzattacken.
Die Art der Anwendung (warm, heiß, kalt) richtet sich ausschließlich nach dem Empfinden des Patienten. Konsensuelles Arbeiten ist ebenfalls gut möglich.
- Waschungen als mildeste Form der hydrotherapeutischen Maßnahmen (▶ 3.3.5). Die Temperatur so wählen, dass sie dem Patienten guttut.
- Heiße Rolle (▶ 3.3.3) im Hals-Schulter-Nacken-Bereich

Begleitend zur Abhärtung und Durchblutungsverbesserung:
- Ansteigende Fuß- oder Armbäder (▶ 3.3.3)
- Wechselteilbäder für Arme oder Beine (▶ 3.3.3)

Manuelle Lymphdrainage
Keine Indikation.

Massagetherapie
René Weber

Therapieziel Schmerzlinderung und Strukturberuhigung.

Behandlungsmöglichkeiten
Effleurage (beruhigende Streichungen, ▶ 4.2.2).

Bindegewebsmassage
Keine Indikation.

10.4.3 Interkostalneuralgie

Grundlegendes
Frank-Peter Bossert, Klaus Vogedes

Neuralgie eines oder mehrerer Zwischenrippennerven mit Schmerzen in den entsprechenden Interkostalräumen.

Symptome
- Schmerzen
- Schonhaltung
- Einschränkung der Atemexkursionen

Elektrotherapie

Frank-Peter Bossert, Klaus Vogedes

Differenzialdiagnostisch sind eine Interkostalneuritis sowie ein Herpes zoster auszuschließen.

Amplitudenmodulierter Strom (AMS) 100 Hz (Mittelfrequenz)

▶ 1.3.5, ▶ Abb. 10.15

Therapieziel Insbesondere um Schmerzen zu reduzieren.

Elektrodenanlage
Entweder segmental oder lokal in dem betroffenen Gebiet, die Größe der Elektroden ist abhängig von der Anzahl der betroffenen Interkostalräume.

Dosierung
- Intensität: sensibel überschwellig
- Behandlungsdauer: 20–30 Min.

Kombinationsmöglichkeiten
Bei sehr starker Symptomatik wird unterstützend eine Heimtherapie mit TENS-Gerät empfohlen.

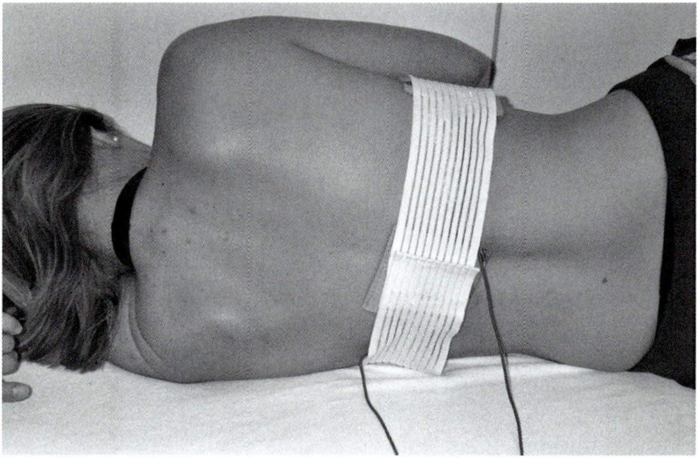

Abb. 10.15 Interkostalneuralgie, Elektrodenanlage im betroffenen Segment (AMS) [R435]

Hydrotherapie

Petra Müller

Therapieziel Schmerzreduktion, Desensibilisierung sowie allgemeine Abhärtung und Verbesserung der Durchblutung.

Unterscheidung zwischen akuter Schmerzsituation und der Zeit zwischen den Schmerzattacken.
Die Art der Anwendung (warm, heiß, kalt) richtet sich ausschließlich nach dem Empfinden des Patienten.

- Waschungen als mildeste Form der hydrotherapeutischen Maßnahmen (▶ 3.3.5). Die Temperatur so wählen, dass sie dem Patienten guttut.
- Heiße Rolle (▶ 3.3.2)
- Brustwickel (▶ 3.3.1)

Begleitend zur Abhärtung und Durchblutungsverbesserung:

- Ansteigende Fuß- oder Armbäder (▶ 3.3.3)
- Wechselteilbäder für Arme oder Beine (▶ 3.3.3)

Manuelle Lymphdrainage

Keine Indikation.

Massagetherapie

René Weber

Therapieziel Schmerzlinderung in den Interkostalräumen.

Behandlungsmöglichkeiten
Effleurage (▶ 4.2.2).

Bindegewebsmassage

Klaus Vogedes

▶ Kap. 5

Therapieziel Schmerzreduzierung (Analgesie) sowie Erhalt der Thoraxmobilität und Vermeidung von Atemstörungen.

Sollte die Interkostalneuralgie durch eine OP verursacht worden sein, zusätzlich eine Narbenbehandlung durchführen (▶ 7.1.6).

Befund
Erhöhte (meist einseitige) Spannungsverhältnisse in den betroffenen thorakalen Segmenten.

Praxis

- Beginn mit dem Grundaufbau im Sitzen mit flächigen Strichführungen. Da die Schmerzen oft sehr stark sind und der untere Rippenbogenstrich nicht durchgeführt werden kann, ist dieses Areal mit flächigen Anhakstrichen vorzubereiten.
- Werden die Strichführungen toleriert, können die Aufbaufolgen 1 und 2 durchgeführt werden. Bei einseitigem Befall auf der nicht betroffenen Seite beginnen. Ggf. die ventralen Strichführungen in RL durchführen.
- Abschließend Pektoralisausgleichstriche.

10.4.4 Ischialgie

Grundlegendes

Frank-Peter Bossert, Klaus Vogedes

Akute oder chron. Reizung des N. ischiadicus.

Symptome

- Schmerzen im Versorgungsbereich des N. ischiadicus
- Schonhaltung
- Schmerzausstrahlung in die Dorsalseite des Beins
- Evtl. sensible und motorische Störungen

Elektrotherapie

Frank-Peter Bossert, Klaus Vogedes

Mögliche Anwendungen: Niederfrequenz (▶ 1.3.4), Mittelfrequenz (▶ 1.3.5).

Diadynamische Ströme (DF) 100 Hz, (CP/LP) 50/100 Hz (Niederfrequenz)

▶ 1.3.4, ▶ Abb. 10.16

Therapieziel Insbesondere um Schmerzen zu reduzieren.

Elektrodenanlage

- **1. Phase:** Initialbehandlung mit großen Plattenelektroden, Anode im Wurzelgebiet, Kathode unter den Fuß (DF).
- **2. Phase:** paravertebrale Applikation, 2 Schalenelektroden im Bügel im ausgetesteten Wurzelgebiet (CP).
- **3. Phase:** Nervenstammapplikation (▶ Abb. 10.16), kleine Schalenelektroden im Bügel (z. B. auf dem Ischiasprüfpunkt), 2. Elektrode in der Fossa poplitea (CP).
- **4. Phase:** Schmerzpunktapplikation mit Schalenelektroden im Bügel, Valleix-Punkte sowie Restschmerzpunkte desensibilisieren (CP/LP).

Dosierung

- Intensität: sensibel deutlich überschwellig

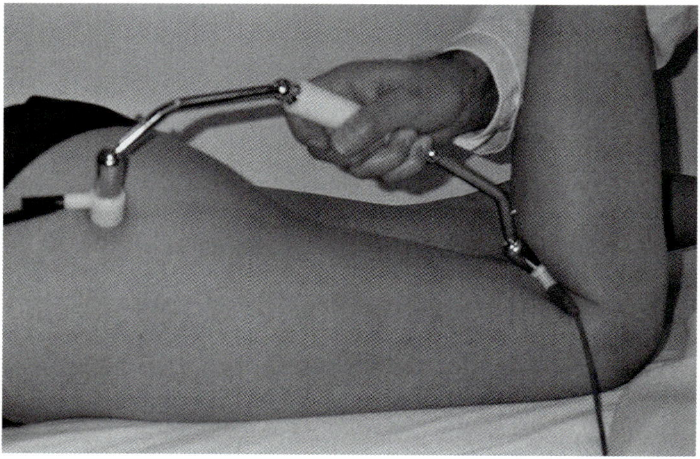

Abb. 10.16 Ischialgie, Nervenstammapplikation am N. ischiadicus [R435]

- Behandlungsdauer: jede Applikation 4–5 Min.
- Häufigkeit: akut tgl., subakut 2 x/Wo.

Interferenzstrom, 100–200 Hz (Mittelfrequenz)
▶ 1.3.5

Therapieziel Insbesondere um Schmerzen zu reduzieren.

Elektrodenanlage
Stufenbettlagerung, Elektroden über dem Wurzelgebiet und auf der Dorsalseite des Oberschenkels.

Dosierung
- Intensität: sensibel deutlich überschwellig
- Behandlungsdauer: 20–30 Min.

Hydrotherapie

Petra Müller

Therapieziel Detonisierung, Schmerzreduktion und Wiederherstellung der Funktion.

Behandlungsmöglichkeiten
- Heiße Rolle (▶ 3.3.2)
- Wärmestauender Lendenwickel (▶ 3.3.1), evtl. mit Zusätzen wie Moor, Fango oder Heublumensäckchen
- Moor, Torf, Schlamm oder Schlickbäder (▶ 3.3.6)
- Heißer Lumbalguss (Überwärmungsguss) (▶ 3.3.4)

! Patienten mit einer akuten Ischiadikusreizung vertragen u. U. keine intensiven Wärmeanwendungen oder können nicht so lange in derselben Position liegen → Dauer der Anwendung und/oder Ausgangsstellung entsprechend anpassen.

Manuelle Lymphdrainage

Andreas Wittlinger, Dieter Wittlinger, Hildegard Wittlinger

▶ Kap. 6

Therapieziel Schmerzreduktion und Senkung des Stresslevels (in Kombination mit anderen physiotherapeutischen Techniken).

ML-Behandlung der Lende, zeitintensiv die betroffene Seite, lange die Rückenstrecker behandeln. Die ML-Behandlung kann Einfluss auf die Spinalnerven und etwaige Schwellungszustände nehmen.

Massagetherapie

René Weber

Therapieziel Durchblutungsförderung, Schmerzlinderung und Vermeidung einer Schonhaltung.

Behandlungsmöglichkeiten
Effleurage (▶ 4.2.2), Petrissage (▶ 4.2.3), Friktionen (v. a. am M. piriformis, ▶ 4.2.4).

Bindegewebsmassage

Klaus Vogedes

▶ Kap. 5

Therapieziel Schmerzlinderung sowie Korrektur der Schonhaltung, was wiederum der Chronifizierung entgegenwirkt.

Die BGM mit ihrer entspannenden Wirkung auf die Muskulatur hat einen festen Platz im Rahmen der konservativen Behandlungen einer Ischialgie.

Befund

- Betroffene Segmente: Th10–Th12 und alle Segmente im lumbalen und sakralen Bereich
- Besondere Schmerzpunkte: an den Austrittsstellen des N. ischiadicus und über dem Trochanter major

Muskuläre Verspannungen aufgrund einer Schonhaltung können den Befund erschweren.

Praxis

Die Behandlung kann im subakuten Stadium begonnen werden.

- ASTE: RL, Beginn mit leichten Knetungen und Vibrationen aus der klassischen Massage. Übergang zum Grundaufbau in SL. Da die Ischialgie i. d. R. einseitig ausgeprägt ist, Beginn auf der gesunden Seite, auf welcher der Patient auch liegt. Wichtig ist die Bearbeitung im Winkel zwischen Beckenkamm und WS und am Kreuzbein.
- Die betroffene Seite in gleicher Weise behandeln, dabei den großen Beckenstrich einsetzen. Ist die Strichführung im Bereich des Trochanters zu schmerzhaft, kann das Gebiet mit kurzen Anhakstrichen vorbereitet werden.
- Strichführungen am Oberschenkel, dabei jedoch die Striche direkt über dem Verlauf des N. ischiadicus auslassen.

10.5 Bandscheibenerkrankungen

10.5.1 Grundlegendes

Frank-Peter Bossert, Klaus Vogedes

Im Folgenden werden nur die konservativ behandelbaren Bandscheibenvorwölbungen (Bandscheibenprotrusionen) besprochen. Bei anderen Bandscheibenerkrankungen mit meist breitem Symptomspektrum ist die Behandlung mit Physikalischer Therapie weniger Erfolg versprechend, deshalb wird auf die Beschreibung verzichtet.

Symptome

- Bandscheibenvorwölbung
- Schmerzen in den betroffenen Segmenten

10.5.2 Elektrotherapie

Frank-Peter Bossert, Klaus Vogedes

Ultrareizstrom (URS) 143 Hz (Niederfrequenz)

▶ 1.3.4, ▶ Abb. 10.17

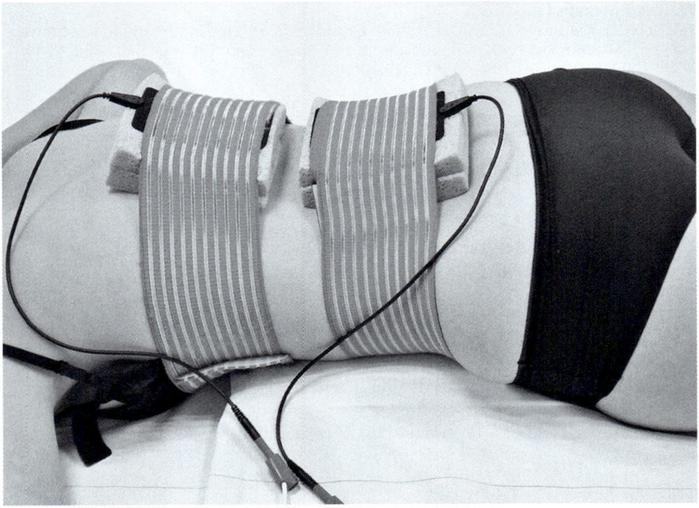

Abb. 10.17 Ultrareizstrom bei Bandscheibenerkrankung, segmentale Applikation [K334]

Therapieziel Schmerzreduktion und Detonisierung.

Applikation
Segmental, Kathode liegt im Schmerzbereich.

Dosierung
- Intensität: Applikationsschema nach Träbert (▶ 7.8.2)
- Behandlungsdauer: 15–20 Min.

10.5.3 Hydrotherapie

Petra Müller

Therapieziel Detonisierung, Schmerzreduktion und Wiederherstellung der Funktion.

Behandlungsmöglichkeiten
- Heiße Rolle (▶ 3.3.2)
- Wärmestauender Lendenwickel (▶ 3.3.1), evtl. mit Zusätzen wie Moor, Fango oder Heublumensäckchen
- Moor, Torf, Schlamm oder Schlickbäder (▶ 3.3.6)
- Heißer Lumbalguss (Überwärmungsguss, ▶ 3.3.4)

! Patienten mit einer akuten Bandscheibenerkrankung vertragen u. U. keine intensiven Wärmeanwendungen oder können nicht so lange in derselben Position liegen → Dauer der Anwendung und/oder Ausgangsstellung entsprechend anpassen.

10

Weiterführende Literatur

Takinacı ZD, Karagülle M, İşsever H et al. Clinical efficacy of spa therapy (balneotherapy) for chronic low back pain: A randomized single-blind trial. Eur J Int Med, 2019; 29: 100928. DOI:10.1016/j.eujim.2019.100928.

10.5.4 Manuelle Lymphdrainage

Andreas Wittlinger, Dieter Wittlinger, Hildegard Wittlinger

▶ Kap. 6

Therapieziel Druckentlastung im Foramen und Wundheilungsregulierung.

ML-Behandlung

- Durch den Austritt des Nucleus pulposus kommt es zu einer Entzündungsreaktion, was wiederum mehr Platz im Spinalkanal erfordert. Dadurch kommt es zu einer noch stärkeren Druckerhöhung auf den Nerv. Die ML-Behandlung reguliert die Wundheilung bzw. das lokale Ödem und sorgt somit für schnellere Schmerzfreiheit.
- Behandlung: tgl. für 5 Tage, lange den Rücken und die Rückenstrecker behandeln.

10.5.5 Massagetherapie

René Weber

Therapieziel Durchblutungsförderung, Schmerzlinderung und Vermeidung einer Schonhaltung.

Behandlungsmöglichkeiten

Effleurage (▶ 4.2.2), Petrissage (▶ 4.2.3), Friktionen (▶ 4.2.4).

10.5.6 Bindegewebsmassage

Klaus Vogedes

▶ Kap. 5

Therapieziel Schmerzlinderung und ganzheitliche Detonisierung der Muskulatur.

Die BGM ist bei allen konservativ behandelbaren Bandscheibenerkrankungen einsetzbar. Eine gute Vorbereitung der Gewebe durch die BGM lässt andere physiotherapeutische Maßnahmen wesentlich effektiver werden.

Befund

Je nach betroffenem Areal entstehen die Schmerzen im Wurzelbereich der Nerven und/oder im dazugehörigen Segment. Muskuläre Zonen können auch durch Schonhaltungen entstehen.

Praxis

- Unabhängig von den betroffenen Segmenten, Beginn mit dem Grundaufbau.
- Bei Schäden in der LWS schließt die Beinbehandlung an (s. Ischialgie, ▶ 10.4.4), bei Bandscheibenschäden im thorakalen Bereich und in der HWS folgen die übrigen Aufbaufolgen und ggf. die Armbehandlung.

! An der HWS mit flächigen Strichführungen und extrem vorsichtig arbeiten.

10.6 Lumbago

10.6.1 Grundlegendes

Frank-Peter Bossert, Klaus Vogedes

Sammelbegriff für Rückenschmerzen im lumbalen Bereich (Kreuzschmerzen).

Symptome
Akute lumbale Schmerzen.

10.6.2 Elektrotherapie

Frank-Peter Bossert, Klaus Vogedes

Mögliche Anwendungen: Mittelfrequenz (▶ 1.3.5) in Kombination mit Licht- und Strahlentherapie (▶ 2).

Kontraindikationen
Es dürfen keine akut-entzündlichen Prozesse behandelt werden.

Interferenzstrom 100–200 Hz (Mittelfrequenz) mit gleichzeitiger Wärmebehandlung durch Infrarot- oder Rotlichtbestrahlung (Licht- und Strahlentherapie)

▶ 1.3.5, ▶ 2.2, ▶ Abb. 10.18

Therapieziel Insbesondere um Schmerzen zu reduzieren.

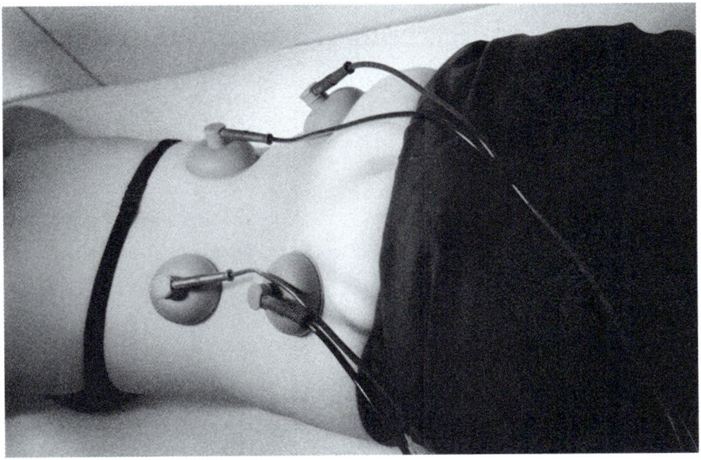

Abb. 10.18 Interferenzstrombehandlung mit gleichzeitiger Infrarotbestrahlung bei Lumbago [R435]

Elektrodenanlage
Vakuum- oder Plattenelektroden, die Schmerzareale liegen im Kreuzungsfeld; zusätzlich mit Infrarot- oder Rotlicht bestrahlen.

Dosierung
- Intensität: sensibel deutlich überschwellig
- Behandlungsdauer: 20 Min.
- Abstand zur Strahlenquelle: 50 cm

10.6.3 Hydrotherapie

Petra Müller

Therapieziel Detonisierung und Schmerzreduktion.

Behandlungsmöglichkeiten
- Heiße Rolle (▶ 3.3.2)
- Wärmestauender Lendenwickel (▶ 3.3.1), evtl. mit Zusätzen wie Moor, Fango oder Heublumensäckchen
- Heißer Lumbalguss (Überwärmungsguss, ▶ 3.3.4)
- Unterwasserdruckstrahlmassage (▶ 3.3.3), dem Patienten ggf. beim Ein- und Aussteigen helfen. Den Wasserstrahl nicht direkt auf die WS richten.

Weiterführende Literatur
Cremers B. Naturheilmittel Moor: Heiß geschätzt. Dtsch Arztebl, 2001;98(13): A-858/B-710/C-664. Aus: www.aerzteblatt.de/archiv/26642/Naturheilmittel-Moor-Heiss-geschaetzt (letzter Zugriff: 6.6.2021).
Takinacı ZD, Karagülle M, İşsever H et al. Clinical efficacy of spa therapy (balneotherapy) for chronic low back pain: A randomized single-blind trial. Eur J Int Med, 2019; 29: 100928. DOI:10.1016/j.eujim.2019.100928.

10.6.4 Manuelle Lymphdrainage

Andreas Wittlinger, Dieter Wittlinger, Hildegard Wittlinger

Siehe Bandscheibenerkrankungen ▶ 10.5.4

10.6.5 Massagetherapie

René Weber

Therapieziel Durchblutungsförderung, Schmerzlinderung und Vermeidung einer Schonhaltung.

Behandlungsmöglichkeiten
Effleurage (▶ 4.2.2), Petrissage (▶ 4.2.3), Friktionen (▶ 4.2.4).

10.6.6 Bindegewebsmassage

Klaus Vogedes

▶ Kap. 5

Für die akute Lumbago ist die BGM-Behandlung oft zu schmerzhaft. In der subakuten Phase und beim chron. Lumbalsyndrom kann die BGM sehr hilfreich sein.

Befund
Je nach Ursache und Stadium der Erkrankung zeigen sich unterschiedliche Zonen und Schmerzpunkte.

- **Subakutes Stadium:** Schmerzpunkte auf dem Kreuzbein und neben der LWS, eingeschränkte Hautverschieblichkeit auf dem Kreuzbein, hart verspannte Bauchdecke.
- **Chronisches Stadium:** abgeschwächte Symptomatik in den betroffenen Gebieten, dafür einzelne hypertone Muskeln (z. B. M. quadratus lumborum).

Praxis

- Beginn der Behandlung im subakuten Stadium, ASTE: RL, leichte Knetungen und Vibrationen aus der klassischen Massage. Übergang zum Grundaufbau in SL, im chron. Stadium direkt in SL beginnen. Da LWS-Syndrome i. d. R. einseitig ausgeprägt sind, Beginn auf der gesunden Seite, auf welcher der Patient auch liegt. Wichtig ist die Bearbeitung im Winkel zwischen Beckenkamm und WS und am Kreuzbein.
- Die betroffene Seite in gleicher Weise behandeln, dabei den großen Beckenstrich einsetzen. Ist die Strichführung im Bereich des Trochanters zu schmerzhaft, kann das Gebiet mit kurzen Anhakstrichen vorbereitet werden.

10.7 Kopfschmerzen

10.7.1 Grundlegendes

Frank-Peter Bossert, Klaus Vogedes

Alle nicht spezifischen Kopfschmerzen. Häufig ist der Kopfschmerz selbst die Erkrankung und nicht das Symptom eines anderen pathologischen Geschehens. Neuere Beobachtungen zeigen, dass Reizüberflutung vermehrt Kopfschmerzen zur Folge hat.

Symptome
Unspezifische Kopfschmerzen mit Kopfdruck.

10.7.2 Elektrotherapie

Frank-Peter Bossert, Klaus Vogedes

Kontraindikationen
Fieberhafte und infektiöse Kopfschmerzen sowie Kopfschmerzen nach Traumen.

Interferenzstrom 200 Hz (Mittelfrequenz)
▶ 1.3.5, ▶ Abb. 10.19

Therapieziel Insbesondere um Schmerzen zu reduzieren.

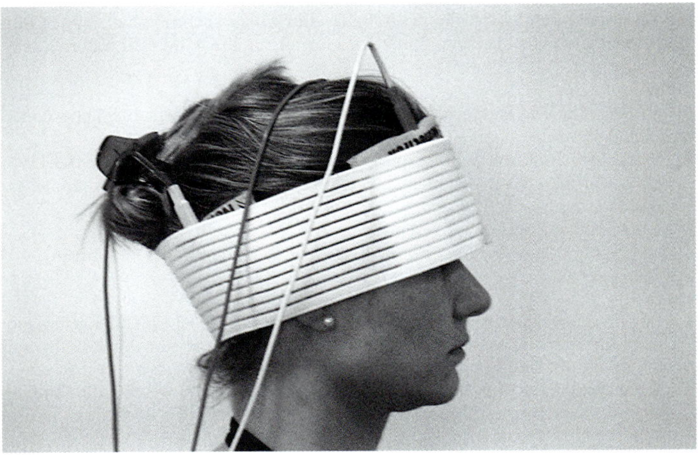

Abb. 10.19 Transzerebrale Durchflutung (Mittelfrequenz) bei Kopfschmerzen [R435]

Elektrodenanlage
Transzerebrale Durchflutung.

Dosierung
- Intensität: sensibel schwellig
- Behandlungsdauer: 10–20 Min.

10.7.3 Hydrotherapie

Petra Müller

Therapieziel Schmerzen reduzieren und die Abstände zwischen den Kopfschmerzattacken vergrößern.

Behandlungsmöglichkeiten
Verspannte Nackenmuskulatur als Ursache der Kopfschmerzen: **warme detonisierende Maßnahmen.** Dabei darauf achten, dass durch die Wärme die Kopfschmerzen während oder direkt nach der Behandlung nicht stärker werden. Mit milder, lokaler Wärme beginnen, dann langsam steigern.
- Warme Packungen und Auflagen oder Wickel (z. B. Schal) (▶ 3.3.1)
- Heiße Rolle (▶ 3.3.2)

Begleitende kalte Anwendungen:
- Kalte Waschungen von Gesicht, Nacken und Armen (▶ 3.3.5)
- Kalte Güsse für Gesicht, Nacken, Unterschenkel oder Arme, manchmal auch Wechselgüsse (▶ 3.3.4)
- Wassertreten (▶ 3.3.6)
- Kalte Teilbäder für Beine und Arme (▶ 3.3.3)
- Wechselteilbäder (▶ 3.3.3)

10.7.4 Manuelle Lymphdrainage

Andreas Wittlinger, Dieter Wittlinger, Hildegard Wittlinger

▶ Kap. 6

Therapieziel Schmerzlinderung, Detonisierung, Entspannung.

Patienten mit Kopfschmerzen reagieren auf die ML-Behandlung sehr gut. Die Therapiesitzung ist grundsätzlich mit der Gesichtsbehandlung abzuschließen. Der Patient kann sich dabei völlig entspannen. Er soll während der Gesichtsbehandlung nicht in ein Gespräch verwickelt werden.

- Ablauf: Behandlung von Nacken, Gesicht, Mundinnendrainage (30–60 Min.) mit ruhigen, monotonen stehenden Kreisen durchführen.
- Möglichst 30 Min. Nachruhe.

10.7.5 Massagetherapie

René Weber

Therapieziel Detonisierung, Durchblutungs- und Entspannungsförderung.

Behandlungsmöglichkeiten
Effleurage (▶ 4.2.2), Petrissage (▶ 4.2.3), Friktion (▶ 4.2.4).

10.7.6 Bindegewebsmassage

Klaus Vogedes

▶ Kap. 5
BGM ist eine bewährte Therapie bei unspezifischen Kopfschmerzen. Häufig lassen sich die Kopfschmerzen reduzieren oder beseitigen. Anhand der Reaktionen und Ausprägung der Zonen können in manchen Fällen außerdem die Ursachen der Schmerzen eruiert werden, mit der Möglichkeit einer anschließenden Kausaltherapie.

Befund

- Betroffene Segmente: C1–C8, Th1–Th12, L2–L4, S1.
- Der gesamte Rücken ist hyperton mit auffälligen Zonen: die markante Kopfzone auf dem Kreuzbein, die Zonen im Bereich des unteren Rippenbogens, die Zonen zwischen den Schulterblättern (mit den Maximalpunkten in Th2 dorsal sowie ventral), die Zonen im Verlauf des M. latissimus dorsi und am absteigenden Rand des M. trapezius sowie der Hinterhauptbereich.

Praxis

- Die Behandlung beginnt mit dem Grundaufbau im Sitzen. Bei den ersten 3 bis 4 Behandlungen nur den Grundaufbau durchführen. Der Patient spürt meist sofort Verbesserungen, besonders bei den Strichführungen auf dem Kreuzbein.
- Dann folgen die nächsten Aufbaufolgen 1 bis 3. Die Zonen zwischen den Schulterblättern intensiv bearbeiten und möglichst viele Zusatzstrichführungen einsetzen.
- Ausgleichstriche und Ableitungen beenden die BGM (ggf. in RL) und leiten die Nachruhe ein.

10

10.8 Migräne

10.8.1 Grundlegendes

Frank-Peter Bossert, Klaus Vogedes

Die Ursachen der Migräne sind mannigfaltig und lassen sich nur schwer klassifizieren. Die Migräne ist die zweithäufigste primäre Kopfschmerzerkrankung mit heftigen Schmerzattacken und vegetativen Begleiterscheinungen.

Symptome

- Halbseitige Kopfschmerzattacken (▶ Abb. 10.20)
- Übelkeit
- Erbrechen
- Lichtempfindlichkeit
- Lärmempfindlichkeit
- Evtl. Aura vor dem eigentlichen Migräneanfall

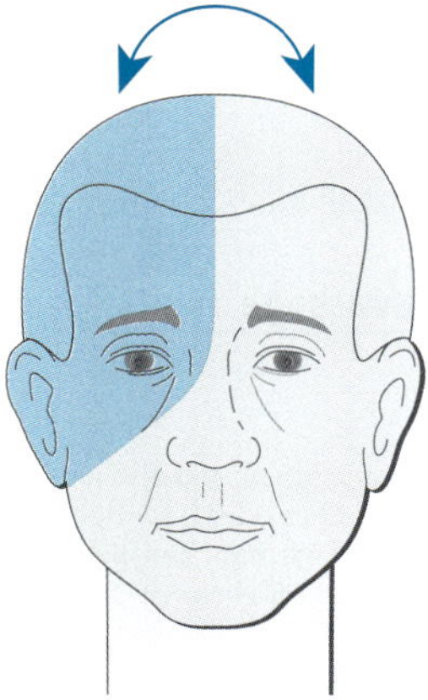

Abb. 10.20 Schmerzlokalisation bei Migräne [L106]

10.8.2 Elektrotherapie

Frank-Peter Bossert, Klaus Vogedes

Diadynamische Ströme CP 50–100 Hz (Niederfrequenz)

▶ 1.3.4, ▶ Abb. 10.21

Therapieziel Schmerzreduktion und Detonisierung.

Elektrodenanlage
Gangliotrop am Ganglion cervicale superius mit kleinen Schalenelektroden im Bügel; Behandlungsbeginn auf der nicht betroffenen Seite, später auf der betroffenen Seite.

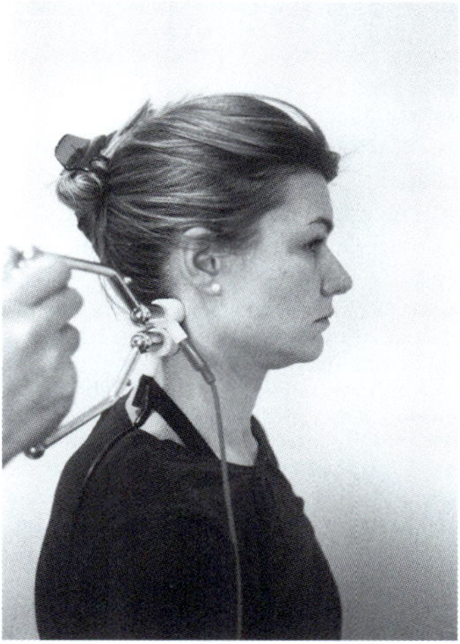

Abb. 10.21 Gangliotrope Applikation (Niederfrequenz) bei Migräne [R435]

Dosierung

- Intensität: sensibel überschwellig
- Behandlungsdauer: 3–5 Min.

10.8.3 Hydrotherapie

Petra Müller

Therapieziel Schmerzen reduzieren und die Abstände zwischen den Kopfschmerzattacken vergrößern.

Im akuten Anfall lindern meist kalte Auflagen im Nacken und auf der Stirn. Wärme verschlimmert den Migräneanfall meistens.

Kalte Anwendungen

- Kalte Waschungen von Gesicht, Nacken und Armen (▶ 3.3.5)
- Kalte Güsse für Gesicht, Nacken, Unterschenkel oder Arme, evtl. auch Wechselgüsse (▶ 3.3.4)
- Wassertreten, Barfußlaufen (▶ 3.3.6)
- Kalte Teilbäder für Gesicht, Beine und Arme, ggf. auch Wechselteilbäder für Arme und Beine (▶ 3.3.3)

10.8.4 Manuelle Lymphdrainage

Andreas Wittlinger, Dieter Wittlinger, Hildegard Wittlinger

▶ Kap. 6

Therapieziel Schmerzreduzierung und Verminderung der Anfallshäufigkeit.

ML-Behandlung

- ML-Behandlung nur im anfallsfreien Zustand beginnen. Bei der stressinduzierten Migräne wird über die Senkung des Sympathikus eine Reduktion der Symptomatik erreicht.
- Behandelte Bereiche: Nacken, Hals von vorne, Gesicht, Mundinnendrainage (falls dies toleriert wird).

! Zusatzreize wie Hintergrundmusik, Duftkerzen oder Ähnliches vermeiden.

Weiterführende Literatur

Happe S, Peikert A, Siegert R et al. The efficacy of lymphatic drainage and traditional massage in the prophylaxis of migraine: a randomized, controlled parallel group study. Neurol Sci, 2016;37(10): 1627–32.

Trettin H. Die manuelle Lymphdrainage in der Migränebehandlung – ein pathophysiologisches Erklärungsmodell. Z Lymphol, 1989;13(1): 48–53.

Yedikardachian D, Quasthoff S, Lechner AT et al. Migraine prophylaxis with trigger point therapy and lymphatic drainage: A pilot study. Med Wochenschr, 2017;167 (15–16): 359–367.

10.8.5 Massagetherapie

René Weber

Therapieziel Entspannungsförderung.

Behandlungsmöglichkeiten

- Effleurage (▶ 4.2.2)

! Nur ableitende Techniken entlang des gesamten Rückens vom Kopf bis zum Kreuzbein verwenden.

10.8.6 Bindegewebsmassage

Klaus Vogedes

▶ Kap. 5

Bei der Migräne wäre es lohnend, wenn die BGM vermehrt eingesetzt würde. Die immer wieder auftretenden Schmerzattacken der Migräne schränken die Lebensqualität der Patienten z. T. stark ein (depressive Episoden, manifeste Depression bis hin zu suizidalen Aktionen). BGM kann auch dabei helfen, Migräneanfälle zu kupieren (verkürzen).

Befund

- Betroffene Segmente: C3–C4, Th1–Th12, L2–L4 und S1.
- Der gesamte Rücken ist hyperton mit auffälligen Zonen: die markante Kopfzone auf dem Kreuzbein, die Zonen im Bereich des unteren Rippenbogens, die Zonen zwischen den Schulterblättern (mit den Maximalpunkten in Th2 dorsal sowie ventral), die Zonen im Verlauf des M. latissimus dorsi und am absteigenden Rand des M. trapezius sowie der Hinterhauptbereich.

Praxis

Die Therapie sollte immer in einer anfallsfreien Phase durchgeführt werden. Bei vielen Patienten geht dem eigentlichen Anfall eine Aura voran (= Zeitpunkt zum Kupieren, s. u.).

- Bei den ersten 4 bis 6 Behandlungen (2–3 ×/Wo.) nur Grundaufbau im Sitzen, dabei besonders die Strichführungen am Kreuzbein einsetzen. Anhakstriche an den Kreuzbeinrändern und im Verlauf des ersten Beckenstrichs komplettieren den Grundaufbau. Die Patienten zeigen ein Nachlassen des Kopfdrucks und empfinden die BGM als angenehm.

! Immer wieder Ausgleichstriche mit einbeziehen und Nachruhe einhalten.

- Nach der 6. Behandlung Aufbaufolgen 1 und 2; Schwerpunkt der Schulterbehandlung sind die Strichführungen zwischen den Schulterblättern (Vorsicht: bei zu starker Reizung Gefahr von Rückschlägen).

! Die Reaktionen genau beobachten.

- Bei richtiger Dosierung HWS- und Gesichtsbehandlung anschließen. Die Gesichtsbehandlung beginnt auf der nicht betroffenen Seite.
- In der Nachruhe können die Patienten in tiefen Schlaf fallen (Vorsicht beim Führen von Kfz und Maschinen!).

Kupieren eines Migräneanfalls
Voraussetzung: Der Patient sollte bereits mit BGM behandelt worden sein.
- Gesamtdauer: > 7 Min.
- Beginn im Sitzen mit dem bimanuellen Ausziehen der unteren Kreuzbeinränder
- Ausziehen der unteren Brustkorbränder
- Querzüge zwischen den Schulterblatträndern, von unten bis unterhalb von Th2
- Wiederholtes Ausziehen der unteren Brustkorbränder
- Wiederholtes bimanuelles Ausziehen der unteren Kreuzbeinränder
- Ausgleichstriche

10.9 Schlafstörungen

10.9.1 Grundlegendes

Frank-Peter Bossert, Klaus Vogedes

Bei den Schlafstörungen werden Einschlafstörungen und Durchschlafstörungen unterschieden. Einschlafstörungen sind häufig das Symptom einer psychisch oder körperlich bedingten Erkrankung.

Symptome
Einschlafstörungen, Durchschlafstörungen.

10.9.2 Elektrotherapie

Frank-Peter Bossert, Klaus Vogedes

Amplitudenmodulierter Strom (AMS) 200 Hz (Mittelfrequenz)

▶ 1.3.5, ▶ Abb. 10.22

Therapieziel Entspannung.

Elektrodenanlage
Zwei Elektroden im Bereich der Schläfen mit Klettband befestigen.

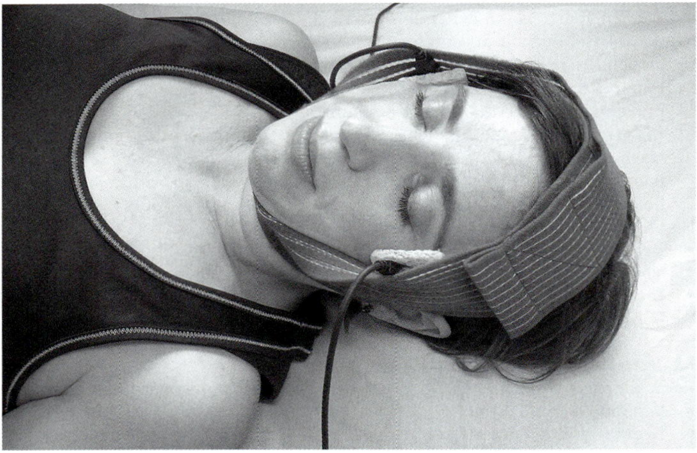

Abb. 10.22 Elektrodenanlage an den Schläfen (AMS) zur Behandlung von Schlafstörungen [K334]

Dosierung

- Intensität: sensibel schwellig
- Behandlungsdauer: 30–45 Min.
- Frequenzempfehlung: 20 Behandlungen in tgl. Abfolge

10.9.3 Hydrotherapie

Petra Müller

Therapieziel Ausgleichende, regulierende, beruhigende Wirkung.

Zum Einsatz kommen kalte und warme Anwendungen.

Kalte Anwendungen

- Kalter Unterschenkelguss (▶ 3.3.4) oder kurzes kaltes Fußbad (▶ 3.3.3)
- Wassertreten (▶ 3.3.6)
- Kalt abwaschen (▶ 3.3.5)

Das Wasser nach der Anwendung nur abstreifen (nicht abtrocken) und sofort warm zudecken.

Warme Anwendungen

- Warme Auflagen auf den Bauchraum (▶ 3.3.1)
- Kräuterkissen, z. B. mit Hopfen, Lavendel, Baldrian, Melisse (▶ 3.3.3)
- Warme, beruhigende Bäder (▶ 3.3.3) vor dem Schlafengehen, evtl. mit Zusätzen wie z. B. Lavendel

10.9.4 Manuelle Lymphdrainage

Andreas Wittlinger, Dieter Wittlinger, Hildegard Wittlinger

▶ Kap. 6

Therapieziel Generelle Senkung des Stresslevels.

Wichtig ist, die ML-Behandlung langsam, rhythmisch und monoton durchzuführen. Zu fest oder zu schnell durchgeführte ML kann das Gegenteil bewirken und den Körper erregen, anstatt ihn zu beruhigen.

10.9.5 Massagetherapie

René Weber

Therapieziel Beruhigung der hypertonen Strukturen und Entspannungsförderung.

Behandlungsmöglichkeiten

- Effleurage (▶ 4.2.2), Petrissage (▶ 4.2.3), Friktionen (▶ 4.2.4)
- ! Bei der Rückenmassage auf allzu schnelle und kräftige Griffe verzichten.
- ! Nur ableitende Maßnahmen anwenden.

10.9.6 Bindegewebsmassage

Klaus Vogedes

▶ Kap. 5

Da die Behandlung von Schlafstörungen nur bei Schlafbereitschaft am späten Abend sinnvoll ist, bleibt die Durchführung der BGM auf spezielle Kliniken oder den privaten Bereich beschränkt.

Befund

Ein klassischer Befund ist nicht gegeben, häufig findet man Kopfzonen.

Praxis

- Die Behandlung beginnt im Sitzen und endet im Liegen.
- Grundaufbau zum Eingewöhnen mit häufigen Ausgleichstrichen und Ableitungen.
- Nach 2 bis 3 Behandlungen kommen die weiteren Aufbaufolgen dazu.
- Bei guter Verträglichkeit schließt die Gesichtsbehandlung an.
- ! Allzu starke Reize vermeiden, flächige Strichführungen bevorzugen.
- ! Die Behandlung muss in einem reizarmen Umfeld erfolgen.

Kombinationsmöglichkeiten

Entspannungstechniken.

10

10.10 Schiefhals (Torticollis spasmodicus)

10.10.1 Grundlegendes

Frank-Peter Bossert, Klaus Vogedes

Knöchern, muskulär oder nerval bedingte, fixierte Schiefstellung des Kopfs mit Neigung zur erkrankten und Rotation zur gesunden Seite.

Symptome

- Seitneigung des Kopfs
- Rotation zur Gegenseite
- Verstärkte HWS-Extension
- Verkürzter M. sternocleidomastoideus

10.10.2 Elektrotherapie

Frank-Peter Bossert, Klaus Vogedes

Der nerval bedingte (spastische Schiefhals) und der knöchern fixierte Schiefhals sind für eine Behandlung mit Elektrotherapie wenig Erfolg versprechend.

Kontraindikationen

Distorsionsspasmen.

TENS (Niederfrequenz)

▶ 1.3.4, ▶ Abb. 10.23

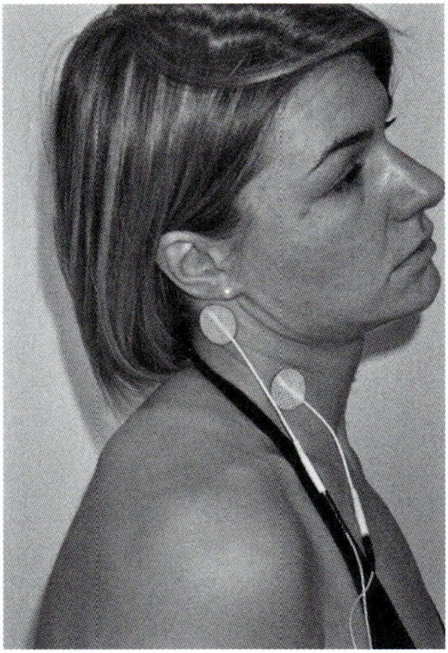

Abb. 10.23 TENS-Behandlung bei Schiefhals [R435]

Therapieziel Detonisierung und Muskelkräftigung.

- Muskeldetonisierung: 100 Hz
- Muskelkräftigung: 10–20 Hz

> **!** Vorgehensweise wie oben beschrieben bei einem Zweikanal-TENS-System möglich. Einkanal-System: Frequenz je nach Therapieziel entsprechend einstellen.

Elektrodenanlage

Klebeelektroden im Bereich der zu behandelnden Muskulatur.

Dosierung

- Intensität:
  - Tonussenkung: sensibel überschwellig
  - Muskelstimulation: motorisch überschwellig
- Behandlungsdauer:
  - Detonisierung: 20–30 Min.
  - Muskelkräftigung: bis zur Ermüdbarkeitsgrenze

10.10.3 Hydrotherapie

Petra Müller

Therapieziel Detonisierung der Muskulatur.

Behandlungsmöglichkeiten

- Heiße Rolle (▶ 3.3.2)
- Warme Auflagen oder Wickel (z. B. Schal, ▶ 3.3.1)

10.10.4 Manuelle Lymphdrainage

Andreas Wittlinger, Dieter Wittlinger, Hildegard Wittlinger

▶ Kap. 6

Therapieziel Schmerzlinderung und Detonisierung.

ML-Behandlung nur des muskulär bedingten Schiefhalses. Die muskuläre Verspannung kann sehr schmerzhaft sein.

- Mit Nackenbehandlung beginnen, Kopf in eine möglichst entspannte Lage bringen, dann Hals von vorne behandeln.
- In der ersten Wo. möglichst tgl. Behandlung, dann 3 x/Wo.
- Ablauf: Nacken, Hinterkopf, Gesicht (30–60 Min).

10.10.5 Massagetherapie

René Weber

Therapieziel Detonisierung und Wiederherstellung des physiologischen Muskelgleichgewichts.

Behandlungsmöglichkeiten

Effleurage (▶ 4.2.2), Petrissage (▶ 4.2.3), Friktionen (▶ 4.2.4).

10.10.6 Bindegewebsmassage

Klaus Vogedes

▶ Kap. 5

Therapieziel Schmerzreduktion und Korrektur der Schiefstellung.

Indikation für die BGM: muskulär bedingter Schiefhals, rheumatischer und angeborener Schiefhals. BGM in Kombination mit physiotherapeutischer Behandlung. Zu beachten ist, dass auch Sehfehler zum Schiefhals führen können (keine Indikation für die BGM-Behandlung).

Befund

- Tonuserhöhungen in den Segmenten C2–C8 und Th1–Th6.
- Besonders auffällig sind die Mm. sternocleidomastoideus, trapezius und latissimus dorsi.

Praxis

- Vor der BGM muskuläre Lockerung des Nackens und Halsbereichs durch einige Massagegriffe der klassischen Massage.
- Beginn der Behandlung mit dem Grundaufbau in SL oder BL.
- Aufbaufolgen 1 und 2 relativ zügig durchführen, dabei die ventralen Anteile nicht auslassen. Die Achseldehnungen sind unangenehm, aber sehr wirkungsvoll. Zuerst an der nicht verkürzten Muskulatur arbeiten. Das Gleiche gilt auch für die 3. Aufbaufolge.
- Stark hypertone Muskel ggf. mit flächig ausgeführten Anhakstrichen vorbereiten.

! Besonders auf die Strichführungen an Sternum und Klavikula achten.

- Ergänzung der Behandlung durch Sonderstrichführungen.
- Evtl. geplante ergänzende Wärmemaßnahmen (z. B. Infrarotbestrahlung, ▶ 2.2) sollten nach erfolgter BGM erfolgen, da auf schweißnasser Haut die BGM nicht durchführbar ist.

10.11 Muskelerkrankungen

10.11.1 Grundlegendes

Frank-Peter Bossert, Klaus Vogedes

Muskelerkrankungen können verschiedenartigste Genesen haben. Eine Einteilung ist von den Myopathien bis hin zur Muskeldystrophie (Muskelschwund) in der Literatur beschrieben. In den meisten Fällen ist eine Heilung nicht möglich.

Symptome

Degeneration der Muskulatur.

10.11.2 Elektrotherapie

Frank-Peter Bossert, Klaus Vogedes

Amplitudenmodulierter Strom (AMS) 10–20 Hz (Mittelfrequenz)

▶ 1.3.5, ▶ Abb. 10.24

Therapieziel Muskelabbau verlangsamen.

Applikation
Großflächige Plattenelektroden im Bereich der zu behandelnden Muskulatur.

Dosierung
- Intensität: motorisch überschwellig
- Behandlungsdauer: bis zur Ermüdbarkeitsgrenze

Ergänzend kann eine Klopf-Druck-Massage mit Ultraschall durchgeführt werden; dabei ist der Schallkopf im Sinne der Druckmassage mit intermittierendem Druck zu bewegen (0,1 W/cm², 3–5 Min.).

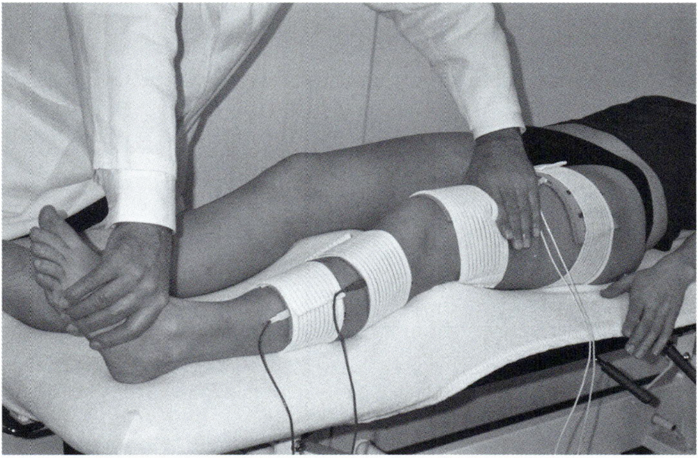

Abb. 10.24 AMS-Strom, gleichzeitige Reizung der Ober- und Unterschenkel bei Muskelerkrankung [R435]

10.11.3 Hydrotherapie

Petra Müller

Therapieziel Anregung des Stoffwechsels und der Muskeldurchblutung, um die Muskelfunktion in Aktivität und Länge so lange wie möglich zu erhalten.

> Zu beachten ist, dass die betroffene Muskulatur auf zu starke Dehnungsreize empfindlich reagiert. Durch Fehlhaltungen kommt es jedoch auch zu entsprechenden Muskelverspannungen. Bei den hydrotherapeutischen Anwendungen muss genau auf die Intensität der Anwendung geachtet werden!

Mögliche Anwendungen

- Temperaturansteigende Teilbäder (▶ 3.3.3)
- Überwärmungsbäder (▶ 3.3.3)
- Auflage eines kleinen Wärmeträgers auf die betroffenen Stellen (▶ 3.3.1)
- Wechselteilbäder (▶ 3.3.3)

Kombinationsmöglichkeiten
Physiotherapie im Wasser (Warmbadetag) oder im Therapiebecken (Wassertemperatur beachten!).

10.11.4 Manuelle Lymphdrainage

Keine Indikation.

10.11.5 Massagetherapie

René Weber

Therapieziel Durchblutungsförderung und Detonisierung der gereizten Strukturen.

Behandlungsmöglichkeiten
Effleurage (▶ 4.2.2), Petrissage (▶ 4.2.3), Friktionen (▶ 4.2.4), Tapotement (Schwerpunkt: leichte Hackungen und sanfte Klopfungen, ▶ 4.2.6).

10.11.6 Bindegewebsmassage

Keine Indikation.

10.12 Fibromyalgie

10.12.1 Grundlegendes

Frank-Peter Bossert, Klaus Vogedes

Das Fibromyalgie-Syndrom hat zahlreiche Synonyme. Diese reichen vom Weichteilrheumatismus bis zur Myofibrositis. Das Fibromyalgie-Syndrom ist charakterisiert durch diffuse oder multilokuläre akute oder chron. Muskelschmerzen, multiple schmerzhafte Muskeldruckpunkte (Triggerpunkte), Ermüdung, Adynamie, Parästhesien und depressive Verstimmungen. Häufig wurden wegen des Fehlens objektivierbarer morphologischer und biochemischer Tests und psychiatrischer Untersuchungen psychogene Faktoren als Krankheitsursache der Fibromyalgie angenommen.

Symptome

- Starke Druckschmerzen an den Tenderpoints
- Abgeschlagenheit
- Morgensteifigkeit
- Müdigkeit
- Schlaflosigkeit
- Depression

10.12.2 Elektrotherapie

Frank-Peter Bossert, Klaus Vogedes

Biphasische TENS-Ströme 100 Hz, Impulsbreite 100–300 ms (Niederfrequenz)
▶ 1.3.4

Therapieziel Insbesondere um Schmerzen zu reduzieren.

Elektrodenanlage
Im Schmerzareal, proximal am Hauptnervenstamm und entlang eines Dermatoms der betroffenen Hautwurzel.

Dosierung

- Intensität: sensibel schwellig
- Behandlungsdauer: 30 Min. mehrmals tgl., je nach Schmerzausprägung

10.12.3 Hydrotherapie

Petra Müller

Therapieziel Akut: Schmerzreduktion und Verbesserung der Beweglichkeit; langfristig: Regulation des Stoffwechsels und der Durchblutung sowie Steigerung des Wohlbefindens.

Behandlungsmöglichkeiten
Wärmeanwendungen wirken bei Patienten mit Fibromyalgie meist besser als Kälteanwendungen. Dies muss jedoch mit dem Patienten individuell überprüft und entschieden werden.
Akute Maßnahmen (schmerzlindernd, bewegungsfördernd, stoffwechselanregend, entspannend, detonisierend):

- Temperaturansteigende Bäder oder Güsse (▶ 3.3.3, ▶ 3.3.4)
- Warme Packungen oder Wickel (▶ 3.3.1) für die betroffenen Körperregionen, evtl. mit Zusätzen (Fango, Torf, Moor, Heublumen)
- LWS-Syndrom oder Bauchbeschwerden: Schal (Nacken), Lendenwickel (▶ 3.3.1)
- Ganzkörperwärmeanwendungen: Groß-/Ganzpackungen und -wickel (▶ 3.3.1), Vollbäder (▶ 3.3.3), Sauna (▶ 3.3.6)
- Kältekammer (▶ 3.4.1) zur Schmerztherapie und Verkürzung der akuten Schübe

Regulativ-begleitende Maßnahmen (langfristige Anwendung):

- Wechselgüsse (▶ 3.3.4)
- Wechselteilbäder (▶ 3.3.3)

> Patienten mit Fibromyalgie reagieren auf kalte Maßnahmen häufig mit Schmerzen, Steifigkeit o. Ä. Aus diesem Grund sind die Wechselanwendungen vor den Kaltanwendungen zu bevorzugen.

Kombinationsmöglichkeiten

Physiotherapie im Wasser (Thermalbad, Warmbadetag, Therapiebecken).

Weiterführende Literatur

Avila M A, Camargo P R, Ribeiro I L et al. Effects of a 16-week hydrotherapy program on three-dimensional scapular motion and pain of women with fibromyalgia: A single-arm study. Clin Biomechanics, 2017;49(1): 145–154. DOI:10.1016/j.clinbiomech.2017.09.012.

Deutsche Fibromyalgie Vereinigung (DFV). Ganzkörper-Kryotherapie – Kältekammer. Aus: www.fibromyalgie-fms.de/fibromyalgie/therapie/physikalische-therapien/kaeltekammer (letzter Zugriff: 27.4.2021).

10.12.4 Manuelle Lymphdrainage

Andreas Wittlinger, Dieter Wittlinger, Hildegard Wittlinger

▶ Kap. 6

Therapieziel Schmerzreduktion.

Ganzkörperbehandlungen mit ML mind. 3 ×/Wo. (Nachruhe einhalten): immer Hals/Gesicht und dann im Wechsel die unterschiedlichen Körperteile behandeln (an einem Tag beide Beine, am nächsten Tag Bauch und Rücken usw.).

Weiterführende Literatur

Ekici G, Bakar Y, Akbayrak T et al. Comparison of manual lymph drainage therapy and connective tissue massage in women with fibromyalgia: a randomized controlled trial. J Manipulative Physiol Ther, 2009;32(2): 127–33.

Yuan SLK, Matsutani LA, Marques AP. Effectiveness of different styles of massage therapy in fibromyalgia: A systematic review and meta-analysis. Manual Therapy, 2015;20(2): 257–264.

10.12.5 Massagetherapie

Keine Indikation.

10.12.6 Bindegewebsmassage

Klaus Vogedes

▶ Kap. 5

Therapieziel Tonusregulation und Schmerzlinderung und dadurch Verbesserung der Organfunktionen und des Schlafverhaltens.

Die BGM erzielt bei der Behandlung der Fibromyalgie teilweise gute Ergebnisse, teilweise werden nur geringe oder gar keine Veränderungen beschrieben. Die Behandlung erfordert von Patient und Therapeut Geduld. Für den Behandlungserfolg

sind das Stadium und die Größe der betroffenen Areale von Bedeutung. Im akut-entzündlichen Stadium sollte keine BGM durchgeführt werden.
Sehr gut geeignet für die Behandlung sind die Faszien-Techniken (▶ 5.3).

Befund

- **Obere Extremität:** massive Einziehungen und Quellungen im Bereich des Schultergürtels, v. a. zwischen den Schulterblättern. Nacken und Schlüsselbeinregion muskulär verspannt und sehr schmerzhaft.
- **Untere Extremität:** massive Einziehungen und Quellungen in den lumbalen und sakralen Segmenten. Hypertone Muskulatur im Bereich von Glutäen und Oberschenkel.

Praxis

- **Obere Extremität:** Behandlungsbeginn mit dem Grundaufbau im Sitzen, es folgen die Aufbaufolgen 1 bis 3 mit den dazugehörigen ventralen Anteilen und die Armbehandlung (Oberarm → Unterarm → Hand). Alle Ableitungen beenden die BGM.
- **Untere Extremität:** Behandlungsbeginn mit dem Grundaufbau im Sitzen, ggf. auch in SL oder RL. Es folgt die 1. Aufbaufolge, dann der Übergang zur Behandlung des Oberschenkels. Verträgt der Patient dies gut, können der Unterschenkel und die Fußbehandlung mit einbezogen werden. Auch hier sind Ableitungen wichtig. Sind obere und untere Extremität betroffen, kann abwechselnd behandelt werden oder schwerpunktmäßig da, wo die stärksten Probleme beschrieben werden.

! Wichtig ist die Beobachtung der z. T. heftigen Reaktionen (z. B. starke Hyperämie mit Quaddelbildung und starkem Juckreiz), die auch später, z. B. nach einer heißen Dusche, erneut auftreten können. In diesem Fall sind die Strichführungen bei der nächsten BGM-Behandlung schwächer und flächiger auszuführen.

10.13 Parästhesien

10.13.1 Grundlegendes

Frank-Peter Bossert, Klaus Vogedes

Missempfindungen auf der Haut in Form von Kribbeln oder Brennen.

10.13.2 Elektrotherapie

Stabiler faradischer Strom, 50 Hz (Niederfrequenz)

▶ 1.3.4

Therapieziel Missempfindungen verringern.

Elektrodenanlage
Mit Punktelektrode das betroffene Gebiet an mehreren Stellen reizen, Gegenelektrode z. B. an Oberschenkel, LWS oder HWS.

Dosierung

- Intensität: deutlich sensibel schwellig
- Behandlungsdauer: 20 Min.

! Die sensible Reizschwelle an einer nicht betroffenen Hautstelle erproben.

Alternative Therapie
Hydroelektrisches Zellenbad (▶ 1.3.2), gleichfalls mit faradischem Strom.

10.13.3 Hydrotherapie

Petra Müller

Therapieziel Aktivierung der Oberflächensensibilität.

Behandlungsmöglichkeiten

- Waschungen (▶ 3.3.5), kombiniert mit mechanischen Reizen und Aktivität
- Eisabtupfungen mit dem Eisball oder dem Eisbeutel (▶ 3.4.1), evtl. kombiniert mit mechanischen Reizen und Aktivität
- Wechselgüsse (▶ 3.3.4) und Wechselteilbäder (▶ 3.3.3), sofern möglich

10.13.4 Manuelle Lymphdrainage

Keine Indikation.

10.13.5 Massagetherapie

Keine Indikation.

10.13.6 Bindegewebsmassage

Keine Indikation.

10.14 Polyneuropathie

10.14.1 Grundlegendes

Elke Schröder

Generalisierte Erkrankung des peripheren Nervensystems, zu dem alle motorischen, sensiblen und autonomen Nerven außerhalb des zentralen Nervensystems gehören.
Einteilung nach Ätiologie:

- Hereditär: z. B. hereditäre motorische und sensible Neuropathien (HMSN), Polyneuropathien mit zusätzlichen Symptomen (z. B. Friedreich-Ataxie)
- Erworben: z. B. bei Stoffwechselerkrankungen (z. B. Diabetes mellitus), paraneoplastisch, bei Vaskulitiden, Mangelernährung, toxisch (z. B. Alkohol), medikamenteninduziert, entzündlich-infektiös (z. B. Borrelien), immunologisch bedingt (z. B. Guillain-Barré-Syndrom)

Einteilung nach zeitlichem Verlauf:

- ≤ 4 Wo.: akut
- 4–8 Wo.: subakut
- > 8 Wo.: chronisch

Einteilung nach klinischem Bild:
- Symmetrische Formen:
  - Distal symmetrische sensomotorische Polyneuropathie (häufigste Form)
  - Proximal betonte motorische Neuropathie
- Asymmetrische Formen:
  - Asymmetrisch proximale diabetische Neuropathie
  - Diabetische Radikulopathie
- Autonome Polyneuropathien

Symptome
Sensible Reiz- und Ausfallerscheinungen:
- Kribbeln
- Ameisenlaufen
- Stechende, elektrisierende Missempfindungen
- Pelzigkeits- und Taubheitsgefühle
- Gefühl der schweren Beine, des Eingeschnürtseins der Beine, Schwellungsgefühle
- Gefühl, auf Watte zu gehen
- Gangunsicherheit (v. a. bei Dunkelheit)
- Fehlende Schmerz- und Temperaturempfindungen

Motorische Reiz- und Ausfallerscheinungen:
- Muskelzucken
- Muskelkrämpfe
- Muskelschwäche
- Muskelatrophie
- Frühes Zeichen: Zehenspreizung eingeschränkt

Autonome Ausfallerscheinungen: trophische Störungen

10.14.2 Elektrotherapie

Frank-Peter Bossert, Klaus Vogedes

Mögliche Anwendungen: Mittelfrequenz (▶ 1.3.5), Niederfrequenz (▶ 1.3.4)

Hochtontherapie (MF) 4000–32 000 Hz (HiToP®)

▶ 1.3.5, ▶ Abb. 10.25

Therapieziel Insbesondere um Schmerzen zu reduzieren.

Elektrodenanlage HiToP®
4 Kanäle, 1 große Plattenelektrode je Oberschenkel (im Bereich des M. quadriceps), 1 große Plattenelektrode je Unterschenkel (im Bereich des M. gastrocnemius).

Dosierung
- Intensität: Je nach Therapieziel wird die sensible oder motorische Reizschwelle überschritten.
- Behandlungsdauer: bis zu 60 Min.

In Österreich wurde die Hochtontherapie bereits im Jahr 2010 in die Empfehlungen zur Schmerztherapie bei der peripheren diabetischen Polyneuropathie aufgenommen (Evidenzgrad IIa, ▶ 1.3.5).

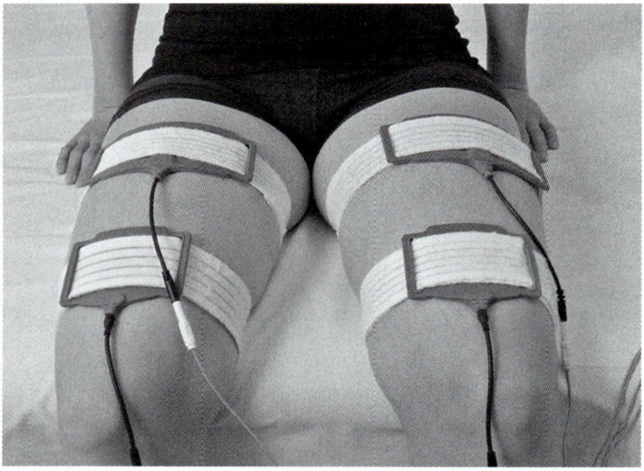

Abb. 10.25 Hochtontherapie bei Polyneuropathie [K334]

Galvanischer Strom (NF) 0 Hz im Zwei- oder Vierzellenbad

▶ 1.3.1, ▶ 1.3.2

Therapieziel Sensibilitätsstörungen verbessern.

Elektrodenanlage
Bipolare Elektrodenanlage; in einer Zelle des Zwei- oder Vierzellenbades befinden sich zwei Elektroden unterschiedlicher Polarität, sodass in jeder Zelle ein galvanisches Bad entsteht. Die Wassertemperatur liegt im Indifferenzbereich.

Dosierung
- Intensität: sensibel schwellig
- Behandlungsdauer: 20 Min.

Weiterführende Literatur

Martin S. Therapiefortschritt bei der Behandlung der diabetischen Polyneuropathie durch externe Muskelstimulation. Elektrostimulation & Elektrotherapie, 2006;8(1): 10–11.

Mokrusch T. Elektrotherapie bei Myopathien und Neuropathien. Ein kurzer Literaturüberblick (1). Zeitschrift für Elektrostimulation & Elektrotherapie, 2000;2: 17–19.

Reichenstein L, Nickell S, Ziegler D et al. Effective treatment of symptomatic diabetic polyneuropathy by high-frequency external muscle stimulation. Diabetologia, 2005;48(5): 824–828.

10.14.3 Hydrotherapie

Petra Müller

Therapieziel Stoffwechselaktivierung.

Zu beachten sind die unterschiedlichen Grunderkrankungen als Ursache der Polyneuropathie. Die Wassertemperatur sollte so gewählt werden, dass durch die veränderte/reduzierte Sensibilität und Wahrnehmung keine zusätzlichen Schäden auftreten. Vorsichtig beginnen!

Behandlungsmöglichkeiten

- Waschungen (Kombination aus thermischem und mechanischem Reiz, ▶ 3.3.5)
- Wechselgüsse (▶ 3.3.4)
- Wechselteilbäder (▶ 3.3.3)
- Aufsteigende Teilbäder (▶ 3.3.3)
- Wassertreten, Tautreten (▶ 3.3.6)
- Warm angelegte, wärmestauende Wickel (▶ 3.3.1)
- Kalt angelegte, wärmeproduzierende Wickel (▶ 3.3.1)
- Bäder (▶ 3.3.3), evtl. mit durchblutungsfördernden Zusätzen

Kombinationsmöglichkeiten

Physiotherapie im Bewegungsbad als Einzeltherapie oder in der Schwimmgruppe, sofern der Patient dazu in der Lage ist.

10.14.4 Manuelle Lymphdrainage

Keine Indikation.

10.14.5 Massagetherapie

Keine Indikation.

10.14.6 Bindegewebsmassage

Klaus Vogedes

▶ Kap. 5

Therapieziel Reduzierung krampfartiger, nächtlicher Schmerzen, Beeinflussung der Parästhesien in den Beinen sowie Durchblutungsverbesserung v. a. in den distalen Abschnitten der Extremitäten.

Je nach Zielsetzung muss die BGM auf das Symptom abgestimmt werden.

- Steht die Förderung der Durchblutung im Vordergrund, ist mit dem Grundaufbau zu beginnen.
- Bei der Behandlung der Parästhesien darauf achten, dass der Patient das Schneidegefühl bei den Strichführungen deutlich spürt, ggf. nachfragen.
- Bei der Behandlung der Extremitäten zur Durchblutungsverbesserung ist zu beachten, dass der vorliegende Gefäßzustand noch Reaktionen erwarten lässt.
- Verklebungen der einzelnen Gewebsschichten am gesamten Körper sind zu lösen (Faszien-Techniken einsetzen).
- Seltener eingesetzt wird die BGM bei begleitenden Blasen- und Darmfunktionsstörungen.

Befund

- Starke Verklebungen der Gewebsschichten auf dem Kreuzbein und den Beckenkämmen, Verklebungen auch in anderen Regionen, z. B. im Schulterbereich.
- Beine meist ödematös, blassblaue Hautfärbung.
- Bei Organbefall z. B. Blasenzone an der unteren Spitze des Kreuzbeins.

Praxis

- Nach dem Grundaufbau (in jeder ASTE möglich) entscheidet der Befund über das weitere Vorgehen. Zu Beginn der BGM flächige Striche durchführen. Liegen die Hauptprobleme in den Beinen, schließt die Oberschenkelbehandlung beider Beine an.
- In den folgenden Behandlungen (in RL) Bauchbehandlung und Behandlung der Unterschenkel und Fußbehandlung mit einbeziehen. Da der Patient in RL liegt, Abschluss mit den Ausgleichstrichen am M. pectoralis.
- Bei Problemen an den oberen Extremitäten folgen die Aufbaufolgen 1 bis 3 und die Achsel-, Arm- und Handbehandlungen. Zudem gibt es eine große Anzahl von Zusatzstrichen.

Da die Behandlungen eine gewisse Zeit beanspruchen, sind sie für eine auf 15 oder 20 Min. getaktete Behandlungsdauer nicht geeignet.

11 Innere Medizin

Frank-Peter Bossert, Petra Müller, Klaus Vogedes, René Weber, Andreas Wittlinger, Dieter Wittlinger, Hildegard Wittlinger

11.1 Arterielle Durchblutungsstörungen

11.1.1 Endangitis obliterans

Grundlegendes

Frank-Peter Bossert, Klaus Vogedes

Chronische Entzündung der Gefäßinnenwände, v. a. der peripheren Gefäße (periphere arterielle Verschlusskrankheit, pAVK). Tritt am häufigsten bei Männern zwischen dem 20. und 40. Lebensjahr auf.

Symptome
- Blasse Haut
- Frühes Stadium: kalte Akren (Spitzen von Fingern und Zehen)
- Im weiteren Verlauf: aufsteigendes Kältegefühl an der betroffenen Extremität
- Muskelbelastungsschmerz, Claudicatio intermittens (heftige, krampfartige Schmerzen beim Gehen, „Schaufensterkrankheit“)
- Später auch Schmerzen in Ruhe und Parästhesien

Stadieneinteilung der pAVK nach Fontaine
- Stadium I: Beschwerdefreiheit
- Stadium II: Belastungsschmerz
  - IIa: schmerzfreie Gehstrecke > 200 m
  - IIb: schmerzfreie Gehstrecke < 200 m
- Stadium III: ischämischer Ruheschmerz
- Stadium IV: trophische Störungen (Nekrosen, Gangrän, Ulkus)

Elektrotherapie

Frank-Peter Bossert, Klaus Vogedes

Kontraindikationen

Arterielle Durchblutungsstörung Stadium III nach Fontaine ist eine relative, Stadium IV eine absolute Kontraindikation.

Galvanisation 0 Hz (Niederfrequenz)

▶ 1.3.4, ▶ Abb. 11.1

Therapieziel Schmerzreduktion, Durchblutungs- und Trophikverbesserung.

Elektrodenanlage
- Nur eine Extremität betroffen: bipolar
- Beide Extremitäten betroffen: tripolar
- Längsdurchflutung

> **!** Die Endstrombahnen der Finger oder Zehen müssen mit den Elektrodenschwämmen bedeckt sein, die Kathode liegt immer in der Peripherie. Die Anode liegt zwischen den Schulterblättern oder im Bereich des Os sacrum.

Dosierung
- Intensität: sensibel schwellig, bei Parästhesien von 0,1 bis max. 0,3 mA/cm² Plattenelektrode
- Behandlungsdauer: bis zu 20 Min.

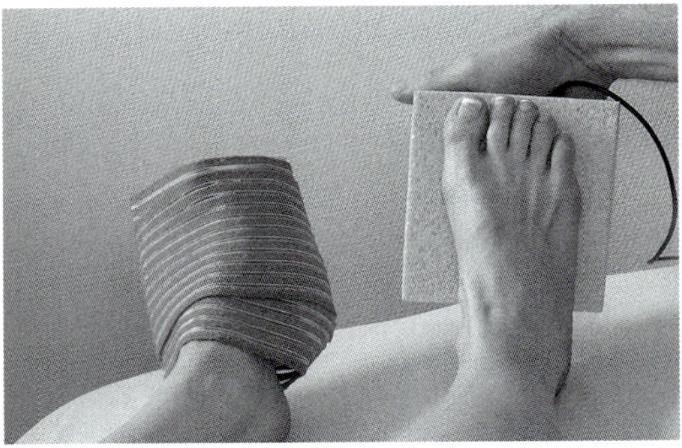

Abb. 11.1 Durchflutung beider Beine bei arterieller Durchblutungsstörung [K334]

Alternativ ist auch eine Behandlung im hydroelektrischen Voll- oder Teilbad (▶ 1.3.2) möglich.

Hydrotherapie

Petra Müller

Therapieziel Verbesserung bzw. Erhaltung der Durchblutung mit positivem Einfluss auf Schmerzen und Gehstrecke.

Behandlungsmöglichkeiten

Beginn mit milden Anwendungen (Reize nicht zu intensiv):

- Waschungen (▶ 3.3.5)
- Temperaturansteigende Unterschenkelteilbäder (▶ 3.3.3); nicht zu kalt beginnen, Temperaturwahl nach der aktuellen Hauttemperatur richten!
- Warme Unterschenkelbäder (▶ 3.3.3)
- Im Anfangsstadium und zur Prophylaxe: Wechselgüsse (▶ 3.3.4), Wechselbäder (▶ 3.3.3)
- Kohlensäure-Bad (▶ 3.3.3)

Bei arteriellen Durchblutungsstörungen ist auch konsensuelles Arbeiten sehr gut möglich.

> **Die Temperatur der Haut kontrollieren und die Temperaturen anpassen (nicht zu kalt oder zu heiß).** Die Möglichkeit der Anpassung muss gegeben sein. Deshalb ist es wichtig, sich vor der Behandlung über den Schweregrad/das Stadium der Erkrankung zu informieren.

Manuelle Lymphdrainage

Andreas Wittlinger, Dieter Wittlinger, Hildegard Wittlinger

▶ Kap. 6

Therapieziel Beseitigung der perivaskulären und interstitiellen Ödeme.

ML-Behandlung

Behandlungsaufbau: kurzer Hals, ganzes Bein mit der Basistechnik von proximal beginnen. Es wird keine Bandage angelegt, evtl. ein Strumpf der Kompressionsklasse 1 (nur nach ärztlicher Anweisung).

Weiterführende Literatur

Hutzschenreuter P, Ehlers R. Die Wirkung der Manuellen Lymphdrainage bei arterieller Verschlusskrankheit im AVK IIa-Studium. Aktuelle Beiträge zur Manuellen Lymphdrainage, 1992;3: 85–87.

Massagetherapie

Keine Indikation.

Bindegewebsmassage

Klaus Vogedes

▶ Kap. 5

Therapieziel Schmerzreduktion und Verbesserung der Durchblutung (v. a. in den frühen Stadien der Erkrankung).

Bei der komplexen Therapie der Endangitis ist die BGM eine der wesentlichen Säulen. Oft äußert der Patient schon nach wenigen Behandlungen ein angenehmes Wärmegefühl in den betroffenen Extremitäten.
Wesentlich ist die Mitwirkung des Patienten. Wenn die auslösenden Faktoren (z. B. Nikotinabusus) nicht eingestellt werden, sind von der BGM-Behandlung keine spürbaren Erfolge zu erwarten.
Wird die BGM vertragen, sollte tgl. behandelt werden. Ab der 2./3. Wo. 2 × wöchentlich.

Befund

- Der untere Rückenbereich ist hyperton, die Hautverschieblichkeit stark eingeschränkt.
- Auffällige Einziehungen und Quellungen auf dem Kreuzbein.
- Einziehungen am Trochanter major und Tractus iliotibialis.

Praxis

- Mit dem Grundaufbau im Sitzen beginnen. Sind die Beckenstriche nur schwierig durchzuziehen, kann das Gebiet mit Anhakstrichen vorbereitet werden, ggf. zusätzliche Anhakstriche auf dem Kreuzbein in Richtung der Kreuzbeinränder sowie Querzüge auf dem Kreuzbein.
- Beinbehandlung (erst Oberschenkel, dann Unterschenkel und Fußbehandlung).

11.1.2 Arteriosklerose

Grundlegendes

Frank-Peter Bossert, Klaus Vogedes

Lumenverengung durch Ablagerungen an der Gefäßinnenwand der Arterien (▶ Abb. 11.2). Elastizitätsverlust der Gefäße.

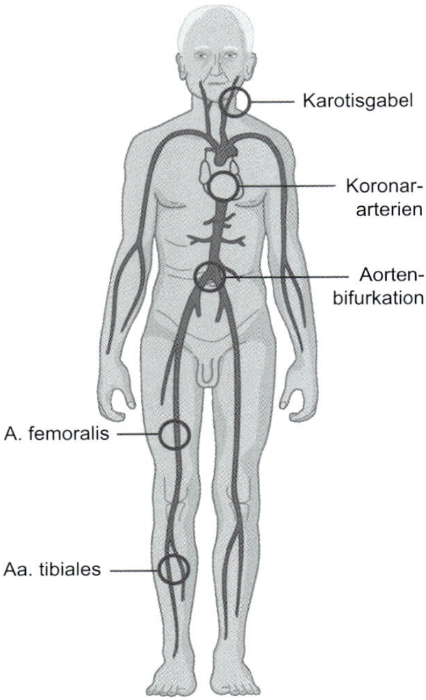

Abb. 11.2 Bevorzugte Lokalisation der Arteriosklerose [L138]

Symptome

- Blasse Haut
- Frühes Stadium: Kältegefühl v. a. der Akren (Spitzen von Fingern und Zehen), Missempfindungen (Kribbeln, Brennen)
- Fortgeschrittenes Stadium: aufsteigendes Kältegefühl an der betroffenen Extremität
- Muskelbelastungsschmerz, Claudicatio intermittens (heftige, krampfartige Schmerzen beim Gehen, „Schaufensterkrankheit")
- Später auch Schmerzen in Ruhe und Parästhesien möglich
- Allgemeine Leistungsschwäche
- Schlecht heilende Wunden bis hin zum akuten oder fortschreitenden Gefäßverschluss

Elektrotherapie

Frank-Peter Bossert, Klaus Vogedes

Kontraindikationen

Arterielle Durchblutungsstörung Stadium III nach Fontaine (▶ 11.1.1) ist eine relative, Stadium IV eine absolute Kontraindikation.

Impulsgalvanisation (z. B. IG 50) mit einer Schwellfrequenz von 8 Schwellungen/Min. (Niederfrequenz)

▶ 1.3.4

Therapieziel Durchblutungsförderung und Schmerzreduktion.

Elektrodenanlage
Anode in der Lumbalregion, Kathode im distalen Abschnitt des Oberschenkels.

Dosierung
- Intensität: motorisch überschwellig
- Behandlungsdauer: 20 Min.

Hydrotherapie

Petra Müller

Therapieziel Verbesserung bzw. Erhaltung der Durchblutung mit positivem Einfluss auf Schmerzen und Gehstrecke.

Behandlungsmöglichkeiten
Beginn mit milden Anwendungen (Reize nicht zu intensiv):
- Waschungen (▶ 3.3.5)
- Temperaturansteigende Unterschenkelteilbäder (▶ 3.3.3); nicht zu kalt beginnen, Temperaturwahl immer nach der aktuellen Hauttemperatur richten!
- Warme Unterschenkelbäder (▶ 3.3.3)
- Im Anfangsstadium und zur Prophylaxe: Wechselgüsse (▶ 3.3.4), Wechselbäder (▶ 3.3.3)
- Kohlensäure-Bad (▶ 3.3.3)

Bei Arteriosklerose ist auch konsensuelles Arbeiten sehr gut möglich.

> **Die Temperatur der Haut kontrollieren und die Temperaturen anpassen (nicht zu kalt oder zu heiß).** Die Möglichkeit der Anpassung muss gegeben sein. Deshalb ist es wichtig, sich vor der Behandlung über den Schweregrad/das Stadium der Erkrankung zu informieren.
> Bei pAVK Stadium III und IV (▶ 11.1.1) keine starken Reize wie Güsse oder kalte Bäder anwenden.

Manuelle Lymphdrainage

Andreas Wittlinger, Dieter Wittlinger, Hildegard Wittlinger

Siehe Endangitis obliterans ▶ 11.1.1

Massagetherapie

Keine Indikation.

Bindegewebsmassage

Klaus Vogedes

▶ Kap. 5

11

Therapieziel Schmerzreduktion und Verbesserung der Durchblutung (v. a. in den frühen Stadien der Erkrankung).

Zur Behandlung der Arteriosklerose ist die BGM gut geeignet. Oft äußert der Patient nach 6 bis 8 Behandlungen ein angenehmes Wärmegefühl in den betroffenen Extremitäten.
Wird die BGM vertragen, sollte tgl. behandelt werden. Ab der 2./3. Wo. 2 × wöchentlich.

Befund
- Der untere Rückenbereich ist hyperton, die Hautverschieblichkeit stark eingeschränkt.
- Auffällige Einziehungen und Quellungen auf dem Kreuzbein.
- Einziehungen am Trochanter major und Tractus iliotibialis.

Praxis
- Mit dem Grundaufbau im Sitzen beginnen. Sind die Beckenstriche nur schwierig durchzuziehen, kann das Gebiet mit Anhakstrichen vorbereitet werden, ggf. zusätzliche Anhakstriche auf dem Kreuzbein in Richtung der Kreuzbeinränder sowie Querzüge auf dem Kreuzbein.
- Beinbehandlung (erst Oberschenkel, dann Unterschenkel und Fußbehandlung).

11.1.3 Morbus Raynaud

Grundlegendes

Frank-Peter Bossert, Klaus Vogedes

Durch Kälte oder emotionalen Stress ausgelöste Gefäßkrämpfe mit ischämischen Schmerzen, meist an der oberen Extremität auftretend. Betroffen sind meist junge Frauen.

Symptome
Intervallartig auftretender ischämischer Schmerz in den Fingern.

Elektrotherapie

Frank-Peter Bossert, Klaus Vogedes

Diadynamische Ströme DF 100 Hz (Niederfrequenz)

▶ 1.3.4, ▶ Abb. 11.3

Therapieziel Schmerzreduktion und Beeinflussung des vegetativen Nervensystems.

Elektrodenanlage Phase I
Gangliotrope Applikation am Ganglion stellatum.

Dosierung
- Intensität: deutlich sensibel überschwellig
- Behandlungsdauer: 3–5 Min.

Elektrodenanlage Phase II
Kathode unter die Handfläche, Anode zwischen die Schulterblätter.

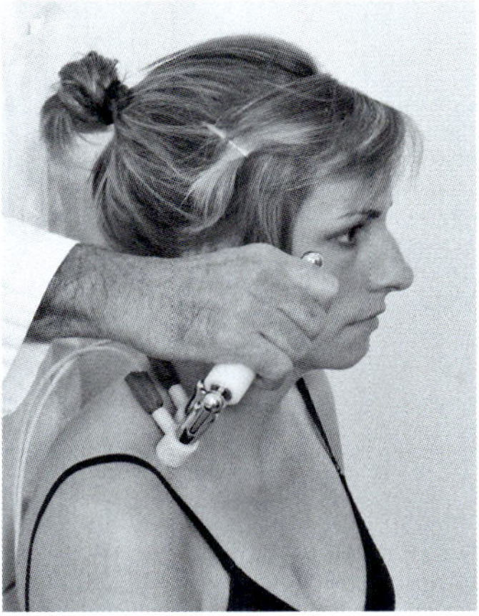

Abb. 11.3 Gangliotrope Applikation am Ganglion stellatum (Niederfrequenz) bei M. Raynaud [K334]

Dosierung

- Intensität: sensibel überschwellig
- Behandlungsdauer: 15 Min.

Weiterführende Literatur

Ammer K. Electric sympathetic block. ÖZPMR, 2006;16(1): 3–10.

Hydrotherapie

Petra Müller

Therapieziel Reduktion der Schmerzen und vegetative Umstimmung.

Mögliche Anwendungen

- Warme Teilbäder (▶ 3.3.3), evtl. mit Zusätzen (z. B. Rosmarin, Thymian)
- Temperaturansteigende Teilbäder (▶ 3.3.3); Anfangstemperatur nicht zu niedrig wählen (nach der aktuellen Hauttemperatur richten)!
- Kohlensäure-Bad (▶ 3.3.3)

Manuelle Lymphdrainage

Andreas Wittlinger, Dieter Wittlinger, Hildegard Wittlinger

▶ Kap. 6

Therapieziel Schmerzreduktion.

Die ML-Behandlung hat Einfluss auf das vegetative Nervensystem und ist ein Mosaiksteinchen des komplexen Behandlungsschemas.

- Behandlung: kurzer Hals, dann mit der Basistechnik die betroffene Extremität von proximal behandeln.

! Unbedingt schmerzfrei arbeiten.

- Behandlungsdauer: mind. 45 Min.

Massagetherapie

René Weber

Therapieziel Schmerzlinderung, Tonussenkung und Durchblutungssteigerung.

Behandlungsmöglichkeiten
Effleurage (▶ 4.2.2), Petrissage (flächige Knetungen, ▶ 4.2.3), manuelle Schüttelungen (▶ 4.2.7).

Bindegewebsmassage

Klaus Vogedes

▶ Kap. 5

Therapieziel Reduktion der Häufigkeit und Intensität der Gefäßspasmen.

Bei M. Raynaud ist die BGM eine bewährte Behandlung. In Kombination mit anderen Maßnahmen der Physikalischen Therapie lassen sich Intensität und Häufigkeit der Gefäßspasmen reduzieren, bis hin zur völligen Ausheilung. Die Patienten bemerken häufig schon nach den ersten Behandlungen Verbesserungen (Beweglichkeit der Hände und Finger) und sind daher gut motiviert.

Befund
- Der untere Rückenbereich ist hyperton, die Hautverschieblichkeit stark eingeschränkt.
- Auffällige Einziehungen und Quellungen auf dem Kreuzbein neben der WS und im Schulterbereich zwischen den Schulterblättern und am M. trapezius.
- Armmuskulatur: Tonusveränderungen am Ober- und Unterarm.

Praxis
- Mit dem Grundaufbau im Sitzen beginnen. Besonders bei jungen Patienten können die nächsten beiden Aufbaufolgen schon in der ersten Behandlung durchgeführt werden.
- Arm- und Schultersegmente: Die Strichführungen zwischen den medialen Schulterblatträndern und um die Schulterblätter zeigen meist bald erste Verbesserungen. Die Armsegmente C3–8 mit einbeziehen. Oft werden dabei auch die begleitenden Kopfschmerzen weniger.
- Achselbehandlung u. a. mit Achseldehnungen (unangenehm, aber wirksam), Armbehandlungen und schließlich die Hände.

Zur BGM-Behandlung des M. Raynaud der unteren Extremität (selten) siehe Endangitis obliterans (▶ 11.1.1).

11.2 Venöse Durchblutungsstörungen, chronisch-venöse Insuffizienz (CVI)

11.2.1 Grundlegendes

Frank-Peter Bossert, Klaus Vogedes

Infolge einer gestörten Hämodynamik kommt es zum retrograden Blutfluss und somit zu venösen Stauungen, bevorzugt in der unteren Extremität. Dies ist eine der häufigsten Gefäßerkrankungen und betrifft dreimal häufiger Frauen.

Symptome

- Trophische Störungen der Haut
- Blaufärbung
- Ödeme
- Gefühlte schwere Beine

Stadieneinteilung der CVI:

- Stadium I: reversible Ödeme, Corona phlebectatica (dunkelblaue Hautvenenveränderungen am medialen und lateralen Fußrand), perimalleoläre Kölbchenvenen
- Stadium II: persistierende Ödeme, Hämosiderose und Purpura der Unterschenkelhaut, Dermatosklerose und Lipodermatosklerose, Atrophie blanche, Stauungsekzem, zyanotisches Hautkolorit
- Stadium III: offenes Bein (Ulcus cruris, ▶ 11.3)

11.2.2 Elektrotherapie

Frank-Peter Bossert, Klaus Vogedes

Mögliche Anwendungen: Galvanisation (▶ 1.3.1), Niederfrequenz (▶ 1.3.4).

Kontraindikationen

Chronisch-venöse Insuffizienzen der Stadien II und III.

Galvanisation 0 Hz (Niederfrequenz)

▶ 1.3.1, ▶ 1.3.4

Therapieziel Trophikverbesserung und Aktivierung der Muskelpumpe.

Elektrodenanlage

Eine große Elektrode im Bereich der LWS, zwei kleinere Elektroden unter die Füße (Zehen müssen mit eingeschlossen sein).

> **!** Nach der Hälfte der Behandlungszeit umpolen. Die Beine so lagern, dass der venöse Rückfluss gefördert wird.

Dosierung

- Intensität: sensibel überschwellig
- Behandlungsdauer: 2 × 10 Min.

Diadynamische Ströme CP 50/100 Hz (Niederfrequenz)

▶ 1.3.4

Therapieziel Ödemresorption und Förderung des venösen Rückflusses.

Elektrodenanlage

Transregional im Bereich der ödematösen Schwellung (auf Lagerung der Beine achten).

Dosierung

- Intensität: deutlich sensibel überschwellig
- Behandlungsdauer: 15 Min.

11.2.3 Hydrotherapie

Petra Müller

Therapieziel Aktivierung der Muskelvenenpumpe, um den Rückfluss zu fördern und dem Ödem entgegenzuwirken.

Behandlungsmöglichkeiten
- Waschungen (▶ 3.3.5)
- Kurze kalte Knie- und Unterschenkelgüsse (▶ 3.3.4)
- Kurze kalte Schenkelgüsse (▶ 3.3.4)
- ! Die Blaufärbung der Beine sollte sich nicht deutlich verstärken
- Wechsel-Knie- und -Schenkelgüsse (▶ 3.3.4)
- Wassertreten, Taulaufen (▶ 3.3.6)
- Ödematöse, geschwollene Beine am Abend: Fuß- oder Beinwickel (▶ 3.3.1)
- Entzündliche Veränderungen oder abends zur Entlastung: kühlende Wickel, Quark- oder Lehmwickel (▶ 3.3.1)

Kontraindikationen
- Keine längeren Wärmeanwendungen
- Keine starken mechanischen Reize im betroffenen Bereich

11.2.4 Manuelle Lymphdrainage

Andreas Wittlinger, Dieter Wittlinger, Hildegard Wittlinger

▶ Kap. 6

Therapieziel Ödemreduktion.

Untersuchungen zeigen, dass alleinige ML-Behandlungen sowohl das Volumen des Beins als auch die Lebensqualität positiv beeinflussen. Grundsätzlich werden die ML-Behandlungen immer mit einer anschließenden Kompressionsbandage kombiniert. Je nach Schweregrad der CVI erfolgt zusätzlich die Wundversorgung des Ulcus cruris.
- Behandlungsaufbau: Hals, Bein von vorne und hinten, Wundverband, Bandage
- Behandlungsdauer: 30–60 Min. pro Extremität

Kombinationsmöglichkeiten
Kompressionsstrümpfe: Der Druck von außen kann den fehlenden Klappenschluss der Vv. perforantes wiederherstellen.
Aktivierung der Muskelpumpe: viel bewegen, barfuß gehen, Beine hochlagern (Kneipptherapie ▶ 11.2.3).

Weiterführende Literatur
Molski P, Kruczyński J, Molski A et al. Manual lymphatic drainage improves the quality of life in patients with chronic venous disease: a randomized controlled trial. Arch Med Sci, 2013;20(3):452–8. DOI:10.5114/aoms.2013.35343.

11.2.5 Massagetherapie

Keine Indikation.

11.2.6 Bindegewebsmassage

Klaus Vogedes

▶ Kap. 5

Therapieziel Schmerzreduzierung und um schweren Beinen entgegenzuwirken. Wegen der reflektorischen Wirkung ist die BGM für die Behandlung von CVI gut geeignet. Da bei Varizen und Entzündungen Emboliegefahr besteht, konzentriert sich die Behandlung auf den Rumpf; ggf. Oberschenkelbehandlung.

Befund

- Tonuserhöhungen ab Th10 abwärts bis zu den sakralen Segmenten
- Schwellungen auf dem Kreuzbein, massive Einziehungen auf den Iliosakralgelenken, an den Beckenrändern und den Glutäen

Praxis

- Mit dem Grundaufbau im Sitzen beginnen. Strichführungen flächig durchführen. Die Oberschenkel können mit einbezogen werden. Richtung von kaudal nach kranial.
- In RL die ventrale Seite mit einbeziehen. Viele Ausgleichstriche und Ableitungen einfügen und Nachruhe einhalten.
- Der speziell für diese Behandlung entwickelte Varizenstrich nach Dicke (beginnt im oberen Drittel des Oberschenkels, am lateralen Rand des M. sartorius, und endet an der Spina iliaca anterior superior) kann nach 5 bis 8 Behandlungen eingeführt werden.

! Varizen und Kniekehle werden nie behandelt.

11.3 Ulcus cruris (Unterschenkelgeschwür)

11.3.1 Grundlegendes

Frank-Peter Bossert, Klaus Vogedes

Aufgrund von chron. arteriellen und venösen Verschlusserkrankungen kommt es durch die verminderte Durchblutung zu einem Substanzdefekt der Haut (▶ Abb. 11.4), meist am distalen Unterschenkel. Auslöser sind häufig Bagatelltraumen oder auch zu lange Belastungen an der gleichen Stelle.

Symptome

- Penetrierendes Ulkus
- Schmerzen im Bereich des Ulkus

11.3.2 Elektrotherapie

Frank-Peter Bossert, Klaus Vogedes

Ultraschall (Gleichschall)

▶ 1.3.7

Therapieziel Schmerzreduktion und Erhöhung der Permeabilität.

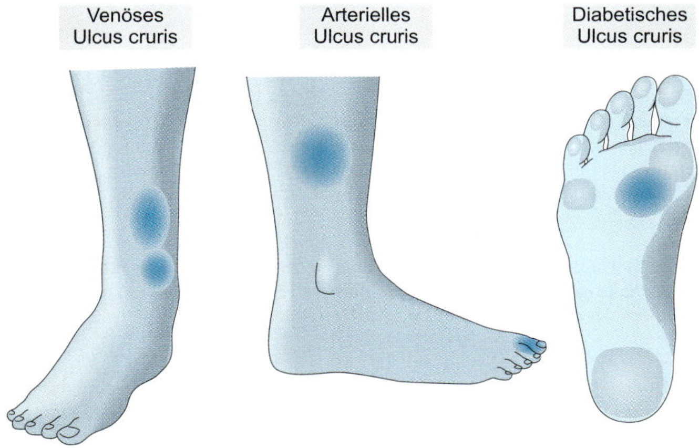

Abb. 11.4 Differenzialdiagnosen bei Ulcus cruris [L190]

Applikation

- Dynamische Schallkopfführung um das Ulcus cruris herum.
- ! Es ist darauf zu achten, dass kein Kopplungsmittel in die Wunde gerät.

Dosierung

- Intensität: 0,5 W/cm² Schallkopffläche
- Behandlungsdauer: 7–10 Min.

> In der wissenschaftlichen Fachliteratur ist neben der Ultraschalltherapie auch die Wundgalvanisation beschrieben. Dieses Verfahren ist sehr aufwendig und wird in diesem Leitfaden nicht beschrieben.

Weiterführende Literatur

Uhlemann C, Wollina U, Liebold K et al. Behandlung des Ulcus cruris venosum mit niederfrequentem Ultraschall (nf-US). Phys Med Rehab Kuror, 2001;11(6): 216–220.
Victor C, Schulz-Ehrenburg U. Anwendung von niederfrequentem gepulstem Gleichstrom bei therapieresistenten Ulcera cruris venosa. Phlebologie, 2004;29: 43–47.

11.3.3 Hydrotherapie

Petra Müller

Therapieziel Verbesserung der Durchblutungssituation.

Ein Ulkus ist ein offener Hautdefekt, deshalb muss bei hydrotherapeutischen Anwendungen darauf geachtet werden, dass die Wunden sauber bleiben und nicht mit starken mechanischen Reizen gearbeitet wird.

Geeignet sind Waschungen (▶ 3.3.5) als milde, gut dosier- und lokalisierbare Anwendungen.

11.3.4 Manuelle Lymphdrainage

Andreas Wittlinger, Dieter Wittlinger, Hildegard Wittlinger

▶ Kap. 6

Therapieziel Ödemresorption und schnellerer Verschluss des Ulkus.

Grundsätzlich werden bei der ML-Behandlung des Ulkus drei Formen unterschieden: venöses, arterielles und diabetisches Ulkus. Das venöse Ulkus reagiert auf die ML-Behandlung am besten.

- Behandlungsaufbau: Hals, betroffenes Bein, wenn möglich von vorne und von hinten, lange jedoch das Areal um das Ulkus, Wundversorgung, Bandage.
- Behandlungsdauer: 30–60 Min., inkl. Wundversorgung und Bandage.
- Bei nässenden Ulzera bzw. geschwollenem Wundrand: Bei den ersten Behandlungen die lymphpflichtige Last in das Ulkus schieben. Mit sterilen Tupfern sollte die Flüssigkeit im Ulkus aufgenommen werden (Abfallkorb bereitstellen).
- Granuliertes bzw. abheilendes Ulkus: Mit Daumenkreisen hintereinander (entlang des Wundrands) intensiv (15–20 Min.) nach proximal abdrainieren.
- Tgl. Behandlung und gute interdisziplinäre Zusammenarbeit mit Arzt/Wundmanager bringen raschen Erfolg.

Weiterführende Literatur

Bock, A. Wundheilung und Wundheilungsstörungen: Manuelle Lymphdrainage als Unterstützung. Dtsch Arztebl, 2002;99(14): A-951/B-730/C-670.

Hermann H. Fotografische Dokumentation als Wirksamkeitsnachweis der kombinierten physikalischen Entstauungstherapie in der ambulanten Behandlung von Beinulcera. In: Gesellschaft für Manuelle Lymphdrainage nach Dr. Vodder. Aktuelle Beiträge zur Manuellen Lymphdrainage. Bd. 6. Heidelberg: Haug, 1998; S. 141–173.

11.3.5 Massagetherapie

Keine Indikation.

11.3.6 Bindegewebsmassage

Klaus Vogedes

▶ Kap. 5

Die BGM ist für die Behandlung von Ulcus cruris nicht die Therapie der Wahl. BGM kann eingesetzt werden, wenn keine anderen Verfahren zur Verfügung stehen.

Befund

- Tonuserhöhungen ab Th10 abwärts bis zu den sakralen Segmenten.
- Schwellungen auf dem Kreuzbein, massive Einziehungen auf den Iliosakralgelenken, an den Beckenrändern und den Glutäen.

Praxis

- Mit dem Grundaufbau im Sitzen beginnen. Strichführungen flächig durchführen. Die Oberschenkel können mit einbezogen werden. Richtung von kaudal nach kranial.
- In RL die ventrale Seite mit einbeziehen.
- In den Folgebehandlungen mit kurzen Anhakstrichen immer näher an das Ulkus heranarbeiten. Dabei nur im nicht geschädigten Gewebe bleiben.

11.4 Vegetative Dystonie

11.4.1 Grundlegendes

Frank-Peter Bossert, Klaus Vogedes

Von psychischen Beschwerden nur schwer abgrenzbare Regulationsstörung des vegetativen Nervensystems. Wissenschaftlich ist der Begriff der vegetativen Dystonie umstritten. Kritiker betrachten ihn als Verlegenheitsdiagnose. Die vegetative Dystonie tritt vor allem dann auf, wenn das Gleichgewicht zwischen Erholung und Aktivitäten gestört ist. Sie ist in der Praxis mit zunehmender Tendenz anzutreffen.

Symptome

- Nervosität, Reizbarkeit
- Atemstörungen
- Kopfschmerzen
- Verkrampfungen der Muskulatur
- Herzrhythmusstörungen
- Gefäßkrämpfe
- Krämpfe im Verdauungstrakt, Magenbeschwerden

Eher selten tritt die vegetative Dystonie in Form von Müdigkeit oder Antriebslosigkeit auf.

11.4.2 Elektrotherapie

Frank-Peter Bossert, Klaus Vogedes

Mögliche Anwendungen: Magnetfeld (▶ 1.3.10), Niederfrequenz (▶ 1.3.4).

Magnetfeld (pulsierende Magnetfeldtherapie)

▶ 1.3.10

Therapieziel Entspannung.

Elektrodenanlage

Der Patient wird auf die Magnetfeldmatte gelegt.

Dosierung

- Intensität: anfangs 20 Gauß, je nach Toleranz steigern, Hz-Zahl nach Behandlungsziel wählen.
- Behandlungsdauer: 30–40 Min.

Galvanisation/Stangerbad 0 Hz (Niederfrequenz)

▶ 1.3.4

Therapieziel Beeinflussung des vegetativen Nervensystems und Entspannung.

Elektrodenanlage
- Bei übererregbaren Patienten: Längsdurchflutung, Kathode an den Füßen
- Bei Ermüdungszuständen: Längsdurchflutung, Kathode im Kopfbereich

11

! Die Wassertemperatur richtet sich nach den verschiedenen Typen der vegetativen Dystonie. Absteigende Polung 37 °C, aufsteigende Polung 34 °C.

11.4.3 Hydrotherapie

Petra Müller

Therapieziel Ausgleichende und regulierende Wirkung, um die Reaktionen des Vegetativums wieder ins Gleichgewicht zu bringen.

Voraussetzungen für den Behandlungserfolg sind eine regelmäßige Durchführung sowie die Überprüfung und Korrektur des Lebensrhythmus des Patienten. Es muss genau eruiert werden, ob der Patient eher eine beruhigende/ausgleichende oder anregende Anwendung benötigt.
- Anregend: Taulaufen, Wassertreten (▶ 3.3.6)
- Anregend und ausgleichend: Kalt- und Wechselguss (▶ 3.3.4)
- Ausgleichend, aber auch anregend: Waschungen (▶ 3.3.5)
- Kalte oder Wechselteilbäder für Arme und Beine (▶ 3.3.3):
  - Kaltes Teilbad: aktiviert den Sympathikus
  - Wechselteilbad: Wechsel zwischen Warm und Kalt trainiert die Anpassungsfähigkeit des Vegetativums
- Beruhigend: Heusack als Auflage oder Wickel (▶ 3.3.1)
- Aktivierung der körpereigenen Wärmeproduktion: großer Wickel (▶ 3.3.1)
- Ausgleichend, beruhigend und anregend: Sauna (▶ 3.3.6)

Weiterführende Literatur

Jacob EM, Vogler E. Blutdrucksenkung durch Hydrotherapie: Eine randomisierte, kontrollierte Studie bei leichter bis mittelschwerer Hypertonie. Phys Med Rehab Kuror, 2009;19: 162–168.

11.4.4 Manuelle Lymphdrainage

Keine Indikation.

11.4.5 Massagetherapie

René Weber

Therapieziel Tonussenkung, Durchblutungssteigerung und Förderung der Entspannungsfähigkeit.

Massagebefund

Angespannte Muskulatur.

Behandlungsmöglichkeiten
Effleurage (▶ 4.2.2), Petrissage (Zweihandknetungen, ▶ 4.2.3), Friktionen (▶ 4.2.4), manuelle Schüttelungen (▶ 4.2.7).

11.4.6 Bindegewebsmassage

Klaus Vogedes

▶ Kap. 5

Therapieziel Harmonisierung und Stabilisierung.

Durch die frühzeitige Bildung der Zonen kann der BGM-Befund dazu beitragen, die diffuse Diagnose der vegetativen Dystonie zu schärfen und Schwachstellen des Organismus zu erkennen. Daher ist die Beobachtung der Reaktionen des Körpers besonders wichtig; sie bestimmen den weiteren Behandlungsverlauf. Die häufig als Hauptbeschwerde geäußerten Schlafstörungen lassen oft schon nach den ersten Sitzungen nach.

Befund
Ein eindeutiger Befund ist meist nicht zu beschreiben. Häufig sind Kopfzonen auszumachen sowie Herz-Kreislauf- und Magen-Darm-Zonen.

Praxis
- Grundaufbau im Sitzen beginnen, mehrmals mit vielen Ausgleichstrichen und Ableitungen durchführen.
- Nach jeder Sitzung ist auf die Nachruhe zu achten. Darüber hinaus die Patienten sensibilisieren, alle Veränderungen mitzuteilen.
- Es folgt die nächste Aufbaufolge. Zeigen sich z. B. Kopfzonen, ist die Behandlung in diese Richtung weiterzuentwickeln.

11.5 Bronchitis

11.5.1 Grundlegendes

Frank-Peter Bossert, Klaus Vogedes

Durch verschiedene exogene Reize (infektiös, allergisch, chemisch-irritativ, toxisch) ausgelöste Entzündung der Bronchialschleimhaut.

Symptome
- Chron. Husten mit Auswurf
- Evtl. trockener Hustenreiz (mit Heiserkeit)
- Belastungsdyspnoe
- Fieber (nicht immer)
- Allgemeines Krankheitsgefühl mit Kopf-, Hals- und Gliederschmerzen

11.5.2 Elektrotherapie

Frank-Peter Bossert, Klaus Vogedes

Kurzwelle 27,12 MHz (Hochfrequenz)

▶ 1.3.6, ▶ Abb. 11.5

Therapieziel Sekretolyse und Durchblutungsförderung.

Applikation
Kondensatorfeldmethode mit zwei großen Schliephake-Elektroden; Anlage in Form einer sagittalen Thoraxdurchflutung (Brust/Rücken), EHA 3–4 cm.

Dosierung
- Intensität: III nach Schliephake
- Behandlungsdauer: 10–20 Min.

> **!** Bei akuten Erkrankungen kürzere Behandlungszeit und geringere Dosis; bei chron. Bronchitis längere Behandlungszeit und höhere Dosis.

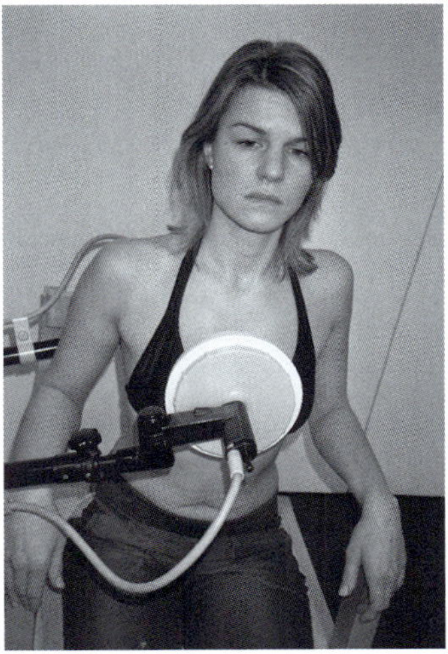

Abb. 11.5 Bestrahlung mit Kondensatorfeldelektroden bei Bronchitis [R435]

11.5.3 Hydrotherapie

Petra Müller

Therapieziel Hustenreiz lindern, Schleim lösen, Atmung erleichtern.

Behandlungsmöglichkeiten

- In der Anfangsphase der Erkältungskrankheit: warme Bäder (▶ 3.3.3) mit Zusätzen wie Thymian, Kamille, Eukalyptus oder Fichtennadelöl
- Heiße Rolle (▶ 3.3.2)
- Inhalationen, Dampfbäder (▶ 3.3.6) mit Zusätzen wie Thymian, Kamille, Eukalyptus oder Kochsalzlösung
- Wärmezuführende Brustwickel (▶ 3.3.1), auch mit Zusätzen wie Dampfkompresse (evtl. mit einigen Tropfen ätherischer Öle), Heusack, Senfwickel
- Temperaturansteigendes Fußbad (▶ 3.3.3)
- Warmes Fußbad, auch als Senfbad (▶ 3.3.3)
- Allgemeiner Hinweis: ausreichende Trinkmenge (Schleim wird flüssiger, dadurch positiver Einfluss auf den Hustenreiz und die Atmung)

Weiterführende Literatur

Uhlemann C, Goedsche K, Kroegel K. Prospektive, kontrollierte klinische Studie zum Einfluss serieller Kaltwasserreize (Kneippscher Oberguss) auf die Lungenfunktion, die Immunabwehr und die Befindlichkeit von Patienten mit chronisch obstruktiver Bronchitis (COPD). Aus: www.kneippaerztebund.de/fileadmin/user_upload/pdf/studien_projekte/COPD-Kneipp.pdf (letzter Zugriff: 6.6.2021).

11.5.4 Manuelle Lymphdrainage

Keine Indikation.

11.5.5 Massagetherapie

René Weber

Therapieziel Auswurfförderung, Detonisierung, Durchblutungssteigerung.

Massagebefund
Verspannte Atemhilfsmuskulatur.

Behandlungsmöglichkeiten
Effleurage (▶ 4.2.2), Tapotement (v. a. Abklatschungen zur Auswurfförderung, ▶ 4.2.6), atmungsaktivierende Vibrationen unter Drehdehnlagerungen (▶ 4.2.8).

11.5.6 Bindegewebsmassage

Klaus Vogedes

▶ Kap. 5
BGM kann sowohl bei der akuten als auch bei der chron. Bronchitis eingesetzt werden.

- Akute Bronchitis: wenn der Patient fieberfrei ist.
- Chron. Bronchitis (COPD, Husten und Auswurf > 1 Jahr): Ein Ausheilen ist nur selten möglich, sodass der Patient lebenslang mit BGM behandelt werden muss.

Die BGM kann intervallmäßig eingesetzt werden oder Elemente der BGM, wie z. B. die Interkostalstriche, werden in Techniken der Atemtherapie integriert. Häufig werden die Zonen mit anderen Reizen angegangen, wie z. B. mit der Heißen Rolle (▶ 3.3.2).

Befund

- Tonuserhöhungen in den Segmenten C3–C8, Th1–Th12 und L1–L2.
- Besonders erhöhte Spannungen:
  - Im Bereich des Kreuzbeins und Beckenkamms
  - Beidseits der WS
  - Im Winkel zwischen unterem Rippenbogen und WS
  - In den Interkostalräumen
  - Zwischen den Schulterblättern
- **Ventral:** Hypertonus über den Schlüsselbeinen und dem Ludwig-Winkel (Angulus sterni), ebenfalls hyperton sind M. pectoralis und M. deltoideus.

Praxis

- Die BGM ist häufig der Einstieg in die Physikalische Therapie und Physiotherapie. Daher ist der Grundaufbau im Sitzen zunächst mit flächigen Strichführungen auszuführen. Es folgt die 1. und 2. Aufbaufolge, mit Einbeziehung der ventralen Areale.
- Auch die 3. Aufbaufolge und die Gesichtsbehandlung können mit einbezogen werden.
- Ausgleichstriche immer wieder flächig durchführen (z. B. Pektoralisausgleichstrich).

Kombinationsmöglichkeiten

Heiße Rolle (▶ 3.3.2).

11.6 Pneumonie

11.6.1 Grundlegendes

Frank-Peter Bossert, Klaus Vogedes

Akute oder chron. Lungenentzündung, Ursache meist infektiös.

Symptome

- Krankheitsbeginn vielfach ohne Vorzeichen mit Schüttelfrost und Fieber
- Im subakuten Stadium atmungsabhängige Pleuraschmerzen
- Verschleimung und Husten

11.6.2 Elektrotherapie

Frank-Peter Bossert, Klaus Vogedes

Kontraindikationen

Akutes Stadium einer Lungenentzündung.

Kurzwelle 27,12 MHz (Hochfrequenz)

▶ 1.3.6, ▶ Abb. 11.6

Therapieziel Sekretolyse.

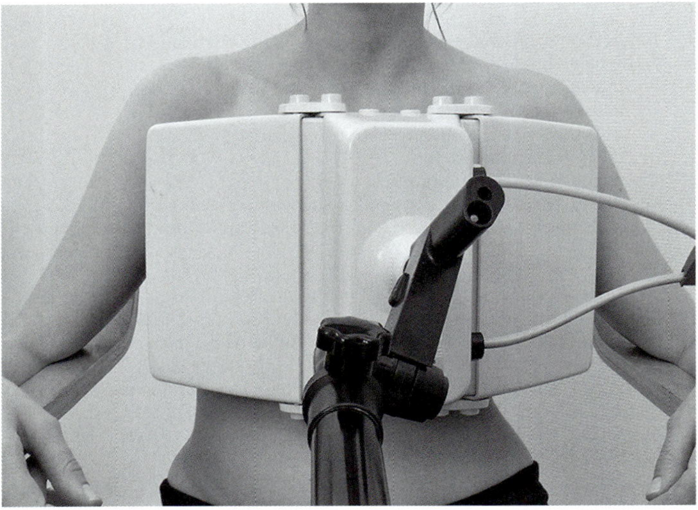

Abb. 11.6 Behandlung mit der Diplode bei Pneumonie [K334]

Applikation
Spulenfeldmethode (Diplode), ventrale Applikation.

Dosierung
- Intensität: II–III nach Schliephake
- Behandlungsdauer: 10 Min.

11.6.3 Hydrotherapie

Petra Müller

Therapieziel Erleichterung der Atmung sowie Linderung des Hustens und der Verschleimung.

Je nach Stadium und Schwere der Erkrankung und des Fiebers sind fiebersenkende Maßnahmen notwendig.

Fiebersenkende Maßnahmen
- Wadenwickel (▶ 3.3.1) oder kühle Waschungen (▶ 3.3.5); (bei Fieber) und nur wenn es als Erleichterung empfunden wird, der Patient darf nicht anfangen zu frösteln!
- Ausgleich des Flüssigkeitsverlusts und für eine bessere Verflüssigung des Schleims: Tees, auch als Inhalationen (▶ 3.3.6)

Nach Abklingen des Fiebers
Atemerleichternde und schleimlösende Maßnahmen:
- Inhalationen (▶ 3.3.6) mit Zusätzen wie Kochsalzlösung oder Mukolytika

- Heiße Rolle (▶ 3.3.2)
- Warme Bäder mit zugesetzten ätherischen Ölen (▶ 3.3.3)
- Warme Brustwickel mit Senfauflagen oder Dampfkompressen (▶ 3.3.1)
- Temperaturansteigende Fußbäder (▶ 3.3.3)
- Warme Fußbäder (auch mit Senf) (▶ 3.3.3)

11.6.4 Manuelle Lymphdrainage

Keine Indikation.

11.6.5 Massagetherapie

René Weber

Therapieziel Schmerzlinderung.

Behandlungsmöglichkeiten
Effleurage (▶ 4.2.2).

11.6.6 Bindegewebsmassage

Klaus Vogedes

▶ Kap. 5

Therapieziel Stabilisierung der Trophik und Förderung der Durchblutung der betroffenen Areale.

BGM wird erst nach Abklingen des akuten Stadiums der Pneumonie (nach ca. 6 Wo.) eingesetzt.

Befund
- Tonuserhöhungen in den Segmenten C3–C8, Th1–Th12 und L1–L2.
- Besonders erhöhte Spannungen:
  - Im Bereich des Kreuzbeins und Beckenkamms
  - Beidseits der WS
  - Im Winkel zwischen unterem Rippenbogen und WS
  - In den Interkostalräumen
  - Zwischen den Schulterblättern
- **Ventral:** Hypertonus über den Schlüsselbeinen und dem Ludwig-Winkel (Angulus sterni), ebenfalls hyperton sind M. pectoralis und M. deltoideus.

Praxis
- Grundaufbau im Sitzen, zunächst mit flächigen Strichführungen ausführen. Es folgt die 1. und 2. Aufbaufolge, mit Einbeziehung der ventralen Areale.
- Auch die 3. Aufbaufolge und die Gesichtsbehandlung können mit einbezogen werden.
- Ausgleichstriche immer wieder flächig durchführen (z. B. Pektoralisausgleichstrich).

11.7 Asthma bronchiale

11.7.1 Grundlegendes

Frank-Peter Bossert, Klaus Vogedes

In Anfällen auftretende Atemnot durch variable und reversible Verengungen der Bronchialäste aufgrund unterschiedlicher Ursachen.

Symptome
- Überblähung des Brustkorbs mit Engegefühl
- Erschwerte Ausatmung
- Giemen, Husten

11.7.2 Elektrotherapie

Frank-Peter Bossert, Klaus Vogedes

Mögliche Anwendungen: Mittelfrequenz (▶ 1.3.5), Hochfrequenz (▶ 1.3.6).

Interferenzstrom 100 Hz (Mittelfrequenz)

▶ 1.3.5

Therapieziel Verbesserung der Atemfunktion.

Elektrodenanlage
Plattenelektroden, zwei Elektroden bedecken die beiden Mm. pectorales, zwei weitere im Bereich des M. latissimus dorsi rechts und links platzieren.

Dosierung
- Intensität: sensibel schwellig
- Behandlungsdauer: 20–30 Min.

Kurzwelle 27,12 MHz (Hochfrequenz)

▶ 1.3.6

Therapieziel Bronchospasmen senken.

Applikation
Zwei große Schliephake-Elektroden, transsagittale Brustkorbdurchflutung.

Dosierung
- Intensität: II nach Schliephake
- Behandlungsdauer: zu Beginn 3–5 Min., bis auf max. 10 Min. steigern

11.7.3 Hydrotherapie

Petra Müller

Therapieziel Erleichterung der Atmung, Tonussenkung der häufig hypertonen Atemhilfsmuskulatur.

Behandlungsmöglichkeiten
Krampflösende und beruhigende Maßnahmen:
- Inhalationstherapie (▶ 3.3.6) mit Zusätzen wie Thymian, ätherische Öle, Kamille, Fichtennadeln, Pfefferminze
- Warme Bäder (▶ 3.3.3) mit und ohne Zusätze
- Warme oder ansteigende Teilbäder der Arme und/oder Füße (▶ 3.3.3)
- Anwendungen wie Brustwickel, Heusack, Dampfkompresse (▶ 3.3.1) nur locker auflegen bzw. einwickeln (zur Vermeidung eines zusätzlichen Engegefühls)
- Oberkörperwaschungen (▶ 3.3.5)

Kältetherapie (zur Steigerung der Abwehr während der anfallsfreien Intervalle):
- Kneipp-Güsse (Wechselgüsse, kalte Güsse, ▶ 3.3.4)
- Wassertreten (▶ 3.3.6)
- Sauna (▶ 3.3.6)

11.7.4 Manuelle Lymphdrainage

Keine Indikation.

11.7.5 Massagetherapie

René Weber

Therapieziel Durchblutungssteigerung, Schmerzlinderung und Detonisierung.

Massagebefund
Verspannte und hypertone Atemhilfsmuskulatur.

Behandlungsmöglichkeiten
Effleurage (▶ 4.2.2), Petrissage (flächige Knetungen, ▶ 4.2.3), Friktionen (▶ 4.2.4).

11.7.6 Bindegewebsmassage

Klaus Vogedes

▶ Kap. 5

Therapieziel Reduktion der Häufigkeit und Intensität der Asthmaanfälle.

Patienten mit allergischem Asthma sind in der BGM-Praxis immer häufiger anzutreffen. BGM hilft, dass Asthmaanfälle weniger häufig und weniger stark auftreten. Das von Elisabeth Dicke beschriebene Kupieren (Verkürzen, s. u. „Praxis") eines Anfalls wird nur noch selten angewendet. Angehörigen (z. B. Mutter eines erkrankten Kindes) können die Striche beigebracht werden, damit sie sie bei Abwesenheit eines Therapeuten im akuten Anfall anwenden können.

Befund
- Tonuserhöhungen in den Segmenten C3–C8, Th1–Th12 und L1–L2.
- Besonders erhöhte Spannungen:
  - Im Bereich des Kreuzbeins und Beckenkamms
  - Beidseits der WS
  - Im Winkel zwischen unterem Rippenbogen und WS

- In den Interkostalräumen
- Zwischen den Schulterblättern
- **Ventral:** Hypertonus über den Schlüsselbeinen und dem Ludwig-Winkel (Angulus sterni), ebenfalls hyperton sind M. pectoralis und M. deltoideus.

Praxis
- Grundaufbau im Sitzen, zunächst mit flächigen Strichführungen ausführen.
- Es folgt die 1. und 2. Aufbaufolge, mit Einbeziehung der ventralen Areale. Bei brettharter Bauchdecke können Lockerungen durch Vibrationen erreicht werden.
- Auch die 3. Aufbaufolge und die Gesichtsbehandlung können mit einbezogen werden.
- Ausgleichstriche immer wieder flächig durchführen (z. B. Pektoralisausgleichstrich).

Kupieren eines Asthmaanfalls (Patient sollte schon mit BGM behandelt worden sein):
- Gesamtdauer: 5–7 Min.
- Großer Ausgleichstrich im Wechsel mit den Strichführungen am unteren Brustkorbrand.
- Querzüge zwischen den Schulterblättern bis Th3.
- Großer Ausgleichstrich im Wechsel mit den Strichführungen am unteren Brustkorbrand.
- Kleine und große Ableitung.

11.8 Hämatom nach Herzkatheteruntersuchung

11.8.1 Grundlegendes

Frank-Peter Bossert, Klaus Vogedes

Bei der Herzkatheteruntersuchung wird der Herzkatheter oft über die Leiste eingeführt. In der Folge treten häufig großflächige Hämatome in der Leistengegend auf.

11.8.2 Elektrotherapie

Frank-Peter Bossert, Klaus Vogedes

Ultraschall (Gleichschall)

▶ 1.3.7, ▶ Abb. 11.7

Therapieziel Resorptionsverbesserung.

Applikation
Dynamische Schallkopfführung.

Dosierung
- Intensität: 0,7–0,9 W/cm² Schallkopffläche
- Behandlungsdauer: in Abhängigkeit von der Größe des Hämatoms 8–10 Min.

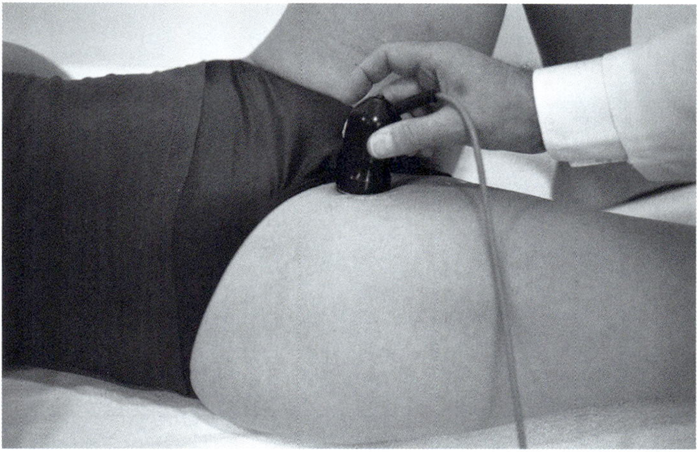

Abb. 11.7 Ultraschall bei Z. n. Herzkatheteruntersuchung (Hämatom) [R435]

11.8.3 Hydrotherapie

Petra Müller

Therapieziel Unterstützung der Resorption des Hämatoms.

Behandlungsmöglichkeiten
- Kalte Waschungen (▶ 3.3.5)
- Kalte Auflagen (▶ 3.3.1)

11.8.4 Manuelle Lymphdrainage

Keine Indikation.

11.8.5 Massagetherapie

Keine Indikation.

11.8.6 Bindegewebsmassage

Keine Indikation.

11.9 Obstipation

11.9.1 Grundlegendes

Frank-Peter Bossert, Klaus Vogedes

Aufgrund von Darmträgheit kommt es zu einer verminderten Stuhlfrequenz. Die Darmträgheit hat häufig funktionelle Ursachen. Es wird zwischen spastischer und atonischer Obstipation unterschieden.

Symptome
- Stuhlfrequenz < 3 ×/Wo.
- Schmerzhafte Defäkation
- Blähbauch
- Starkes Pressen bei der Defäkation
- Harte Stuhlkonsistenz

11.9.2 Elektrotherapie

Frank-Peter Bossert, Klaus Vogedes

Kontraindikationen
Jede Form des Ileus und mechanische Verschlüsse des Kolons.

Interferenzstrom 100 Hz (Mittelfrequenz) bei spastischer Obstipation

▶ 1.3.5

Therapieziel Detonisierung.

Elektrodenanlage
Plattenelektroden im Verlauf der schrägen Bauchmuskeln in Höhe des unteren Rippenbogens und im Bereich der Leiste.

Dosierung
- Intensität: sensibel schwellig
- Behandlungsdauer: 20–30 Min.

Interferenzstrom 5–10 Hz (Mittelfrequenz) bei atonischer Obstipation

▶ 1.3.5, ▶ Abb. 11.8

Therapieziel Tonisierung.

Elektrodenanlage
Vakuumelektroden (Anlage wie spastische Obstipation).

Dosierung
- Intensität: deutlich sensibel überschwellig
- Behandlungsdauer: 15–20 Min.

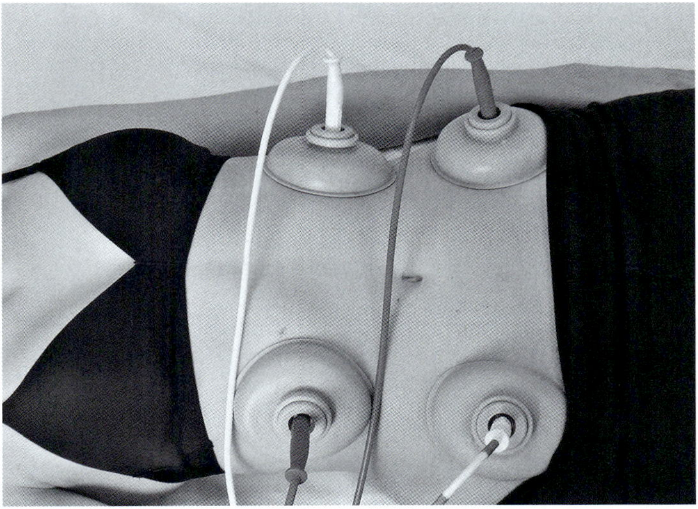

Abb. 11.8 Obstipationsbehandlung mit Vakuumelektroden [K334]

Kombinationsmöglichkeiten

Beckenbewegungen.

11.9.3 Hydrotherapie

Petra Müller

Therapieziel Aktivierung und Normalisierung der Darmtätigkeit.

Die vegetative Umstellung/Anpassung durch die hydrotherapeutischen Maßnahmen hilft dabei, dauerhaft eine Normalisierung der Darmtätigkeit zu erreichen.

- Unterwasserdruckstrahlmassage (▶ 3.3.3)
- Feuchtwarme Bauchwickel (▶ 3.3.1), evtl. mit Zusätzen wie Kamille, Heusack, Kartoffeln
- Kalt angelegte, wärmeproduzierende Wickel (▶ 3.3.1)
- Wechselwarme Teilbäder/Duschen (▶ 3.3.3) oder Kneipp-Güsse (▶ 3.3.4) zur Aktivierung des Stoffwechsels
- Sauna (▶ 3.3.6)

Den Patienten dazu ermutigen, viel zu trinken.

11.9.4 Manuelle Lymphdrainage

Andreas Wittlinger, Dieter Wittlinger, Hildegard Wittlinger

▶ Kap. 6

Therapieziel Normalisierung des Darmtonus.

Die ML-Behandlung kann bei Obstipation sehr gut appliziert werden.

- Behandlung: Die tgl. Bauchbehandlung (immer schmerzfrei ausführen) bewirkt neben der sympathikolytischen Wirkung über kutiviszerale Reflexe eine Normalisierung des Darmtonus.
- Behandlungsaufbau: Hals, Bauchbehandlung, insbesondere die Griffe, die normotonisierend auf Dünn- und Dickdarm wirken, wie der „Abmagerungsgriff" und die „Kolon-Behandlung".

Weiterführende Literatur

Drouin JS, Pfalzer L, Shim JM et al. Comparisons between Manual Lymph Drainage, Abdominal Massage, and Electrical Stimulation on Functional Constipation Outcomes: A Randomized, Controlled Trial. Int J Environ Res Public Health, 2020;17(11): 3924.

11.9.5 Massagetherapie

René Weber

Therapieziel Darmtonusbeeinflussung und Durchblutungsanregung.

Massagebefund
Tastbare Verhärtung der Bauchdecke.

Zu behandelnde Muskulatur
M. transversus abdominis, M. obliquus abdominis internus und M. obliquus abdominis externus.

Voraussetzungen für die Bauchmassage

- Entleerter Mastdarm und leere Blase.
- ! Die Bauchmassage vorsichtig durchführen.
- ! Massagetherapie nie nach dem Essen applizieren.

Behandlungsmöglichkeiten

- **Bauchdeckenvorbehandlung:** kreisende Streichungen (▶ 4.2.2)
- **Kolonmassage** zur Bauchdeckenberuhigung und Anregung der Peristaltik (▶ 4.2.9)

11.9.6 Bindegewebsmassage

Klaus Vogedes

▶ Kap. 5

Therapieziel Detonisierung.

Tumorbedingte Obstipation, mechanische Verschlüsse und Intoxikationen sind keine Indikationen für die BGM.
Funktionelle Störungen, stress- oder medikamentenbedingte (Antibiotika) Obstipationen lassen sich mit einer BGM-Behandlung sehr gut beeinflussen.

Befund

- Betroffene Segmente: Th9–Th12 dorsal und ventral, L1–L4 und C3–C4
- Tonuserhöhungen auf dem Kreuzbein und Becken

- Zonen im Bereich der Adduktoren, von Schulter und Nacken (dorsal und ventral)
- Ventrale Verspannungen im Bereich der schrägen Bauchmuskeln, der Oberschenkel und um den Trochanter

Praxis
- Grundaufbau im Sitzen beginnen. Sollte dies nicht möglich sein, in SL oder RL mit aufgestellten, fixierten Beinen.
- Grundaufbau mehrmals durchführen, ggf. Erweiterung durch eine Vielzahl von Zusatzstrichführungen. Außerdem ventrale Strichführungen sowie Ausgleichstriche und Ableitungen mit einbauen.
- In der Regel kann nach drei Behandlungen die nächste Aufbaufolge hinzugenommen werden, dann die Oberschenkelbehandlung.

11.10 Ödeme

11.10.1 Grundlegendes

Frank-Peter Bossert, Klaus Vogedes

Ansammlung wässriger Flüssigkeiten im Gewebe, auf bestimmte Körperteile begrenzt (v. a. an den Beinen und Fußknöcheln) oder über den ganzen Körper verteilt (generalisiert). Ursachen können Herz- oder Nierenschwäche, Abflussstörungen im Blut oder der Lymphgefäße, allergische Reaktionen, Eiweißmangel oder Medikamente sein. Aber auch bei Gesunden können sich Ödeme bilden.

Symptome
- Je nach Lokalisation Schmerzen
- Bewegungseinschränkungen

11.10.2 Elektrotherapie

Frank-Peter Bossert, Klaus Vogedes

Mögliche Anwendungen: Niederfrequenz (▶ 1.3.4), Mittelfrequenz (▶ 1.3.5), Hochfrequenz (▶ 1.3.6).

Kontraindikationen
Generalisierte Ödeme.

Diadynamische Ströme CP 50/100 Hz im rhythmischen Wechsel (Niederfrequenz)

▶ 1.3.4, ▶ Abb. 11.9

Therapieziel Resorptionsverbesserung.

Elektrodenanlage
- Transregional, großflächige Elektroden um das Ödem anlegen.

! Keine Stauungen durch Befestigungsbänder verursachen.

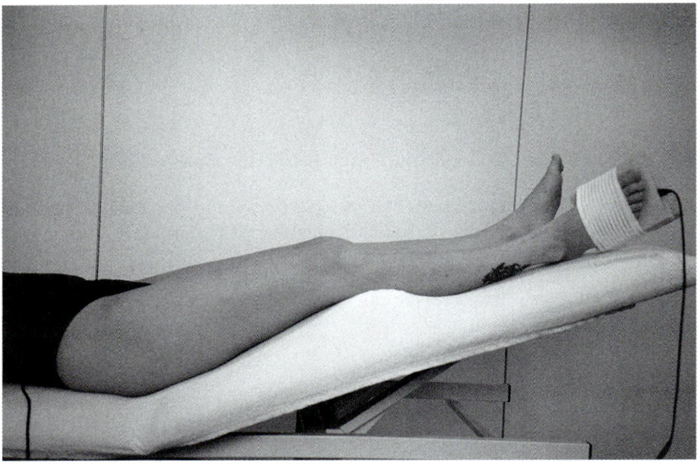

Abb. 11.9 Transregionale Durchflutung in abflussfördernder Lagerung bei Ödemen [R435]

Dosierung

- Intensität: sensibel schwellig
- Behandlungsdauer: 10 Min.

Unmodulierter Strom, mittelfrequenter Strom 4000 Hz (Mittelfrequenz)

▸ 1.3.5

Therapieziel Schmerzreduktion.

Elektrodenanlage
Großflächige Plattenelektroden um das Ödem platzieren.

Dosierung

- Intensität: sensibel überschwellig
- Behandlungsdauer: 20–30 Min.

Tiefenoszillation (Hochfrequenz)

▸ 1.3.6

Therapieziel Förderung des lymphatischen Rückflusses.

Elektrodenanlage
Therapie mit Spezialhandschuhen oder mit dem Handapplikator.

Dosierung

- Frequenz: 5–25 Hz
- Behandlungsdauer: 30 Min.

Kombinationsmöglichkeiten

Manuelle Lymphdrainage (▶ 11.10.4).

Weiterführende Literatur

Wilting J, Bartkowski R, Baumeister R et al. S2k Leitlinie Diagnostik und Therapie der Lymphödeme. AWMF Reg.-Nr. 058-001 (Stand: Mai 2017): Aus: www.awmf.org/uploads/tx_szleitlinien/058-001l_S2k_Diagnostik_und_Therapie_der_Lymphoedeme_2019-07.pdf (letzter Zugriff: 6.6.2021).

11.10.3 Hydrotherapie

Petra Müller

Therapieziel Ödemresorption.

Abhängig von der Grunderkrankung steht die Anregung der Durchblutung und damit des Abtransports der Gewebsflüssigkeit im Fokus.

- Waschung (▶ 3.3.5) als milde Anwendungsform
- Kalte Güsse, Wechselgüsse (▶ 3.3.4)
- Kalte Teilbäder, Wechselteilbäder (▶ 3.3.3)
- Tautreten (▶ 3.3.6)

11.10.4 Manuelle Lymphdrainage

Andreas Wittlinger, Dieter Wittlinger, Hildegard Wittlinger

▶ Kap. 6

Therapieziel Ödemreduktion, Wundheilungsregulierung, Schmerzsenkung und schnellere Regeneration.

Die Therapie der Wahl bei Ödemen ist die kombinierte physikalische Entstauungstherapie (KPE, ▶ 6.8). Dazu gehören die Manuelle Lymphdrainage, die Bandagierung, die Hautpflege, Bewegungs- und Atemtherapie und Selbstmanagement. Diese Verfahren sollten zur Ödembehandlung nicht einzeln angewandt werden. Bei Ödemen handelt es sich (meist) um chron. Krankheitsbilder, und die betroffenen Patienten müssen lernen, mit dem Ödem umzugehen. Die KPE wird in eine Entstauungsphase und in eine Erhaltungsphase eingeteilt. Die Entstauungsphase findet im stationären, die Erhaltungsphase i. d. R. im ambulanten Setting statt.

ML-Behandlung

Bei der Ödembehandlung werden folgende Ödemarten unterschieden:

- **Sekundäres Lymphödem jeglicher Genese:** durch Entzündungen, posttraumatisch, postoperativ, iatrogen, artifiziell, postonkologisch
- **Primäres Lymphödem (ML-Behandlung):**
  - Behandlungsaufbau: Je nach betroffener Körperregion wird der Hals, der Rumpf und dann die ödematöse Körperregion (Kopf, Arm, Bein, Genitalien) behandelt.
  - Behandlungsdauer: entsprechend den aktuellen Richtlinien im Heilmittelkatalog 30, 45 oder 60 Min. inkl. Bandagierung.

Weiterführende Literatur

Wilting J, Bartkowski R, Baumeister R et al. S2k Leitlinie Diagnostik und Therapie der Lymphödeme. AWMF Reg.-Nr. 058-001 (Stand: Mai 2017): Aus: www.awmf.org/

uploads/tx_szleitlinien/058-001l_S2k_Diagnostik_und_Therapie_der_Lymphoedeme_2019-07.pdf (letzter Zugriff: 6.6.2021).
Zimmermann A, Wozniewski M, Szklarska A et al. Efficacy of manual lymphatic drainage in preventing secondary lymphedema after breast cancer surgery. Lymphology, 2021;45: 103–112.

11.10.5 Massagetherapie

René Weber

Therapieziel Resorptionsförderung.

Behandlungsmöglichkeiten
Effleurage (entstauende Streichungen, ▶ 4.2.2).

11.10.6 Bindegewebsmassage

Keine Indikation.

11.11 Dekubitus

11.11.1 Grundlegendes

Frank-Peter Bossert, Klaus Vogedes

Durch äußere, längere Druckeinwirkung mit Kompression von Gefäßen entstehen trophische Störungen von Haut und Unterhautgewebe bis hin zur Nekrose.

Symptome
- Grad I: umschriebene Rötung
- Grad II: Hautdefekt
- Grad III: tiefer Hautdefekt
- Grad IV: tiefer Hautdefekt (bis zur Knochenbeteiligung)
- Ab Grad II Schmerzsensationen bis hin zu ausgeprägten kontinuierlichen Schmerzen

11.11.2 Licht- und Strahlentherapie

Frank-Peter Bossert, Klaus Vogedes

Blaulicht 420–480 nm (Lichttherapie)

▶ 2.3

Therapieziel Wundheilungsförderung.

Applikation und Dosierung
- Lampe mit Blaulichtfilter, Abstand 15–25 cm (auf wundgereinigtem Dekubitus applizieren)
- Behandlungsdauer: 20–30 Min.

11.11.3 Elektrotherapie

Frank-Peter Bossert, Klaus Vogedes

Ultraschall (Gleichschall)

▶ 1.3.7

Therapieziel Wundheilungsförderung.

Applikation

- Dynamische Schallkopfführung um die Wundränder herum.
- ! Darauf achten, dass kein Kopplungsmittel in den Hautdefekt gerät.

Dosierung

- Intensität: 0,5 W/cm^2 Schallkopffläche
- Behandlungsdauer: 7–10 Min.

11.11.4 Hydrotherapie

Petra Müller

Therapieziel Verbesserung der Durchblutung.

Die Auswahl der Anwendungen hängt vom Zustand der Haut ab (noch geschlossen oder nicht).

- Dekubitus mit Hautdefekt: kalte oder indifferente Waschungen (▶ 3.3.5) der betroffenen Region um den Dekubitus herum, evtl. mit Zusätzen (Kamille, Kamillenöle, Essig).
- Dekubitus ohne Hautdefekt (geschlossene Haut): zusätzlich kurze, schnelle Eisabtupfungen (▶ 3.4.1), solange der Patient dies toleriert und mit einer Durchblutungsanregung reagiert.

11.11.5 Manuelle Lymphdrainage

Andreas Wittlinger, Dieter Wittlinger, Hildegard Wittlinger

▶ Kap. 6

Therapieziel Steigerung der Mikrozirkulation und dadurch schnellere Schließung der offenen Stellen.

Zur Behandlung siehe ML-Behandlung bei Ulcus cruris ▶ 11.3.4.

11.11.6 Massagetherapie

Keine Indikation.

11.11.7 Bindegewebsmassage

Klaus Vogedes

▶ Kap. 5

Dekubitus wird selten mit BGM behandelt. Die Patienten reagieren auf mechanische Reize sehr empfindlich. Evtl. Behandlungsversuch mittels konsensueller Reaktion,

d. h., zunächst auf der nicht betroffenen Seite behandeln oder vom Rumpf her die Durchblutung zu beeinflussen versuchen. Vorbeugend können BGM-Anhakstriche in gefährdeten Körperregionen durchgeführt werden.

Befund
Quellungen und Einziehungen am Dekubitus selbst.

Praxis
- Behandlung mit Grundaufbau im Sitzen oder in SL einleiten.
- Ist der Dekubitus z. B. an der Ferse lokalisiert, schließt die Oberschenkelbehandlung zunächst auf der nicht betroffenen Seite an. Auf der betroffenen Seite kann dann in der Folgebehandlung gearbeitet werden.
- Bei Dekubitus an Rumpf, Steißbein oder an den Schulterblättern werden die betroffenen Areale zunächst ausgelassen und Strichführungen der 1. und 2. Aufbaufolgen mit eingebaut. Ausgleichstriche und Ableitungen nur an der ventralen Seite.

! Reaktionen genau beobachten. Wenn bei weiterer Ausheilung Verklebungen entstehen, können die Wundränder mit kurzen Anhakstrichen bearbeitet werden (siehe Narbenbehandlung ▶ 7.1.6).

11.12 Post-Herpes-zoster-Schmerzen

11.12.1 Grundlegendes

Frank-Peter Bossert, Klaus Vogedes

Äußerst hartnäckige und lang andauernde Schmerzzustände nach dem Abklingen des eigentlichen Herpes zoster.

Symptome
- Schmerzen (mäßiger Dauerschmerz bis hin zum brennenden Schmerzgefühl).
- Post-Herpes-zoster-Schmerzen gehören zu den Schmerzsyndromen, die therapeutisch besonders schwer zu beeinflussen sind.

11.12.2 Elektrotherapie

Frank-Peter Bossert, Klaus Vogedes

TENS 100 Hz, biphasische Impulse (Niederfrequenz)

▶ 1.3.4, ▶ Abb. 11.10

Therapieziel Schmerzreduktion.

Elektrodenanlage
Entweder beide Klebeelektroden im Bereich der Segmentwurzel oder im Verlauf des Segments platzieren.

Dosierung
- Intensität: sensibel überschwellig
- Behandlungsdauer: bis max. 1 Std., mehrmals tgl.

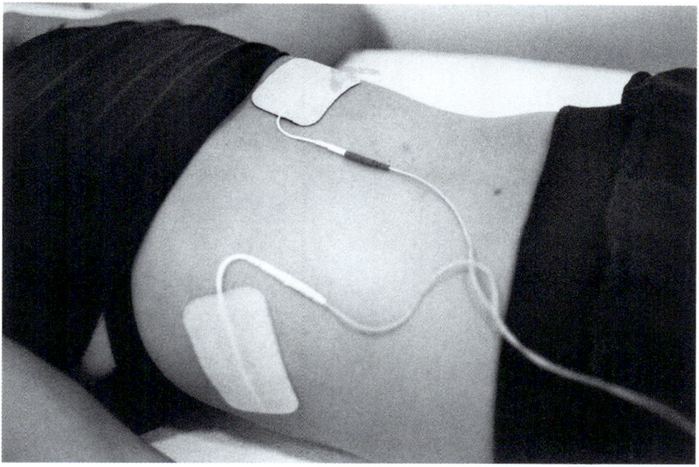

Abb. 11.10 TENS bei Post-Herpes-zoster-Schmerzen [R435]

11.12.3 Hydrotherapie

Petra Müller

Therapieziel Schmerzreduktion.

Je nach Patient und Ausprägung der Schmerzen können sich die Maßnahmen stark unterscheiden. Häufig helfen lokale oder auch großflächige Kälteanwendungen (▶ 3.4.1), dazu gehören auch Wickel und Umschläge (▶ 3.4.1).

11.12.4 Manuelle Lymphdrainage

Keine Indikation.

11.12.5 Massagetherapie

Keine Indikation.

11.12.6 Bindegewebsmassage

Keine Indikation.

12

Dermatologie

Frank-Peter Bossert, Petra Müller, Klaus Vogedes, René Weber, Andreas Wittlinger, Dieter Wittlinger, Hildegard Wittlinger

12.1 Akne (Acne vulgaris)

12.1.1 Grundlegendes

Frank-Peter Bossert, Klaus Vogedes

Eine Gruppe unterschiedlicher Erkrankungen der Talgdrüsenfollikel mit Störungen der Sekretions- und Verhornungsvorgänge.

Symptome
Es werden drei Phasen mit unterschiedlichen Symptomen beschrieben:
- 1. Phase nicht entzündliche Primäreffloreszenzen (Hautblüten, Mitesser)
- 2. Phase: sekundär entzündliche Effloreszenzen (Pickel)
- 3. Phase: nicht mehr entzündliche Effloreszenzen (Aknenarben)

12.1.2 Licht- und Strahlentherapie

Frank-Peter Bossert, Klaus Vogedes

Kontraindikationen
Hauttumoren, photoallergische Reaktionen, akute Infektionen, Chemotherapie, durch Strahlenschäden vorbelastete Haut.

UVA-Bestrahlung

▶ 2.4

Therapieziel Anregung der körpereigenen Enzymbildung.

> ! Augenschutz ist bei der UV-Bestrahlung zwingend vorgeschrieben.

Applikation
Betroffene Gebiete werden bestrahlt, nicht betroffene Areale abdecken, Abstand 1,20 m.

Behandlungsdauer
Je nach Hauttyp oder vorgeschaltetem Erythemtest (▶ 2.4) 5–20 Min.
- Hauttyp I, sehr lichtempfindlich: 5 Min.
- Hauttyp II, empfindlich: 10 Min.
- Hauttyp III, normal empfindlich: 15 Min.
- Hauttyp IV, wenig empfindlich: 20 Min.

> Die Behandlung sollte in einem medizinischen Institut erfolgen, nicht in einem Sonnenstudio, da die dort häufig eingesetzten Turbobräuner ganz andere Wellenlängen haben, die ggf. die Haut schädigen. Zudem hat das Personal keine medizinische Ausbildung und kann Reaktionen nicht beurteilen.

Weiterführende Literatur

Deutsche Dermatologische Gesellschaft. Behandlung der Akne (Stand: 10/2011). AWMF-Register Nr. 013/017. Aus: www.awmf.org/uploads/tx_szleitlinien/013-017l_S2k_Behandlung_der_Akne_2011-abgelaufen.pdf (letzter Zugriff: 7.6.2021).

12.1.3 Hydrotherapie

Petra Müller

Therapieziel Reinigende, beruhigende und entzündungshemmende Wirkung, Anregung der Mikrozirkulation.

Reinigende und leicht desinfizierende Anwendungen
Milde, entzündungshemmende Bäder (▶ 3.3.3), Dämpfe (▶ 3.3.6), Waschungen (▶ 3.3.5) oder Auflagen (▶ 3.3.1), evtl. mit Heilpflanzenzusätzen wie Kamille, Ringelblumen, Weizenkleie, Malve, Salbei, Thymian.

Weitere Maßnahmen
- Kalte Güsse (▶ 3.3.4) in der betroffenen Region
- Kalte Bäder (▶ 3.3.3)
- Kalte Waschungen (▶ 3.3.5)
- Auflagen, Wickel, Kompressen mit Magerquark oder Heilerde (▶ 3.3.1)

12

! Eine optimale Aknebehandlung besteht aus mehreren Komponenten, wie geänderte/angepasste Hautpflege/Kosmetika, Ernährungsumstellung, medikamentöse Therapie, die vom Arzt verordnet und begleitet wird.

12.1.4 Manuelle Lymphdrainage

Andreas Wittlinger, Dieter Wittlinger, Hildegard Wittlinger

▶ Kap. 6

Therapieziel Steigerung der Mikrozirkulation und Verbesserung des Hautbildes.

ML-Behandlung
- Folgende Vorgehensweise hat sich bewährt: zu Beginn längere Vorbehandlung des Halses bzw. der Abflussbereiche und einschleichende Behandlung des Gesichts bzw. der Körperbereiche, wo sich die Akne befindet. Ab dem 3. Tag ML-Behandlung im Aknebereich.
- Eine erste Besserung sollte sich nach 5 Behandlungen zeigen.

! Bei der ML keine Creme oder Puder verwenden. Eine kosmetische Vorreinigung der Haut ist sinnvoll.

12.1.5 Massagetherapie

Keine Indikation.

12.1.6 Bindegewebsmassage

Keine Indikation.

12.2 Furunkel (Karbunkel)

12.2.1 Grundlegendes

Frank-Peter Bossert, Klaus Vogedes

Akute eitrige Entzündung eines Talgdrüsenfollikels, die bis zu einige Zentimeter groß werden kann.

Symptome
- Gerötete Schwellung, ggf. mit Eiterpfropfen
- Schmerzen

12.2.2 Elektrotherapie

Frank-Peter Bossert, Klaus Vogedes

Mögliche Anwendungen: Kurzwelle, Mikrowelle (▶ 1.3.6).

Kontraindikationen
Furunkel im Gesicht (z. B. Lippen).

Kurzwelle 27,12 MHz, Kondensatorfeldmethode (Hochfrequenz)

▶ 1.3.6

Therapieziel Anregung der Phagozytose.

Applikation
Schliephake-Elektroden in der Größe des Furunkels, Gegenelektrode etwas größer, EHA 2–3 cm.

Dosierung
- Intensität:
  - I nach Schliephake (Dauerbetrieb)
  - II nach Schliephake (Impulsbetrieb)
- Behandlungsdauer: 3–5 Min. (tgl. behandeln)

Mikrowelle, 2450 MHz, Strahlenfeldmethode (Hochfrequenz)

▶ 1.3.6

Therapieziel Anregung der Phagozytose.

Applikation
Fokusstrahler oder Rundfeldstrahler, EHA 7 cm.

Dosierung
- Intensität:
  - I nach Schliephake (Dauerbetrieb)
  - II nach Schliephake (Impulsbetrieb)
- Behandlungsdauer: 3–5 Min. (tgl. behandeln)

12.2.3 Hydrotherapie

Petra Müller

Therapieziel Schmerzlindernd und erweichend, antiseptisch, kühlend oder auch hyperämisierend zur Unterstützung des Reifeprozesses.

Zur Unterstützung des Reifeprozesses
Leinsamenpackung (Packungen ▶ 3.3.1): Den Leinsamen in ein Säckchen füllen, kurz kochen, herausnehmen, ausdrücken, in ein sauberes Tuch einschlagen und so heiß wie möglich auf die betroffene Stelle legen. Das Vorgehen mehrmals wiederholen.
Die Leinsamenpackung kann auch mit Eichenrinde, Heublumensäcken oder mit einer Kombination aus Arnika, Kamille, Ringelblumen, Johanniskraut und Schachtelhalm durchgeführt werden.

Zur Kühlung und Beruhigung bei starken Entzündungen oder Reizungen
Kühlende Wickel, Umschläge oder Auflagen (▶ 3.3.1) mit und ohne Inhaltstoffe wie Arnika, Kamille oder Bockshornklee.

Kombinationsmöglichkeiten

Bis zur Reife können zusätzlich feuchtwarme Verbände oder Rotlicht (▶ 2.2) eingesetzt werden.

12.2.4 Manuelle Lymphdrainage

Andreas Wittlinger, Dieter Wittlinger, Hildegard Wittlinger

Kontraindikationen
Eine eitrige Entzündung ist eine absolute Kontraindikation für eine ML-Behandlung.

12.2.5 Massagetherapie

Keine Indikation.

12.2.6 Bindegewebsmassage

Keine Indikation.

12.3 Hyperhidrosis

12.3.1 Grundlegendes

Frank-Peter Bossert, Klaus Vogedes

Abnorme, generalisierte oder lokale Steigerung der Schweißsekretion. Die Ursachen der Erkrankung sind nicht genau bekannt.

Symptome
Vermehrte Schweißbildung.

12.3.2 Elektrotherapie

Frank-Peter Bossert, Klaus Vogedes

Niederfrequenz

▶ 1.3.4

Therapieziel Einflussnahme auf das Vegetativum.

Für diese Behandlung wird häufig der etwas irreführende Begriff „Leitungswasser-Iontophorese" gewählt.

Konstanter Gleichstrom/galvanischer Strom 0 Hz (Niederfrequenz)

▶ 1.3.4, ▶ Abb. 12.1

Therapieziel Einflussnahme auf das Vegetativum.

Elektrodenanlage
Betroffene Extremitäten werden in den Kunststoffwannen des Vier- oder Zweizellenbades durchflutet. Ebenso kann mit dem Hyperhidrosis-Set-Verfahren gearbeitet werden: zwei kleine Handwannen, die wie ein kleiner Koffer zusammengeklappt werden können. In diesen Handwannen ist wie in einer Zelle des Zwei-/Vierzellenbades ein elektrischer Pol (Platte) integriert. Die Wannen werden wie bei der Behandlung im Zwei-/Vierzellenbad mit indifferentem Wasser gefüllt, und die entsprechende Polarität wird eingestellt. Dieses Verfahren eignet sich für eine Heimbehandlung.

Dosierung
- Intensität: sensibel überschwellig
- Behandlungsdauer: 20 Min. (3–5 ×/Wo.)
- Polung: unbedeutend

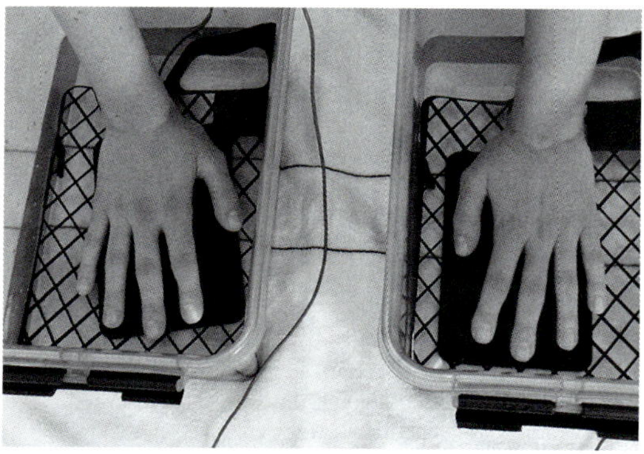

Abb. 12.1 Handwanne bei der Hyperhidrosisbehandlung [K334]

Weiterführende Literatur

Empfehlungen der Deutschen Dermatologischen Gesellschaft (DDG). Leitungswasser-Iontophorese. AWMF online (Stand: November 2008). Aus: www.awmf.org/fileadmin/user_upload/Die_AWMF/Service/Gesamtarchiv/QS-Empfehlung/Leitungswasser-Iontophorese.pdf (letzter Zugriff: 7.6.2021).

Klinik und Poliklinik für Dermatologie und Allergologie, Klinikum der Universität München. Hyperhidrose. Aus: www.klinikum.uni-muenchen.de/Klinik-und-Poliklinik-fuer-Dermatologie-und-Allergologie/de/AbteilungenSprechstunden/Aesthetische_Dermatologie/Behandlungsspektrum/Hyperhidrose/index.html (letzter Zugriff: 7.6.2021).

12.3.3 Hydrotherapie

Petra Müller

Therapieziel Einflussnahme und Homogenisierung der Temperaturregulation.

Behandlungsmöglichkeiten

- Ganzkörperwaschung (▶ 3.3.5) mit und ohne Essig als möglicher Zusatz
- Unterstützend Güsse (▶ 3.3.4) und Wassertreten (▶ 3.3.6) als regelmäßige Regulations- oder Abhärtungsmaßnahmen

! Im Anschluss an die Anwendung nicht eincremen (schränkt die Wärmeabgabe ein).

Kombinationsmöglichkeiten

Adstringierende Bäder.

12.3.4 Manuelle Lymphdrainage

Keine Indikation.

12.3.5 Massagetherapie

Keine Indikation.

12.3.6 Bindegewebsmassage

Klaus Vogedes

▶ Kap. 5

Therapieziel Beeinflussung und Harmonisierung des Vegetativums.

Da die Hyperhidrosis wenig erforscht ist, aber meist eine vegetative Beteiligung gegeben ist, kann die BGM als unterstützende Therapie empfohlen werden, jedoch nur bei den lokalen Formen mit Aufbaufolgen am Rumpf.

Bei der generalisierten Form ist die BGM auf schweißnasser Haut nicht durchführbar.

12.4 Neurodermitis (atopisches und endogenes Ekzem)

12.4.1 Grundlegendes

Frank-Peter Bossert, Klaus Vogedes

Chronisch verlaufende Hauterkrankung mit Bildung von stark juckenden Ekzemen. Erkrankungsbeginn im Kindesalter, schubweiser Verlauf.

Symptome

- Meist symmetrisches Muster der befallenen Hautareale, besonders an den Beugeseiten der Gelenke (Kniekehle, Ellenbogen, ▶ Abb. 12.2)
- Stark juckende Papeln
- Trockene Haut

12

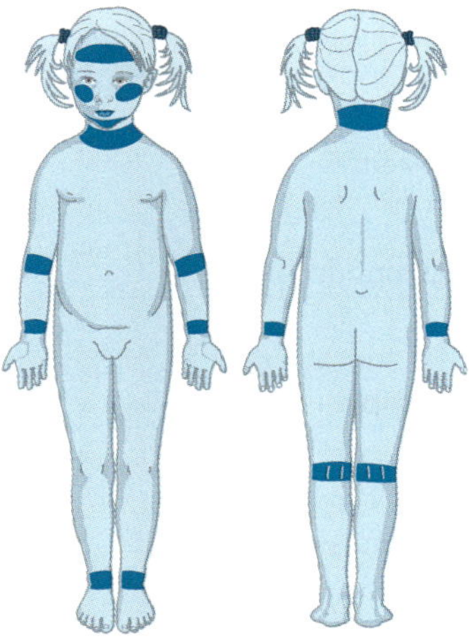

Abb. 12.2 Prädilektionsstellen der Neurodermitis ab dem Kindesalter [L138]

12.4.2 Licht- und Strahlentherapie

Frank-Peter Bossert, Klaus Vogedes

Kontraindikationen

Hauttumoren, photoallergische Reaktionen, akute Infektionen, Chemotherapie, durch Strahlentherapie vorbelastete Haut.

UVB-Bestrahlung (kein IR-Anteil!), Kombination mit UVA möglich

▶ 2.4

Therapieziel Anregung der körpereigenen Enzymbildung.

Applikation
Bestrahlung der betroffenen Hautareale, Abstand 1,20 m.

> **!** Augenschutz ist bei der UV-Bestrahlung zwingend vorgeschrieben.

Dosierung
Je nach Hauttyp oder vorgeschaltetem Erythemtest (▶ 2.4) 5–20 Min.

> **!** Bei besonders schweren Formen der Neurodermitis ist eine Hochdosistherapie mit UV-Strahlen zu erwägen. Diese sollte nur unter Aufsicht eines Dermatologen durchgeführt werden.

Kombinationsmöglichkeiten

Umstritten ist der Einsatz der Magnetfeldtherapie (▶ 1.3.10). Einige Autoren sprechen von sehr guten Ergebnissen, andere lehnen die Magnetfeldtherapie für Patienten mit Neurodermitis grundsätzlich ab.

Weiterführende Literatur

Institut für Qualität und Wirtschaftlichkeit im Gesundheitswesen (IQWiG). Lichttherapie, Tabletten und Spritzen (Stand: 20.2.2021). Aus: www.gesundheitsinformation.de/lichttherapie-tabletten-und-spritzen.html (letzter Zugriff: 7.6.2021).

Neurodermitis-Hautwissen.de. Lichttherapie bei Neurodermitis. Aus: www.neurodermitis-hautwissen.de/lichttherapie.html (letzter Zugriff: 7.6.2021).

12.4.3 Hydrotherapie

Petra Müller

Therapieziel Linderung von Schmerzen und Juckreiz.

Die Art der Anwendungen richtet sich ausschließlich nach dem Zustand der Haut und nach den Maßnahmen, die dem Patienten helfen. Eine nachgewiesene Wirkung hydrotherapeutischer Anwendungen gibt es für die Neurodermitis nicht, sie können jedoch lindernd wirken.

Mögliche Anwendungen

- Solebad (▶ 3.3.3)
- Verschiedene Öle wie Olivenöl (bei trockener, abgeheilter Haut sind weitere Zusätze im Badewasser möglich), auch als Öldispersionsbad
- Bei gereizten oder entzündeten Stellen: Auflagen, Kompressen (▶ 3.3.1) mit entzündungshemmenden Zusätzen (z. B. Kamille, Malve, Ackerschachtelhalm, Eichenrinde, schwarzer Tee)
- Kleopatrabad mit Milch und Sahne bei akutem Ekzem
- Kühlende Umschläge oder Wickel mit Quark (▶ 3.3.1) zur Juckreizlinderung

12.4.4 Manuelle Lymphdrainage

Andreas Wittlinger, Dieter Wittlinger, Hildegard Wittlinger

▶ Kap. 6

Therapieziel Stressreduktion und Minderung des Juckreizes.

ML-Behandlung bringt eine Linderung des Juckreizes und eine vegetative Umstellung, da viele Menschen, die an Neurodermitis leiden, durch den Schlafmangel und den Juckreiz einen sehr hohen Sympathikuslevel haben, was in einen Circulus vitiosus führt, d. h., der Juckreiz führt zu Schlafmangel, dieser zu einem hohen Sympathikuslevel, was wiederum vermehrten Schlafentzug und Juckreiz auslöst.
ML-Behandlung: in der ersten Woche tgl., danach 2–3 x/Wo. Hals, Gesicht und Ganzkörper (d. h. im Wechsel Bauch, beide Beine, Rücken usw.).

12.4.5 Massagetherapie

René Weber

Therapieziel Strukturberuhigung und Detonisierung der segmentalen Rückenmuskulatur.

Behandlungsmöglichkeiten
Effleurage (▶ 4.2.2), oberflächliche Friktionen (▶ 4.2.4).

12.4.6 Bindegewebsmassage

Keine Indikation.

Weiterführende Literatur (Neurodermitis allgemein)
Helmholtz Zentrum München. Wie wird Neurodermitis (atopisches Ekzem) behandelt? Aus: www.allergieinformationsdienst.de/krankheitsbilder/neurodermitis/therapie.html#c191723 (letzter Zugriff: 7.6.2021).

12.5 Psoriasis (Schuppenflechte)

12.5.1 Grundlegendes

Frank-Peter Bossert, Klaus Vogedes

Meist im zweiten Lebensjahrzehnt auftretende Hauterkrankung, die auf einer zehnfach erhöhten Teilungsaktivität der Zellen in der Basalschicht der Haut beruht. Durch die starke Neubildung von Zellen kommt es zu massiver Schuppung (▶ Abb. 12.3).

Symptome
- Scharf begrenzte weiße Schuppen
- Juckreiz
- Entzündliche Zeichen im unter der Epidermis gelegenen Bindegewebe

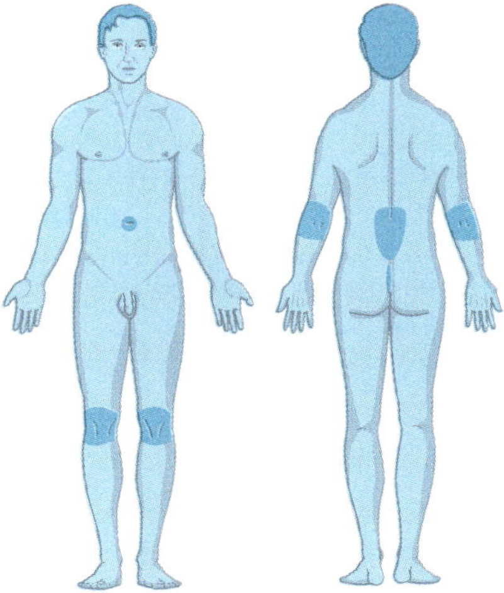

Abb. 12.3 Typisches Befallsmuster bei Psoriasis [L190]

12.5.2 Elektrotherapie

Frank-Peter Bossert, Klaus Vogedes

Amplitudenmodulierter Strom 10 und 100 Hz (Mittelfrequenz)

▶ 1.3.5

Therapieziel Entzündungshemmung.

Im Wechsel von Behandlung zu Behandlung soll die Frequenzwahl variieren (10 und 100 Hz).

Elektrodenanlage
Hände und Füße werden in mit Wasser gefüllte Wannen gelegt, in denen die Elektroden liegen.

Dosierung

- Intensität: 100 µA/cm² Elektrodenfläche.
- Behandlungsdauer: 5 Min. (2 × tgl.), behandelt wird bis zur Abheilung des Befalls.

Einige Autoren sprechen von einer höheren Dosierung und einer längeren Behandlungsdauer, andere beschreiben, dass eine stärkere Dosierung zu einer drastischen Abnahme der Wirksamkeit führt. Erfahrungsgemäß empfiehlt es sich, mit der angegebenen Dosierung zu beginnen. Sollten sich keine Erfolge einstellen, mit höherer Dosis arbeiten.
Für diese spezielle Therapie sind Heimgeräte zu empfehlen.

12.5.3 Licht- und Strahlentherapie

Ultraviolettphototherapie, UVB-Strahlen

▶ 2.4

Therapieziel Anregung der körpereigenen Enzyme.

Kontraindikationen
Hauttumoren, photoallergische Reaktionen, durch Strahlentherapie vorbelastete Haut, akute Infektionserkrankungen, Chemotherapie.

! Augenschutz ist bei UV-Bestrahlungen zwingend vorgeschrieben.

Applikation
Ganzkörperbestrahlung, Abstand 1,2–1,5 m.

Dosierung
Je nach Hauttyp oder vorgeschaltetem Erythemtest (▶ 2.4).

Kombinationsmöglichkeiten

Solebäder und UV-Bestrahlung: Die während des Solebads in der Haut entstehenden Mikrokristalle verstärken die Wirkung des UV-Lichts. Den Patienten nach dem Bad nicht abduschen (er geht nass zur UV-Bestrahlung). Diese Form der Therapie wird auch als Bade-PUVA (Balneophototherapie) bezeichnet. Daneben gibt es noch die orale PUVA (Patient erhält 2 Std. vor der UVA-Bestrahlung das Medikament Meladinine®, Nachteile: Nebenwirkungen auf den Magen-Darm-Trakt und starke Lichtempfindlichkeit der Augen).

12.5.4 Hydrotherapie

Petra Müller

Therapieziel Reinigende, beruhigende Wirkungen.

Mögliche Anwendungen
Bäder (▶ 3.3.3) (je nach Zustand der Haut):
- Solebäder (▶ 1.5.3), Schwefelbäder, Teerbäder
- Rückfettende Bäder mit Olivenöl, Weizenkeimöl oder Milch

12.5.5 Manuelle Lymphdrainage

Keine Indikation.

12.5.6 Massagetherapie

René Weber

Therapieziel Strukturberuhigung und Linderung des Juckreizes.

Behandlungsmöglichkeiten
Effleurage (▶ 4.2.2), fetthaltige Einreibungen mit wollfetthaltigen Cremes.

12.5.7 Bindegewebsmassage

Keine Indikation.

12.6 Cellulite

12.6.1 Grundlegendes

Frank-Peter Bossert, Klaus Vogedes

Nicht entzündliche Degeneration der kollagenen und elastischen Fasern des subkutanen Bindegewebes mit Veränderungen der Haut („Orangenhaut"). Cellulite ist keine Erkrankung im eigentlichen Sinn, die Therapie wird von den Sozialversicherungsträgern nicht bezahlt (IGeL oder kosmetische Leistung).

Symptome
Dellenbildung der Haut („Orangenhaut"), besonders an den Oberschenkeln und in der Glutealregion.

12.6.2 Elektrotherapie

Frank-Peter Bossert, Klaus Vogedes

Amplitudenmodulierter Strom (AMS), Interferenzstrom 3 Hz (Mittelfrequenz)

▶ 1.3.5, ▶ Abb. 12.4

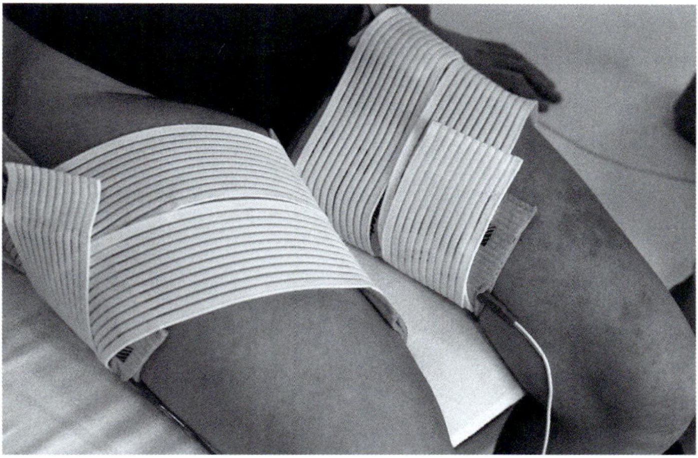

Abb. 12.4 Behandlung mit AMS-Strom bei Cellulite [R435]

Therapieziel Steigerung der Zellfunktion.

Elektrodenanlage
Transregional durch die betroffenen Gebiete.

Dosierung
- Intensität: deutlich sensibel überschwellig bis motorisch schwellig
- Behandlungsdauer: bis zu 90 Min.

Für eine effektive Behandlung sind Mehrkanalgeräte erforderlich (z. B. speziell für die Cellulite-Therapie ausgelegte Bodyformer), mit computergesteuerten Programmen, die mit verschiedenen Frequenzen mehrere Wirkwege beschreiten.

12.6.3 Hydrotherapie

Petra Müller

Therapieziel Steigerung der Durchblutung, des Stoffwechsels und des Spannungszustands der Haut.

Mögliche Anwendungen
- Waschungen (▶ 3.3.5)
- Kalte Güsse (▶ 3.3.4)
- Wechselgüsse (▶ 3.3.4)
- Wassertreten (▶ 3.3.6)
- Kalte Tauchbäder (v. a. Teilbäder) (▶ 3.3.3)
- Saunabesuche (▶ 3.3.6) in Kombination mit den genannten Anwendungen; während des Saunagangs ggf. zusätzlich Trockenbürstungen oder -reibungen, evtl. Zusätze (Honig, Salz) oder Peelings

12.6.4 Manuelle Lymphdrainage

Andreas Wittlinger, Dieter Wittlinger, Hildegard Wittlinger

▶ Kap. 6

Therapieziel Verbesserung des Hautbildes.

Bei der ML-Behandlung intensiv Oberschenkel (ventral und dorsal) behandeln.

12.6.5 Massagetherapie

René Weber

Therapieziel Durchblutungsverbesserung und Tonussteigerung.

Behandlungsmöglichkeiten
Effleurage (▶ 4.2.2), Friktionen (tiefe Friktionen, Hand-über-Hand-Friktionen, ▶ 4.2.4), Tapotement (▶ 4.2.6), Vibrationen (▶ 4.2.8).

12.6.6 Bindegewebsmassage

Klaus Vogedes

▶ Kap. 5

Der Patient sollte im Vorfeld der Therapie darüber aufgeklärt werden, dass die BGM-Behandlung schmerzhaft sein kann und dass Geduld (i. d. R. mehr als 6 Behandlungen) erforderlich ist.

Befund

Prüfung der Hautverschieblichkeit.

Praxis

- Beginn der Behandlung in SL mit dem Grundaufbau, dann Überleitung zur Beinbehandlung an den Oberschenkeln.
- Wenn nach 10 bis 12 Behandlungen keine Reaktionen auftreten, die Behandlung abbrechen.

13 Hals-Nasen-Ohren-Erkrankungen

Frank-Peter Bossert, Petra Müller, Klaus Vogedes, René Weber, Andreas Wittlinger, Dieter Wittlinger, Hildegard Wittlinger

13.1 Funktionelle Heiserkeit

13.1.1 Grundlegendes

Frank-Peter Bossert, Klaus Vogedes

Funktionelle Stimmstörung (Hyperfunktion), nicht beabsichtigte, übertriebene Kontraktion der Phonationsmuskulatur (inkl. Atem-, Artikulations- und Halsmuskulatur). Folge eines unökonomischen Stimmgebrauchs (z. B. bei Sprechberufen) oder Z. n. Recurrensparese (▶ 13.4). Andere Ursachen: Tumoren, psychogene Faktoren, Laryngitiden, neurogene Faktoren, höheres Alter.

Symptome
Heisere Stimme mit hartem Stimmeinsatz, Räusperzwang.

13.1.2 Elektrotherapie

Frank-Peter Bossert, Klaus Vogedes

Mögliche Anwendungen: Galvanisation (▶ 1.3.1), Niederfrequenz (▶ 1.3.4), Hochfrequenz (▶ 1.3.6).

Galvanisation/Iontophorese 0 Hz (Niederfrequenz)

▶ 1.3.1, ▶ 1.3.4

Therapieziel Verbesserung der Sprechfunktion.

Iontophorese mit Idometacin.

Elektrodenanlage
Transregional, unter der Kathode befindet sich das Medikament.

Dosierung
- Intensität: 0,1–0,5 mA/cm^2 Elektrodenplattengröße
- Behandlungsdauer: 15 Min.

Serienimpulsstrom 50 Hz (Niederfrequenz)

▶ 1.3.4, ▶ Abb. 13.1

Therapieziel Verbesserung der Sprechfunktion.

Elektrodenanlage
Transregional im Bereich des Kehlkopfs.

Dosierung
- Intensität: motorisch überschwellig
- Behandlungsdauer: 7–10 Min. (max. Ermüdbarkeitsgrenze)

Mikrowelle 2450 MHz (Hochfrequenz)

▶ 1.3.6

Therapieziel Tonusregulation der Atem- und Halsmuskulatur.

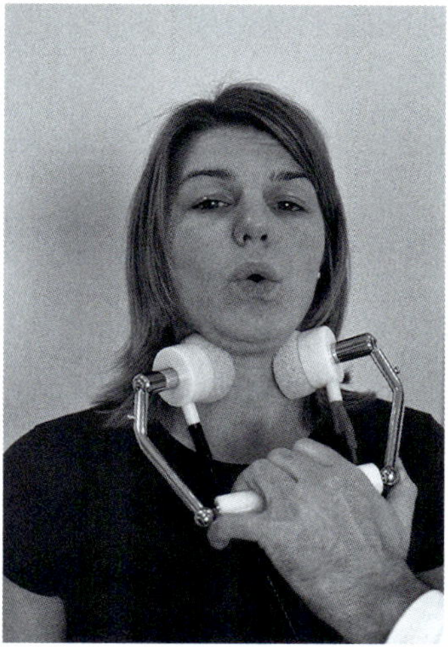

Abb. 13.1 Niederfrequenzstimulation bei Heiserkeit mit gleichzeitigen phonetischen Übungen [R435]

Applikation
Fokusstrahler mit 1–2 cm Abstand frontal zum Kehlkopf.

Dosierung
- Intensität: I–II nach Schliephake
- Behandlungsdauer: 7–10 Min.

Kombinationsmöglichkeiten
Funktionelle Stimmtherapie (Logopädie).

13.1.3 Hydrotherapie

Petra Müller

Therapieziel Regulation der Atem- und Hals-Nacken-Muskulatur.

Behandlungsmöglichkeiten
- Inhalationen mit Kamillendämpfen (▶ 3.3.6)
- Brustwickel (▶ 3.3.1):
  - Wärmeproduzierender (kalt angelegter) Wickel
  - Wärmestauender (heiß/warm angelegter) Wickel
- Schal (▶ 3.3.1):
  - Wärmeproduzierender (kalt angelegter) Wickel
  - Wärmeproduzierender Wickel
- Wärmeproduzierender Halswickel (▶ 3.3.1)
- Heiße Rolle (▶ 3.3.2)
- Ansteigende Fußbäder (▶ 3.3.3)

Den Patienten dazu anregen, viel Flüssigkeit zu trinken und den Halsbereich warm zu halten.

13.1.4 Manuelle Lymphdrainage

Keine Indikation.

13.1.5 Massagetherapie

Keine Indikation.

13.1.6 Bindegewebsmassage

Keine Indikation.

13.2 Neck Dissection

13.2.1 Grundlegendes

Frank-Peter Bossert, Klaus Vogedes

Synonyme: Halsdissektion, Halslymphknotenausräumung.
Die kurative Neck Dissection (ein- oder beidseitige Halslymphknotenausräumung) ist der klassische Operationseingriff bei Vorliegen gesicherter Lymphknotenmetastasen. ▶ Abb. 13.2 gibt eine Übersicht über die Halslymphknoten. Bei der funktionellen Neck Dissection belässt man den M. sternocleidomastoideus, die V. jugularis interna, den N. accessorius und andere funktionell bedeutsame Halsweichteilstrukturen.

Symptome

- Ausfall der vom N. accessorius versorgten Muskulatur
- Lymphrückflussstörungen mit reflektorischen Funktionsstörungen des Gesamtorganismus

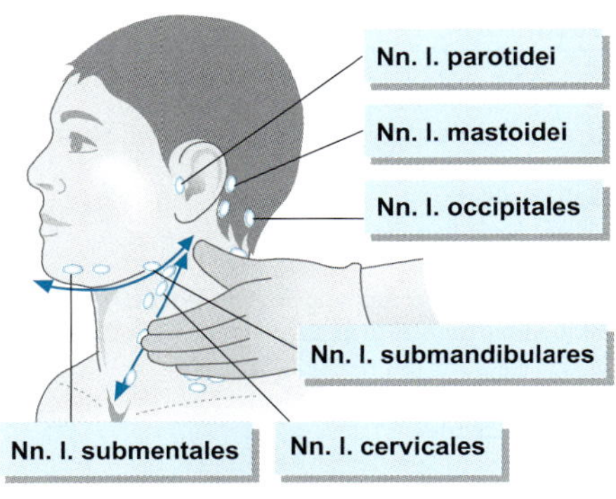

Abb. 13.2 Lymphknoten im Halsbereich [L157]

13.2.2 Elektrotherapie

Frank-Peter Bossert, Klaus Vogedes

Mögliche Anwendungen: Niederfrequenz (▶ 1.3.4), Mittelfrequenz (▶ 1.3.5).

Exponentialstrom 0,43 Hz (Niederfrequenz)

▶ 1.3.4, ▶ Abb. 13.3

Therapieziel Vermeiden einer Inaktivitätsatrophie.

Elektrodenanlage
Kathode auf Muskel oder Nervenreizpunkt, Anode distal bzw. im Nervenursprungsgebiet.

Dosierung
- Intensität: motorisch überschwellig
- Behandlungsdauer: bis zur Ermüdbarkeitsgrenze
- Bei Wiederkehr der faradischen Erregbarkeit Stimulation mit Serienimpulsen

Interferenzstrom 30–50 Hz (Mittelfrequenz)

Therapieziel Lymphabfluss verbessern.

Elektrodenanlage
Bei Applikation der Elektroden darauf achten, dass das Behandlungsgebiet in den Therapiefeldern um die Schnittstelle liegt; i. d. R. quadratische oder rechteckige Anlage der vier Elektroden.

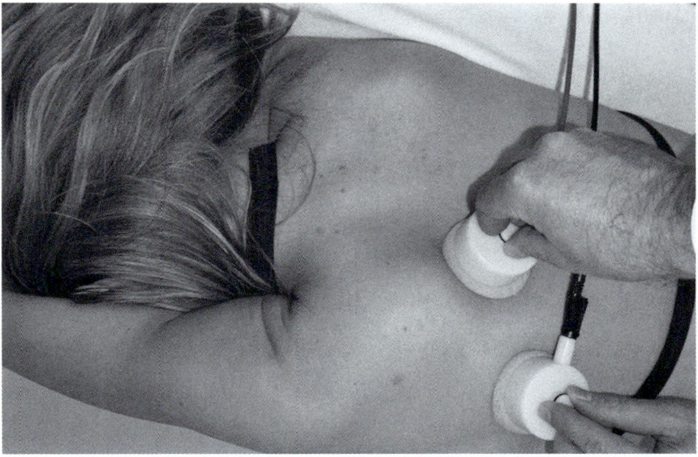

Abb. 13.3 Reizung des M. serratus anterior (Niederfrequenz) bei Z. n. Neck Dissection [R435]

Dosierung

- Intensität: sensibel schwellig
- Behandlungsdauer: 20–30 Min.

13.2.3 Hydrotherapie

Petra Müller

Therapieziel Lymphabfluss fördern, Inaktivitätsschmerzen entgegenwirken und Tonus regulieren.

> Vor der Hydrotherapie abklären, ob und in welchem Umfang diese durchgeführt werden darf.

Mögliche Anwendungen

- Waschungen (▶ 3.3.5)
- Zur Aktivierung bei Nervenläsionen:
  - Eislolly oder Eisball (▶ 3.4.1) entlang der Muskulatur
  - Trockene Alternative: kurzes Tupfen mit dem Eisbeutel (▶ 3.4.1)
- Detonisierung und Anregung der Durchblutung: Heiße Rolle (▶ 3.3.2), bei Nichtvertragen sofort abbrechen!

13.2.4 Manuelle Lymphdrainage

Andreas Wittlinger, Dieter Wittlinger, Hildegard Wittlinger

▶ Kap. 6

Therapieziel Ödemreduktion, Verbesserung der Schluckmöglichkeit, Schmerzreduktion und Verbesserung der HWS-Beweglichkeit.

Eine Behandlung mit ML empfiehlt sich erst nach Abschluss der onkologischen Behandlung (Bestrahlung, Chemotherapie).

ML-Behandlung

- Je nach Schnittführung der operativen Therapie, Bestrahlungsareal, ein- oder beidseitiger Neck Dissection wird das Gesicht in den Terminus respektive in die Axilla abdrainiert.
- Bei einseitiger Neck Dissection das Ödem über Ober- und Unterlippe, Nase und Stirn zur nicht betroffenen Seite drainieren, danach in Richtung der Halslymphknoten.

Kombinationsmöglichkeiten

Bei Patienten mit Gesichtsödem wird im stationären Setting die ML mit Kinesiotaping® kombiniert.

13.2.5 Massagetherapie

René Weber

Therapieziel Detonisierung und Schmerzlinderung.

! Vor der Massagetherapie abklären, ob und in welchem Umfang diese durchgeführt werden darf.

Behandlungsmöglichkeiten

Effleurage (beruhigende und entstauende Streichungen, ▶ 4.2.2).

13.2.6 Bindegewebsmassage

Keine Indikation.

13.3 Otitis media chronica (chronische Mittelohrentzündung)

13.3.1 Grundlegendes

Frank-Peter Bossert, Klaus Vogedes

Mehr als sechs Wo. andauernde Mittelohrentzündung.

Symptome

- Schallleitungsschwerhörigkeit
- Absonderung von Exsudat (evtl. chron. Schleimhauteiterung)

Die chron. Form der Otitis weist Perioden völliger Schmerzfreiheit auf. Im Unterschied zur akuten Otitis media fehlen Schmerzen und ist der Allgemeinzustand i. d. R. gut.

13.3.2 Elektrotherapie

Frank-Peter Bossert, Klaus Vogedes

Mikrowelle 2450 MHz (Hochfrequenz)

▶ 1.3.6, ▶ Abb. 13.4

Therapieziel Schmerzreduktion.

Applikation

- Rundfeldstrahler oder Fokusstrahler mit 1–2 cm Abstand zum betroffenen Ohr.
- ! Zum Schutz der Augen muss der Patient während der Behandlung eine Drahtgitter-Schutzbrille tragen.

Dosierung

- Intensität: I–II nach Schliephake
- Behandlungsdauer: 5–10 Min.

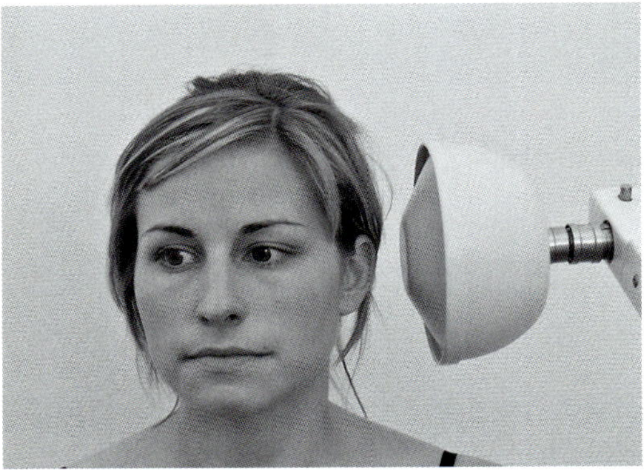

Abb. 13.4 Bestrahlung mit dem Rundfeldstrahler bei Mittelohrentzündung [K334]

13.3.3 Hydrotherapie

Petra Müller

Therapieziel Reduktion der Schmerzen.

Mögliche Anwendungen
Zwiebelsäckchen (Baumwolle, Leinen, Verbandsschlauch), roh oder im Wasserdampf erwärmt, auf das Ohr legen und mit einem Tuch locker befestigen (▶ 3.3.1).

13.3.4 Manuelle Lymphdrainage

Keine Indikation.

13.3.5 Massagetherapie

Keine Indikation.

13.3.6 Bindegewebsmassage

Keine Indikation.

Weiterführende Literatur (Otitis media allgemein)

Universität Witten/Herdecke. Patientenleitlinie Mittelohrentzündung (= Otitis media) bei Kindern (Stand: November 2002). Aus: www.patientenleitlinien.de/Mittelohrentzuendung/mittelohrentzuendung.html (letzter Zugriff: 7.6.2021).

13.4 Recurrensparese (Kehlkopfmuskellähmung)

13.4.1 Grundlegendes

Frank-Peter Bossert, Klaus Vogedes

Lähmung mit Ausfall sämtlicher innerer Kehlkopfmuskeln der betroffenen Seite. Die Strumektomie (vollständige oder teilweise Resektion der Schilddrüse) ist die häufigste Ursache einer Kehlkopfmuskellähmung. Andere Ursachen: Bronchialkarzinom, v. a. bei Sitz im Ober- und Mittelgeschoss und bei mediastinalen Lymphknotenmetastasen.

Symptome
Dysphonie bei akuter Parese (später Stimmverbesserung).

13.4.2 Elektrotherapie

Frank-Peter Bossert, Klaus Vogedes

Exponentialstrom 0,76 Hz (Niederfrequenz)

▶ 1.3.4, ▶ Abb. 13.5

Therapieziel Förderung der Reinnervation und Muskelstimulation.

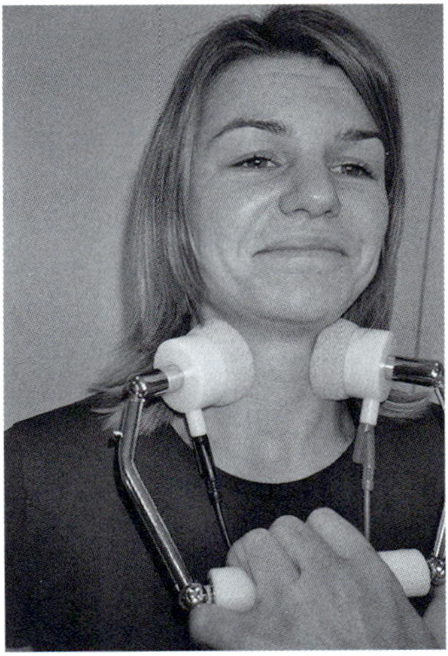

Abb. 13.5 Niederfrequenzbehandlung bei Recurrensparese [R435]

Elektrodenanlage

Transregional.

Dosierung
- Intensität: motorisch überschwellig
- Behandlungsdauer: bis zur Ermüdbarkeitsgrenze
- Bei Wiederkehr der faradischen Erregbarkeit Reizung mit Serienimpulsen

Kombinationsmöglichkeiten
Sprech- und Singübungen (Logopädie).

Weiterführende Literatur

Ptok M. Elektrostimulationstherapie bei Patienten mit einseitiger Rekurrensparese. Sprache Stimme Gehör, 2008;32: 110–114.

13.4.3 Hydrotherapie

Petra Müller

Therapieziel Unterstützend zur Aktivierung des betroffenen Bereichs.

Mögliche Anwendungen
- Waschungen (▶ 3.3.5): Oberkörper, Arme, Hals, Kopf
- Gesichtsguss (▶ 3.3.4)
- Gesichtsbad (▶ 3.3.3)

13.4.4 Manuelle Lymphdrainage

Keine Indikation.

13.4.5 Massagetherapie

Keine Indikation.

13.4.6 Bindegewebsmassage

Keine Indikation.

13.5 Sinusitis

13.5.1 Grundlegendes

Frank-Peter Bossert, Klaus Vogedes

Akute oder chron. Entzündung der Nasennebenhöhlen. Jeder einfache Schnupfen zieht auch die Schleimhaut der Nebenhöhlen in Mitleidenschaft („Begleitsinusitis“). Nicht richtig ausgeheilte Nasennebenhöhlenentzündungen können zu wiederkehrenden Infektionen führen (häufiger als 4 ×/Jahr: rezidivierende Sinusitis; Dauer > 12 Wo.: chron. Sinusitis).

Symptome

- Gesichts- und Kopfschmerzen (stärker beim Bücken bzw. bei erhöhtem Druck in den Nasennebenhöhlen).
- Bei akuter Sinusitis sind die Schmerzen i. d. R. sehr viel stärker als bei chron. Verlauf, hier können die Schmerzen ganz fehlen.

13.5.2 Elektrotherapie

Frank-Peter Bossert, Klaus Vogedes

Mikrowelle 2450 MHz (Hochfrequenz)

▶ 1.3.6, ▶ Abb. 13.6

Therapieziel Sekretolyse und Schmerzreduktion.

Applikation

- Rundfeld- oder Fokusstrahler mit 1–2 cm Abstand frontal.

! Zum Schutz der Augen muss eine Drahtgitter-Schutzbrille getragen werden. Darauf achten, dass die Brille die zu behandelnden Areale nicht bedeckt (lediglich die Augen sollen durch die Schutzbrille vor den Strahlen geschützt werden; die Schutzbrille stellt einen faradayschen Käfig dar).

Dosierung

- Intensität: I–II nach Schliephake
- Behandlungsdauer: 7–10 Min.

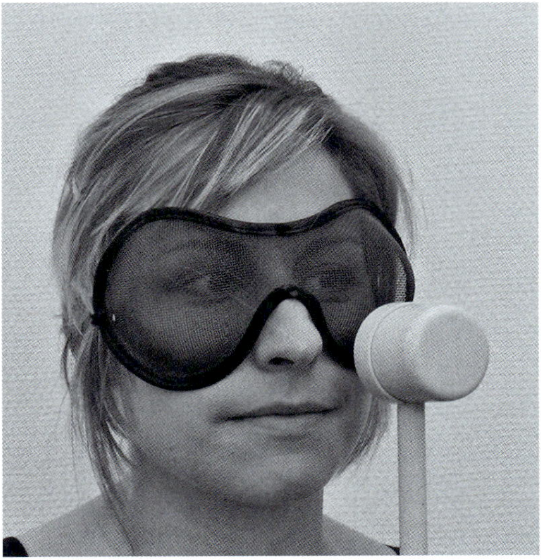

Abb. 13.6 Bestrahlung mit dem Fokusstrahler bei Sinusitis [K334]

13.5.3 Licht- und Strahlentherapie

Rotlicht

▶ 2.2

Therapieziel Sekretolyse und Schmerzreduktion.

Applikation
Strahler mit Rotlichtfilter in einem Abstand von 30 cm frontal.

Dosierung
- Intensität: leichtes bis mittleres Wärmeempfinden
- Behandlungsdauer: 15 Min.

13.5.4 Hydrotherapie

Petra Müller

Therapieziel Sekretfluss fördern und die Nasennebenhöhlen belüften.

13

Behandlungsmöglichkeiten
- Inhalationstherapien (▶ 3.3.6), z. B. mit Kamille, ätherischen Ölen, Salzen
- Rachen- und Nasenspülungen zur Reinigung (▶ 3.3.6)
- Warme Auflagen (▶ 3.3.1)

Den Patienten dazu anregen, viel zu trinken (2–3 Liter tgl., v. a. warme Getränke), um den Sekretfluss zu fördern und den Körper warm zu halten.
Prophylaktisch bei rezidivierenden Sinusitiden: Abhärtungsmaßnahmen (▶ 3.3.6) wie Wassertreten, kalte Güsse nach dem Duschen, Saunagänge, Bewegung an der frischen Luft (am besten in Kombination mit einer gesunden, vitaminreichen Ernährung).

13.5.5 Manuelle Lymphdrainage

Andreas Wittlinger, Dieter Wittlinger, Hildegard Wittlinger

▶ Kap. 6

Therapieziel Entödematisierung, besseres Atmen, weniger Tränenfluss.

ML-Behandlung
! ML nur bei chron. Sinusitis ohne Allgemeinsymptome (z. B. Fieber).
- Behandlungsaufbau: Hals, Gesicht, Nasensondergriffe, Stirnhöhle, Mundinnendrainage; Dauer: 30–45 Min.
- Bei der chron. Form ist es möglich, dass diese über eine akute Phase abheilt. Die ML muss weiterhin durchgeführt werden (den Patienten vorab informieren).
- Sinusitisprophylaxe bei Heuschnupfen (allergische Rhinitis): ML-Behandlung möglichst 3 Wo. vor dem Einsetzen des Schnupfens (mind. 3 x/Wo.).

Weiterführende Literatur:
Medinger R. Einfluss der manuellen Lymphdrainage nach Dr. Vodder (MLD) auf die Symptome der allergischen Rhinitis und auf die Medikamenteneinnahme zur Reduktion der Symptome (Dezember 2010). Aus: www.vodderakademie.com/

fileadmin/content_redakteure/Diplomarbeit_Meidinger_allergische_Rhinitis_Heuschnupfen_und_ML.pdf (letzter Zugriff: 7.6.2021).

13.5.6 Massagetherapie

René Weber

Therapieziel Detonisierung, Schmerzlinderung, Durchblutungsförderung und reflektorische Sekretabflussförderung.

Behandlungsmöglichkeiten
Effleurage (dehnende Streichungen, ▶ 4.2.2), Petrissage (Fingerspitzenknetung, ▶ 4.2.3).

13.5.7 Bindegewebsmassage

Keine Indikation.

13.6 Tinnitus

13.6.1 Grundlegendes

Frank-Peter Bossert, Klaus Vogedes

Akut oder chron. auftretendes Ohrgeräusch unterschiedlicher Genese. Tinnitus geht häufig mit Hörminderung und Lärmempfindlichkeit einher und kann zu einer starken Beeinträchtigung der Lebensqualität führen.

Symptome
- Schwindel
- Ohrgeräusche
- Gleichgewichtsstörungen

13.6.2 Elektrotherapie

Frank-Peter Bossert, Klaus Vogedes

Interferenzstrom 100 Hz (Mittelfrequenz)

▶ 1.3.5

Therapieziel Durchblutungsförderung.

Elektrodenanlage
Kleine Plattenelektroden beidseits der Processus mastoidei mit Klettband fixieren.

Dosierung
- Intensität: sensibel schwellig bis leicht überschwellig
- Behandlungsdauer: 30 Min.

13

Kombinationsmöglichkeiten

Fußreflexzonenmassage.

13.6.3 Hydrotherapie

Petra Müller

Therapieziel Durchblutungsförderung, Detonisierung.

Patienten mit Tinnitus vertragen hydrotherapeutische Maßnahmen sehr unterschiedlich. Deshalb sollten die Anwendungen vorher mit dem Patienten abgesprochen werden.

Mögliche Anwendungen

- Entspannung und Detonisierung: warme Packungen (▶ 3.3.1), Heiße Rolle (▶ 3.3.2), Bäder (▶ 3.3.3)
- Anregung der Durchblutung: kurze kalte Anwendungen (lokale Waschungen, Gesichtsbad oder -guss, ▶ 3.4.1)

Konsensuelles Arbeiten über andere Körperregionen (▶ 3.1.5) wird i. d. R. sehr gut vertragen:

- Waschungen (▶ 3.3.5)
- Wechselbäder für die Arme oder Beine (▶ 3.3.3)
- Ansteigende Fußbäder (▶ 3.3.3)
- Güsse für die untere oder obere Extremität (▶ 3.3.4)
- Lokale Anwendungen (sofern sie vertragen werden): Gesichtsguss (▶ 3.3.4), Gesichtsbad (▶ 3.3.3)

13.6.4 Manuelle Lymphdrainage

Andreas Wittlinger, Dieter Wittlinger, Hildegard Wittlinger

▶ Kap. 6

Therapieziel Verminderung des Rausch- bzw. Pfeiftons.

ML-Behandlung

- Behandlung: Hals, Gesicht, Ohrensondergriffe und Mundinnendrainage.
- Behandlungen mit ML bleiben ein Versuch. Besteht der Tinnitus bereits länger als drei Monate (Nervenschädigung), ist die Durchführung der ML nicht mehr sinnvoll.

13.6.5 Massagetherapie

René Weber

Therapieziel Detonisierung und Durchblutungssteigerung.

Behandlungsmöglichkeiten

Effleurage (▶ 4.2.2), Petrissage (▶ 4.2.3), Friktionen (oberflächliche Reibungen, ▶ 4.2.3).

13.6.6 Bindegewebsmassage

Keine Indikation.

14 Geriatrie

Frank-Peter Bossert, Nicole Krug, Petra Müller, Klaus Vogedes, René Weber, Andreas Wittlinger, Dieter Wittlinger, Hildegard Wittlinger

14.1 Traumatologie

14.1.1 Grundlegendes

Nicole Krug

Für ältere Patienten bedeutet eine Fraktur oder ein anderes Trauma eine deutliche Verschlechterung der Lebenserwartung und der Lebensqualität.

Behandlungsgrundsätze
- Möglichst schnelles Erreichen der Vollbelastung
- Frühestmöglicher Beginn der Rehabilitation
- Möglichst kurze, wenig invasive Eingriffe, möglichst keine Revisionseingriffe
- Thromboseprophylaxe von ärztlicher und physiotherapeutischer Seite
- Atemtherapie

Häufige Frakturen im höheren Lebensalter
- Proximale Femurfraktur (▶ 14.1.2)
- Wirbelkörperfraktur (▶ 14.1.3)
- Proximale Humerusfraktur (▶ 14.1.4)
- Distale Radiusfraktur (▶ 14.1.5)

14.1.2 Proximale Femurfraktur

Grundlegendes

Nicole Krug

Fraktur im Bereich des Oberschenkels, häufig bei älteren Menschen durch Niedrigrasanztraumen (z. B. Sturz auf die Hüfte). Je nach Lokalisation werden unterschieden: Femurkopf-, Oberschenkelhals- und pertrochantäre Fraktur (▶ Abb. 14.1).

Elektrotherapie

Frank-Peter Bossert, Klaus Vogedes

Mögliche Anwendungen: Magnetfeld (▶ 1.3.10), Ultraschall (▶ 1.3.7), Mittelfrequenz (▶ 1.3.5), Niederfrequenz (▶ 1.3.4).

Warnhinweise

Bei liegenden Implantaten im Behandlungsgebiet sind Wechselströme wie der Hochvoltstrom oder der Interferenzstrom einzusetzen (biphasische Ströme).

> Jede Fraktur muss vom behandelnden Arzt für die Elektrotherapie freigegeben werden.

Magnetfeld (pulsierendes Magnetfeld)

▶ 1.3.10

Therapieziel Anregung der Kallusbildung.

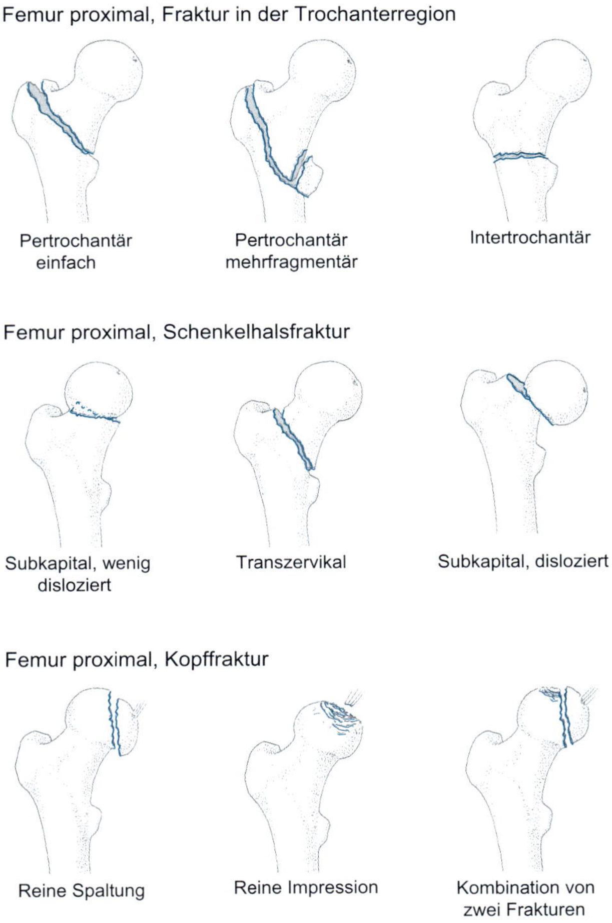

Abb. 14.1 AO-Klassifikation der proximalen Femurfrakturen [L190]

Elektrodenanlage

Bei Frakturen im Bereich des Rumpfs wird mit der Magnetfeldmatte behandelt. Bei Frakturen der Extremitäten kommen Spulenelektroden zum Einsatz.

Dosierung

- Intensität: 20–30 Gauß
- Frequenz: 10 Hz
- Behandlungsdauer: 30 Min.

Ultraschall (Dauerschall)

▶ 1.3.7

Therapieziel Anregung der Kallusbildung sowie Resorptionsförderung bei Hämatomen und Ödemen.

Elektrodenanlage
Es ist sowohl eine Beschallung direkt über dem Frakturspalt als auch am proximalen und distalen Ende des frakturierten Knochens möglich.

Dosierung
- Intensität: 0,1–0,4 W/cm² Schallkopffläche
- Behandlungsdauer: 2–3 Min.

Interferenzstrom 10 Hz (Mittelfrequenz)

▶ 1.3.5

Therapieziel Resorptionsförderung bei Hämatomen und Ödemen; Schmerzen reduzieren.

Elektrodenanlage
Sofern es die Frakturversorgung erlaubt, Patient in lymphatisch abflussbegünstigender ASTE lagern, tetrapolare Elektrodenanlage (Plattenelektroden). Das Ödem/Hämatom soll im Kreuzungsfeld der Stromkreise liegen (Interferenzzone).

Dosierung
- Intensität: deutlich sensibel überschwellig
- Behandlungsdauer: 20–30 Min.

Hochvolt 100 Hz (Niederfrequenz)

▶ 1.3.4

Therapieziel Insbesondere um Schmerzen zu reduzieren.

Elektrodenanlage
Bipolare Elektrodenanlage. Die größere passive Elektrode liegt im Wurzelgebiet oder -segment, die eine oder beide aktiven Elektroden im Bereich der Frakturlinie (Frakturspalt).

Dosierung
- Intensität: deutlich sensibel überschwellig
- Behandlungsdauer: 20–30 Min.

Amplitudenmodulierte Ströme (AMS) 20–30 Hz (Mittelfrequenz)

▶ 1.3.5

Therapieziel Vermeidung von Inaktivitätsatrophien und reflektorischen Paresen.

Elektrodenanlage
- Anwendung großflächiger Elektroden, die die atrophiegefährdeten Muskeln umschließen, sodass der Strom den gesamten Querschnitt der Muskulatur durchströmt.

- Bei der Behandlung reflektorischer Paresen gelten die gleichen Behandlungsverfahren wie bei der Paresenbehandlung (▸ 10.1).

Dosierung
- Intensität: motorisch überschwellig bis zur Auslösung einer Kontraktion
- Behandlungsdauer: bis zur Ermüdbarkeitsgrenze des Muskels

> Durch einen Fixateur externe darf keine elektrische Brücke entstehen. Deshalb dürfen Elektroden nicht in unmittelbarer Nähe der fixierenden Schrauben angebracht werden oder gar Metallteile berühren.

Weiterführende Literatur

Mayr E. Niedrigintensive Ultraschallbehandlung bei Frakturheilungsproblemen. Trauma und Berufskrankheit, 2001;3: 276–279.

Hydrotherapie

Petra Müller

Therapieziel Schmerzlinderung, Resorptionsförderung bei Hämatomen, Förderung der Durchblutung, Ödemreduktion.

Wärmetherapie
- Bewegungsbad (30–32°, ▸ 3.3.3), nicht bei dekompensierter Herzinsuffizienz
- Heiße Rolle (▸ 3.3.2)

14

Kältetherapie
- Eisbeutel, Coolpack, Eislolly (▸ 3.4.1)
- Waschungen (▸ 3.3.5)

Manuelle Lymphdrainage

Andreas Wittlinger, Dieter Wittlinger, Hildegard Wittlinger

▸ Kap. 6

Therapieziel Ödemreduktion, Wundheilungsregulierung, Schmerzreduktion.

Wundheilungsregulierung: tgl. ML-Behandlung für ca. 10 Tage bewirkt einen 5-fach schnelleren Abtransport des häufig postoperativ auftretenden Hämatoms. Dadurch hat der Patient deutlich weniger Schmerzen (s. a. ML-Behandlung bei Hämatom ▸ 7.2.4).

ML-Behandlung
- Die Behandlung erfolgt am betroffenen Bein, kombiniert mit einer Kompressionsbandage (unter Beachtung der möglichen Kontraindikationen) oder der Anlage von Kinesiotape®.
- Die Behandlung sollte am ersten postoperativen Tag beginnen.
- Behandlungsablauf: Hals, Bein, Bandage oder Kinesiotaping®.
- Behandlungsdauer: 30 Min. tgl.

Massagetherapie

René Weber

Therapieziel Schmerzlinderung, Strukturberuhigung und Durchblutungsförderung.

Ab der Proliferationsphase kann mit Massagehandgriffen begonnen werden.

Behandlungsmöglichkeiten

- Effleurage (vorwiegend beruhigende Streichungen, Wechselhandstreichungen, entstauende Streichungen, ▶ 4.2.2)
- Petrissage (flächige Knetungen, ▶ 4.2.3)

Bindegewebsmassage

Keine Indikation.

14.1.3 Wirbelkörperfraktur

Grundlegendes

Nicole Krug

Wirbelkörperfrakturen im Alter sind häufig von vielen Faktoren verursacht:

- Kombination aus Vitamin-D- und Kalziummangel
- Degenerative Veränderungen
- Bagatelltraumen
- Fehlhaltungen (stark ausgeprägte Kyphose)
- Osteoporose (frakturbegünstigender Faktor)

Elektrotherapie

Frank-Peter Bossert, Klaus Vogedes

Siehe Fraktur ▶ 7.6.2

Hydrotherapie

Petra Müller

Therapieziel Schmerzlinderung, Durchblutungsförderung, Förderung der Resorption bei Hämatomen, Ödemreduktion.

Wärmetherapie

- Bewegungsbad (30–32°, ▶ 3.3.3)
- Heiße Rolle (▶ 3.3.2)
- Fango (▶ 3.3.6)
- Waschungen (▶ 3.3.5)

Weiterführende Literatur

Schencking M, Wilm S, Redaelli M. A comparsion of Kneipp hydrotherapie with conventional physiotherapy in the treatment of osteoarthritis: a pilot trial. J Integr Med, 2013;11(1): 17–25. DOI:10.3736/jintegrmed2013004.

Takinacı ZD, Karagülle M, İşsever H et al. Clinical efficacy of spa therapy (balneotherapy) for chronic low back pain: A randomized single-blind trial. Eur J Int Med, 2019; 29: 100928. DOI:10.1016/j.eujim.2019.100928.

Manuelle Lymphdrainage

Keine Indikation.

Massagetherapie

René Weber

Therapieziel Schmerzlinderung, Strukturberuhigung und Durchblutungsförderung.

Ab der Proliferationsphase kann mit Massagehandgriffen begonnen werden.

Behandlungsmöglichkeiten
Effleurage (▶ 4.2.2): beruhigende Streichungen, Wechselhandstreichungen, entstauende Streichungen.

Bindegewebsmassage

Keine Indikation.

14.1.4 Proximale Humerusfraktur

Grundlegendes

Nicole Krug

Fraktur des Oberarmknochens meist nach einem Sturz auf den ausgestreckten Arm oder direkt auf die Schulter. Kommt mit steigender Inzidenz bei älteren Menschen vor.

Elektrotherapie

Frank-Peter Bossert, Klaus Vogedes

Siehe Fraktur ▶ 7.6.2

Hydrotherapie

Petra Müller

Therapieziel Schmerzlinderung, Durchblutungsförderung, Resorptionsförderung, Ödemreduktion.

Wärmetherapie
- Bewegungsbad (30–32 °C, sobald die Fraktur belastungsstabil ist, ▶ 3.3.3)
- Heiße Rolle (▶ 3.3.2)
- Fango (▶ 3.3.6)

Kältetherapie
- Eislolly, Coolpack (▶ 3.4.1)
- Waschungen (▶ 3.3.5)

Manuelle Lymphdrainage

Andreas Wittlinger, Dieter Wittlinger, Hildegard Wittlinger

▶ Kap. 6, siehe auch proximale Femurfraktur ▶ 14.1.2

Therapieziel Reduktion des Hämatoms, Schmerzreduktion, Wundheilungsregulierung.

ML-Behandlung
- Durchführung der ML-Behandlung am betroffenen Arm, kombiniert mit einer Kompressionsbandage (unter Beachtung der möglichen Kontraindikationen) oder der Anlage von Kinesiotape®
- Behandlungsablauf: Hals, Arm, Bandage oder Kinesiotaping®
- Behandlungsdauer: 30 Min. tgl.

Massagetherapie
René Weber

Therapieziel Schmerzlinderung, Strukturberuhigung und Durchblutungsförderung.

Ab der Proliferationsphase kann mit Massagehandgriffen begonnen werden.

Behandlungsmöglichkeiten
- Effleurage (vorwiegend beruhigende Streichungen, Wechselhandstreichungen, entstauende Streichungen, ▶ 4.2.2)
- Petrissage (flächige Knetungen, ▶ 4.2.3)

Bindegewebsmassage
Keine Indikation.

14.1.5 Distale Radiusfraktur

Grundlegendes
Nicole Krug

Distale, gelenknahe oder gelenkbeteiligende Fraktur des Radius durch einen Sturz auf den ausgestreckten Arm (▶ Abb. 14.2). Häufig im höheren Lebensalter.

Elektrotherapie
Frank-Peter Bossert, Klaus Vogedes

Siehe Fraktur ▶ 7.6.2

Hydrotherapie
Petra Müller

Therapieziel Schmerzlinderung, Resorptionsförderung, Ödemreduktion, Anregung des Stoffwechsels.

Wärmetherapie
- Bewegungsbad (30–32 °C, sobald die Fraktur belastungsstabil ist, ▶ 3.3.3)
- Heiße Rolle (▶ 3.3.2)
- Fango (▶ 3.3.6)

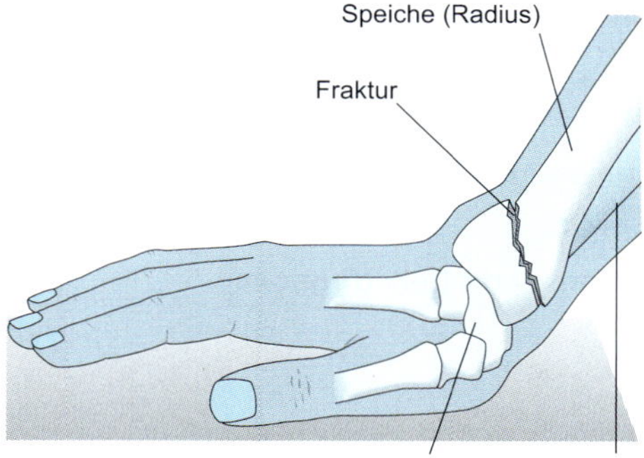

Abb. 14.2 Distale Radiusfraktur [L 190]

Kältetherapie
- Coolpack, Eislolly (▶ 3.4.1)
- Waschungen (▶ 3.3.5)
- Wechselteilbäder (▶ 3.3.3)

Manuelle Lymphdrainage

Andreas Wittlinger, Dieter Wittlinger, Hildegard Wittlinger

▶ Kapitel 6, siehe auch proximale Femurfraktur ▶ 14.1.2

Therapieziel Entödematisierung, Schmerzreduzierung, Wundheilungsregulierung, Sudeck-Prophylaxe.

Die ML-Behandlung wirkt schmerzreduzierend und entödematisierend, sodass der Patient deutlich früher sein normales Bewegungsausmaß wiedererlangen kann.
- Die ML-Behandlung soll immer schmerzlos sein, kombiniert mit Kompressionsbandage (unter Beachtung der möglichen Kontraindikationen) oder der Anlage von Kinesiotape®.
- Behandlungsablauf: Hals, Arm, Bandage oder Kinesiotaping®.
- Behandlungsdauer: 30 Min. tgl.

Die ML trägt entscheidend dazu bei, eine spätere Sudeck-Erkrankung (CRPS, ▶ 7.10) zu vermeiden.

Weiterführende Literatur

Härén K, Backman C, Wiberg M. Effect Of Manual Lymph Drainage As Described By Vodder On Oedema Of The Hand After Fracture Of The Distal Radius: a Prospective Clinical Study. Scand J Plast Reconstr Hand Surg, 2000;34: 367–372.

Massagetherapie

René Weber

Therapieziel Schmerzlinderung, Strukturberuhigung und Durchblutungsförderung.

Ab der Proliferationsphase kann mit Massagehandgriffen begonnen werden.

Behandlungsmöglichkeiten
- Effleurage (vorwiegend beruhigende Streichungen, Wechselhandstreichungen, entstauende Streichungen, ▶ 4.2.2)
- Petrissage (flächige Knetungen, ▶ 4.2.3)

Bindegewebsmassage
Keine Indikation.

14.1.6 Sturzangst und Gehstörungen

Grundlegendes
Nicole Krug

Die Sturzgefahr wird durch die in ▶ Tab. 14.1 genannten Faktoren beeinflusst.

Tab. 14.1 Übersicht über die intrinsischen und extrinsischen Faktoren der Sturzgefahr

Intrinsische Faktoren	Extrinsische Faktoren
• Alter > 80 Jahre • Kognitive Beeinträchtigung • Komorbidität (Diabetes, Schlaganfall) • Medikation • Sinneswahrnehmung (Visus, Vestibularsystem, Somatosensorik) • Neurologische Defizite • Beeinträchtigung von Gelenkfunktionen • Gleichgewichtsprobleme • Herz-Kreislauf-Probleme • Muskelschwäche • Inkontinenz • Infekte	• Bodenbeschaffenheit • Fehlende Haltegriffe • Ungeeignetes Schuhwerk • Ungenügende Beleuchtung • Sturzquellen in der häuslichen Umgebung • Ungeeignete oder schlecht angepasste Hilfsmittel

Elektrotherapie
Frank-Peter Bossert, Klaus Vogedes

Einige intrinsische Faktoren (▶ Tab. 14.1) können durch verschiedene Stromformen positiv beeinflusst werden:
- Neurologische Defizite, Inkontinenz: TENS-Therapie (▶ 1.3.4)
- Muskelschwäche: Myostimulation mit amplitudenmodulierten Strömen (▶ 1.3.5)

Hydrotherapie
Petra Müller

Einige intrinsische Faktoren wie z. B. die Herz-Kreislauf-Problematik, die Muskelschwäche und die beeinträchtigte Sensorik (▶ Tab. 14.1) können durch hydrotherapeutische Maßnahmen beeinflusst werden.

! Die Maßnahmen an das Alter und den dadurch reduzierten Stoffwechsel anpassen.

! Nicht zu große Temperaturdifferenzen wählen.

Maßnahmen zur Verbesserung der Trophik

- Waschungen (▶ 3.3.5)
- Wechselteilbäder (▶ 3.3.3)
- Güsse (▶ 3.3.4) für die Arme und Unterschenkel (kühle, warme oder Wechselgüsse)
- Kurze, moderat kühle oder lauwarme bis warme Teilbäder (▶ 3.3.3)

Manuelle Lymphdrainage

Keine Indikation.

Massagetherapie

René Weber

Therapieziel Tonusregulation.

Behandlungsmöglichkeiten

- **Tonisierende Griffe (bei hypotoner Muskulatur):** Effleurage (▶ 4.2.2), Petrissage (Fingerspitzenknetung, Einhandknetung, ▶ 4.2.3), Tapotement (Hackungen, Klopfungen, ▶ 4.2.6), Vibrationen (▶ 4.2.8).
- **Detonisierende Griffe (bei hypertoner Muskulatur):** Effleurage (einleitende, beruhigende, dehnende Streichungen, ▶ 4.2.2), Petrissage (flächige Knetungen, Zweihandknetung, ▶ 4.2.3), Friktion (oberflächliche Friktionen, ▶ 4.2.4).

Bindegewebsmassage

Keine Indikation.

14.2 Innere Medizin

14.2.1 Diabetes mellitus Typ II

Grundlegendes

Nicole Krug

Diabetes mellitus ist eine klassische Erkrankung im Alter mit einer Prävalenz von ca. 20 Prozent bei Menschen im Alter von 75 bis 80 Jahren.
Nach der gängigen Diabetes-mellitus-Definition ist von einer „Zuckerkrankheit" auszugehen, wenn beim Betroffenen eine Störung des Zuckerstoffwechsels mit dauerhaft erhöhtem Blutzucker (Hyperglykämie) vorliegt. Ein Nüchtern-Blutzuckerwert > 126 mg/dl und/oder HbA1c-Wert (Langzeitzuckerwert) > 7,5 % macht die Diagnose eines Diabetes mellitus sehr wahrscheinlich (beim Gesunden Nüchtern-Blutzucker nach 8-stündigem Nahrungsverzicht: 65–100 mg/dl, HbA1c: 4,5–6,5 %). Die geriatrischen Syndrome und Diabetes mellitus beeinflussen sich wechselseitig stark (▶ Tab. 14.2).

Symptome der Hyperglykämie

- Starker Harndrang durch übermäßig gebildeten Urin infolge der Erkrankung
- Erhöhter Durst
- Häufige Infekte
- Müdigkeit
- Trockene Haut

Tab. 14.2 Übersicht über geriatrische Syndrome und Diabetes mellitus

Geriatrisches Syndrom	Zusammenhänge
Kontinenz	Bessere Blutzuckerwerte → weniger Harnflut oder Dranginkontinenz
Sinnesorgane	Bessere Diabeteseinstellung → seltener Retinopathie, besserer Visus und besseres Hörvermögen, bessere Selbstmanagementfähigkeiten
Affekt/Depressionen	• Depression → schlechtere Compliance • Diabetes → häufiger Depression
Demenz	• Demenz → schlechtere Diabeteseinstellung • Bessere Blutzuckereinstellung → bessere Kognition
Stürze/Frakturen	Häufiger Stürze bei Diabetes
Dekubitus	Häufiger Dekubiti an den unteren Extremitäten bei Diabetes

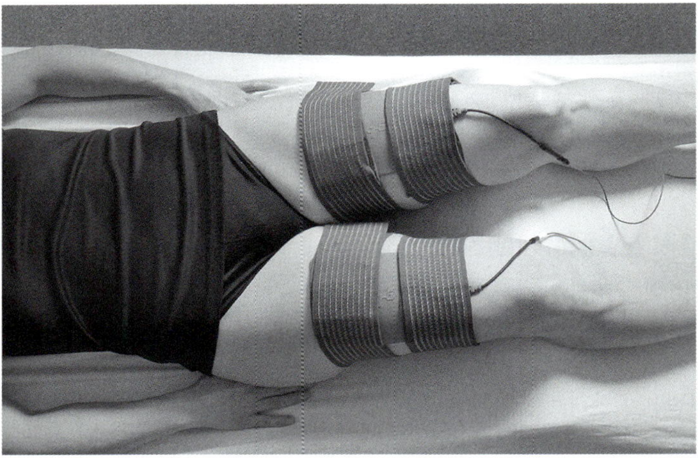

Abb. 14.3 Hochtontherapie bei Diabetes mellitus [K334]

Elektrotherapie

Frank-Peter Bossert, Klaus Vogedes

Hochtontherapie (MF) 4000–32 000 Hz (HiToP®, Mittelfrequenz)

▶ 1.3.5, ▶ Abb. 14.3

Therapieziel Stoffwechselverbesserung und Schmerzreduktion.

Elektrodenanlage HiToP®
Vier Kanäle, eine große Plattenelektrode je Oberschenkel (im Bereich des M. quadriceps), eine große Plattenelektrode je Unterschenkel (im Bereich des M. gastrocnemius).

Dosierung

- Je nach Therapieziel wird die sensible oder motorische Reizschwelle überschritten
- Behandlungsdauer: bis zu 60 Min.

In Österreich wurde die Hochtontherapie bereits im Jahr 2010 in die Empfehlungen zur Schmerztherapie bei der peripheren diabetischen Polyneuropathie aufgenommen (Evidenzgrad IIa, ▶ 1.3.5).

Weiterführende Literatur

Reichenstein L, Nickell S, Ziegler D et al. Effective treatment of symptomatic diabetic polyneuropathy by high-frequency external muscle stimulation. Diabetologia, 2005;48(5): 824–8.

Hydrotherapie

Petra Müller

Therapieziel Verbesserung der Trophik.

> Dosierung mit den diabetesbedingten Sensibilitätsstörungen abstimmen.

Mögliche Anwendungen

- Waschungen (▶ 3.3.5)
- Wechselteilbäder (▶ 3.3.3)
- Güsse (▶ 3.3.4) für die Arme und Unterschenkel (kühle, warme oder Wechselgüsse)
- Kurze, moderat kühle oder lauwarme bis warme Teilbäder (▶ 3.3.3)

Manuelle Lymphdrainage

Andreas Wittlinger, Dieter Wittlinger, Hildegard Wittlinger

▶ Kap. 6

Der Diabetes mellitus ist keine Indikation für die Manuelle Lymphdrainage. Krankheitsbegleitende Symptome wie ein **diabetisches Ulkus** können mit ML erfolgreich gebessert werden. Durch die Tonisierung der glatten Muskelzellen im Bereich der Arteriolen und eine Zunahme der Lymphangiomotorik entsteht eine erhöhte Mikrozirkulation im behandelten Gebiet.

- Ablauf Ulkus-Behandlung: Hals, betroffenes Bein von vorne und hinten mit Schwerpunkt Ulkus, Wundversorgung, Bandage
- Behandlungsdauer: 30–60 Min. tgl., bis zum Abklingen der Symptome

Weiterführende Literatur

Hutzschenreuter P. Mikrozirkulation bei AVK und beim Diabetes mellitus. Aktuelle Beiträge zur Manuellen Lymphdrainage, 1998;6: 51.

Massagetherapie

René Weber

Therapieziel Reduzierung der Hypertonie.

Behandlungsmöglichkeiten
Effleurage (▶ 4.2.2), Petrissage (flächige Knetungen, ▶ 4.2.3).

Bindegewebsmassage

Klaus Vogedes

▶ Kap. 5

Therapieziel Verbesserung der Durchblutungssituation besonders in den Endstrombahnen (obere und untere Extremitäten).

Befund
- **Obere Extremität:** Hypertonus auf dem Kreuzbein, Einziehungen im Bereich der Beckenkämme. Der gesamte Rücken (v. a. an der WS) ist hyperton. Zonen zwischen den Schulterblättern und Armzonen.
- **Untere Extremität:** Hypertonus auf dem Kreuzbein (Quellungen und Einziehungen), Einziehungen im Bereich der Beckenkämme. Betroffene Segmente: Th10–Th12, alle Lumbal- und Sakralsegmente. Hypertone Gesäß- und Beinmuskulatur. Ist eine Seite stärker betroffen, spiegelt sich das auch in den Zonen wider. Gerade bei älteren Patienten ist es ratsam, zuerst das weniger betroffene Bein bzw. den weniger betroffenen Arm zu behandeln.

Praxis
- Grundaufbau im Sitzen oder in SL.
- **Obere Extremität:** Auf den Grundaufbau in den ersten drei Behandlungen folgen die Aufbaufolgen 1 bis 3 und die Armbehandlungen. Oft äußern Patienten bereits nach den ersten Sitzungen ein angenehmes Wärmegefühl.
- **Untere Extremität:** Nach dem Grundaufbau Aufbaufolge 1 (v. a. ventrale Strichführungen), dann Übergang zur Oberschenkelbehandlung. Wird das gut vertragen, können Unterschenkel und Fuß mit einbezogen werden.

! Bei beiden Behandlungen mit flächigen Strichführungen beginnen. Ausgleichstriche sind immer wieder einzufügen und beenden die BGM. Die Behandlung erfordert von Patient und Therapeut Geduld und eine gute Beobachtung der Reaktionen.

14.2.2 Chronischer Schmerz

Grundlegendes

Nicole Krug

Ein hoher Prozentsatz an älteren Patienten leidet an chron. Schmerzen. Durch das veränderte Schmerzempfinden im Alter wird der akute Schmerz nicht mehr als Warnsignal wahrgenommen. Dies führt dazu, dass gut behandelbare Erkrankungen lange ausgehalten werden und zu einer Chronifizierung führen.

Häufige Ursachen von Schmerzen bei älteren Menschen
- Degenerative Erkrankungen des Bewegungs- und Stützapparats
- Rheumatische Erkrankungen
- Nervenerkrankungen
- Muskuloskelettale Erkrankungen
- Krebsleiden

Elektrotherapie

Frank-Peter Bossert, Klaus Vogedes

Gerade bei Menschen im höheren Lebensalter mit einer großen Krankheitserfahrung sollte viel häufiger die Elektrotherapie (auch als Heimtherapie z. B. mit einem TENS-Gerät) zur Schmerzbehandlung eingesetzt werden. Sie ist eine nebenwirkungsfreie und intensive Schmerztherapie, mit der die Dosis der Schmerzmedikamente reduziert und die Lebensqualität verbessert werden kann.
Wichtig für eine erfolgreiche Therapie ist, dass die Schmerzursachen bekannt sind. Ein ischämischer Schmerz reagiert z. B. besser auf Gleichströme, während ein Tumorschmerz besser mit bipolaren Strömen zu behandeln ist. Die Zweitwirkungen der Elektrotherapie (z. B. Detonisierung der Muskulatur bei Kompressionsschmerz) können dabei helfen, die Ursache der Schmerzen anzugehen. Je häufiger der Circulus vitiosus der Schmerzen unterbrochen wird, desto günstiger ist der Therapieerfolg. In Kombination mit Wärme-/Kälteanwendungen, Stufenbett- und anderen Lagerungen, Schlingentischaufhängung bringt die Elektrotherapie häufig erstaunliche Ergebnisse, v. a. bei chron. Schmerzen. Um der Akkommodation vorzubeugen, verfügen viele Geräte über Schmerzprogramme mit unterschiedlichen Frequenzen.
Folgende Verfahren eignen sich zur Schmerztherapie:

- TENS (▶ 1.3.4)
- Interferenzstrom (▶ 1.3.5)
- Ultraschall (▶ 1.3.7)
- Kurzwelle (▶ 1.3.6)
- Mikrowelle (▶ 1.3.6)

Genaue Angaben zu den Applikationstechniken sind aufgrund der unterschiedlichen Örtlichkeit der Schmerzen nicht zu machen. Auch allgemeingültige Angaben zu Dosierungen sind angesichts der unterschiedlichen Symptomatik nicht möglich. Bei der Dosierung ist darauf zu achten, dass die Sensibilität noch vorhanden und eine Kommunikation mit dem Patienten möglich ist.

14

Kombinationsmöglichkeiten

Passive Verfahren wie Lagerung, Stufenlagerung.

Weiterführende Literatur

Bossert FP. Adjuvante Elektrotherapie – Erklärungsansätze für die analgetische Wirkung verschiedener Stromformen. Zeitschrift für Physiotherapeuten, 2010,62(11): 34–35.

Hydrotherapie

Petra Müller

Therapieziel Schmerzlinderung.
Die Maßnahmen in Absprache mit dem Patienten wählen.

! Die Dosierung an das Alter des Patienten (reduzierter Gesamtstoffwechsel, Multimorbidität!) anpassen.

! Auf die Temperaturdifferenzen achten. Langsam mit niedrigen Temperaturdifferenzen und Reizsetzungen anfangen.

Kryotherapeutische Anwendungen sollten nur eingesetzt werden, wenn sie vertragen werden und die Schmerzen lindern. Häufig sind milde Kälteanwendungen aus der Hydrotherapie besser verträglich.

Kältetherapie

- Hydrotherapie:
  - Kalte Umschläge (▶ 3.4.1) mit Wasser, z. B. mit Zusätzen wie Quark oder Heilerde
  - Kalte Waschungen (▶ 3.3.5), Teilbäder (auch Wechselbäder, ▶ 3.3.5), kleine Güsse (▶ 3.3.4)
- Kryotherapie: Kaltluft, Kältespray, Brucheis, Eislolly, Kältekammer (▶ 3.4.1)

Wärmetherapie

- Fango-Paraffinbad (▶ 3.3.6)
- Heiße Rolle (▶ 3.3.2)
- Infrarot (▶ 3.1.4, ▶ 2.2)
- Sandbäder, Ölbäder (▶ 3.3.6)
- Sauna (▶ 3.3.6)

Manuelle Lymphdrainage

Andreas Wittlinger, Dieter Wittlinger, Hildegard Wittlinger

▶ Kap. 6

Therapieziel Unterbrechung des Circulus vitiosus des chron. Schmerzes.

Patienten mit chron. Schmerzen haben einen hohen Stresslevel, der zu einer verminderten Transportkapazität des Lymphgefäßsystems führt. Dadurch bleiben vermehrt Schmerzmediatoren im Gewebe liegen, es entsteht ein Teufelskreis. Die Ganzkörper-ML-Behandlung unterbricht den Circulus vitiosus, entfernt die Schmerzmediatoren aus dem Gewebe und führt das Gewebe in eine normale Situation zurück.

ML-Behandlung

- Behandlungsablauf: Hals, schmerzende Körperregionen.
- Behandlungsdauer: 30–60 Min., je nach möglicher Liegedauer des Patienten. In der ersten Wo. tgl., danach zurückgehen auf 2–3×/Wo., da der Körper aufgrund kutiviszeraler Reflexbögen sofort auf die ML reagiert.

Weiterführende Literatur

Algar-Ramírez M, Úbeda-D'Ocasar E, Hervás-Pérez JP. Efficacy of manual lymph drainage and myofascial therapy in patients with fibromyalgia: A systematic review. Schmerz, 2020;16: online ahead of print. DOI:10.1007/s00482-020-00520-7.

Happe S, Peikert A, Siegert R et al. The efficacy of lymphatic drainage and traditional massage in the prophylaxis of migraine: a randomized, controlled parallel group study. Neurological Sciences, 2016;37: 1627–1632.

Huse K. Manuelle Lymphdrainage in der Schmerztherapie. Physikalische Therapie, 2011;5: 192–196.

Massagetherapie

René Weber

Therapieziel Schmerzlinderung, Strukturberuhigung, Durchblutungsförderung und Detonisierung.

Behandlungsmöglichkeiten

Effleurage (▶ 4.2.2), Petrissage (▶ 4.2.3), Friktionen (▶ 4.2.4), Vibrationen (▶ 4.2.8).

Bindegewebsmassage

Klaus Vogedes

▶ Kap. 5

Therapieziel Schmerzreduktion und Entspannung.

Bei chron. Schmerzen kann die BGM durchaus eine Behandlungsoption sein. Für eine Dauerbehandlung ist sie weniger geeignet, aber in den Umstimmungsphasen im Frühjahr und Herbst können z. B. Patienten mit rheumatischen Beschwerden von einer BGM-Behandlung profitieren.
Die Aufbaufolgen mit vielen Ausgleichstrichen und Ableitungen führen zur Beruhigung, Entspannung und Schmerzlinderung.

14.2.3 Pneumonie im Alter

Grundlegendes

Nicole Krug

Siehe auch Pneumonie ▶ 11.6
Pneumonien im hohen Alter zeigen selten die typischen Symptome wie Fieber, Husten oder Auswurf, sondern eher unspezifische Zeichen wie Tachypnoe oder eine Verschlechterung des Allgemeinzustands.
Pneumonien zählen aufgrund von altersbedingten Lungen- und Thoraxveränderungen und der Multimorbidität der Patienten zu den häufigsten Todesursachen im Alter.

Thoraxveränderungen

- Elastizitätsverlust
- Kraftabnahme der Zwischenrippenmuskulatur
- Kraftabnahme der Bauchmuskulatur
- Kraftabnahme des Zwerchfells

Die Thoraxveränderungen verursachen in Kombination mit statischen Veränderungen der WS (verstärkte Kyphose der BWS) eine restriktive Ventilationsstörung durch die verminderte tiefe Inspiration. Bei osteoporotisch bedingten Veränderungen der Wirbelsäulenstatik kommt es zu einer weiteren Verschlechterung der Ventilation.

Lungenveränderungen

- Abnahme der Alveolenzahl
- Verringerung der elastischen Fasern in der Lunge
- Verengung des Bronchialquerschnitts
- Anstieg des Strömungswiderstands der Atemluft
- Emphysemblasen
- Behinderung des Gasaustauschs und verringerte Oxygenierung durch kollabierte Alveolen

Begünstigende Faktoren für Pneumonie im Alter

- Befall des Mund-Rachen-Raums mit pathogenen Erregern
- Schlechte Mundhygiene
- Verminderung der Speichelproduktion
- Aspirationen durch Schluckstörungen
- Immobilität

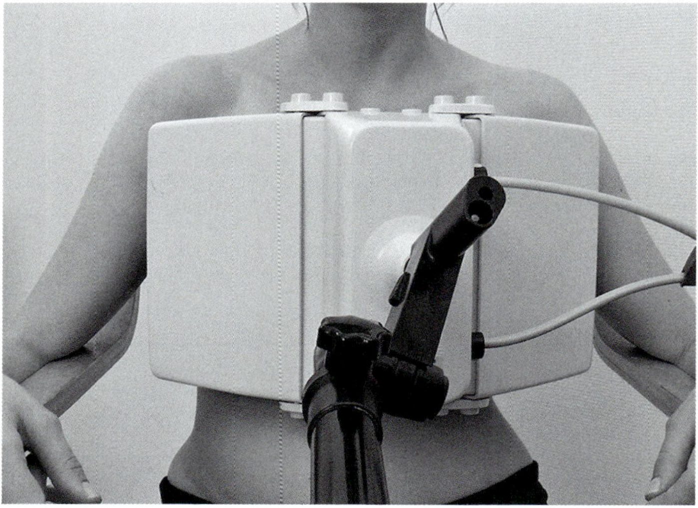

Abb. 14.4 Spulenfeldmethode (Diplode), ventrale Applikation [K334]

Elektrotherapie

Frank-Peter Bossert, Klaus Vogedes

Kurzwelle 27,12 MHz (Hochfrequenz)

▸ 1.3.6, ▸ Abb. 14.4

Therapieziel Detonisierung und Sekretolyse.

Applikation
Spulenfeldmethode (Diplode), ventrale Applikation mit der beschriebenen Elektrode.

Dosierung
- Intensität: II–III nach Schliephake
- Behandlungsdauer: 10 Min.

Interferenzstrom 100 Hz (Mittelfrequenz)

▸ 1.3.5

Therapieziel Durch Detonisierung die Atemfunktion verbessern.

Elektrodenanlage
Plattenelektroden, zwei Elektroden bedecken die beiden Mm. pectorales, zwei weitere werden im Bereich des M. latissimus dorsi rechts und links platziert.

Dosierung
- Intensität: sensibel schwellig
- Behandlungsdauer: 20–30 Min.

Licht- und Strahlentherapie

Frank-Peter Bossert, Klaus Vogedes

Rotlichttherapie (780 nm)

▶ 2.2

Therapieziel Detonisierung.

Applikation
Infrarotflächenstrahler.

Dosierung
- 100 cm Abstand
- Angenehme Wärme (Wärmeempfinden des Patienten vorher erfragen oder testen)
- Behandlungsdauer: 10–20 Min.

! Vorsicht bei hohem Fieber

Hydrotherapie

Petra Müller

Siehe auch Pneumonie ▶ 11.6.3

Therapieziel Verbesserung der Durchblutung und der Belüftung sowie Sekretolyse.

Wärmetherapie
- Heiße Rolle (▶ 3.3.2)
- Warme Wickel (▶ 3.3.1) auf Thorax dorsal oder sternal (feuchte Wärme)

Kombinationsmöglichkeiten

Reflektorische Atemtherapie.

Inhalation
Inhalation (▶ 3.3.6) mit Kochsalzlösung; nach Rücksprache und Anordnung des behandelnden Arztes Zusätze zur Sekretolyse, Spasmolyse und Entzündungshemmung.

Manuelle Lymphdrainage

Keine Indikation.

Massagetherapie

René Weber

Therapieziel Detonisierung der Interkostal- und Atemhilfsmuskulatur sowie Auswurfförderung.

Behandlungsmöglichkeiten
- Effleurage (▶ 4.2.2), flächige Ausstreichungen der Interkostalräume
- Petrissage (Fingerspitzenknetung der Schultergürtelmuskulatur, ▶ 4.2.3)
- Friktionen (tiefe Friktionen der Interkostalmuskulatur, ▶ 4.2.4)
- Tapotement (Hackungen, Klatschungen, ▶ 4.2.6)
- Vibrationen (▶ 4.2.8)
- Packegriffe (▶ 4.2.10)

Bindegewebsmassage

Klaus Vogedes

▶ Kap. 5

Therapieziel Stabilisierung der Trophik, Verbesserung der Gewebselastizität und der Durchblutung der betroffenen Areale.

Bei der Pneumonie im Alter ist abzuwägen, ob die BGM aufgrund des geringeren Tonus der Gewebe noch durchgeführt werden kann. Die Symptome des akuten Stadiums sind i. d. R. nicht so stark ausgeprägt, sodass recht früh mit der BGM begonnen werden kann.

Befund

- Tonuserhöhungen in den Segmenten C3–C8, Th1–Th12 und L1–L2
- Besonders erhöhte Spannungen:
  - Im Bereich von Kreuzbein und Beckenkamm
  - Beidseits der WS
  - Im Winkel zwischen unterem Rippenbogen und WS
  - In den Interkostalräumen
  - Zwischen den Schulterblättern
- Ventral:
  - Tonuserhöhungen über den Schlüsselbeinen und dem Ludwig-Winkel (Angulus sterni, Winkel nach dorsal zwischen dem Manubrium und dem Korpus des Sternums)
  - Hypertoner M. pectoralis und M. deltoideus

Praxis

Die Strichführungen werden flächig durchgeführt, möglichst mit Gegenzug.

- Grundaufbau im Sitzen mit flächigen Strichführungen beginnen. Es folgen Aufbaufolge 1 und 2, mit Einbeziehung der ventralen Areale. Dann folgt die 3. Aufbaufolge.
- Ausgleichstriche immer wieder flächig durchführen (z. B. Pektoralisausgleichstrich).

14.2.4 Obstipation im Alter

Grundlegendes

Nicole Krug

Stuhlverstopfung mit zu wenig, zu seltenem und/oder zu hartem Stuhl (▶ 11.9). Ursachen für eine Obstipation im Alter:

- Immobilität
- Flüssigkeitsmangel
- Hypokaliämie und Hypokalziämie
- Hypothyreose
- Diabetische Neuropathie
- Medikamente
- Darmerkrankungen

Elektrotherapie

Frank-Peter Bossert, Klaus Vogedes

Kontraindikationen

Alle Formen des Ileus und mechanische Verschlüsse des Kolons.

Interferenzstrom 100 Hz (Mittelfrequenz) bei spastischer Obstipation

▶ 1.3.5, siehe auch Obstipation ▶ 11.9.2

Therapieziel Detonisierung.

Elektrodenanlage

Plattenelektroden im Verlauf der schrägen Bauchmuskeln in Höhe des unteren Rippenbogens und im Bereich der Leiste.

Dosierung

- Intensität: sensibel schwellig
- Behandlungsdauer: 20–30 Min.

Interferenzstrom 5–10 Hz (Mittelfrequenz) bei atonischer Obstipation

▶ 1.3.6, siehe auch Obstipation ▶ 11.9.2

Therapieziel Anregung der Darmtätigkeit.

Elektrodenanlage

Vakuumelektroden (Anlage wie bei spastischer Obstipation, s. o.). Evtl. vertragen ältere Patienten die Vakuumelektroden nicht, weil ihre Bauchdecke zu schwach ist. Um Hämatome zu vermeiden, muss dann mit Plattenelektroden gearbeitet werden.

Dosierung

- Intensität: deutlich sensibel überschwellig
- Behandlungsdauer: 15–20 Min.

Hydrotherapie

Petra Müller

Siehe auch Obstipation ▶ 11.9.3

Therapieziel Verbesserung der Darmperistaltik.

Wärmetherapie

- Heiße Rolle (▶ 3.3.2) im Darmverlauf
- Feuchtwarme Wickel (▶ 3.3.1)

Manuelle Lymphdrainage

Andreas Wittlinger, Dieter Wittlinger, Hildegard Wittlinger

▶ Kap. 6, siehe auch Obstipation ▶ 11.9.4

Therapieziel Normotonisierung der Darmperistaltik.

Die ML eignet sich wegen ihrer sympathikolytischen, d. h. beruhigenden Wirkung auf das Vegetativum sehr gut für die Behandlung jeglicher Formen der Obstipation.

- Schlaffe Obstipation: lange Anwendung der „Kolon-Technik“ (stehende Kreise an 3 Positionen pro Darmabschnitt) im Wechsel mit den Drehgriffen vorwärts und rückwärts über den Bauch.
- Spastische Obstipation: „Abmagerungsgriff“ (sanfter Drehgriff vor- und rückwärts über den Dünndarm – sehr langsam ausführen), jedoch auch sanfte stehende Kreise entlang des Verlaufs des Dickdarms.
- Behandlungsablauf: Hals, Bauch.
- Behandlungsdauer: 30 Min. tgl. für 1 Wo., danach bzw. sobald sich die Situation normalisiert, zurückgehen auf 1–2×/Wo.

! Die Bauchbehandlung muss sehr langsam und monoton durchgeführt werden und darf auf keinen Fall schmerzhaft sein.

Weiterführende Literatur

Drouin JS, Pfalzer L, Shim JM et al. Comparisons between Manual Lymph Drainage, Abdominal Massage, and Electrical Stimulation on Functional Constipation Outcomes: A Randomized, Controlled Trial. Int J Environ Resa Public Health, 2020; 17(11): 3924. DOI:10.3390/ijerph17113924.

Massagetherapie

René Weber

Therapieziel Bauchdeckenberuhigung und Anregung der Peristaltik.

Behandlungsmöglichkeiten

- **Bauchdeckenvorbehandlung:** Effleurage (einleitende Streichungen, Zweihandstreichung, Hand-über-Hand-Streichung, ▶ 4.2.2) entlang des Kolonverlaufes (im Uhrzeigersinn)
- **Kolonmassage** (▶ 4.2.9)

Weiterführende Literatur

Stork U, Hoffa A, Gocht H et al. Kolonbehandlung nach Vogler. In: Technik der Massage. 19. A. Stuttgart: Thieme, 2004; S. 157.

Bindegewebsmassage

Klaus Vogedes

▶ Kap. 5

Eine tumorbedingte Obstipation, mechanische Verschlüsse und Intoxikationen sind keine Indikationen für die BGM-Behandlung. Funktionelle Störungen und Obstipationen, die durch Stress, die Einnahme von Medikamenten (Antibiotika) oder durch Flüssigkeitsmangel entstehen, lassen sich mit BGM sehr gut beeinflussen.

Befund

- Betroffene Segmente: Th9–Th12 dorsal und ventral, L1–L4, C3–C4.
- Tonuserhöhungen auf dem Kreuzbein und Becken.
- Zonen im Bereich der Adduktoren sowie im Bereich von Schulter und Nacken (dorsal und ventral).
- Ventrale Verspannungen im Bereich der schrägen Bauchmuskeln, der Oberschenkel und um den Trochanter.
- Ein verminderter Turgor der Haut weist immer auf einen Flüssigkeitsmangel hin.

Praxis

- Grundaufbau im Sitzen beginnen. Sollte dies schmerzbedingt nicht möglich sein, in SL oder RL mit aufgestellten, fixierten Beinen. Ist der Turgor der Haut zu gering, kann mit Gegenzug gearbeitet werden. Grundaufbau mehrmals durchführen und durch eine Vielzahl von Zusatzstrichführungen erweitern. Auch ventrale Strichführungen, Ausgleichstriche und Ableitungen mit einbauen.
- Nach etwa drei Behandlungen die nächste Aufbaufolge dazunehmen, dann die Oberschenkelbehandlung. Besonders wichtig ist die Bearbeitung der Adduktoren.

15 Gynäkologie/Urologie

Frank-Peter Bossert, Petra Müller, Klaus Vogedes, René Weber, Andreas Wittlinger, Dieter Wittlinger, Hildegard Wittlinger

15.1 Adnexitis

15.1.1 Grundlegendes

Frank-Peter Bossert, Klaus Vogedes

Entzündung der Eileiter und Eierstöcke. Die Erreger erreichen die Adnexe auf verschiedenen Wegen. Entweder hämatogene Infektion über den Blutweg, meist jedoch aufsteigende Infektion aus der Vagina mit folgenden Risikofaktoren: häufig wechselnde Geschlechtspartner, sexuell aktive Frauen (v. a. im Alter von 15 bis 25 Jahren), Tragen einer Spirale, operative Eingriffe, Rauchen, Stoffwechselerkrankungen sowie Scheidenspülungen.

Symptome
- Seitenbetonter starker Schmerz im Unterbauch
- Unter Umständen Fieber, Übelkeit und Erbrechen durch eine gleichzeitige Bauchfellentzündung

15.1.2 Elektrotherapie

Frank-Peter Bossert, Klaus Vogedes

Mögliche Anwendungen: Hochfrequenz (▶ 1.3.6), Mittelfrequenz (▶ 1.3.5).

Mikrowelle 2450 MHz (Hochfrequenz)

▶ 1.3.6, ▶ Abb. 15.1

Therapieziel Schmerzreduktion.

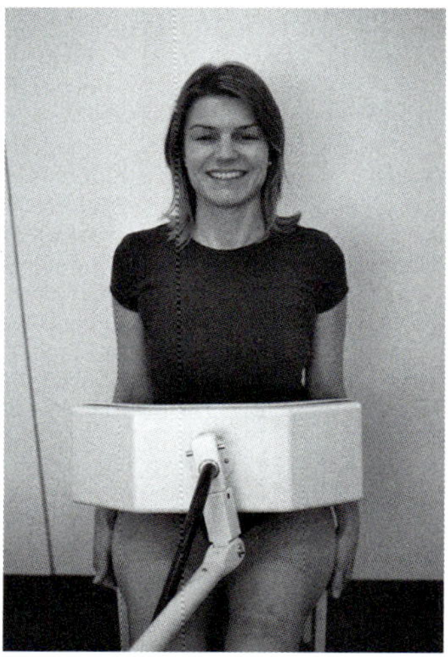

Abb. 15.1 Bestrahlung mit dem Muldenstrahler bei Adnexitis [R435]

Applikation

Muldenstrahler mit 1–2 cm Abstand frontal.

Dosierung
- Intensität: II nach Schliephake
- Behandlungsdauer: 7–10 Min.

Interferenzstrom 50–200 Hz (Mittelfrequenz)

▶ 1.3.5

Therapieziel Schmerzreduktion.

Elektrodenanlage

Plattenelektroden, betroffene Areale liegen im Kreuzungsfeld der beiden Stromkreise.

Dosierung
- Intensität: sensibel schwellig bis leicht überschwellig
- Behandlungsdauer: 20 Min.

15.1.3 Hydrotherapie

Petra Müller

Therapieziel Schmerzen reduzieren.

Entzündliches Stadium
- Kalte wärmeentziehende Auflagen (▶ 3.4.1)
- Eisbeutel, Coolpacks (▶ 3.4.1)

Nach dem Abklingen des akuten Stadiums
- Heiße Rolle (▶ 3.3.2) (segmental und lokal)
- Wärmestauende (Lenden-)Wickel (▶ 3.3.1) mit Moor, Fango, Heublumensäckchen
- Warme Leib-/Bauchauflagen (▶ 3.3.1)
- Warme Sitzbäder (▶ 3.3.3), z. B. mit Moorlauge
- Temperaturansteigende Sitzbäder (▶ 3.3.3)

! Bei erneuter akuter Infektion die Warmanwendungen sofort beenden und den Arzt konsultieren.

15.1.4 Manuelle Lymphdrainage

Andreas Wittlinger, Dieter Wittlinger, Hildegard Wittlinger

Kontraindikationen

Akute Entzündungen sind eine Kontraindikation für eine ML-Behandlung.

15.1.5 Massagetherapie

Keine Indikation.

15.1.6 Bindegewebsmassage

Keine Indikation.

15.2 Dysmenorrhö

15.2.1 Grundlegendes

Frank-Peter Bossert, Klaus Vogedes

Starke krampf- oder kolikartige Schmerzen vor, während oder nach der Menstruation, meist organischer (z. B. Uterusmyome), aber auch funktioneller (hormonale oder vegetative Störungen, häufig kombiniert mit psychogenen Aspekten) Genese.

Symptome
- Schmerzhafte Regelblutungen
- Druckgefühl im Unterbauch, auch kolikartige/krampfartige Schmerzen
- Rückenschmerzen
- Evtl. kombiniert mit Übelkeit, Erbrechen, Kopfschmerzen, Stimmungsschwankungen

15.2.2 Elektrotherapie

Frank-Peter Bossert, Klaus Vogedes

Mögliche Anwendungen: Hochfrequenz (▶ 1.3.6), Niederfrequenz (▶ 1.3.4).

Mikrowelle 2450 MHz (Hochfrequenz)

▶ 1.3.6, ▶ Abb. 15.2

Therapieziel Anregung einer regelmäßigen Menstruation.

Applikation
Muldenstrahler segmental über der Michaelis-Raute (L1–L5).

Dosierung
- Intensität: II nach Schliephake
- Behandlungsdauer: 15 Min.

TENS 84–135 Hz (Niederfrequenz)

▶ 1.3.4, ▶ Abb. 15.2

Therapieziel Insbesondere um Schmerzen zu reduzieren.

Elektrodenanlage
Zwei voneinander unabhängig geschaltete Stromkreise mit vier Klebeelektroden segmental im Bereich der Michaelis-Raute platzieren.

Dosierung
- Intensität: sensibel überschwellig
- Behandlungsdauer: 20 Min.

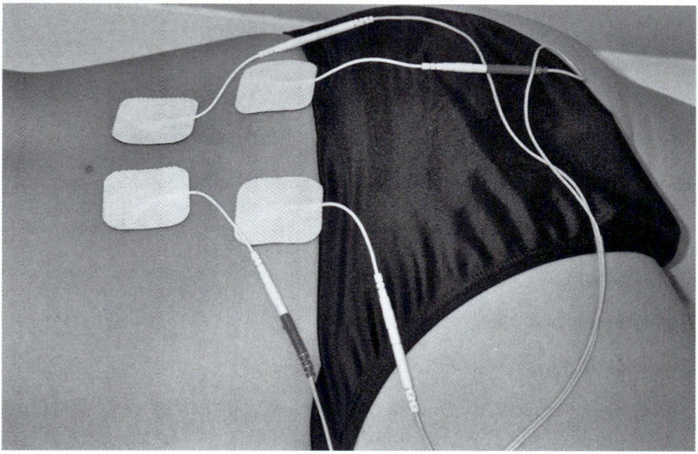

Abb. 15.2 TENS: Platzierung der Elektroden im Bereich der Michaelis-Raute bei Dysmenorrhö [R435]

Kombinationsmöglichkeiten

Entspannungstherapie.

15.2.3 Hydrotherapie

Petra Müller

Therapieziel Muskulatur detonisieren und Schmerzen reduzieren.

Mögliche Anwendungen

- Heiße Rolle (▶ 3.3.2)
- Wärmestauende, entkrampfende Wickel oder Auflagen (▶ 3.3.1)
- Sitzbäder, Vollbäder (▶ 3.3.3)
- Ansteigende Fußbäder (▶ 3.3.3)
- Zusätzlich zur Steigerung der Durchblutung, der Immunabwehr und zur Regulation: Wechselbäder, Wechselgüsse, Tau-/Wassertreten (▶ 3.3.6)

15.2.4 Manuelle Lymphdrainage

Keine Indikation.

15.2.5 Massagetherapie

René Weber

Therapieziel Schmerzlinderung und Detonisierung.

Behandlungsmöglichkeiten

Effleurage (ableitende Streichungen von kranial nach kaudal, ▶ 4.2.2).

15.2.6 Bindegewebsmassage

Klaus Vogedes

▶ Kap. 5

Therapieziel Schmerzen reduzieren und eine regelmäßige Menstruation anregen.

Bei Patientinnen mit Dysmenorrhö werden keine Reizgriffe (Anhak- und Dehngriff am Tuber ischiadicum und Dehngriff in der Gegend des Trigonum lumbale) angewendet. Die Behandlung vor dem errechneten Menstruationstermin (ca. 5–10 Tage) beginnen. Die Erfolgsaussichten der BGM-Behandlung sind meist sehr gut.

Befund
- Quellungen auf dem Kreuzbein.
- Kreuzbein und Beckenschaufel zeigen starke Spannungserhöhungen.
- Druckempfindliche Einziehungen auf dem Kreuzbein.
- Häufig auch Beinzonen.

Praxis
- Bei den ersten drei Behandlungen Grundaufbau im Liegen, dazu kurze Anhakstriche an Kreuzbein und Beckenschaufel.
- Bei der vierten bis sechsten Behandlung Bauchbehandlung und Strichführungen am Oberschenkel.

! Bei vorzeitigem Einsetzen der Menstruation Behandlung abbrechen.

15.3 Mastitis (Brustentzündung)

15.3.1 Grundlegendes

Frank-Peter Bossert, Klaus Vogedes

Entzündung der Brustdrüse meist in der Laktationsperiode. Beim Stillen können an der Mamille kleine Risse entstehen, die sich bei unzureichender Hygiene entzünden.

Symptome
- Stark gerötete Mamille
- Sehr schmerzhaftes Stillen

15.3.2 Elektrotherapie

Frank-Peter Bossert, Klaus Vogedes

Unmodulierte Ströme 50–200 Hz (Mittelfrequenz)

▶ 1.3.5, ▶ Abb. 15.3

Therapieziel Reduzierung der Entzündung.

Elektrodenanlage
Transregionale Durchflutung. Besonders geeignet sind Kryoplattenelektroden (▶ 1.2.7).

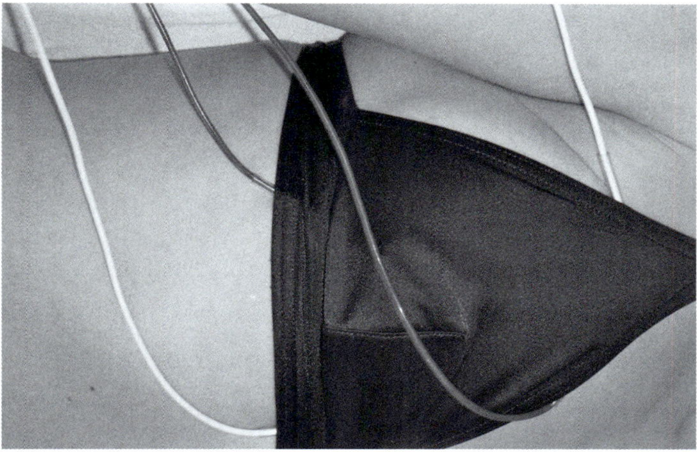

Abb. 15.3 Interferenzstrom mit Kryoelektroden bei Mastitis [R435]

Dosierung

- Intensität: sensibel schwellig
- Behandlungsdauer: 20 Min.

15.3.3 Hydrotherapie

Petra Müller

Therapieziel Entzündungshemmung und dadurch Reduktion der Schmerzen.

Mögliche Anwendungen
- Kühlende wärmeentziehende Wickel oder Auflagen (einzeln oder in Serie, ▶ 3.3.1), mögliche Zusätze: Quark, Retterspitz, Essig, Salbei, essigsaure Tonerde
- Kalte Waschungen (▶ 3.3.5), mögliche Wasserzusätze: Essig, Retterspitz

Pflegetipp: Einreiben der Brust mit Muttermilch oder Lanolin®.

15.3.4 Manuelle Lymphdrainage

Andreas Wittlinger, Dieter Wittlinger, Hildegard Wittlinger

▶ Kap. 6

Therapieziel Schmerzreduktion, Abschwellung der Brust.

Nach der Geburt kommt es zum „Milcheinschuss" in der weiblichen Brust, was mit einer Brustschwellung und Schmerzen einhergehen kann. Sollte der Milcheinschuss ausbleiben, ist die ML-Behandlung Mittel der Wahl, um den Milcheinschuss zu fördern. In einer Studie am Evangelischen Krankenhaus in Düsseldorf wurden entsprechende Nachweise erbracht.

- Behandlungsablauf: Hals und Brust.
- Starke Schmerzen einer Brustseite: auf der kontralateralen Seite beginnen und auf der schmerzenden Brustseite besonders das axilläre Abflussgebiet vorbehandeln.

! Die Griffe müssen unbedingt schmerzfrei durchgeführt werden (keinen „Mehrschmerz“ provozieren, v. a. mit stehenden Kreisen arbeiten).

- Anleitung zur Selbstmassage: Stehende Kreise an der lateralen Hälfte der Mamma sind sehr einfach durchführbar.

Gegen die Entzündung der Brustwarze an sich eignet sich die ML-Behandlung nicht.

15.3.5 Massagetherapie

Keine Indikation.

15.3.6 Bindegewebsmassage

Keine Indikation.

15.4 Plazentainsuffizienz

15.4.1 Grundlegendes

Frank-Peter Bossert, Klaus Vogedes

Bei der Plazentainsuffizienz sind die Nährstoff- und Sauerstoffversorgung des Kindes sowie die Hormonproduktion der Plazenta eingeschränkt.

Symptome
Minderdurchblutung der Plazenta. Die chron. Plazentainsuffizienz verursacht keine Beschwerden oder Symptome bei der Mutter.

15.4.2 Elektrotherapie

Frank-Peter Bossert, Klaus Vogedes

TENS 50 Hz (Niederfrequenz)

▶ 1.3.4, ▶ Abb. 15.4

Therapieziel Trophikverbesserung.

Elektrodenanlage
Zweipaarige, selbstklebende Elektroden segmental Th10, L2 paravertebral.

Dosierung
- Intensität: deutlich sensibel schwellig
- Behandlungsdauer: 30 Min.

Kombinationsmöglichkeiten
Entspannungstherapie.

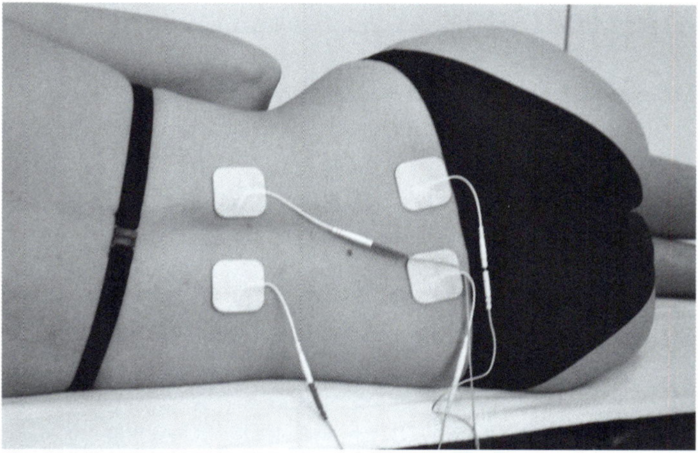

Abb. 15.4 TENS: segmentale Elektrodenanlage bei Plazentainsuffizienz [R435]

15.4.3 Hydrotherapie

Keine Indikation.

15.4.4 Manuelle Lymphdrainage

Keine Indikation.

15.4.5 Massagetherapie

Keine Indikation.

15.4.6 Bindegewebsmassage

Keine Indikation.

15.5 Zystitis

Frank-Peter Bossert, Klaus Vogedes

15.5.1 Grundlegendes

Infektiöse Entzündung der Blasenschleimhaut.

Symptome

- Häufiger Harndrang
- Unwillkürlicher Harnabgang (tropfenweise)

15.5.2 Elektrotherapie

Frank-Peter Bossert, Klaus Vogedes

Mikrowelle 2450 MHz (Hochfrequenz)

▶ 1.3.6, ▶ Abb. 15.5

Therapieziel Die Entzündung reduzieren.

Applikation
Rundfeldstrahler über der Blase.

Dosierung
- Intensität: I–II nach Schliephake
- Behandlungsdauer: 3–7 Min.

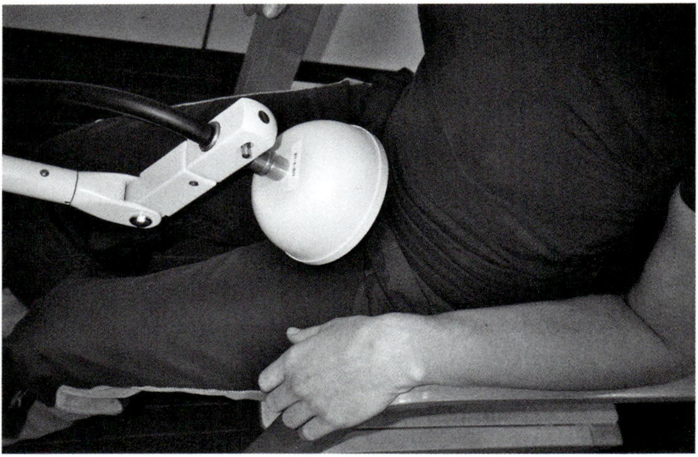

Abb. 15.5 Behandlung mit dem Rundfeldstrahler bei Zystitis [R435]

15.5.3 Hydrotherapie

Petra Müller

Therapieziel Schmerzreduktion und Unterstützung des Heilungsprozesses.

Behandlungsmöglichkeiten
- Wärmezuführende Wickel und Auflagen (▶ 3.3.1)
  - Zusätze/Zwischenlagen mit hoher Wärmekapazität: Peloide (▶ 3.3.6) oder Kartoffelwickel (▶ 3.3.1)
  - Weitere mögliche Zusätze (▶ 3.3.1): Heublumensäckchen, Eukalyptusölkompressen, Ackerschachtelhalm, Meerrettichauflagen
- Warmes Fußbad (▶ 3.3.3)

Den Patienten dazu ermuntern, viel zu trinken (Blasen- und Nierentee).

15

15.5.4 Manuelle Lymphdrainage

Keine Indikation.

15.5.5 Massagetherapie

Keine Indikation.

15.5.6 Bindegewebsmassage

Keine Indikation.

15.6 Harnverhalt (Ischurie)

15.6.1 Grundlegendes

Frank-Peter Bossert, Klaus Vogedes

Unvermögen, die gefüllte Harnblase spontan zu entleeren. Man unterscheidet zwischen einem akuten schmerzhaften Harnverhalt und einer chron. Form, die eine Überlaufinkontinenz (▶ 15.7) zur Folge haben kann. Mögliche Ursachen:
- Entzündungen im Bereich der Blase, der Urethra oder der Prostata
- Abflussstauungen durch Steine, Tumoren, Harnröhrenverengungen
- Gebärmuttersenkung
- Neurogen, z. B. Multiple Sklerose, Bandscheibenvorfall, Querschnittslähmung, Schlaganfall
- Defekte der hinteren Vaginalwand
- Postoperativ, z. B. ödembedingter Harnverhalt nach vorderer Kolporrhaphie

Symptome
- Anurie, Oligurie mit Harndrang
- Praller Unterbauch und Schmerzen im Unterbauch
- Vegetative Symptome (z. B. Kaltschweißigkeit, Tachykardie, Hypertonie)
- Evtl. Überlaufinkontinenz (Harnträufeln)

15

15.6.2 Elektrotherapie

Frank-Peter Bossert, Klaus Vogedes

Mögliche Anwendungen: Niederfrequenz (▶ 1.3.4), Mittelfrequenz (▶ 1.3.5).

Galvanisation 0 Hz im hydroelektrischen Vollbad (Niederfrequenz)
▶ 1.3.2

Therapieziel Förderung der Detrusorfunktion.

Elektrodenanlage
Längsdurchflutung absteigend.

Dosierung
- Intensität: sensibel schwellig
- Behandlungsdauer: 20–30 Min.

Amplitudenmodulierter Strom (AMS) 0,5–250 Hz (Mittelfrequenz)

▶ 1.3.5, ▶ Abb. 15.6

Therapieziel Verbesserung der Detrusorfunktion, Ödemresorption.

Elektrodenanlage
Einkreisverfahren, Plattenelektroden suprasymphysär.

Dosierung
- Intensität: sensibel schwellig
- Behandlungsdauer: 20–30 Min.

> **!** Bei liegendem Blasenkatheter (i. d. R. fünf Tage postoperativ) ist eine Elektrostimulation der Blase über eine transvesikal platzierte Sonde sowie eine suprasymphysäre Hautelektrode möglich.

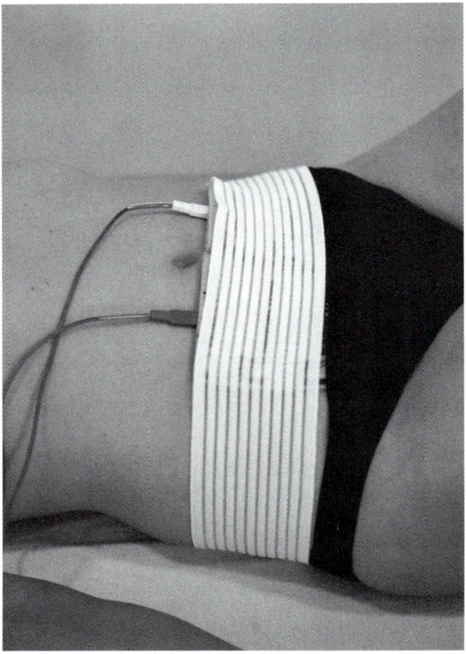

Abb. 15.6 Elektrodenanlage (AMS) bei Harnverhalt [R435]

15

Kombinationsmöglichkeiten

Entspannungstechniken.

Weiterführende Literatur

Henscher U. Die Behandlung von Speicher- und Entleerungsstörungen der Blase. Zeitschrift für Physiotherapeuten, 2005;57(5): 886–892.

15.6.3 Hydrotherapie

Petra Müller

Therapieziel Entspannung, Tonusregulierung und Resorption.

Mögliche Anwendungen

- Temperaturansteigende wechselwarme oder warme Fußbäder (▶ 3.3.3)
- Wärmestauende Wickel oder Auflagen (▶ 3.3.1)
- Wärmeproduzierende Wickel (▶ 3.3.1)
- Heiße Rolle (lokal und segmental) (▶ 3.3.2)

15.6.4 Manuelle Lymphdrainage

Keine Indikation.

15.6.5 Massagetherapie

Keine Indikation.

15.6.6 Bindegewebsmassage

Klaus Vogedes

▶ Kap. 5

Therapieziel Tonusregulierung.

Je nach Ätiologie des Harnverhalts (▶ 15.6.1) kann die BGM unterstützend eingesetzt werden.

Befund

- Klassische Blasenzone auf dem Kreuzbein am Beginn der Analfalte, deutliche Einziehungen
- Weitere befallene Zonen:
  - Dorsal Th10–Th11, L1–L5, S1–S3
  - Ventral Th10–Th12

Praxis

- Beginn der Therapie mit dem Grundaufbau in BL, flächige Strichführungen.
- Ab der zweiten bis dritten BGM-Behandlung wird die Bauchdecke behutsam mit einbezogen.
- Ab der sechsten Behandlung werden die Beine mitbehandelt.
- Genügend Ausgleichstriche durchführen.

15.7 Inkontinenz

15.7.1 Grundlegendes

Frank-Peter Bossert, Klaus Vogedes

Mangelnde oder fehlende Fähigkeit, Harn oder Stuhl zu halten und kontrolliert abzugeben. Die Folge ist unwillkürlicher Urinverlust und/oder Stuhlabgang. Oft führt Inkontinenz zu starker psychischer Belastung, bis hin zur sozialen Isolation. Ursachen können sowohl anatomische als auch funktionelle Störungen sein.

Harninkontinenz

▶ 15.7.2, ▶ Abb. 15.7

Die häufigste Form der Harninkontinenz ist die Stress- oder Belastungsinkontinenz (ca. 60–80 %, v. a. Frauen betroffen), gefolgt von der Drang- oder Urgeinkontinenz (ca. 10–15 %). Weiter unterscheidet man Mischinkontinenz, Überlaufinkontinenz und andere Formen der Inkontinenz. Bei Männern tritt die Harninkontinenz häufig nach Prostataoperationen auf.

Symptome

- Harnverlust bei Husten, Niesen, Lachen, körperlicher Arbeit, bis hin zum Urinabgang im Stehen ohne Belastung.
- Typische Aussage bei der Anamnese der Dranginkontinenz: „Ich muss ganz plötzlich zur Toilette, kann den Urin nicht mehr halten".

Stuhlinkontinenz

▶ 15.7.3

Unkontrollierte, unwillkürliche Stuhlabgänge, u. U. mit Stuhlschmieren bei Meteorismus (Blähungen). Insuffizienz des Schließmuskels.
Bei der Stuhlinkontinenz werden folgende Formen unterschieden:

- Schädigung der Analhaut oder des Schließmuskels (häufigste Form)
- Beckenbodeninsuffizienz
- Nervenschädigungen

Symptome

Häufige Stuhlabgänge bei Belastung, z. B. Husten, Niesen, Anheben von schweren Lasten, Pressatmung.

15.7.2 Harninkontinenz

Symptome ▶ 15.7.1

Elektrotherapie

Frank-Peter Bossert, Klaus Vogedes

Kontraindikationen

Beim Liegen eines Intrauterinpessars stellt die vaginale Stimulation eine relative Kontraindikation dar.

TENS 30 Hz (Niederfrequenz)

▶ 1.3.4, ▶ Abb. 15.8

1

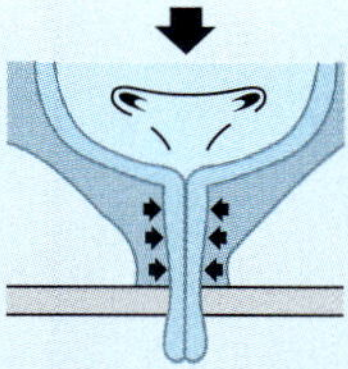

Intakter Verschlussmechanismus der Harnblase.

2

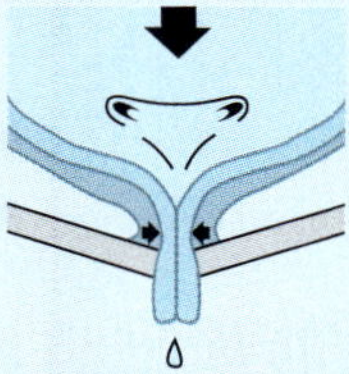

Bei der Belastungsinkontinenz tritt die Blase tiefer, sodass die „Verschlusslänge" sich verkürzt und sich der Blasenhals öffnet.

3

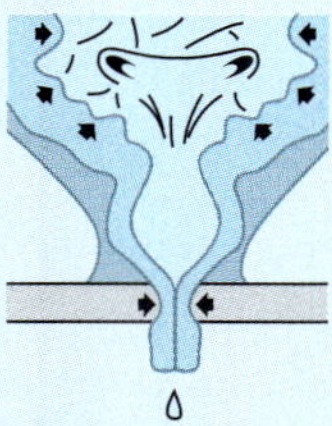

Bei der Dranginkontinenz kontrahiert sich die Blasenmuskulatur ungehemmt.

4

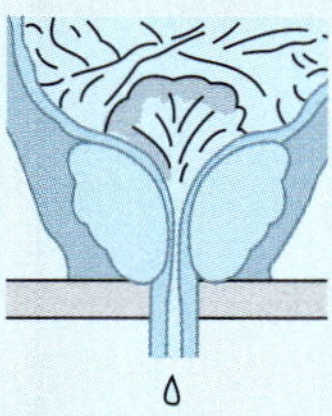

Bei der chronischen Harninkontinenz bildet sich Restharn, z.B. weil der Urin durch ein mechanisches Hindernis wie hier die vergrößerte Prostata beim Mann nicht ungehindert abfließen kann. Die Blase wird überdehnt und kann sich nicht mehr kontrahieren. Nur wenn der Druck in der Blase den Verschlussdruck übersteigt, fließt Urin ab.

Abb. 15.7 Schematische Darstellung verschiedener Formen der Harninkontinenz [L 138]

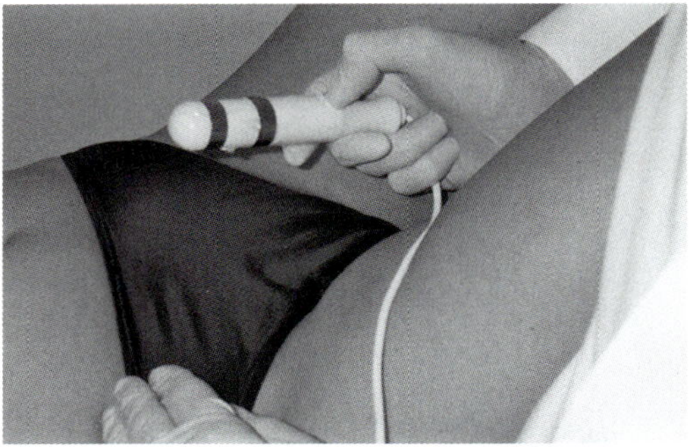

Abb. 15.8 Behandlung mit vaginaler Elektrode bei Harninkontinenz [R435]

Therapieziel Aktivierung der Muskulatur.

Elektrodenanlage
Vaginalsonde intravaginal platzieren.

Dosierung
- Intensität: motorisch überschwellig
- Behandlungsdauer: bis zur Ermüdbarkeitsgrenze (max. 20 Min.)

! Bei der männlichen Harninkontinenz wird rektal stimuliert. Die Reizung der motorischen Fasern der Nn. pudendi führt zur Kontraktion der Beckenbodenmuskulatur. Bei gleichzeitigem Auftreten von Harn- und Stuhlinkontinenz (Frauen und Männer) ebenfalls rektale Stimulation.

Exponentialstrom 0,43 Hz (Niederfrequenz)

▶ 1.3.4

Therapieziel Muskelstimulation.

Elektrodenanlage
Kathode oberhalb der Symphyse, Anode im Bereich des Kreuzbeins, Elektroden ausreichend abpolstern.

Dosierung
- Intensität: motorisch schwellig
- Behandlungsdauer: bis zur Ermüdbarkeitsgrenze (max. 15 Min.)

Kombinationsmöglichkeiten
EMG-getriggerte Elektrostimulation (▶ 1.3.3). Selektives Biofeedback-Training (auch beim Liegen eines Intrauterinpessars möglich) (▶ 1.3.3). Beckenbodenmuskeltraining.

Weiterführende Literatur

Aalaie B, Tavana B, Rezasoltani Z et al. Biofeedback versus electrical stimulation for sexual dysfunction: a randomized clinical trial. Int Urogynecol J, 2021;32(5): 1195–1203. DOI:10.1007/s00192-020-04373-7.
Arruda RM, Castro RA, Sousa GC et al. Prospective radomized comparsion of oxybutynin, functional electrostimulation, and pelvic floor training for treatment of detrusor overactivity in women. Int Urogynecol Pelvic Floor Dysfunct, 2008;19(8): 1055–1061. DOI:10.1007/s00192-008-0586-y.
Bossert FP, Musial, F. Elektrostimulation als additive Maßnahme. Zeitschrift für Physiotherapeuten, 1999;51(10): 1712.
Hoffmann W, Liedke S, Dombo O et.al. Die Elektrostimulation in der Therapie der postoperativen Harninkontinenz – Therapeutischer Nutzen unter Berücksichtigung der Lebensqualität. Der Urologe, 2005;44: 33–40.
Pages IH. Komplexe Physiotherapie der weiblichen Harninkontinenz – Grundlagen, Durchführung, Bewertung. Phys Rehab Kur Med, 1996;6: 19–24.
Preisinger E, Hofbauer J, Nürnberger N et al. Möglichkeiten der physikalischen Therapie bei Stressinkontinenz. Phys Med Baln Med Klim, 1990;19: 75–79.
Pulker E, Hohenfellner B, Zajc M. Wirkungsnachweis physiotherapeutischer Behandlung bei Patientinnen mit Stress-Harninkontinenz. Krankengymnastik, 2000;52(11): 1879–1884.
Terlikoski R, Dobrzycka B, Kinalski M et al. Transvaginal electrical stimulation with surface-EMG biofeedback in managing stress urinary incontinence in women of premenopausal age: a double-blind, placebo-controlled, randomized clinical trial. Int Urogynecol, 2013;24(10): 1631–1638. DOI:10.1007/s00192-013-2071-5.

Hydrotherapie

Petra Müller

Therapieziel Aktivierung und Tonisierung der Muskulatur sowie Durchblutungsförderung.

Behandlungsmöglichkeiten

- Tau- oder Wassertreten (▶ 3.3.6)
- Kalte Güsse (▶ 3.3.4): Unterguss oder zu Beginn Unterschenkelguss
- Wechselgüsse (▶ 3.3.6): Unterguss
- Waschungen der unteren Extremität (▶ 3.3.5)
- Wechselbäder (▶ 3.3.3)
- Ansteigende Fußbäder (▶ 3.3.3)
- Kurze kalte Sitzbäder (▶ 3.3.3), dabei auf die zeitnahe Wiedererwärmung und das Warmhalten achten

Manuelle Lymphdrainage

Keine Indikation.

Massagetherapie

Keine Indikation.

Bindegewebsmassage

Keine Indikation.

15.7.3 Stuhlinkontinenz

Symptome ▶ 15.7.1

Elektrotherapie

Frank-Peter Bossert, Klaus Vogedes

Mögliche Anwendungen: Niederfrequenz (▶ 1.3.4), Biofeedback (▶ 1.3.3), Ultraschall (▶ 1.3.7), EMG-getriggerte Elektrostimulation (▶ 1.3.3).

Kontraindikationen

Prolaps, entzündliche und infektiöse Darmerkrankungen, Hämorrhoiden mit Blutungsneigung.

Biphasische Rechteckimpulse 3–250 Hz (TENS, Niederfrequenz)

▶ 1.3.4, ▶ Abb. 15.9

Therapieziel Aktivierung der Muskulatur über die Stimulation des N. pudendus.

Elektrodenanlage

- ASTE: SL links
- Sonderelektrode zur rektalen Applikation (beide Pole sind in der Elektrode vereint)
- Rektale Einführung mittels Kontaktgel

Dosierung

- Intensität: motorisch schwellig
- Behandlungsdauer: bis zur Ermüdbarkeitsgrenze (max. 15–20 Min.)
- Frequenzempfehlung: je nach Ausprägung mehrmals tgl. (auch Heimbehandlung), Kontrollbehandlung durch den geschulten Therapeuten 1×/Wo.

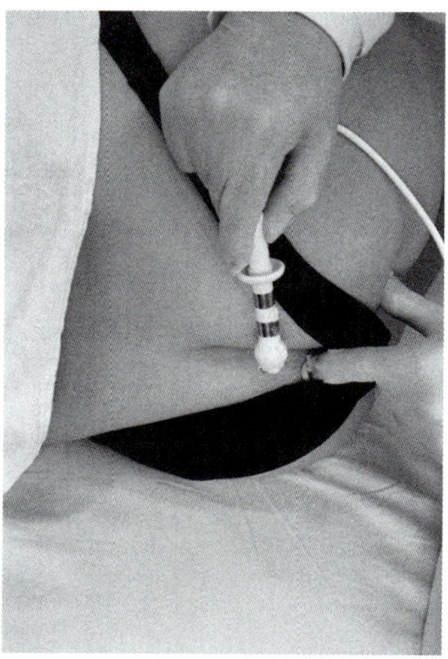

Abb. 15.9 Niederfrequenz bei Stuhlinkontinenz [R435]

Ableitung der elektrisch-motorischen Potenziale der Muskulatur (Biofeedback)

▶ 1.3.3

Therapieziel Aktivierung der Muskulatur.

Elektrodenanlage
Die neutrale Gegenelektrode wird am Oberschenkel befestigt.

Dosierung, Vorgehensweise
Der Patient erhält vom Therapeuten den Übungsauftrag, den Sphinkter zu aktivieren.

Bi- oder monophasischer Rechteckimpulsstrom (30 Hz), kombiniert mit Biofeedback (EMG-getriggerte Elektrostimulation)

▶ 1.3.4, ▶ 1.3.3

Therapieziel Aktivierung der Muskulatur.

Elektrodenanlage
S. o. Biofeedback.

Dosierung
S. o. Biofeedback.

Kombinationsmöglichkeiten
Beckenbodenmuskeltraining.

Weiterführende Literatur
Bossert FP. Funktionelle Elektrostimulation bei Stuhlinkontinenz. Krankengymnastik – Zeitschrift für Physiotherapeuten, 1995;47(8): 1114–1116.
Bossert FP, Musial F, Enck P. Ambulantes Biofeedbacktraining in einer krankengymnastischen Abteilung. Krankengymnastik – Zeitschrift für Physiotherapeuten, 1999;51(9): 1543–1546.
Ide W. Kontinenztraining mit Biofeedbackgeräten. Krankengymnastik, 2000;52(11): 1885–1892.

Hydrotherapie
Petra Müller

Therapieziel Aktivierung der Muskulatur und Anregung des Stoffwechsels.

Mögliche Anwendungen
- Kaltes Sitzbad (▶ 3.3.3)
- Schenkelguss (▶ 3.3.4)

Kombinationsmöglichkeiten
Beckenbodenmuskeltraining im Anschluss an die Anwendung.

Manuelle Lymphdrainage
Keine Indikation.

Massagetherapie
Keine Indikation.

Bindegewebsmassage
Keine Indikation.

15.8 Nephritis (Nierenentzündung)

15.8.1 Grundlegendes

Frank-Peter Bossert, Klaus Vogedes

Sammelbegriff für akut- oder chronisch-entzündliche Erkrankungen der Niere. Die unspezifische Entzündung nimmt primär oder sekundär in der urologischen Pathologie einen breiten Raum ein.

Symptome
Unter Umständen brennende Schmerzen beim Wasserlassen. Schmerzen im Nierenbeckenbereich.

15.8.2 Elektrotherapie

Frank-Peter Bossert, Klaus Vogedes

Mögliche Anwendungen: Mittelfrequenz (▶ 1.3.5), Hochfrequenz (▶ 1.3.6).

Unmodulierte Ströme 50–200 Hz (Mittelfrequenz)
▶ 1.3.5

Therapieziel Insbesondere um Schmerzen zu reduzieren.

Elektrodenanlage
Einkreisverfahren, zwei Plattenelektroden paravertebral platzieren.

Dosierung
- Intensität: sensibel schwellig
- Behandlungsdauer: 20 Min.

Mikrowelle 2450 MHz (Hochfrequenz)
▶ 1.3.6

Therapieziel Insbesondere um Schmerzen zu reduzieren.

Applikation
Muldenstrahler über dem betroffenen Gebiet.

Dosierung
- Intensität: II nach Schliephake
- Behandlungsdauer 8–10 Min.

15.8.3 Hydrotherapie

Petra Müller

Therapieziel Schmerzlinderung und Unterstützung des Heilungsprozesses.

Behandlungsmöglichkeiten
- Heiße Rolle (▸ 3.3.2): lokal und reflektorisch im Bereich der BGM-Zonen
- Feuchtheiße Auflagen/Dampfkompressen (▸ 3.3.1) oder Lendenwickel (▸ 3.3.4), mögliche Zusätze: Kartoffeln (hohe Wärmespeicherung), Meerrettich, Ackerschachtelhalm

Den Patienten dazu ermutigen, viel zu trinken.

15.8.4 Manuelle Lymphdrainage

Keine Indikation.

15.8.5 Massagetherapie

Keine Indikation.

15.8.6 Bindegewebsmassage

Keine Indikation.

15.9 Pyelonephritis (Nierenbeckenentzündung)

15.9.1 Grundlegendes

Frank-Peter Bossert, Klaus Vogedes

Akute bakterielle Infektion der oberen Harnwege mit Entzündung von Niereninterstitium und Nierenbeckenkelchsystem. Häufigste bakterielle Erkrankung der oberen Harnwege bzw. des Nierenbeckens.

Symptome
- Schmerzen im Nierenbeckenbereich (Nierenlager)
- Nierenfunktionsstörung

15.9.2 Elektrotherapie

Frank-Peter Bossert, Klaus Vogedes

Kontraindikationen
Akute Pyelonephritis mit Fieber und Schüttelfrost.

Mikrowelle 2450 MHz (Hochfrequenz)

▸ 1.3.6, ▸ Abb. 15.10

Therapieziel Insbesondere um Schmerzen zu reduzieren.

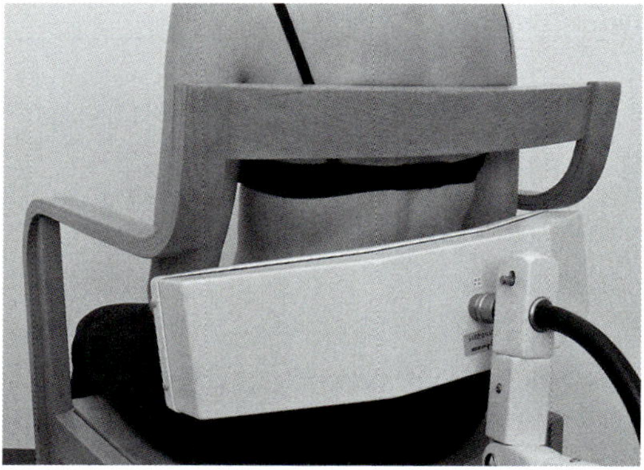

Abb. 15.10 Behandlung mit Muldenstrahler bei Pyelonephritis [K334]

Applikation
Körpermuldenstrahler im Nierenbereich.

Dosierung
- Intensität: I–II nach Schliephake
- Behandlungsdauer: 7–10 Min.

15.9.3 Hydrotherapie

Petra Müller

Therapieziel Schmerzreduktion und Unterstützung des Heilungsprozesses.

Behandlungsmöglichkeiten
- Wärmezuführende Lendenwickel und Auflagen (▶ 3.3.1)
  - Zusätze/Zwischenlagen mit hoher Wärmekapazität: Peloide (▶ 3.3.6) oder Kartoffelwickel (▶ 3.3.1)
  - Weitere mögliche Zusätze (▶ 3.3.1): Heublumensäckchen, Eukalyptusölkompressen, Ackerschachtelhalm, Meerrettichauflagen
- Den Patienten dazu ermuntern, viel zu trinken (Blasen- und Nierentee).

15.9.4 Manuelle Lymphdrainage

Keine Indikation.

15.9.5 Massagetherapie

Keine Indikation.

15.9.6 Bindegewebsmassage

Keine Indikation.

15.10 Prostatitis

15.10.1 Grundlegendes

Frank-Peter Bossert, Klaus Vogedes

Akute oder chron. Entzündung der Prostata.

Symptome
- Dysurie
- Schmerzen bei der Defäkation
- Ggf. Harnverhalt

15.10.2 Elektrotherapie

Frank-Peter Bossert, Klaus Vogedes

Kontraindikationen
Akute Entzündung mit Fieber und Schüttelfrost.

Kurzwelle 27,12 MHz (Hochfrequenz)
▶ 1.3.6

Therapieziel Insbesondere um Schmerzen zu reduzieren.

Applikation
Große Schliephake-Elektrode von ventral, kleine Weichgummielektrode, auf der der Patient sitzt; oder kleine Schliephake-Elektrode unter die Sitzfläche des Stuhls.
- EHA der großen Schliephake-Elektrode: 4 cm
- EHA der kleinen Plattenelektrode: 1 cm (mit Filzkissen regulieren)

! Die Behandlung muss auf Hochfrequenzstuhl (Holzstuhl) erfolgen.

Dosierung
- Intensität: I–II nach Schliephake
- Behandlungsdauer: 3–7 Min.

15.10.3 Hydrotherapie

Petra Müller

Therapieziel Reduktion der Schmerzen und Unterstützung des Heilungsprozesses.

Mögliche Anwendungen
Milde, nicht zu heiße Warmanwendungen wie z. B. warme Auflagen/Wickel (▶ 3.3.1), warme Sitzbäder (▶ 3.3.3).

15.10.4 Manuelle Lymphdrainage

Keine Indikation.

15.10.5 Massagetherapie

Keine Indikation.

15.10.6 Bindegewebsmassage

Keine Indikation.

16 Pädiatrie

Frank-Peter Bossert, Ingrid Möhrle, Petra Müller, Sabine Ney, Klaus Vogedes, René Weber, Andreas Wittlinger, Dieter Wittlinger, Hildegard Wittlinger

16.1 Allgemeine Hinweise zu physikalischen Anwendungen im Kindesalter

16.1.1 Grundlegendes

Ingrid Möhrle, Sabine Ney

Die Pädiatrie umfasst die Entwicklung des kindlichen und jugendlichen Organismus vom Frühgeborenen- bis zum jungen Erwachsenenalter, seine Erkrankungen sowie deren Behandlung und Vorbeugung. Die Physikalische Therapie muss den Einfluss der Erkrankung auf die Entwicklung des Kindes oder Jugendlichen erkennen und die Behandlung den sich ständig wandelnden Entwicklungsverläufen anpassen mit dem Ziel, die Teilhabe am gesellschaftlichen Leben des Kindes und seiner Familie bestmöglich zu unterstützen.

Arndt-Schulz-Regel
Schwache Reize fachen die Lebenstätigkeit an, mittelstarke Reize fördern sie, starke Reize hemmen sie und stärkste heben sie auf.

In der Physikalischen Therapie muss die Dosierung feinfühlig in Intensität und Dauer den besonderen kindlichen Bedürfnissen und Empfindungen angepasst werden. Auf nonverbale Zeichen ist besonders zu achten. Kinder äußern häufig nicht den Schmerz, sondern zeigen physische und psychische Verhaltensänderungen wie z. B. Bauchweh. Voraussetzung für einen Therapieerfolg ist, dass das Kind die angewandten Maßnahmen akzeptiert und toleriert. Eine behutsames „Einschleichen", ggf. mit Ablenkung durch ein Buch, Spiel oder Medien, erleichtert die Therapie.

16.1.2 Elektrotherapie

Frank-Peter Bossert, Klaus Vogedes

▶ Kap. 1
Die Elektrotherapie stellt bei der Behandlung von Kindern eine große Herausforderung an den Therapeuten dar. Sie gehört in die Hände des in der Elektrotherapie erfahrenen Therapeuten. Die optimale Voraussetzung ist, wenn die Elektrotherapie gemeinsam mit dem behandelnden und spezialisierten Kinderphysiotherapeuten durchgeführt wird.
Die Behandlung jugendlicher Patienten entspricht der Erwachsenenbehandlung.

16.1.3 Licht- und Strahlentherapie

Gerade im Bereich der Wärmebehandlung im Rahmen der Elektrotherapie stellt die Licht- und Strahlentherapie bei Kleinkindern und Jugendlichen eine gute Behandlungsoption dar. Da die bei Erwachsenen bewährte Hochfrequenztherapie (z. B. bei der Behandlung von Atemwegserkrankungen) bei Kleinkindern und Jugendlichen wegen der Gefahr der Überwärmung nicht eingesetzt werden sollte, bietet die Infrarotbestrahlung die Ziele der Sekretolyse und der Entspannung. Es handelt sich um milde Verfahren, die auch von Kleinkindern und Jugendlichen akzeptiert werden.

16.1.4 Hydrotherapie

Ingrid Möhrle, Petra Müller, Sabine Ney

▶ Kap. 3

Wärmetherapie

Das **Kirschkernsäckchen** ist eine einfache, milde und trockene Form der Wärmeübertagung. Es kann in der Mikrowelle (1–2 Min.), im Backofen (bei 90°–100 °C für ca. 10–12 Min.) oder einfach auf der Heizung erwärmt werden. Der Vorteil ist bei korrekter Verwendung eine anhaltende und milde Wärmezufuhr.

! Vor der Verwendung die Temperatur des Kirschkernsäckchens am Handgelenk innen (Höhe Puls) oder an der Wange überprüfen, damit die Temperatur nicht zu hoch ist. Was für einen Erwachsen warm ist, ist für den Säugling oder das Kleinkind zu heiß.

Die **Wärmflasche** als Wärmeüberträger (mit heißem oder warmem Wasser gefüllt) wirkt durch die Eigenschaften der Wärmeübertragung mit Wasser intensiver und empfiehlt sich deshalb eher bei größeren Kindern, die sich besser mitteilen können.

- Bei größeren Kindern und Jugendlichen kann ein Kirschkernkissen durch eine Wärmflasche ersetzt werden (Achtung, Verbrennungsgefahr!).

Wird eine **Saunaanwendung** als zu heiß empfunden, bietet das Dampfbad durch seinen milderen Wärmereiz eine Alternative.

! Bei Fieber keine Wärmeanwendung!

Kältetherapie

! Eine Kältetherapie darf nie als schmerzhaft empfunden werden.

! Besonders bei sehr kleinen Kindern besteht die Gefahr der Unterkühlung.

16.1.5 Manuelle Lymphdrainage

Andreas Wittlinger, Dieter Wittlinger, Hildegard Wittlinger

▶ Kap. 6

Seitdem die Manuelle Lymphdrainage nach Dr. Vodder Mitte der 1960er-Jahre als neues Therapieverfahren im deutschsprachigen Raum bekannt wurde, gibt es auch Erfahrungen mit der Behandlung von Kindern.

Behandlungserfahrungen gibt es u. a. mit Kindern mit **Down-Syndrom,** die häufig an einer verschnupften Nase (chron. Rhinitis) leiden. Die chron. Rhinitis führt immer wieder zu einer akuten Rhinitis, Sinusitis, Otitis und Bronchitis bei Kindern mit Trisomie 21. Die Behandlungen von Hals und Gesicht im chron. Stadium einer Rhinitis führen zum Abschwellen der Lymphstauungen, zur besseren und leichteren Atmung und verbesserten Entwicklung der Kinder mit Down-Syndrom. Die Infektanfälligkeit verbessert sich erfahrungsgemäß ebenfalls.

Vodder berichtete von Behandlungserfolgen bei **„lymphatischen Kindern“** mit großen Tonsillen, weichen großen Halslymphknoten und häufigen katarrhalischen Infekten der oberen Atemwege. Geistig sind die Kinder träge und schlafen meist unruhig. Die Symptome entsprechen einer lymphostatischen Enzephalopathie. Nach den Hals- und Gesichtsbehandlungen verbessern sich die katarrhalischen Infekte. Die ML hat darüber hinaus einen positiven Einfluss auf die Persönlichkeitsentwicklung der jungen Menschen.

> **!** Die Behandlungen von Hals und Gesicht sollten mind. 3 ×/Woche über mehrere Wochen erfolgen.

Erfahrungen mit ML-Behandlung gibt es auch bei Kindern mit **orthopädischen Beschwerden** (ML prä- und postoperativ). Vor allem die abschwellende und schmerzlindernde Wirkung der ML trägt zu einem guten Heilungs- und Therapieverlauf bei.

Kontraindikationen

Bei Fieber ist die ML-Behandlung eine Kontraindikation.

16.1.6 Massagetherapie

René Weber

▶ Kap. 4

Bei Babys empfiehlt es sich, zur Bindungs- und Gedeihförderung regelmäßig eine Babymassage durchzuführen. Ab dem ersten Monat kann mit den Massagen begonnen werden. Dabei gilt der Grundsatz: Eine Babymassage sollte immer mit dem Kind, nicht an dem Kind durchgeführt werden.

Ziele der Massage

- Beruhigung
- Bindungsförderung von Mutter und Kind
- Stärkung der Muskeln
- Kreislaufförderung

Durchführung

Es ist wichtig, die gleichbleibenden rhythmisierenden Bewegungen an allen Körperteilen in stets in der gleichen Reihenfolge auszuführen:

- Alle Bewegungen von kranial nach kaudal durchführen.
- Immer von der Körpermitte nach außen ausführen.
- Jede Bewegung drei- bis fünfmal wiederholen.

Vorbereitung

Hände anwärmen, z. B. durch ein 35 °C warmes Handbad oder durch Aneinanderreiben der Handflächen mit einigen Tropfen Öl.

16.1.7 Bindegewebsmassage

Klaus Vogedes

▶ Kap. 5

Die BGM kann auch bei Kindern eingesetzt werden. Dabei ist zu berücksichtigen, dass Zonen meist nur sehr schwach ausgeprägt sind. Oft gibt es Reaktionen, die sich in einem Kitzelgefühl zeigen (v. a. im Beckenbereich). Je kleiner die Kinder sind, umso kleiner ist auch die Behandlungsfläche, sodass manche Strichführungen nur mit einem Finger durchgeführt werden können.

! Gute Beobachtung der Reaktion und individuelle Anpassung der Reizstärke sind unabdingbar.

Bei Lungenerkrankungen (▶ 16.3) und Kopfschmerzen (▶ 16.4.2) hat der Autor die besten Erfahrungen gemacht.

16.2 Orthopädie

16.2.1 Morbus Perthes

Grundlegendes

Ingrid Möhrle, Sabine Ney

Nekrose des Hüftkopfs im Kindesalter. Das Erkrankungsalter liegt vorwiegend zwischen dem 3. und 15. Lebensjahr.

Symptome
- Belastungsabhängige Schmerzen im Hüftgelenk, oft bis zum Knie ausstrahlend
- Schonhinken
- Bewegungseinschränkung v. a. in Abduktion und Innenrotation
- Atrophie der Oberschenkelmuskulatur

Elektrotherapie

Frank-Peter Bossert, Klaus Vogedes

Stabile Galvanisation 0 Hz (Niederfrequenz)

▶ 1.3.4

Therapieziel Durchblutungsförderung.

Elektrodenanlage
Transartikulär.

Dosierung
- Intensität: sensibel unterschwellig bis sensibel schwellig (0,01 mA pro cm^2 Elektrodengröße)
- Behandlungsdauer: 20 Min.

Hydrotherapie

Ingrid Möhrle, Petra Müller, Sabine Ney

Therapieziel Unterstützung des Heilungsprozesses, Verbesserung der Durchblutung, Schmerzlinderung.

Wärmetherapie
- Bewegungsbad (30–32 °C), Wannenbad (▶ 3.3.3)
- Sauna, Fango (▶ 3.3.6)
- Wickel (▶ 3.3.1)
- Heiße Rolle (▶ 3.3.2)

Kombinationsmöglichkeiten
Nach operativer Versorgung zusätzlich Narbenbehandlung (▶ 7.1.3).

Manuelle Lymphdrainage

Andreas Wittlinger, Dieter Wittlinger, Hildegard Wittlinger

Postoperativ siehe Hämatom ▶ 7.2.4 und Narben ▶ 7.1.4

Massagetherapie

René Weber

Therapieziel Schmerzlinderung und Durchblutungsförderung.

Behandlungsmöglichkeiten
Effleurage (▶ 4.2.2), sanfte Friktionen (▶ 4.2.4).

Bindegewebsmassage

Klaus Vogedes

▶ Kap. 5

Therapieziel Verbesserung des lokalen Stoffwechsels und Schmerzreduktion.

Befund
Hypertonus im Rückenbereich und in Teilen der Oberschenkelmuskulatur.

Praxis
- Grundaufbau und Oberschenkelbehandlung, besonderer Schwerpunkt sind die Strichführungen am Tractus iliotibialis.
- Nach operativer Versorgung zusätzlich Narbenbehandlung (▶ 7.1.6).

16.2.2 Morbus Osgood Schlatter

Grundlegendes

Ingrid Möhrle, Sabine Ney

Aseptische Knochennekrose der Tuberositas tibiae.

Symptome
- Belastungsabhängige Schmerzen im Bereich der Tuberositas tibiae
- Schwellung der Tuberositas tibiae

Elektrotherapie

Frank-Peter Bossert, Klaus Vogedes

Mögliche Anwendungen: Mittelfrequenz (▶ 1.3.5), Ultraschall (▶ 1.3.7).

Interferenzstrom 100 Hz (Mittelfrequenz)

▶ 1.3.5

Therapieziel Insbesondere um Schmerzen zu reduzieren.

Elektrodenanlage
Zweikreisverfahren, zwei Elektroden oberhalb der Patella lateral, zwei Elektroden unterhalb der Tuberositas tibiae lateral.

Dosierung
- Frequenz: 100 Hz
- Intensität: sensibel überschwellig
- Behandlungsdauer: 20 Min.

Impulsschall (Ultraschall)

▶ 1.3.7

Therapieziel Anregung der Permeabilität.

Applikation
Dynamische Schallkopfführung (kleiner Schallkopf).

Dosierung
- Intensität: 0,5 W/cm² Schallkopffläche
- Behandlungsdauer: 5 Min.

! Eine Beschallung der Epiphysenfugen muss vermieden werden.

Hydrotherapie

Ingrid Möhrle, Petra Müller, Sabine Ney

Therapieziel Unterstützung des Heilungsprozesses, Verbesserung der Durchblutung, Schmerzlinderung sowie Resorptionsförderung bei Ergüssen oder anderen Schwellungen.

Wärmetherapie
- Bewegungsbad (30–32 °C), Wannenbad (▶ 3.3.3)
- Sauna, Fango (▶ 3.3.6)
- Wickel (▶ 3.3.1)
- Heiße Rolle (▶ 3.3.2)

Kältetherapie
- Umschläge mit Quark, kaltem Moor (▶ 3.4.1)
- Coolpack (ggf. in einem Stoffbeutel), Eislolly (▶ 3.4.1)

Kombinationsmöglichkeiten

Nach operativer Versorgung zusätzlich Narbenbehandlung (▶ 7.1.3), Manuelle Lymphdrainage (s. u.).

Manuelle Lymphdrainage

Andreas Wittlinger, Dieter Wittlinger, Hildegard Wittlinger

▶ Kap. 6

Therapieziel Schmerzlinderung.

ML-Behandlung
- Lange Behandlung des Beins und besonders des Knies und der umgebenden Strukturen
- Mindestbehandlungszeit: 30 Min.

Massagetherapie

René Weber

Therapieziel Schmerzlinderung und Durchblutungsförderung.

Behandlungsmöglichkeiten
Effleurage (▶ 4.2.2), sanfte Friktionen (▶ 4.2.4).

Bindegewebsmassage
Keine Indikation.

16.2.3 Coxitis fugax (Hüftschnupfen)

Grundlegendes
Ingrid Möhrle, Sabine Ney

Der Hüftschnupfen ist eine „aus heiterem Himmel", oft einige Zeit nach einer viralen Infektion auftretende keimfreie Entzündung des Hüftgelenkes (Coxitis fugax = flüchtige Hüftgelenksentzündung). Erkrankungsalter: zwischen 4. und 7. Lebensjahr. Die Coxitis fugax heilt i. d. R. in wenigen Tagen bis Wochen folgenlos auch ohne Therapie aus.

Symptome
- Plötzliche starke Schmerzen im Leisten- und Oberschenkelbereich, bis zum Knie ausstrahlend.
- Kinder wollen ohne äußeren Anlass nicht mehr laufen.

Elektrotherapie
Frank-Peter Bossert, Klaus Vogedes

TENS 100 Hz biphasische Rechteckimpulse (Niederfrequenz)
▶ 1.3.4

Therapieziel Insbesondere um Schmerzen zu reduzieren.

Elektrodenanlage
Lokale Applikation mit Klebeelektroden.

Dosierung
- Frequenz: 100 Hz
- Intensität: sensibel unterschwellig bis sensibel schwellig
- Behandlungsdauer: 20 Min.

16

Hydrotherapie
Ingrid Möhrle, Petra Müller, Sabine Ney

Therapieziel Schmerzlinderung.

Kältetherapie
- Kalte Umschläge (▶ 3.4.1) mit Quark, kaltem Moor
- Coolpack (ggf. in einem Stoffbeutel), Eislolly (▶ 3.4.1)

Manuelle Lymphdrainage
Keine Indikation.

Massagetherapie
Keine Indikation.

Bindegewebsmassage

Keine Indikation.

16.2.4 Chondropathia patellae (peripatelläres Schmerzsyndrom)

Grundlegendes

Ingrid Möhrle, Sabine Ney

Beim peripatellären Schmerzsyndrom handelt es sich um Schmerzen im Bereich des retropatellaren Gleitlagers bei Jugendlichen.

Symptome

- Belastungsabhängige Schmerzen um und hinter der Kniescheibe v. a. beim Treppensteigen und Bergabgehen
- Druckschmerzen retropatellar medial oder lateral
- Schmerzen beim Andrücken oder Verschieben der Patella

Elektrotherapie

Frank-Peter Bossert, Klaus Vogedes

Mögliche Anwendungen: Ultraschall (▶ 1.3.7), Mittelfrequenz (▶ 1.3.5).

Ultraschall (Phonophorese mit analgetischem Medikament)

▶ 1.3.7

Therapieziel Insbesondere um Schmerzen zu reduzieren.

Zusätzlich zu der herkömmlichen Ultraschalltherapie kommt bei der Phonophorese noch ein Medikament zum Einsatz, das mittels der Schallwellen in den Körper „eingeschleust" wird.

Applikation

Dynamische Schallkopfführung „V-förmig" um die Patella. Die Größe des Schallkopfs ist der Größe der Patella anzupassen.

Dosierung

- Intensität: 0,5 W/cm^2 Schallkopffläche
- Behandlungsdauer: 5–7 Min.

Interferenzstrom 100 Hz (Mittelfrequenz)

▶ 1.3.4

Therapieziel Detonisierung.

Elektrodenanlage

Am M. rectus femoris oder M. tensor fasciae latae.

Dosierung

- Intensität: sensibel überschwellig
- Behandlungsdauer: 20 Min.

Amplitudenmodulierte Ströme (AMS) 10–30 Hz (Mittelfrequenz)

▶ 1.3.5

Therapieziel Tonisierung.

Elektrodenanlage
Am M. vastus medialis oder M. vastus lateralis.

Dosierung
- Intensität: motorisch überschwellig
- Behandlungsdauer: bis zur Ermüdbarkeitsgrenze des Muskels

Bei Kindern hat sich das Myofeedback als besonders geeignet bewährt.

Hydrotherapie

Ingrid Möhrle, Petra Müller, Sabine Ney

Therapieziel Unterstützung des Heilungsprozesses, Verbesserung der Durchblutung, Schmerzlinderung sowie Resorptionsförderung bei Ergüssen oder anderen Schwellungen.

Wärmetherapie
- Bewegungsbad (30–32 °C), Wannenbad (▶ 3.3.3)
- Heiße Rolle (▶ 3.3.2)
- Sauna (▶ 3.3.6)
- Wärmepackung (▶ 3.3.1), Fango (▶ 3.3.6) auf die verkürzte Muskulatur und ggf. auf das Gelenk

Kältetherapie
Coolpack (ggf. in einem Stoffbeutel), Eislolly (▶ 3.4.1).

Manuelle Lymphdrainage

Andreas Wittlinger, Dieter Wittlinger, Hildegard Wittlinger

▶ Kap. 6

Therapieziel Schmerzlinderung und Abschwellen gereizter Muskel- und Sehnenansätze.

16

ML-Behandlung
- Lange Behandlung des Beins und besonders des Knies und der umgebenden Strukturen
- Behandlungsaufbau: Hals, Bein, Kniesondergriffe
- Mindestbehandlungszeit: 30 Min

Massagetherapie

René Weber

Therapieziel Schmerzlinderung.

Behandlungsmöglichkeiten
- Effleurage (▶ 4.2.2)
- Petrissage (flächige Knetungen, ▶ 4.2.3)

- Friktionen (▶ 4.2.4)
- Längsdehnungen des M. rectus femoris und des M. tensor fasciae latae zur Druckentlastung der Patella

Bindegewebsmassage

Klaus Vogedes

▶ Kap. 5

Therapieziel Schmerzreduktion.

Befund
- Hypertonus im unteren Rückenbereich und in den Glutäen
- Ggf. Gelenkschwellung bei Ergussbildung (dann zunächst keine Strichführungen im Kniegelenksbereich)

Praxis
Grundaufbau in SL oder RL, dann Übergang zur Bein- und Kniebehandlung.

16.2.5 Asymmetrien: Skoliose, Schiefhals

Grundlegendes

Ingrid Möhrle, Sabine Ney

Skoliose: in der Frontalebene fixierte Wirbelsäulenkrümmung mit Torsion der Wirbelkörper zur Konvexität und Torsion der Dornfortsätze zur Konkavität.
Schiefhals (Torticollis): eingeschränkte Beweglichkeit von Kopf und HWS mit muskulärer ventraler und dorsaler Dysbalance.
Die asymmetrische Haltung kann sowohl angeboren als auch erworben sein.

Symptome
- Eingeschränkte WS-Beweglichkeit, Blockierungen
- Muskuläre Dysbalance
- Schmerzen

Elektrotherapie

Frank-Peter Bossert, Klaus Vogedes

Mögliche Anwendungen: Niederfrequenz (▶ 1.3.4), Mittelfrequenz (▶ 1.3.5).

Kontraindikationen
HWS-Distorsion.

TENS (Niederfrequenz)
▶ 1.3.4

Therapieziel Muskeldetonisierung (100 Hz), Muskelkräftigung (10–20 Hz).

Die Durchführung der Anwendung ist mit einem Zweikanal-TENS-System möglich. Bei Verwendung eines Einkanal-Systems ist die Frequenz dem Therapieziel entsprechend einzustellen.

Elektrodenanlage

Klebeelektroden im Bereich der zu behandelnden Muskulatur.

Dosierung

- Intensität: zur Tonussenkung sensibel überschwellig, zur Muskelstimulation motorisch überschwellig
- Behandlungsdauer: zur Detonisierung 20–30 Min., zur Muskelkräftigung bis zur Ermüdbarkeitsgrenze

Interferenzstrom 200 Hz (Mittelfrequenz) bei Skoliose

▶ 1.3.5

Therapieziel Insbesondere um Schmerzen zu reduzieren.

Elektrodenanlage

Tetrapolar, der Neutralwirbel liegt im Kreuzungsfeld der zwei Stromkreise.

Dosierung

- Intensität: deutlich sensibel überschwellig
- Behandlungsdauer: 20–30 Min.

Biphasische Rechteckimpulsströme 30 Hz, 20 Kontraktionen/Min. (Niederfrequenz) bei Skoliose

▶ 1.3.4

Therapieziel Muskeldysbalancen ausgleichen.

Elektrodenanlage

Selbstklebeelektroden im Bereich der insuffizienten Muskulatur.

Dosierung

- Intensität: motorisch überschwellig
- Behandlungsdauer: bis zur Ermüdbarkeitsgrenze (max. 20 Min.)

> **!** Bei Kindern ist die Behandlung mit einem Heimgerät mehrmals tgl. bzw. während des nächtlichen Schlafs sehr effizient.

16

Hydrotherapie

Ingrid Möhrle, Petra Müller, Sabine Ney

Therapieziel Unterstützung des Heilungsprozesses, Verbesserung der Durchblutung, Schmerzlinderung sowie Tonusregulation.

Wärmetherapie

- Bewegungsbad (30–32 °C), Thermalbad, Wannenbad (▶ 3.3.3)
- Bei Säuglingen und kleinen Kindern: Kirschkernkissen (▶ 16.1.4)
- Heiße Rolle (▶ 3.3.2)
- Sauna, Fango (▶ 3.3.6)

Kombinationsmöglichkeiten

Reflektorische Atemtherapie (bei größeren Kindern/Jugendlichen mit Skoliose).

Manuelle Lymphdrainage

Andreas Wittlinger, Dieter Wittlinger, Hildegard Wittlinger

▶ Kap. 6

Therapieziel Detonisierung der Muskulatur.

ML-Behandlung

- Die analgetische und sympathikolytische Wirkung der ML führt zu einer Entspannung der verkrampften Muskelstränge.
- Behandlungsaufbau: Hals, Nacken.

Weiterführende Literatur

Hutzschenreuter P. Manuelle Lymphdrainage und die glatte Muskulatur. Aktuelle Beiträge zur Manuellen Lymphdrainage, 1994;4: 32–34.

Massagetherapie

René Weber

Therapieziel Tonusregulierung.

Behandlungsmöglichkeiten

Effleurage (▶ 4.2.2), Petrissage (flächige Knetungen, ▶ 4.2.3), Friktionen (▶ 4.2.4).

Bindegewebsmassage

Klaus Vogedes

▶ Kap. 5

Therapieziel Tonusregulation (Skoliose); Schmerzreduktion und Korrektur der Schiefstellung (Torticollis).

Skoliose

Die BGM ist bei der Skoliose als vorbereitende und unterstützende Maßnahme zu physiotherapeutischen Techniken eine wichtige Therapieform. Solange durch die Muskulatur noch Korrekturen möglich sind, ist eine Tonusregulation sinnvoll.

Befund

- Unterschiedliche Tonus- und Turgorveränderungen am gesamten Thorax
- Deutlich tastbare Tonusveränderungen v. a. an den Scheitelpunkten der Skoliose

Praxis

- Behandlung mit dem Grundaufbau im Sitzen beginnen, dann die 1. Aufbaufolge. Das Ausziehen der Interkostalräume und ventrale Strichführungen sind wesentliche Elemente der einleitenden Sitzungen.
- Folgebehandlungen: gezielt Tonusveränderungen angehen, um die muskulären Dysbalancen zu beeinflussen.

Schiefhals (Torticollis)

Der muskulär bedingte und der angeborene Schiefhals sind eine Indikation für die BGM. Bei einem Schiefhals aufgrund von Sehfehlern ist die BGM keine Indikation.

> ! Der Torticollis geht häufig mit Fußfehlstellungen und Hüftdysplasie einher.

Befund

- Tonuserhöhungen in den Segmenten C2–C8 und Th1–Th6.
- Auffälliger Hypertonus der Mm. sternocleidomastoideus, trapezius und latissimus dorsi.

Praxis

- Vorbereitung der BGM-Behandlung: muskuläre Lockerung von Nacken und Halsbereich durch einige Massagegriffe der klassischen Massage.
- Behandlung mit dem Grundaufbau in SL oder BL beginnen.
- Relativ zügig erfolgen die Aufbaufolgen 1 und 2, dabei auch die ventralen Anteile mit einbeziehen (ebenso bei der 3. Aufbaufolge). Stark hypertone Muskeln mit flächig ausgeführten Anhakstrichen vorbereiten. Besonderes Augenmerk auf die Strichführungen an Sternum und Klavikula legen.
- Eine große Anzahl von Sonderstrichführungen ergänzt die Behandlung.

Kombinationsmöglichkeiten

Nach operativer Versorgung der Skoliose zusätzlich Narbenbehandlung (▸ 7.1.6).

16.3 Innere Medizin

16.3.1 Juvenile idiopathische Arthritis

Grundlegendes

Ingrid Möhrle, Sabine Ney

16

Arthritis unklarer Genese, die mehr als sechs Wochen anhält und vor dem 16. Geburtstag beginnt. Sie wird als Autoimmunerkrankung angesehen. Die Arthritis ist eine von der Gelenkhaut ausgehende Entzündung und wird durch Gelenkschwellung/Gelenkerguss charakterisiert. Jedes Gelenk kann betroffen sein, die Anzahl variiert (▸ Abb. 16.1).

Symptome

- Entzündungszeichen (Wärme, Rötung, Schwellung, Schmerz, Funktionseinschränkung)
- Verändertes Verhalten
- Veränderte Bewegung
- Wachstumsstörungen im Bereich der Epiphysenfugen (Beschleunigung oder Verminderung je nach Gelenk)

> ϟ Kinder äußern häufig nicht den Schmerz, sondern zeigen eine Veränderung des psychischen und physischen Verhaltens.

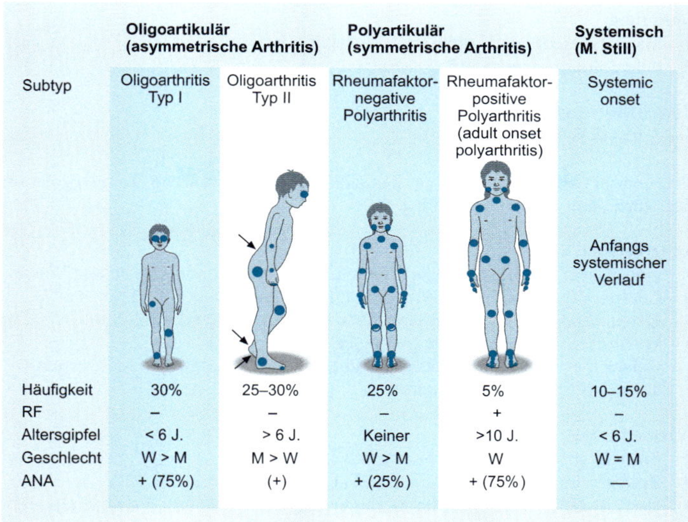

Abb. 16.1 Übersicht über Untergruppen der (chron.) juvenilen idiopathischen Arthritis [L190]

Elektrotherapie

Frank-Peter Bossert, Klaus Vogedes

Mögliche Anwendungen: Mittelfrequenz (▶ 1.3.5), Niederfrequenz (▶ 1.3.4).

Unmodulierter Strom 4000–8000 Hz (Mittelfrequenz)

▶ 1.3.5

Therapieziel Insbesondere um Schmerzen zu reduzieren.

Elektrodenanlage
Transartikulär mit Kryoelektroden (▶ 1.2.7).

Dosierung
- Intensität: sensibel schwellig
- Behandlungsdauer: 20 Min.

Hochvolt 100 Hz (Niederfrequenz)

▶ 1.3.4

Therapieziel Insbesondere um Schmerzen zu reduzieren.

Elektrodenanlage
Transartikulär.

Dosierung

- Intensität: deutlich sensibel überschwellig
- Behandlungsdauer: mind. 20 Min.

Hydrotherapie

Ingrid Möhrle, Petra Müller, Sabine Ney

Therapieziel Schmerzlinderung, Reduzierung der Entzündung, Tonusregulation der Muskulatur und Abschwellung.

Kältetherapie

- Umschläge (▶ 3.4.1) mit Quark, kaltem Moor, Weißkraut oder kaltem Wasser
- Coolpack (ggf. in einem Stoffbeutel), Eislolly, Eisbeutel (▶ 3.4.1)
- Eistauchbad (▶ 3.4.1), kaltes Tauchbad (milderer Kältereiz, ▶ 3.3.3)
- Wassertreten zur Abwehrsteigerung (▶ 3.3.6)

! Gefahr der Unterkühlung besonders bei kleinen Kindern. Die Kälteanwendung darf nie schmerzhaft sein.

Wärmetherapie

- Bewegungsbad (30–32°), Thermalbad (▶ 3.3.3)
- Bewegen im warmen Wasserbad (lokal oder Badewanne) (▶ 3.3.3)
- Heiße Rolle (▶ 3.3.2), warme Packung, Fango (▶ 3.3.6) (auf die Muskulatur oder im subakuten Stadium) besonders im Bereich der WS
- Sauna, Paraffinbad (▶ 3.3.6)
- Kirschkernkissen, Wärmflasche (▶ 16.1.4)
- Warme Leinsamen, Rapssamen, Linsen, Erbsen, Sand

! Bei Fieber keine Wärmeanwendung

Eine Kombination der Kälte- bzw. Wärmeanwendungen mit Bewegung unterstützt die Wirkung.

Manuelle Lymphdrainage

Andreas Wittlinger, Dieter Wittlinger, Hildegard Wittlinger

Siehe Arthritis ▶ 9.2.4

Massagetherapie

René Weber

Therapieziel Schmerzlinderung.

Massagebefund

Schmerzhafte und hypertone Muskulatur, die das entzündete Gelenk in der Schmerzschonhaltung fixiert.

Behandlungsmöglichkeiten

- Effleurage (▶ 4.2.2)
- Petrissage (flächige Knetungen, ▶ 4.2.3)
- Friktionen (▶ 4.2.4)

! Entzündete Gelenke nicht mit kräftigen, großflächigen Massagegriffen behandeln.

Bindegewebsmassage

Klaus Vogedes

▶ Kap. 5

Therapieziel Schmerzreduktion und Tonusregulation.

Kontraindikationen
Fieber, Hautausschläge, akute Gelenk- oder Organentzündungen.

Befund
Wegen des Befalls unterschiedlicher Gelenke (Polyarthritis) kein eindeutiger Befund.

Praxis
- Beginn des Grundaufbaus bei älteren Kindern im Sitzen, sonst in SL oder RL.
- Der weitere Verlauf der BGM-Behandlung richtet sich nach dem Befall der Gelenke.
- Tipps: Die reflektorische Wirkung ausnutzen und zunächst nicht befallene Bereiche oder die gegenüberliegende Seite behandeln. Flächige Strichführungen bevorzugen.

> **!** Bei anderen Erkrankungen aus dem rheumatischen Formenkreis bei Kindern/Jugendlichen können Behandlungsschema und Behandlungsschwerpunkte zum Teil abweichen.

16.3.2 Schmerzverstärkungssyndrom

Grundlegendes

Ingrid Möhrle, Sabine Ney

Das Schmerzverstärkungssyndrom ist ein Symptomenkomplex mit inadäquat stark empfundenen Schmerzen. Es treten Hautveränderungen, funktionell-muskuloskelettale Störungen und im Spätstadium eine Dystrophie auf.
Die Beeinträchtigung des allgemeinen, sozialen und psychischen Befindens kann erheblich sein. Dauert die Symptomatik länger als drei Monate, ist von einer Chronifizierung auszugehen.

Klassifikation
- Lokalisiertes oder chronisch regionales Schmerzverstärkungssyndrom (CRPS)
- Diffuses oder generalisiertes idiopathisches Schmerzverstärkungssyndrom an mindestens 3 Körperregionen (Fibromyalgie)

Chronisch regionales Schmerzverstärkungssyndrom
Siehe komplexes regionales Schmerzsyndrom (CRPS, ▶ 7.10).

Generalisiertes idiopathisches Schmerzverstärkungssyndrom (Fibromyalgie)
Die Ursachen der Fibromyalgie sind nicht bekannt.

Symptome
- Anhaltende diffuse Schmerzen über das gesamte Integument, Weichteile, Muskulatur und Gelenke, evtl. Allodynie.
- Höchste Werte auf der Schmerzskala im Gegensatz zum oft ruhig lächelnden Habitus.
- Evtl. Kopfschmerzen, Schlafstörungen, Müdigkeit, Bauchschmerzen, Hypermobilität, Depression.
- Körperlicher Untersuchungsbefund bis auf die Schmerzen normal.
- Triggerschmerzpunkte müssen nicht positiv sein.

Elektrotherapie

Frank-Peter Bossert, Klaus Vogedes

Mögliche Anwendungen: TENS (▶ 1.3.4), Hochvolt (▶ 1.3.4).

TENS biphasische Rechteckimpulse 100 Hz (Niederfrequenz)

▶ 1.3.4

Therapieziel Insbesondere um Schmerzen zu reduzieren.

Elektrodenanlage
Segmentale Applikation mit Klebeelektroden.

Dosierung
- Intensität: sensibel schwellig bis überschwellig
- Behandlungsdauer: 30 Min.

Hochvolt 100–200 Hz (Niederfrequenz)

▶ 1.3.4

Therapieziel Insbesondere um Schmerzen zu reduzieren.

Elektrodenanlage
Transregional mit Plattenelektroden.

Dosierung
- Intensität: sensibel schwellig bis überschwellig
- Behandlungsdauer: 30 Min.

Licht- und Strahlentherapie

Frank-Peter Bossert, Klaus Vogedes

Infrarotflächenstrahler 760–1500 nm (Infrarotbestrahlung)

▶ 2.2

Therapieziel Entspannung.

Applikation
Großflächige Applikation.

Dosierung

! Entscheidend sind die Größe des zu behandelnden Körperareals sowie das Wärmeempfinden.
- Abstand: 40–70 cm
- Behandlungsdauer: 20–30 Min.

Sofern die kleinen Patienten das Wärmeempfinden nicht äußern können, kann eine Einschätzung durch den Therapeuten und einen Elternteil (Begleitperson) vorgenommen werden.

Hydrotherapie

Ingrid Möhrle, Petra Müller, Sabine Ney

Die Art der Anwendung richtet sich ausschließlich nach dem Empfinden der Kinder. Die Schmerzen dürfen durch die Anwendungen nicht verstärkt werden. Wichtigstes Ziel ist die Schmerzreduktion.

Kältetherapie

- Umschläge (▶ 3.4.1) mit kaltem Moor, Alkohol, Quark (evtl. nur Zimmertemperatur)
- Coolpack (ggf. in einem Stoffbeutel), Eislolly (▶ 3.4.1), Eistauchbad (▶ 3.4.1), kaltes Tauchbad (milderer Kältereiz, ▶ 3.3.3)
- Wassertreten (▶ 3.3.6)

! Gegebenenfalls nur milde Kälte, d. h. nicht mit Eis, sondern nur mit kaltem oder temperiertem Wasser behandeln.

Wärmetherapie

- Bewegungsbad (30–32 °C), Thermalbad (▶ 3.3.3)
- Teilbäder, evtl. Wechselbäder (mit geringem Temperaturunterschied und geringer Zeit beginnen, dann langsam steigern), auf- und absteigende Teilbäder (▶ 3.3.3)
- Medizinische Bäder (z. B. Moorbad), Vollbad in der Badewanne (▶ 3.3.3)
- Wärmekammer (50°–60°), Sauna (▶ 3.3.6)
- Heiße Rolle (▶ 3.3.2), warme Packungen, Fango (▶ 3.3.6)
- Kirschkernkissen, Wärmflasche (▶ 16.1.4)
- Kneipp-Heusäckchen
- Paraffinbad (▶ 3.3.6)
- Als Wärmeträger warme Leinsamen, Rapssamen, Linsen, Erbsen, Sand, Kirschkernpackungen

Bei Kälte- und Wärmeanwendungen ist auch eine konsensuelle Therapie möglich bzw. sinnvoll.

Manuelle Lymphdrainage

Andreas Wittlinger, Dieter Wittlinger, Hildegard Wittlinger

▶ Kap. 6

Therapieziel Schmerzreduktion, Tonussenkung, Verbesserung der Gelenkbeweglichkeit.

ML-Behandlung

- Eine tgl. ML-Behandlung der betroffenen Extremität (immer schmerzfrei durchführen!) kann wesentlich zur Besserung der Beschwerden beitragen.
- Behandlung: Immer mit kurzem Hals beginnen, dann ggf. auf den Arm/das Bein übergehen.

Weiterführende Literatur

Algar-Ramírez M, Úbeda-D'Ocasar E, Hervás-Pérez JP. Efficacy of manual lymph drainage and myofascial therapy in patients with fibromyalgia: A systematic review. Schmerz, 2020 Dec 16. Online ahead of print. DOI:10.1007/s00482-020-00520-7.
Ekici G, Bakar Y, Akbayrak T et al. Comparison of manual lymph drainage therapy and connective tissue massage in women with fibromyalgia: a randomized controlled trial. Manipulative Physiol Ther, 2009;32(2): 127–33. DOI:10.1016/j.jmpt.2008.12.001.

Massagetherapie

René Weber

Therapieziel Strukturberuhigung und Tonussenkung.

Behandlungsmöglichkeiten

Alle Variationen der Effleurage (▶ 4.2.2).

Bindegewebsmassage

Klaus Vogedes

▶ Kap. 5

Therapieziel Verbesserung der Durchblutung und der Trophik.

Nach Abklingen der Entzündungszeichen kann mit der BGM-Behandlung im Rumpfbereich begonnen werden. Mit schwachen Reizen anfangen. Im Stadium der Minderdurchblutung (blasse Haut) werden Rumpfbehandlungen durchgeführt.

Kontraindikationen

Akute entzündliche Phase der Erkrankung.

Befund

Kein eindeutiger Befund, da unterschiedliche Extremitäten befallen sein können.

Praxis

- Obere Extremität betroffen: Aufbaufolgen 1 bis 4. Dann die konsensuelle Reaktion nutzen und zunächst die nicht betroffene Extremität behandeln.
- Untere Extremität betroffen: Aufbaufolge 1 anwenden, dann (auf der Gegenseite beginnend) die untere Extremität mit einbeziehen. Sollte es um den Trochanter herum unangenehm für den Patienten sein, die Strichführungen durch kurze Anhakstriche vorbereiten.
- Es sind ca. 18 Behandlungen erforderlich; ggf. nach einer Pause von 4–6 Wo. eine weitere Serie starten.

> **!** Bei diesem Krankheitsbild entscheidet der junge Patient unbedingt mit, welche Anwendungen ihm guttun und wie lange sie angezeigt sind. Mit kleinen Reizen beginnen, dann die Reaktion abwarten, auswerten und die Reizintensität anpassen.
> Der Patient soll durch die Anwendungen lernen, seinen eigenen Körper wieder positiv wahrzunehmen.

16.3.3 Mukoviszidose (zystische Fibrose, CF)

Grundlegendes

Ingrid Möhrle, Sabine Ney

Häufigste angeborene Stoffwechselerkrankung (1:2000), die auf einem Gendefekt (autosomal rezessiver Erbgang, Störung auf Chromosom 7 des CFTR-Gens) beruht. Dies führt zu einer Störung der Funktion der Chloridkanäle der Zellmembran. Es entsteht ein Ungleichgewicht im Salz-Wasser-Haushalt. Dem Schleim, der die Zellen bedeckt, wird Wasser entzogen, und er wird zäh. Die Folgen sind Entzündungen und schließlich die Schädigung des betroffenen Organs (v. a. Lunge, Pankreas, Darm, Leber und Gallenblase). CF ist nicht heilbar, ein früher Therapiebeginn verbessert die Prognose.

Symptome

- **Pulmonal:**
  - Verlegung der Bronchien mit zähem Sekret (= mukoziliäre Clearance)
  - Rezidivierende Infekte (Bronchitiden, Pneumonien)
  - Atelektasen, Bronchiektasen
  - Produktiver Husten mit zähem gelbgrünem Sekret
  - Obstruktive Symptome (Giemen, Pfeifen, Brummen, verlängerte Ausatmung)
  - Pneumothorax
  - Trommelschlägelfinger, Uhrglasnägel
  - Fassthorax
- **Gastrointestinal:**
  - Mekoniumileus
  - Gedeihstörung
  - Exokrine Pankreasinsuffizienz (fettige, massige Stühle)
  - DIOS (distales intestinales Obstipationssyndrom)
  - Leberzirrhose
- **Sonstiges:**
  - Chron. Sinusitis
  - Rezidivierende Mittelohrentzündungen

Licht- und Strahlentherapie

Frank-Peter Bossert, Klaus Vogedes

Infrarotflächenstrahler 780–1500 nm (Infrarotbestrahlung)

▶ 2.2

Therapieziel Sekretmobilisation.

Applikation
Großflächig.

Dosierung

! Entscheidend sind die Größe des zu behandelnden Körperareals sowie das Wärmeempfinden.
- Abstand: 40–70 cm
- Behandlungsdauer: 20–30 Min.

> Sofern die kleinen Patienten das Wärmeempfinden nicht äußern können, kann eine Einschätzung durch den Therapeuten und einen Elternteil (Begleitperson) vorgenommen werden.

Hydrotherapie

Ingrid Möhrle, Petra Müller, Sabine Ney

Therapieziel Sekretolyse, Spasmolyse, Detonisierung der Atemhilfsmuskulatur sowie Verbesserung der Atemfunktionen.

Inhalation
Die tägliche Inhalationstherapie (▶ 3.3.6) (ggf. mehrmals tgl. als Trocken- oder Feuchtinhalation) ist fester Bestandteil der Therapie bei CF. Die Wirkungsweisen der Inhalate können spasmolytisch, sekretolytisch, antibiotisch, antiphlogistisch und antiallergisch sein.
Der Einsatz einer Nasenspülkanne (auch prophylaktisch) mit isotoner oder leicht hypertoner Kochsalzlösung (▶ 3.3.6) bei Verlegung der oberen Atemwege mit Sekret vor der Inhalation kann sinnvoll sein, wenn diese gut toleriert wird.

Wärmetherapie

- Heiße Rolle (▶ 3.3.2): ventral und dorsal im Thoraxbereich, evtl. auf Schulter-, Nacken-, LWS- und Bauchmuskulatur sowie M. iliopsoas
- Wärmflasche (▶ 16.1.4) oder eine warme Packung
- Kirschkernsäckchen als Wärmeträger (▶ 16.1.4)
- Fango (▶ 3.3.6)

! Bei Fieber keine Wärmeanwendung

Kältetherapie

- Auf Wunsch des Patienten: ICR-Ausstreichungen mit Eis und/oder Coolpack-Anlage (▶ 3.4.1)
- Zur Steigerung der allgemeinen Abwehr: Wassertreten (▶ 3.3.6)

Manuelle Lymphdrainage

Keine Indikation.

Massagetherapie

René Weber

Therapieziel Herabsetzung von erhöhtem Gewebswiderstand in Haut, Bindegewebe und Muskulatur sowie Tonussenkung und Auswurfförderung.

Behandlungsmöglichkeiten

- Effleurage (▶ 4.2.2)
- Petrissage (flächige Knetungen, ▶ 4.2.3)
- Friktionen (▶ 4.2.4)
- Vibrationen (▶ 4.2.8)
- Vorsichtige Hackungen, Klatschungen, Klopfungen (▶ 4.2.6)
- Packegriffe (▶ 4.2.10)

Bindegewebsmassage

Klaus Vogedes

▶ Kap. 5

Therapieziel Sekretmobilisierung, Verbesserung der Atmung, allgemeine Entspannung und ggf. Anregung der Darmperistaltik.

Die BGM kann intervallmäßig eingesetzt werden.

Kombinationsmöglichkeiten

Anwendung von Elementen der BGM wie z. B. Interkostalstriche können in Techniken der Atemtherapie integriert werden.

Befund

- Tonuserhöhungen in den Segmenten C3–C8, Th1–Th12, L1–L2
- Besonders erhöhte Spannungen:
  - Im Bereich des Kreuzbeins und Beckenkamms
  - Beidseits der WS
  - Im Winkel zwischen unterem Rippenbogen und WS
  - In den Interkostalräumen
  - Zwischen den Schulterblättern
- **Ventral:** Hypertonus über den Schlüsselbeinen und dem Ludwig-Winkel (Angulus sterni, nach dorsal zwischen dem Manubrium und dem Korpus des Sternums), ebenfalls hyperton sind M. pectoralis, M. deltoideus und M. trapezius

Praxis

- Bei etwas älteren Kindern Grundaufbau im Sitzen, zunächst mit flächigen Strichführungen (ggf. Pezziball verwenden).
- Es folgt die 1. und 2. Aufbaufolge, mit Einbeziehung der ventralen Areale.
- Auch die 3. Aufbaufolge und die Gesichtsbehandlung können mit einbezogen werden.
- Ausgleichstriche immer wieder flächig durchführen (z. B. Pektoralisausgleichstrich).
- Ein punktuelles Drücken zwischen der 5. und 6. Rippe in Höhe der Mamille vertieft die Einatmung.

Kombinationsmöglichkeiten

Sehr gut lässt sich die BGM-Behandlung mit der Heißen Rolle (▶ 3.3.2) kombinieren. Nach operativen Eingriffen zusätzlich Narbenbehandlung (▶ 7.1.6).

16.3.4 Asthma bronchiale

Grundlegendes

Ingrid Möhrle, Sabine Ney

Anfallsweise auftretende Atemnot mit Obstruktion der mittleren und kleinen Bronchien aufgrund einer Hyperreagibilität des Bronchialsystems. Häufigste chron. Erkrankung im Kindesalter.

Elektrotherapie

Frank-Peter Bossert, Klaus Vogedes

Siehe Mukoviszidose ▶ 16.3.3

Hydrotherapie

Ingrid Möhrle, Petra Müller, Sabine Ney

Therapieziel Sekretolyse, Spasmolyse, Detonisierung der Atemhilfsmuskulatur sowie Verbesserung der Atemfunktionen.

Inhalation
Inhalation (▶ 3.3.6), v. a. mit Bronchospasmolytika.

Wärmetherapie
- Heiße Rolle (▶ 3.3.2)
- Warme Brustwickel (▶ 3.3.1)
- Fango, Sauna, Dampfbad (▶ 3.3.6)
- Warmes Wannenbad (▶ 3.3.3)

Kombinationsmöglichkeiten: reflektorische Atemtherapie als „Ritualtherapie" zur Reduzierung der Angst.

Kältetherapie (zur Steigerung der Abwehr)
Kneipp-Güsse (▶ 3.3.4), kaltes Armbad (▶ 3.3.3), Wassertreten (▶ 3.3.6).

Manuelle Lymphdrainage

Keine Indikation.

16

Massagetherapie

René Weber

Therapieziel Tonussenkung der Atemhilfsmuskulatur und Auswurfförderung.

Behandlungsmöglichkeiten
- Effleurage (▶ 4.2.2)
- Petrissage (flächige Knetungen, ▶ 4.2.3)
- Friktionen (▶ 4.2.4)
- Vibrationen (▶ 4.2.8)
- Hackungen, Klatschungen, Klopfungen (▶ 4.2.6)
- Packegriffe (▶ 4.2.10)
- **Bei Atemnot:** beruhigende und entspannende Ausstreichungen und Griffe zur Reduzierung der Angst (z. B. Effleurage, ▶ 4.2.2)

Bindegewebsmassage

Klaus Vogedes

Siehe Asthma im Erwachsenenalter ▶ 11.7.6

16.3.5 Bronchitis, Pneumonie

Grundlegendes

Ingrid Möhrle, Sabine Ney

Bronchitis: Entzündung der Schleimhäute der oberen und unteren Atemwege. Pneumonie: Entzündung des Lungengewebes. Bronchopneumonie: Atemwege und das angrenzende Lungenparenchym sind betroffen. Ursache sind meist virale oder bakterielle Infekte, selten Pilzinfektionen.

Symptome

- Fieber, ggf. Schüttelfrost
- Tachypnoe, Dyspnoe
- Anhaltender Husten (trocken, später produktiv)
- Mittel- bis grobblasige Rasselgeräusche
- Nasenflügeln
- Exspiratorisches Giemen
- Tachykardie
- Kopfschmerzen
- Bauchschmerzen (bei basalen Pneumonien)
- Trinkunlust, Nahrungsverweigerung

Licht- und Strahlentherapie

Frank-Peter Bossert, Klaus Vogedes

Siehe Mukoviszidose ▶ 16.3.3

Hydrotherapie

Ingrid Möhrle, Petra Müller, Sabine Ney

Therapieziel Sekretolyse und Spasmolyse.

Inhalation (▶ 3.3.6)

- Inhalation z. B. mit Kamille, Fenchelöl, Anisöl
- Inhalation mit Kochsalzlösung, bei zusätzlicher Schleimproblematik Inhalation mit Mukolytika

! Keine ätherischen Öle bei Säuglingen und Kleinkindern anwenden.

Wärmetherapie

- Heiße Rolle (▶ 3.3.2)
- Feuchtwarme Wickel (▶ 3.3.1) am Sternum oder zwischen den Schulterblättern
- Kartoffelwickel auf der Brust (Achtung: heiß!)
- Bei Fieber: Wadenwickel mit handwarmem Wasser (▶ 3.3.1)
- Bei kalten Füßen: warmes Fußbad (▶ 3.3.3)

! Bei Fieber keine Wärmeanwendung

Kombinationsmöglichkeiten
Reflektorische Atemtherapie.

Manuelle Lymphdrainage

Keine Indikation.

Massagetherapie

René Weber

Therapieziel Strukturberuhigung und Tonussenkung.

Behandlungsmöglichkeiten

- Effleurage (▶ 4.2.2)
- Packegriffe (▶ 4.2.10)
- **Techniken zur Auswurfförderung:** Vibrationstechniken (▶ 4.2.8) am Rumpf, leichte Klopfungen (▶ 4.2.6) am Brustkorb

Bindegewebsmassage

Klaus Vogedes

▶ Kap. 5

Therapieziel Sekretmobilisation und Detonisierung.

Eine BGM-Behandlung ist möglich, sobald das Kind fieberfrei ist. Die BGM kann intervallmäßig eingesetzt werden, oder Elemente der BGM (z. B. Interkostalstriche) werden in Techniken der Atemtherapie integriert. Häufig werden die Zonen mit anderen Reizen angegangen, wie z. B. mit der Heißen Rolle (▶ 3.3.2).
Einzelne Strichführungen können auch den Eltern des Kindes beigebracht werden.

Befund

- Tonuserhöhungen in den Segmenten C3–C8, Th1–Th12, L1–L2.
- Besonders erhöhte Spannungen:
  - Im Bereich des Kreuzbeins und Beckenkamms
  - Beidseits der WS
  - Im Winkel zwischen unterem Rippenbogen und WS
  - In den Interkostalräumen
  - Zwischen den Schulterblättern
- **Ventral:** Hypertonus über den Schlüsselbeinen und dem Ludwig-Winkel (Angulus sterni, nach dorsal zwischen dem Manubrium und dem Korpus des Sternums), ebenfalls hyperton sind M. pectoralis und M. deltoideus.

Praxis

- Bei größeren Kindern ist der Grundaufbau im Sitzen zunächst mit flächigen Strichführungen durchzuführen. Kleinere Kinder können auf dem Schoß liegend in BL ober SL behandelt werden.
- Es folgt die 1. und 2. Aufbaufolge, mit Einbeziehung der ventralen Areale. Auch die 3. Aufbaufolge kann nach einiger Zeit mit einbezogen werden. Ausgleichstriche immer wieder flächig durchführen (z. B. Pektoralisausgleichstrich).

16.3.6 Gastroenterologische Probleme (Obstipation, Blähungen, Transportstörungen)

Grundlegendes

Ingrid Möhrle, Sabine Ney

Eine gestörte Ernährung und Verdauung schränken die Lebensqualität stark ein. Vor allem in den ersten Lebensmonaten können Schmerz- und Unruhezustände auf Verdauungsprobleme hinweisen. Bei größeren Kindern und Jugendlichen können psychische Belastungen Ernährungs- und Verdauungsprobleme verursachen.

Symptome

- Geblähtes Abdomen
- Bauchschmerzen
- Unruhephasen
- Phasenweises Schreien
- Stuhlgang selten, schmerzhaft

Elektrotherapie

Frank-Peter Bossert, Klaus Vogedes

Interferenzstrom 5–10 Hz (Mittelfrequenz)

▶ 1.3.5

Therapieziel Förderung der Darmperistaltik und Schmerzreduktion.

Elektrodenanlage

Vakuumelektroden im Verlauf der schrägen Bauchmuskulatur in Höhe des unteren Rippenbogens und im Bereich der Leiste.

Dosierung

- Intensität: sensibel schwellig
- Behandlungsdauer: 20–30 Min.

Licht- und Strahlentherapie

Frank-Peter Bossert, Klaus Vogedes

Infrarotflächenstrahler 760–1500 nm (Infrarotbestrahlung)

▶ 2.2

Therapieziel Detonisierung.

Applikation

Großflächige Bestrahlung unter gleichzeitigem Einsatz von Streichungen im Kolonverlauf.

Dosierung

Entscheidend ist das subjektive Wärmeempfinden, das in Kombination mit den Streichungen durch den Therapeuten festgelegt werden kann.

- Abstand: 40–70 cm
- Behandlungsdauer: 20–30 Min.

Hydrotherapie

Ingrid Möhrle, Petra Müller, Sabine Ney

Therapieziel Normalisierung der Darmperistaltik.

Wärmetherapie

- Bei älteren Kindern:
  - Wechselwarme Teilbäder, wechselwarme Dusche (▶ 3.3.3)
  - Heiße Rolle (▶ 3.3.2) im Bereich der Darm- und Verstopfungszone
- Bei Säuglingen und Kleinkindern:
  - Kirschkernkissen, Wärmflasche (▶ 16.1.4)
  - Warme Bauchwickel (▶ 3.3.1)
- Wannenbad (▶ 3.3.3)
- Sauna (▶ 3.3.6)

Kombinationsmöglichkeit: reflektorische Atemtherapie (bei größeren Kindern/Jugendlichen).

Kältetherapie

Wassertreten (▶ 3.3.6).

Manuelle Lymphdrainage

Andreas Wittlinger, Dieter Wittlinger, Hildegard Wittlinger

▶ Kap. 6

Therapieziel Normalisierung des Darmtonus.

Die ML kann bei Obstipation sehr gut appliziert werden.

- Die tgl. Bauchbehandlung (immer schmerzfrei ausführen) bewirkt neben der sympathikolytischen Wirkung über kutiviszerale Reflexe eine Normalisierung des Darmtonus.
- Behandlung: Hals und Bauch, mit großflächigen, monotonen, langsamen Drehgriffen behandeln.

Weiterführende Literatur

Drouin JS, Pfalzer L, Shim JM et al. Comparisons between Manual Lymph Drainage, Abdominal Massage, and Electrical Stimulation on Functional Constipation Outcomes: A Randomized, Controlled Trial. Int J Environ Res Public Health, 2020;17(11): 3924.

Massagetherapie

René Weber

Therapieziel Bauchdeckenberuhigung und Peristaltikanregung.

Behandlungsmöglichkeiten, Bauchdeckenvorbehandlung

Effleurage (▶ 4.2.2), Kolonmassage (▶ 4.2.9).

Bindegewebsmassage

Klaus Vogedes

▶ Kap. 5

Therapieziel Detonisierung.

Die Obstipation beim Kind kann viele Ursachen haben. Eine tumorbedingte Obstipation, mechanische Verschlüsse und Intoxikationen sind keine Indikationen für die BGM. Funktionelle Störungen und Obstipationen, die durch Stress, die Einnahme von Medikamenten (Antibiotika) oder durch Flüssigkeitsmangel entstehen, sowie Blähungen, die dem Kind erhebliche Probleme und Schmerzen verursachen, lassen sich mit BGM sehr gut beeinflussen.

Befund
- Betroffene Segmente: Th 9–Th12 dorsal und ventral, L1–L4, C3–C4
- Tonuserhöhungen auf dem Kreuzbein und Becken
- Zonen im Bereich der Adduktoren sowie im Bereich von Schulter und Nacken (dorsal und ventral)
- Ventrale Verspannungen im Bereich der schrägen Bauchmuskeln, der Oberschenkel und um den Trochanter

Praxis
- Grundaufbau im Sitzen beginnen. Sollte das Kind nicht dazu in der Lage sein, ist auch SL oder RL möglich. Grundaufbau mehrmals durchführen und durch eine Vielzahl von Zusatzstrichführungen erweitern. Auch ventrale Strichführungen, Ausgleichstriche und Ableitungen mit einbauen.
- Nach etwa drei Behandlungen nächste Aufbaufolge dazunehmen, dann die Oberschenkelbehandlung.

! Die Anregung der Darmtätigkeit wird durch aktive und passive Beckenbewegungen, vertiefte abdominelle Atmung, Bewegung und sportliche Betätigung unterstützt.

Kombinationsmöglichkeiten

Die Fußreflexzonenmassage hat sich in der Praxis als sehr wirkungsvoll bei gastroenterologischen Problemen gezeigt, ggf. kann eine Elternanleitung erfolgen.

16.3.7 Icterus neonatorum (Hyperbilirubinämie)

Grundlegendes

Ingrid Möhrle, Sabine Ney

Gelbfärbung der Haut, Schleimhaut und Skleren durch Einlagerung von Bilirubin. Ein physiologischer Neugeborenenikterus verschwindet in der Regel bis zum 10. Lebenstag. Eine Hyperbilirubinämie kann zu einer irreversiblen Schädigung der Nervenzellen der Basalganglien und Hirnstammkerne führen.

Symptome
- Erhöhter Bilirubinspiegel bei Frühgeborenen
- Gelbfärbung der Haut, Schleimhaut und Skleren

Licht- und Strahlentherapie

Frank-Peter Bossert, Klaus Vogedes

Blaulichttherapie 420–480 nm

▶ 2.3, ▶ Abb. 16.2

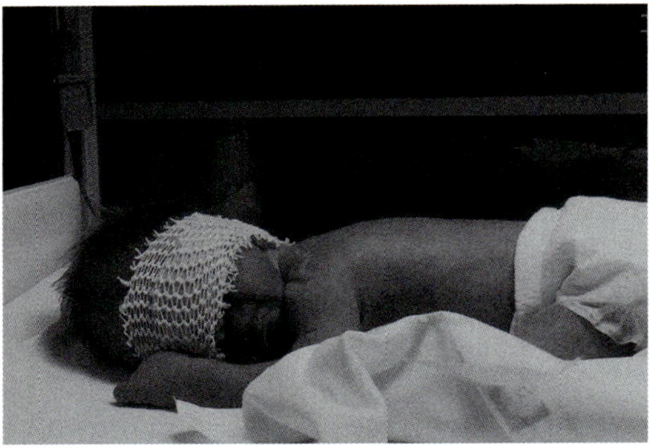

Abb. 16.2 Strahler mit Blaulichtfilter für eine Ganzkörperbestrahlung – Augenschutz zur Vermeidung von Netzhautschäden [K334]

Therapieziel Senkung des Bilirubinspiegels.

Applikation
- Strahler mit Blaulichtfilter für eine Ganzkörperbestrahlung
- Abstand 20 cm (mit Augenschutz zur Vermeidung von Netzhautschäden!)

Behandlungsdauer
2-stündige Bestrahlung, dann 12-stündige Pause, Mindestbestrahlung 24 Std.

! Die Phototherapie wird je nach Klinik von unterschiedlichen Berufsgruppen (Pflege, Physiotherapie) auf ärztliche Anweisung ausgeführt.

Weiterführende Literatur

Gesellschaft für Neonatologie und Pädiatrische Intensivmedizin (GNPI). AWMF-Leitlinie. S2k-Leitlinie Hyperbilirubinämie des Neugeborenen – Diagnostik und Therapie. AWMF-Register Nr. 024/007 (Stand: August 2015). Aus: www.awmf.org/uploads/tx_szleitlinien/024-007l_S2k_Hyperbilirubinaemie_Neugeborenen_Diagnostik_Therapie_2015-08-verlaengert.pdf (letzter Zugriff: 8.6.2021).

Hydrotherapie
Keine Indikation.

Manuelle Lymphdrainage
Keine Indikation.

Massagetherapie
Keine Indikation.

Bindegewebsmassage
Keine Indikation.

16.4 Neurologie

16.4.1 Fazialisparese (kindliche)

Siehe Fazialisparese im Erwachsenenalter ▶ 10.1.1

16.4.2 Kopfschmerz (kindlicher)

Siehe Kopfschmerzen im Erwachsenenalter ▶ 10.7, siehe Migräne im Erwachsenenalter ▶ 10.8

16.4.3 Plexusparese (Geburtstrauma)

Grundlegendes

Ingrid Möhrle, Sabine Ney

Geburtstraumatische Schädigung infolge einer schwierigen Entbindung (auch Entbindungen aus Beckenendlage) bei einem Missverhältnis zwischen Größe des Kindes und der Größe des Geburtskanals, sodass sich die Schultern nicht regelrecht in den Geburtskanal einstellen und es zu einer Überdehnung oder auch zu einem Ab- oder Ausriss der Nervenwurzeln des Plexus brachialis kommt (▶ Abb. 16.3). Die Folge ist eine schlaffe Lähmung des betroffenen Arms mit Verlust der Sensibilität. Es wird zwischen oberer Plexuslähmung (Erb-Duchenne) und unterer Plexuslähmung (Klumpke) unterschieden.

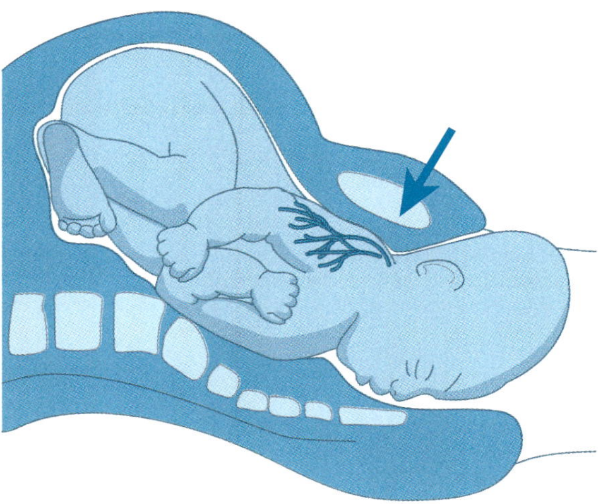

Abb. 16.3 Plexusparesen können entstehen, wenn während der Geburt das Nervengeflecht des Armes vom Kind verletzt wird. [L138]

Symptome der oberen Plexuslähmung (Erb-Duchenne)

- Betrifft Wurzel C5 und C6 (C7)
- Lähmung von Oberarm- und Unterarmmuskulatur, Arm hängt schlaff herab, Moro-Reflex einseitig
- Haltung: Schultergelenk in Adduktion/Innenrotation, Ellenbogengelenk in Extension/Pronation
- Erhaltene Fingerbeweglichkeit (Greifreflex vorhanden)
- Bei Beteiligung von C4 Zwerchfellparese mit Dyspnoe (N. phrenicus)

Symptome der unteren Plexuslähmung (Klumpke)

- Betrifft Wurzel C8 und Th1
- Eher seltene Ausnahme, meist in Kombination mit oberer Plexuslähmung
- Beugung in Ellenbogen und Schulter möglich
- Keine Fingerbewegung (Greifreflex aufgehoben), Pfötchenstellung
- Bei Beteiligung des Sympathikus Horner-Syndrom

Elektrotherapie

Frank-Peter Bossert, Klaus Vogedes

Niederfrequenz

▶ 1.3.4

Therapieziel Motorische Stimulation und Förderung der Reinnervation.

Liegt die faradische Erregbarkeit vor, kann mit sämtlichen Serienimpulsen gereizt werden (Impulsdauer: 0,2–49 ms, Pausendauer: 10–100 ms).
Für eine effiziente Therapie sind 24 Kontraktionen/Min. erforderlich. Die Schwellungen sind dementsprechend einzustellen.
Ist die faradische Erregbarkeit erloschen, wird eine Reizung mit Einzelimpulsen erforderlich (Impulsdauer: 50–1000 ms, Pausendauer: mind. dreimal so lang).

Elektrodenanlage
Monopolar oder bipolar, Kathode auf den zu reizenden Muskel- oder Nervenreizpunkt.
Besonders geeignet ist die Reizung über dem Erb-Punkt. Einige Hersteller bieten für Kinder geeignete (kleine) Punktelektroden an.

Dosierung

- Intensität: motorisch überschwellig
- Behandlungsdauer: bis zur Ermüdbarkeitsgrenze

! Bei Reizungen auf den Nervenreizpunkten genügen viel geringere Intensitäten.

Hydrotherapie

Ingrid Möhrle, Petra Müller, Sabine Ney

Therapieziel Tonisierung und Sensibilisierung.

Mögliche Anwendungen
Lokale Waschung mit dem Waschlappen zur Aktivierung (▶ 3.3.5).

Manuelle Lymphdrainage

Keine Indikation.

Massagetherapie

René Weber

Therapieziel Tonusanregung.

Behandlungsmöglichkeiten
Petrissage (▶ 4.2.3), Friktionen (▶ 4.2.4), Effleurage (▶ 4.2.2).

Bindegewebsmassage

Keine Indikation.

16.5 Onkologische Erkrankungen

16.5.1 Grundlegendes

Ingrid Möhrle, Sabine Ney

Onkologische Erkrankungen im Kindes- und Jugendalter sind in Deutschland relativ selten (ca. 1800 Neuerkrankte pro Jahr). Kinder erkranken vorwiegend an:
- Leukämien (ca. 31 %),
- ZNS-Tumoren (ca. 24 %),
- Lymphomen (ca.14 %),
- selten an Neuroblastomen, Tumoren der Nieren, des Knochens und der Weichteile.

Aufgrund der Unterschiedlichkeit der Erkrankungen (Stadium, Erkrankungsalter, Blutbild etc.) muss die Physikalische Therapie den individuellen täglichen Gegebenheiten angepasst werden. Sie kann nach ärztlicher Absprache begleitend zur Unterstützung des Wohlbefindens/der Entspannung und der Schmerzlinderung angewandt werden. Elektrotherapie, Hydrotherapie (Wärme- und ggf. Kältetherapie), Manuelle Lymphdrainage sowie Massagetherapie eignen sich als Maßnahmen.

16.5.2 Elektrotherapie

Frank-Peter Bossert, Klaus Vogedes

Eine „milde" Elektrotherapie eignet sich zur Schmerzlinderung, z. B. mit Interferenzstrom 100 Hz (▶ 1.3.5) oder TENS mit biphasischen Rechteckimpulsströmen mit 100 Hz (Niederfrequenz, ▶ 1.3.4).

16.5.3 Hydrotherapie

Ingrid Möhrle, Petra Müller, Sabine Ney

Da jede Anwendung auch eine Zuwendung ist, sind je nach individuellem Befinden und Krankheitsbild hydrotherapeutische Maßnahmen geeignet, die der Entspannung, dem Wohlbefinden und der Schmerzlinderung dienen. Dazu gehören Waschungen (▶ 3.3.5), Wickel und Packungen (▶ 3.3.1), Güsse (▶ 3.3.4), auf Wunsch auch Kälteanwendungen (▶ 3.4.1).

16.5.4 Manuelle Lymphdrainage

Keine Indikation.

16.5.5 Massagetherapie

René Weber

Therapieziel Schmerzlinderung.

Behandlungsmöglichkeiten
Effleurage (▶ 4.2.2), sanfte Friktionen (▶ 4.2.4).

16.5.6 Bindegewebsmassage

Klaus Vogedes

Nach operativer Versorgung zusätzlich Narbenbehandlung mit BGM (▶ 7.1.6).

17 Psychiatrie

Frank-Peter Bossert, Petra Müller, Thomas Peichl, Urs Stolz, Klaus Vogedes, René Weber, Andreas Wittlinger, Dieter Wittlinger, Hildegard Wittlinger

17.1 Depression

17.1.1 Grundlegendes

Thomas Peichl

Affektive psychische Störung, die durch eine deutlich gedrückte Stimmung, Interessenlosigkeit und Antriebsstörung über einen längeren Zeitraum gekennzeichnet ist. Depressionen können in unterschiedlichen Formen und Schweregraden auftreten.

Symptome

- **Hauptsymptome:**
  - Gedrückte, depressive Stimmung, Gefühl von innerer Leere
  - Interessenverlust, Freudlosigkeit, Aktivitätseinschränkung
  - Antriebsmangel, Ermüdbarkeit, Müdigkeit
- **Weitere Symptome:**
  - Reduziertes Selbstwertgefühl und Selbstvertrauen, Gefühl der Wertlosigkeit
  - Verminderte kognitive Fähigkeiten
  - Unangemessene Schuldgefühle
  - Negative und pessimistische Zukunftsperspektiven
  - Psychomotorische Einschränkungen
  - Suizidgedanken oder suizidales Verhalten
  - Schlafstörungen
  - Verminderter Appetit

17.1.2 Licht- und Strahlentherapie

Frank-Peter Bossert, Klaus Vogedes

▶ Kap. 2, ▶ Abb. 17.1

Therapieziel Einflussnahme auf die psychische Stimmung.

Die Therapie mit „weißem Licht" (Strahlen im Sehspektrum) ist besonders wirksam.

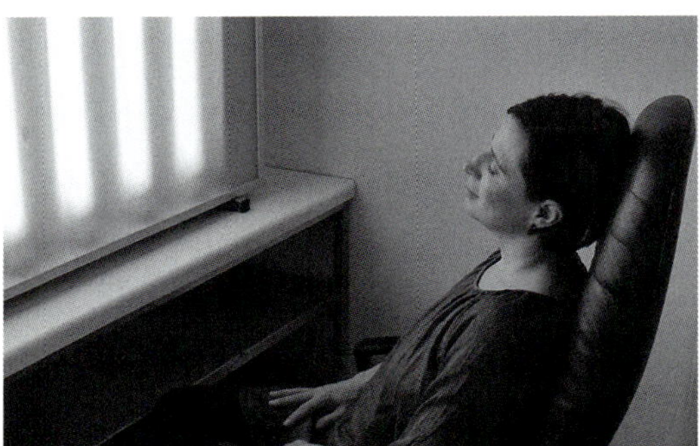

Abb. 17.1 Therapie mit „weißem Licht" [K334]

17

Applikation
Lampen für eine Gesichtsbestrahlung, Abstand 30–40 cm, Patient soll während der Behandlung die Augen schließen.

Dauer
Tgl. Behandlung für 30 Min.

Warnhinweise, Kontraindikationen
Photophobie.

17.1.3 Elektrotherapie

Frank-Peter Bossert, Klaus Vogedes

Kontraindikationen
Eine absolute Kontraindikation ist die segmentale Applikation mit Ultrareizstrom.

Transkranielle Gleichstromstimulation (tDCS)

▶ 1.3.11, ▶ Abb. 17.2

Therapieziel Verbesserung der neuronalen Aktivitätsminderung.

Bildgebende Studien zeigen bei Menschen mit einer depressiven Störung eine asymmetrische Aktivität der Neuronenpopulation im präfrontalen Kortex. In der linken Hemisphäre (dorsolateraler präfrontaler Kortex, DLPFC) ist eine verringerte neuronale Aktivität zu beobachten, die mit einer anodalen linksseitigen tDCS ausgeglichen werden kann (▶ Abb. 17.2).

Applikation
- Anode: linker DLPFC (F3)
- Kathode: rechts supraorbital (FP2) oder rechter DLPFC (F4)

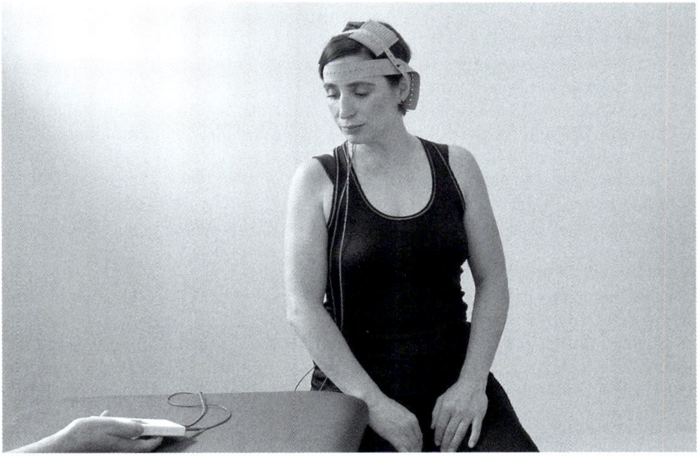

Abb. 17.2 Transkranielle Gleichstromstimulation (tDCS) [K334]

Die Elektroden werden in Schwammtaschen, die mit Kochsalzlösung angefeuchtet sind, auf der Kopfhaut mittels Gummibändern oder einer Haube (ähnlich wie bei einer EEG-Ableitung) an den entsprechenden Arealen platziert.

Dosierung

- Intensität: 2 mA
- Behandlungsdauer: 20–30 Min. je Sitzung; Serie von 10–15 Sitzungen

Evidenzlevel

Der Evidenzlevel für die Elektrotherapie bei Depressionen wurde mit dem Level B bewertet.

Kontraindikationen

Hirnstimulator, intrakranielle Metalle, Patienten mit geöffnetem Schädel.

Weiterführende Literatur

Antal A, Alekseichuk I, Bikson M et al. Low intensity transcranial electric stimulation: Safety, ethical, legal regulatory and application guidelines. Clinical Neurophysiology. 2017;128(9): 1774–1809. DOI:10.1016/j.clinph.2017.06.001.

17.1.4 Hydrotherapie

Petra Müller, Urs Stolz

Therapieziel Als unterstützende Maßnahme zur Anregung und Aktivierung.

Als hydrotherapeutische Begleitmaßnahmen eignen sich besonders Kaltanwendungen. Zur Anpassung/Gewöhnung und Einführung (Vermeidung von Überforderung/Abschreckung) kann die Temperatur ggf. langsam nach unten in Richtung „kalt" reguliert werden.
Die Anwendungen sollten regelmäßig über einen längeren Zeitraum durchgeführt werden.

Geeignete Maßnahmen

- Gewöhnung: Waschungen (▶ 3.3.5) als mildeste Form einer hydrotherapeutischen Anwendung
- Kalte Güsse (▶ 3.3.4): mit einem kleinen Knieguss beginnen, dann Steigerung bis zum Vollguss möglich; alternativ bei fehlender Gießvorrichtungen: kalt abduschen (▶ 3.3.3)
- Wassertreten, Taulaufen (▶ 3.3.6)
- Kalte Bäder (▶ 3.3.3)
- Teilbäder (▶ 3.3.3), z. B. Fußbäder, Armbäder, Halbbäder

Warnhinweise, Kontraindikationen

Die allgemeinen Kontraindikationen für die entsprechende Anwendung der Hydrotherapie beachten (▶ 3.3, ▶ 3.4).
Zusätzliche Kontraindikationen in der akuten Phase der Erkrankung: Suizidalität, Manie, starke Angst, auf den eigenen Körper projizierter Wahn, herabgesetzte Sensibilität (funktionell, psychogen), verstärktes Schmerzempfinden, negative Assoziationen mit hydrotherapeutischen Anwendungen.

! In der akuten Phase der Erkrankung keine hydrotherapeutischen Maßnahmen durchführen.

! Im weiteren Krankheitsverlauf muss die Entscheidung immer individuell getroffen werden.

Weiterführende Literatur

Bongiorno P. A Cold Splash–Hydrotherapy for Depression and Anxiety, Can hot and cold water make a difference in your mood? Posted July 2014. Aus: www.psychologytoday.com/intl/blog/inner-source/201407/cold-splash-hydrotherapy-depression-and-anxiety (letzter Zugriff: 8.6.2021).

Shevchuk NA. Adapted cold shower as a potential treatment for depression. Medical Hypotheses 2008;70(5): 995–1001.

17.1.5 Manuelle Lymphdrainage

Keine Indikation.

17.1.6 Massagetherapie

René Weber

Therapieziel Tonussenkung, Schmerzlinderung, Entspannung, Minderung von Angstzuständen, Hemmung aggressiver Impulse sowie Steigerung des Wohlbefindens durch Zuwendung.

Die Massagetherapie hat sich als ergänzende Maßnahme zur medikamentösen Behandlung mit Antidepressiva bewährt.

Behandlungsmöglichkeiten

Es werden nur sanfte Handgriffe angewendet.

- Effleurage (einleitende Streichungen, beruhigende Streichungen, Wechselhandstreichungen, ▶ 4.2.2)
- Petrissage (flächige Knetungen, Zweihandknetungen, ▶ 4.2.3)
- Friktionen (oberflächliche Friktionen, ▶ 4.2.4)

17.1.7 Bindegewebsmassage

Klaus Vogedes

▶ Kap. 5

Therapieziel Linderung psychogener Schmerzen sowie Detonisierung.

Viele körperliche Symptome der Depression sind mit BGM günstig zu beeinflussen. Neben Organstörungen sind psychogene Schmerzen und ein erhöhter oder stark abgesenkter Muskeltonus die häufigsten Indikationen für die BGM. Da diese Störungen meist funktioneller Art sind, sprechen sie gut auf eine BGM-Behandlung an. Bei psychosomatischen Schmerzen sind besonders die Nacken- und Schulterbehandlungen wertvoll.
Techniken der BGM und praktische Hinweise ▶ 5.3.

17.2 Suchterkrankungen

17.2.1 Grundlegendes

Thomas Peichl

Eine Sucht ist die psychische oder physische Abhängigkeit von einer Substanz oder einem Verhalten. Das Suchtmittel oder die Verhaltensweise wirkt auf das mesolimbische System (Belohnungszentrum) im Gehirn und löst dort positive Gefühle aus. Sucht ist eine Fehlregulierung im Gehirn. Die Ursachen sind nicht eindeutig geklärt. Eine genetische Veranlagung sowie psychologische und soziale Faktoren werden als Auslöser vermutet.
Die Abhängigkeit wird anhand von sechs Kriterien definiert, von denen mindestens drei innerhalb des zurückliegenden Jahres erfüllt gewesen sein müssen:

1. Starker Wunsch und/oder Zwang, eine Substanz zu konsumieren oder etwas zu tun.
2. Verminderte Kontrollfähigkeit bezüglich des Beginns, der Menge und/oder der Beendigung des Suchtmittelkonsums.
3. Körperliche Entzugssymptome.
4. Toleranzentwicklung (Wirkverlust) bzw. Dosissteigerung.
5. Erhöhter Zeitaufwand, um die Substanz zu beschaffen oder sich von den Folgen des Konsums zu erholen, verbunden mit der Vernachlässigung anderer Interessen.
6. Fortgesetzter Konsum trotz Folgeschäden.

Symptome

- Interessenverlust
- Stimmungsschwankungen
- Gleichgültigkeit
- Ängstliche Unruhe, Anspannung
- Halluzinationen
- Schwitzen
- Frieren und Zittern
- Übelkeit
- Gewichtsverlust
- Gliederschmerzen
- Schlafstörungen
- Neurologische Ausfälle

17.2.2 Elektrotherapie

Keine Indikation.

17.2.3 Hydrotherapie

Petra Müller, Urs Stolz

Therapieziel Steigerung des Wohlbefindens und Sensibilisierung für den eigenen Körper.

Die begleitenden Maßnahmen zur Behandlung von Suchterkrankungen aus dem Bereich der Hydrotherapie richten sich ausschließlich nach dem Zustand, dem Befinden und der Toleranz (dem Durchhaltevermögen) des Patienten.

Mögliche Anwendungsformen
Waschungen (▶ 3.3.5), Güsse (▶ 3.3.4), Bäder (▶ 3.3.3), Wickel (▶ 3.3.1) – je nachdem, ob die Wirkung eher aktivierend, ausgleichend oder entspannend sein soll.

Warnhinweise, Kontraindikationen
Die allgemeinen Kontraindikationen für die entsprechende Anwendung der Hydrotherapie beachten (▶ 3.3, ▶ 3.4).
Zusätzliche Kontraindikationen: Delir, akuter Entzug, Halluzinationen, negative Erfahrungen mit hydrotherapeutischen Maßnahmen.

17.2.4 Manuelle Lymphdrainage

Keine Indikation.

17.2.5 Massagetherapie

René Weber

Therapieziel Steigerung des Wohlbefindens und Linderung körperlicher Nebensymptome.

Behandlungsmöglichkeiten
- Effleurage (einleitende Streichungen, beruhigende Streichungen, Wechselhandstreichungen, ▶ 4.2.2)
- Petrissage (flächige Knetungen, Zweihandknetungen, ▶ 4.2.3)
- Friktionen (oberflächliche Friktionen, ▶ 4.2.4)

17.2.6 Bindegewebsmassage

Klaus Vogedes

▶ Kap. 5

Therapieziel Harmonisierung des vegetativen Nervensystems.

Bei Suchterkrankungen kann die BGM in der Phase des Entzugs eingesetzt werden. Je nach Suchtmittel sind die Erscheinungen des Entzugs unterschiedlich ausgeprägt. Deshalb können keine allgemeingültigen Richtlinien benannt werden. Die psychische Erregung, die bei einem Entzugssyndrom auftreten kann, führt zu einem gesteigerten Sympathikotonus. Hier kann die BGM regulierend eingreifen durch die Harmonisierung des vegetativen Nervensystems.
Die Techniken der BGM sind variabel einzusetzen, jedoch spielen Ausgleichstriche und Ableitungen eine wichtige Rolle. Wichtig ist die Beobachtung der Reaktionen, um die BGM-Behandlung anzupassen. Sind einzelne Erscheinungen des Entzugs klar definiert, sind die praktischen Hinweise den Beschreibungen der Krankheitsbilder in den jeweiligen Kapiteln zu entnehmen (z. B. Schlafstörungen ▶ 10.9, Kopfschmerzen ▶ 10.7).

17.3 Schizophrenie

17.3.1 Grundlegendes

Thomas Peichl

Die Schizophrenie ist durch grundlegende und charakteristische Störungen von Denken und Wahrnehmung sowie inadäquate oder verflachte Affekte gekennzeichnet. Die kognitiven Fähigkeiten sind in der Regel nicht beeinträchtigt.

Formen der Schizophrenie

- Paranoide Schizophrenie: beständige und häufige Wahnvorstellungen bzw. Halluzinationen (häufigste Form der Schizophrenie).
- Katatone Schizophrenie: Bewegungsstörungen, Patient wie erstarrt und bewegungslos (Stupor) oder sehr unruhig und wiederholt immer wieder dieselben Bewegungen.
- Hebephrene Schizophrenie: Beginn häufig im Jugendalter, Störung des Gefühls- und Gemütslebens, verhält sich unangemessen heiter, unreif und albern.
- Schizophrenia simplex: milde Form der Schizophrenie. Halluzinationen und Wahnvorstellungen treten nicht auf.

Symptome

- Realitätsverlust
- Wahrnehmungsstörungen
- Beziehungsstörungen auf vier Ebenen: Beziehung zum eigenen Körper, Beziehung zu Raum und Zeit, Beziehung zur Umwelt, Beziehung zu den Mitmenschen
- Halluzinationen
- Wahnvorstellungen
- Denkstörungen
- Probleme mit der Sprache
- Antriebsstörungen
- Katatone Symptome (motorische Störungen)
- Ich-Störungen
- Störungen des Affekts

17.3.2 Elektrotherapie

Keine Indikation.

17.3.3 Hydrotherapie

Petra Müller, Urs Stolz

Therapieziel Steigerung des Wohlbefindens.

Die begleitenden Maßnahmen aus dem Bereich der Hydrotherapie richten sich ausschließlich nach dem Zustand, dem Befinden und der Toleranz des Patienten sowie der Einschätzung der behandelnden Therapeuten, Ärzte und Psychologen. Genauso wie die Art der Anwendung.

Warnhinweise, Kontraindikationen
Die allgemeinen Kontraindikationen für die entsprechende Anwendung der Hydrotherapie beachten (▶ 3.3, ▶ 3.4).

- Zusätzliche absolute Kontraindikationen: akute Dekompensation, negative Erfahrungen mit hydrotherapeutischen Maßnahmen.
- Mögliche weitere Kontraindikationen: körperbezogene Wahnvorstellungen, Beziehungsstörungen zum eigenen Körper, Halluzinationen, extreme emotionale Schwankungen.

17.3.4 Manuelle Lymphdrainage

Keine Indikation.

17.3.5 Massagetherapie

René Weber

Therapieziel Das Wohlbefinden steigern, Zuwendung über den Körperkontakt geben, körperliche Nebensymptome lindern; Schlafförderung.

Behandlungsmöglichkeiten
Effleurage (ableitende beruhigende Streichungen, ▶ 4.2.2), Petrissage (flächige Knetungen, Zweihandknetungen, ▶ 4.2.3).

17.3.6 Bindegewebsmassage

Keine Indikation.

17.4 Persönlichkeitsstörungen

17.4.1 Grundlegendes

Thomas Peichl

Schwere Störungen der Persönlichkeit und des Verhaltens, die keine Folgen von psychischen Störungen, Noxen oder Traumata sind, aber oft in Kombination mit anderen psychischen Erkrankungen auftreten. Persönlichkeitsstörungen lösen bei den Betroffenen bedeutenden Stress und Leidensdruck aus und beeinträchtigen Arbeit und/oder zwischenmenschliche Funktionsfähigkeit.
Persönlichkeitsstörungen treten meist in der Kindheit oder in der Adoleszenz in Erscheinung und bestehen während des Erwachsenenalters weiter. Klassifikation: Persönlichkeitsstörungen werden in Cluster eingeteilt (▶ Tab. 17.1), die Symptome werden im ICD-10-GM in Kap. V (F00-F99) beschrieben.

Tab. 17.1 Clustereinteilung Persönlichkeitsstörungen

Cluster	Charakteristika	Persönlichkeitsstörungen*
Cluster A	Merkwürdiges oder exzentrisches Auftreten	• Paranoide Persönlichkeitsstörung • Schizoide Persönlichkeitsstörung • Schizotype Persönlichkeitsstörung
Cluster B	Dramatisches, emotionales oder stimmungsschwankendes Verhalten	• Emotional instabile Persönlichkeitsstörung • Histrionische Persönlichkeitsstörung • Dissoziale Persönlichkeitsstörung • Narzisstische Persönlichkeitsstörung
Cluster C	Durch Angst und Furcht oder Zwang gekennzeichnet	• Ängstliche Persönlichkeitsstörung • Abhängige Persönlichkeitsstörung • Zwanghafte Persönlichkeitsstörung

* Symptome der Persönlichkeitsstörungen im ICD-10-GM: www.dimdi.de/static/de/klassifikationen/icd/icd-10-gm/kode-suche/htmlgm2020

17.4.2 Elektrotherapie

Keine Indikation.

17.4.3 Hydrotherapie

Petra Müller, Urs Stolz

Therapieziel Steigerung des Wohlbefindens.

Die begleitenden Maßnahmen aus dem Bereich der Hydrotherapie richten sich ausschließlich nach dem Zustand, dem Befinden und der Toleranz des Patienten sowie der Einschätzung der behandelnden Therapeuten, Ärzte, Psychologen.
Therapieverfahren der Hydrotherapie sind z. B. lokale Kälteanwendungen (▶ 3.4.1), Güsse (▶ 3.3.4), Wickel (▶ 3.3.1) und Bäder (▶ 3.3.3).

Warnhinweise, Kontraindikationen
Die allgemeinen Kontraindikationen für die entsprechende Anwendung der Hydrotherapie beachten (▶ 3.3, ▶ 3.4).
Zusätzliche Kontraindikationen: traumatische Erlebnisse mit hydrotherapeutischen Maßnahmen (z. B. Suizidversuch in Verbindung mit Wasser), starke Angststörung, impulsive Gefühls- und Stimmungsänderungen, stark ausgeprägte Realitätsferne (Leben in einer Fantasiewelt), körperbezogene Zwangsstörungen (z. B. Waschzwang).

17

17.4.4 Manuelle Lymphdrainage

Keine Indikation.

17.4.5 Massagetherapie

René Weber

Therapieziel Das Wohlbefinden steigern, Zuwendung über den Körperkontakt geben, körperliche Nebensymptome lindern sowie Angstminderung durch Förderung der Entspannungsfähigkeit.

Behandlungsmöglichkeiten
Effleurage (ableitende beruhigende Streichungen, ▶ 4.2.2), Petrissage (flächige Knetungen, Zweihandknetungen, ▶ 4.2.3).

17.4.6 Bindegewebsmassage

Klaus Vogedes

▶ Kap. 5

Therapieziel Begleitende Behandlung somatischer Angstsymptome.

Menschen mit einer Persönlichkeitsstörung, bei der unter Umständen massive Ängste auftreten, können mit BGM behandelt werden, um die somatischen Symptome der Angst, wie z. B. Atemnot, Schwindel, Tachykardie, Verdauungs- und Blasenstörungen, unterstützend zu behandeln.
Techniken der BGM und praktische Hinweise ▶ 5.3.

Kontraindikationen
Persönlichkeitsstörungen, bei denen Kontaktschwierigkeiten und Berührungsängste im Vordergrund stehen.

Literaturverzeichnis

Kapitel 1 (Elektrotherapie)

Bossert FP, Vogedes K. Elektrotherapie, Licht- und Strahlentherapie. 4. A. München: Elsevier/Urban & Fischer, 2019.

Kapitel 2 (Licht- und Strahlentherapie)

Bossert FP, Vogedes K. Elektrotherapie, Licht- und Strahlentherapie. 4. A. München: Elsevier/Urban & Fischer, 2019.

Kapitel 3 (Hydrotherapie)

Bäumler S. Heilpflanzenkunde Heute. 3. A. München: Elsevier/Urban & Fischer, 2020.

Cordes LC, Arnold W, Zeibig B. Physiotherapie. Grundlagen und Techniken der Hydro-, Elektrotherapie und Massage. München: Elsevier/Urban & Fischer, 1989.

Ebelt-Paprotny G, Taxhet G, Wappelhorst U (Hrsg.). Leitfaden Physiotherapie. 7. A. München: Elsevier/Urban & Fischer, 2017.

Fialka-Moser V. Hydrotheapie in Theorie und Praxis. München: Pflaum, 2009.

Glasgow P. Eisanwendungen in der Sportphysiotherapie. Effekte der Kryotherapie. Sportphysio, 2013; 1: 37–44.

Hüter-Becker A, Dölken M. Physikalische Therapie, Massage, Elektrotherapie und Lymphdrainage. Stuttgart: Thieme, 2007.

Hoffmann JB. Wirkung der seriellen Ganzkörperkältetherapie auf die funktionelle und funktionale Gesundheit, pro- und antiinflammatorische Zytokine und Aktivitätsparameter bei Patienten mit Rheumatoider Arthritis. Dissertation, Gießen, 2017.

Kaiser JH. Kneippsche Hydrotherapie. 6. A. Bad Wörishofen: Kneipp Verlag, 1979.

Kneipp S. Mein Testament. Wiesbaden: F. Englisch, 1983.

Kneipp S. Meine Wasserkur. So sollt Ihr leben. 8. A. Stuttgart: Trias, 2010.

Knipel V, Criee CP, Windisch W, Deutsche Atemwegsliga. Korrekte Inhalationstherapie: Einweisung mittels Internet-verfügbarer Filmsequenzen. Eine Initiative der Deutschen Atemwegsliga. Aus: www.atemwegsliga.de/richtig-inhalieren.html (letzter Zugriff: 8.6.2021).

Lange A. Physikalische Medizin. Berlin/Heidelberg: Springer, 2003.

Langer U. Peloidtherapie. Z Rheumatol, 2013; 72: 581–89.

Mooventhan A, Nivethitha L. Scientific Evidenece-Based Effects of Hydrotherapy on Various Systems of the Body. N Am J Med Sci, 2014; 6 (5): 199–209. DOI:10.4103/1947-2714.132935.

Reichert B. Physikalische Therapie. Stuttgart: Thieme 2019.

Speckmann EJ, Hescheler J, Köhling R. Physiologie. 7. A. München: Elsevier/Urban & Fischer, 2019.

Wurm-Fenkl I, Fischer D. Richtig kneippen. München: Falken, 2016.

Zalpour C. Anatomie. Physiologie. 4. A. München: Elsevier/Urban & Fischer, 2016.

Kapitel 4 (Massagetherapie)

Ehrenberg H, Giebel O, Kuhlenbäumer Ch et al. Atemtherapie in der Physiotherapie/Krankengymnastik. München: Pflaum, 2001.

Hoffa A. Technik der Massage. 4. A. Stuttgart: Enke, 1903.

Hoffa A, Gocht, Storck H. Technik der Massage. 11. A. Stuttgart: Enke, 1949.

Kaiser JH (Hrsg.). Das große Kneippbuch. Handbuch der naturgemäßen Lebens- und Heilweise. München: Ehrenwirth, 1975.

Kneipp S, Reile B. Das Große Kneippbuch, 2. A. München: Michael Beckstein, 1939.
Storck U, Hoffa, Gocht H et al. Technik der Massage. 14. A. Stuttgart: Enke, 1978.
Storck U, Junker HO, Rostalski W. Technik der Massage. 19. A. Stuttgart/New York: Thieme, 2004.
Thulke E. Lehrbuch für Masseure. Berlin: De Gruyter, 1956.

Kapitel 5 (Bindegewebsmassage)

Dicke E, Schliack H, Wolff A. Bindegewebsmassage. 11. A. Stuttgart: Hippokrates, 1982.
Schiffter R, Harms E. Bindegewebsmassage. 16. A. Stuttgart/New York: Thieme, 2016.

Kapitel 6 (Manuelle Lymphdrainage)

Weissleder H, Schuchhardt C et al. Erkrankungen des Lymphgefäßsystems. 6. A. Köln: Viavital, 2015.
Wittlinger H, Wittlinger A, Wittlinger D, Wittlinger M. Manuelle Lymphdrainage nach Dr. Vodder. 2. A. Stuttgart: Thieme 2016.

Kapitel 7 (Chirurgie/Traumatologie)

Birklein F et al. Diagnostik und Therapie komplexer regionaler Schmerzsyndrome (CRPS), S1-Leitlinie, 2018. In: Deutsche Gesellschaft für Neurologie (Hrsg.). Leitlinien für Diagnostik und Therapie in der Neurologie. Aus: www.awmf.org/uploads/tx_szleitlinien/030-116l_S1_Schmerzsyndrome_CRPS_2018-09.pdf (letzter Zugriff: 8.6.2021).
Bossert FP, Vogedes K. Elektrotherapie, Licht- und Strahlentherapie. 4. A. München: Elsevier/Urban & Fischer, 2019.
Corde JC, Arnold W, Zeibig B (Hrsg.). Hydrotherapie. Elektrotherapie. Massage. Darmstadt: Steinkopff, 1989.
Hüter-Becker A, Dölken M (Hrsg.). Physikalische Therapie, Massage, Elektrotherapie und Lymphdrainage. 2. A. Stuttgart/New York: Thieme, 2011.
McRae R, Esser M. Praxis der Frakturbehandlung. 4. A. München: Elsevier/Urban & Fischer, 2009.
Storck U, Junker HO, Rostalski W. Technik der Massage. 19. A. Stuttgart/New York: Thieme, 2004.
Tanzberger R, Baumgartner U, Kuhn A et al. Der Beckenboden – Funktion, Anpassung und Therapie. Das Tanzberger-Konzept®. 4. A. München: Elsevier/Urban & Fischer, 2019.
Zimmer M (Hrsg.). Chirurgie, Orthopädie, Urologie. Weiße Reihe, Bd. 5. 6. A. München: Elsevier/Urban & Fischer, 2006.

Kapitel 8 (Bauch-, Thorax- und Herzchirurgie)

Bossert FP, Vogedes K. Elektrotherapie, Licht- und Strahlentherapie. 4. A. München: Elsevier/Urban & Fischer, 2019.

Kapitel 9 (Orthopädie)

Bossert FP, Vogedes K. Elektrotherapie, Licht- und Strahlentherapie. 4. A. München: Elsevier/Urban & Fischer, 2019.
Kaiser JH (Hrsg.). Das große Kneippbuch. Handbuch der naturgemäßen Lebens- und Heilweise. München: Ehrenwirth, 1975.

Reile B (Hrsg.). Sebastian Kneipp. Das Große Kneippbuch. 2. A. München: Michael Beckstein, 1939.
Storck U, Junker HO, Rostalski W. Technik der Massage. 20. A. Stuttgart/New York: Thieme, 2010.
Zimmer M. Chirurgie, Orthopädie, Urologie. 6. A. München: Elsevier/Urban & Fischer, 2005.

Kapitel 10 (Neurologie)

Bossert FP, Vogedes K. Elektrotherapie, Licht- und Strahlentherapie. 4. A. München: Elsevier/Urban & Fischer, 2019.
Ebelt-Paprotny G, Taxhet G, Wappelhorst U (Hrsg.). Leitfaden Physiotherapie. 7. A. München: Elsevier/Urban & Fischer, 2017.
Frank UG, Gross S, Haus E. Neurologie und Psychiatrie. Weiße Reihe, Bd. 8. 6. A. München: Elsevier/Urban & Fischer, 2004.
Hoffa A. Technik der Massage. 4. A. Stuttgart: Enke, 1903.
Hoffa A, Gocht H, Storck H. Technik der Massage. 11. A. Stuttgart: Enke, 1949.
Kloster BC, Ebelt-Paprotny G. Leitfaden Physiotherapie. 4. A. München/Jena: Urban & Fischer, 2002.
Jerusalem F, Zierz S. Muskelerkrankungen. 2. A. Stuttgart/New York: Thieme 1991.
Storck U, Hoffa, Gocht H et al. Technik der Massage. 14. A. Stuttgart: Enke, 1978.
Storck U, Junker HO, Rostalski W. Technik der Massage. 19. A. Stuttgart/New York: Thieme, 2004.

Kapitel 11 (Innere Medizin)

Bossert FP, Vogedes K. Elektrotherapie, Licht- und Strahlentherapie. 4. A. München: Elsevier/Urban & Fischer, 2019.
Cordes C, Arnold W, Zeibig B (Hrsg.). Hydrotherapie. Elektrotherapie. Massage. Darmstadt: Steinkopff, 1989.
Hüter-Becker A, Dölken M (Hrsg.). Physikalische Therapie, Massage, Elektrotherapie und Lymphdrainage. 2. A. Stuttgart/New York: Thieme, 2011.
Kaiser JH (Hrsg.). Das große Kneippbuch. Handbuch der naturgemäßen Lebens- und Heilweise. München: Ehrenwirth, 1975.
Knipel V, Criee CP, Windisch W, Deutsche Atemwegsliga. Korrekte Inhalationstherapie: Einweisung mittels Internet-verfügbarer Filmsequenzen. Eine Initiative der Deutschen Atemwegsliga. Aus: www.atemwegsliga.de/richtig-inhalieren.html (letzter Zugriff: 8.6.2021).
Storck U, Junker HO, Rostalski W. Technik der Massage. 19. A. Stuttgart/New York: Thieme, 2004.

Kapitel 12 (Dermatologie)

Bossert FP, Vogedes K. Elektrotherapie, Licht- und Strahlentherapie. 4. A. München: Elsevier/Urban & Fischer, 2019.

Kapitel 13 (Hals-Nasen-Ohren-Erkrankungen)

Bossert FP, Vogedes K. Elektrotherapie, Licht- und Strahlentherapie. 4. A. München: Elsevier/Urban & Fischer, 2019.

Kapitel 14 (Geriatrie)

Frank UG, Gross S, Haus E. Neurologie und Psychiatrie. Weiße Reihe, Bd. 8. 6. A. München: Elsevier/Urban & Fischer, 2004.

Bossert FP, Vogedes K. Elektrotherapie, Licht- und Strahlentherapie. 4. A. München: Elsevier/Urban & Fischer, 2019.

Hoffa A. Technik der Massage. 4. A. Stuttgart: Enke, 1903.

Hoffa A, Gocht H, Storck H. Technik der Massage. 11. A. Stuttgart: Enke, 1949.

Storck U, Hoffa, Gocht H et al. Technik der Massage. 14. A. Stuttgart: Enke, 1978.

Storck U, Junker HO, Rostalski W. Technik der Massage. 19. A. Stuttgart/New York: Thieme, 2004.

Van Gestel AJR, Teschler H. Physiotherapie bei chronischen Atemwegs- und Lungenerkrankungen. Berlin/Heidelberg/New York: Springer, 2010.

Zimmer M. Chirurgie, Orthopädie, Urologie. Weiße Reihe, Bd. 5. 6. A. München: Elsevier/Urban & Fischer, 2006.

Kapitel 15 (Gynäkologie/Urologie)

Bossert FP, Vogedes K. Elektrotherapie, Licht- und Strahlentherapie. 4. A. München: Elsevier/Urban & Fischer, 2019.

Cremers, B. Naturheilmittel Moor: Heiß geschätzt. Dtsch Arztebl, 2001; 98(13): A-858/B-710/C-664.

Ortiz R, Stange G, Kundt M et al. Kneipp hydrotherapy for menopausal symptoms – Results of a pilot study. Eur J Integr Med, 2008; 1 (Suppl 1): 39. DOI:10.1016/j.eujim.2008.08.075.

Tanzberger R, Kuhn A, Möbs G. Der Beckenboden – Funktion, Anpassung und Therapie. Das Tanzberger Konzept. München: Elsevier/Urban & Fischer, 2004.

Kapitel 16 (Pädiatrie)

Hutzschenreuter P, Brümmer H, Kurz I, Wittlinger D. Veränderung der Mikrozirkulation während der Manuellen Lymphdrainage-Technik nach Dr. Vodder. Aktuelle Beiträge zur Manuellen Lymphdrainage, 1992; 3: 44–52.

Kurz I. Lehrbuch der Manuellen Lymphdrainage nach Dr. Vodder, Bd. 3, Krankheitslehre. 5. A. Heidelberg: Haug, 1995.

Storck U. Technik der Massage. 20. A. Stuttgart: Thieme, 2010.

Van Gestel AJR, Teschler H. Physiotherapie bei chronischen Atemwegs- und Lungenerkrankungen. Berlin/Heidelberg/New York: Springer, 2010.

Wagner N, Dannecker G. Pädiatrische Rheumatologie. Heidelberg: Springer, 2007.

Zimmer M. Chirurgie, Orthopädie, Urologie. Weiße Reihe, Bd. 5. 6. A. München: Elsevier/Urban & Fischer, 2006.

Kapitel 17 (Psychiatrie)

Baumgart S, Müller-Oerlinghausen B, Schendera CFG. Wirksamkeit der Massagetherapie bei Depression und Angsterkrankungen sowie bei Depressivität und Angst als Komorbidität – Eine systematische Übersicht kontrollierter Studien. Phys Med Rehab Kuror, 2011; 21: 167–182. DOI:10.1055/s-0031-1279760.

Bossert FP, Vogedes K. Elektrotherapie, Licht- und Strahlentherapie. 4. A. München: Elsevier/Urban & Fischer, 2019.

Diagnostic and Statistical Manual of Mental Disorders (DSM-5). American Psychiatric Association, 2013. DOI:10.1176/appi.books.9780890425596.

Frank UG, Gross S, Haus E. Neurologie und Psychiatrie. Weiße Reihe, Bd. 8. 6. A. München: Elsevier/Urban & Fischer, 2004.

Hoffa A. Technik der Massage. 4. A. Stuttgart: Enke, 1903.

Hoffa A, Gocht H, Storck H. Technik der Massage. 11. A. Stuttgart: Enke, 1949.

ICD-10-GM (Internationale statistische Klassifikation der Krankheiten und verwandter Gesundheitsprobleme). Kapitel V. Psychische und Verhaltensstörungen (F00-F99). Aus: www.dimdi.de/static/de/klassifikationen/icd/icd-10-gm/kodesuche/htmlgm2021/chapter-v.htm (letzter Zugriff: 8.6.2021).

Kaiser JH (Hrsg.). Das große Kneippbuch. Handbuch der naturgemäßen Lebens- und Heilweise. München: Ehrenwirth, 1975.

Kneipp S, Reile B. Das Große Kneippbuch, 2. A. München: Michael Beckstein, 1939.

Storck U, Hoffa, Gocht H et al. Technik der Massage. 14. A. Stuttgart: Enke, 1978.

Storck U, Junker HO, Rostalski W. Technik der Massage. 19. A. Stuttgart/New York: Thieme, 2004.

von Uexküll T. Lehrbuch der Psychosomatischen Medizin. München/Wien/Baltimore: Urban & Schwarzenberg, 1979.

Vaitl D, Petermann F. Handbuch der Entspannungsverfahren. 2. A. Hensbach: Beltz, 2000.

Stichwortverzeichnis

Q

R

S

Dermatome

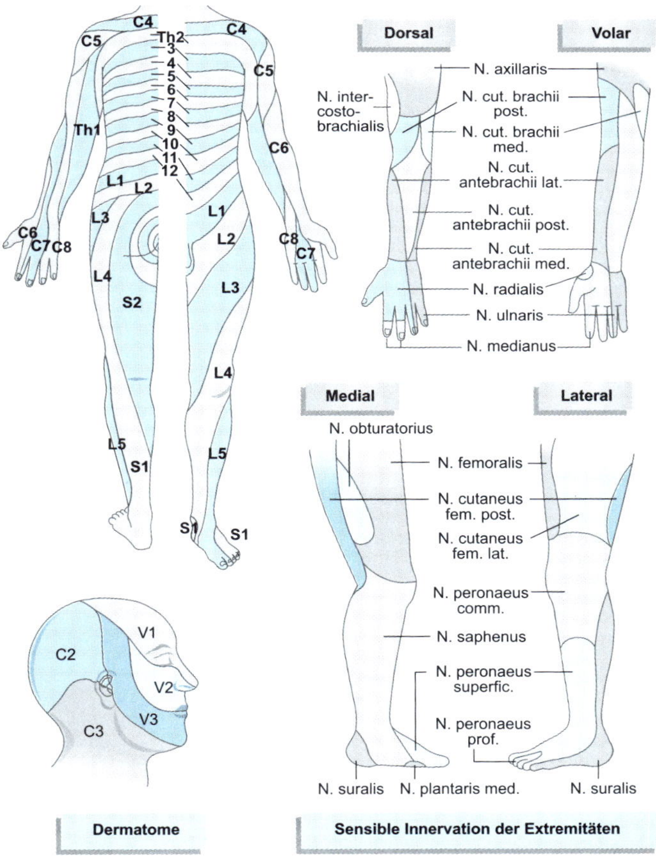

[L157]